요가 생리학에 관한 모든 것

요가 피지올로지

THE PHYSIOLOGY OF YOGA

앤드류 맥고니글·매슈 후이 지음

오재근·최세환·한유창 옮김

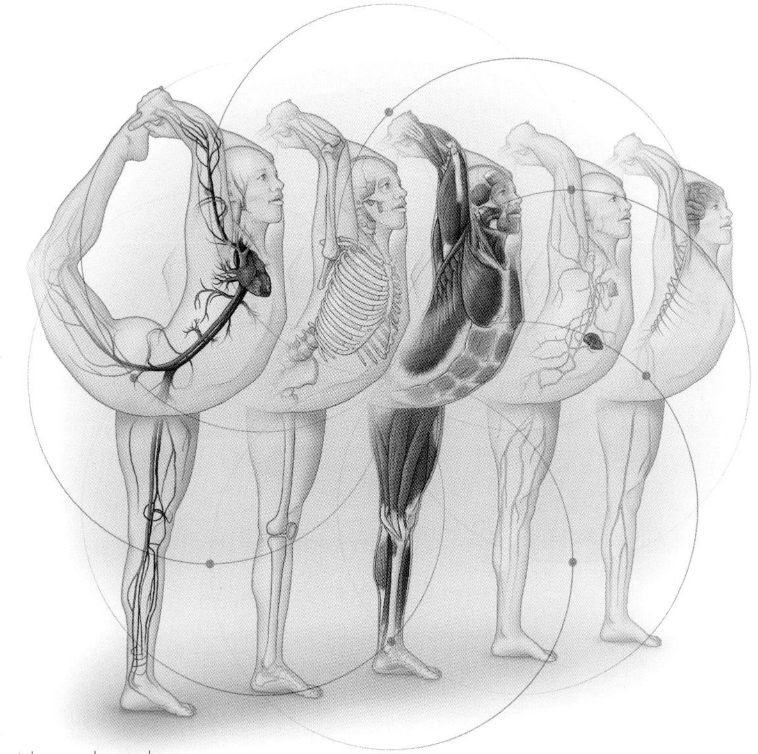

An evidence-based
look at how yoga affects
health and well-being

요가 지도자와
수련생을 위한 교과서

푸른솔

요가 피지올로지
- 요가 생리학에 관한 모든 것

2024년 6월 12일 초판 인쇄
2024년 6월 21일 초판 발행

저자 / 앤드루 맥고니글 · 매슈 후이
역자 / 오재근 · 최세환 · 한유창

발행자 / 박흥주
발행처 / 도서출판 푸른솔
편집부 / 715-2493
영업부 / 704-2571
팩스 / 3273-4649
디자인 / 여백커뮤니케이션
주소 / 서울시 마포구 삼개로 20 근신빌딩 별관 302호
등록번호 / 제 1-825

값 / 38,000원
ISBN 979-11-979876-8-7 (93510)

저자

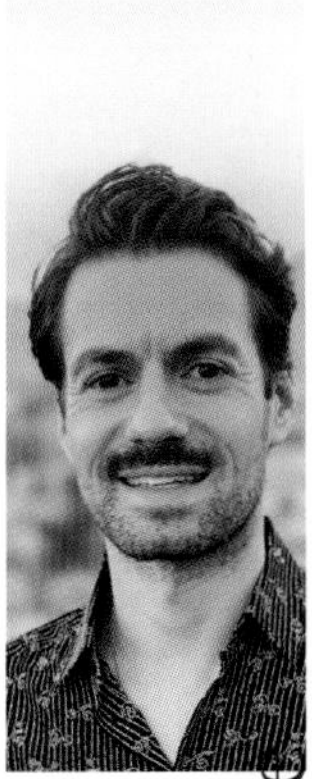

Andrew McGonigle

앤드루 맥고니글

15년 이상 요가와 명상을 수행해 온 앤드루 맥고니글은 2009년부터 요가를 지도하고 있다. 그는 요가 지도자들을 위한 수많은 교육과정에서 해부학과 생리학을 강의하며 국제 워크숍을 개최한다.

맥고니글은 의과대학 재학 시절에 스트레스 대처를 위해 초월 명상 수행을 시작했다. 의대 졸업 후에는 의료계를 떠나 본격적으로 요가에 입문, 수년간 하타 요가를 수행했다. 이어서 아쉬탕가 요가 지도자 교육과정을 수료한 후, 2009년부터 본격적으로 요가를 지도해왔다.

그는 요가 지도 중 "해부학은 왜 가르치지 않느냐"는 한 수강생의 질문에 영감을 얻어 해부학과 요가를 접목하는 작업을 시작하였다. 의과대학에서 배운 해부학 지식을 배경으로 이 학문을 완전히 다른 각도에서 살펴본 결과, 해부학과 요가를 연관시키는 방법을 개발하였다. 그는 요가에 해부학과 생리학을 적용한 작업이 재미있고 실용적이며 포괄적이라는 평가를 받는 것을 목표로 삼고 있다.

맥고니글은 〈Om Yoga & Lifestyle〉에 글("360° Yoga With Doctor Yogi")을 연재하였다. 또한 《Yoga Teaching Handbook: A Practical Guide for Yoga Teachers and Trainees》의 공저자이자 《Supporting Yoga Students With Common Injuries and Conditions》의 저자이다.

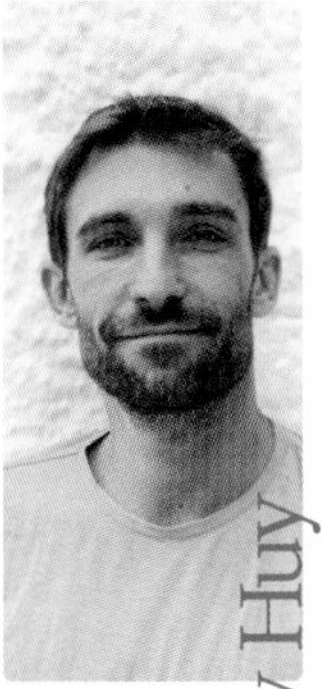

Matthew Huy

매슈 후이

매슈 후이는 2005년부터 요가를 지도해왔다. 그는 요가 지도자들을 멘토링하며 그들을 위한 연수 교육 워크숍을 개최하고 있으며 수많은 지도자 교육과정에서 해부학과 생리학을 가르치고 있다.

후이는 대학에서 생물학을 전공하였지만 댄스 수업에 이어 들은 요가 수업의 움직임에서 전에 없는 즐거움을 발견하였다. 몇 년 후, 그는 진로를 바꾸어 롱비치 소재 캘리포니아주립대학교에서 댄스를 전공해 학사 학위를 받았고 요가, 필라테스, 매트 워크, TRX 및 태국 요가 마사지 지도자 교육과정을 수료하였다. 2021년에는 런던 소재 브루넬대학교에서 스포츠, 건강 및 운동 과학 분야의 석사 학위를 받았는데, 세부 전공은 운동 생리학과 통증 과학이었다. 그는 특히 요가 지도자가 사용하는 언어가 수련생들에게 미치는 영향에 대해 집중적으로 연구하고 있다.

CHAPTER 7 생식계 Reproductive System

CHAPTER 8 소화계 Digestive System

CHAPTER 9 요가 수행 Practice With Confidence

Foreword

머리말

앤드루와 매슈는 요가와 그 전통을 존중하면서도 요가 지도자들이 흔히 하는 주장을 비판적으로 조명하는 일을 훌륭히 해냈다. 그들은 요가 지도자들에게 해부학 교육이 필요하다는 점을 인식하고는 이러한 교육 프로그램에 비판적 사고를 심어주는 본보기로 이 책을 출간했다. 《요가 피지올로지》는 연구, 경험론, 증례 서술, 유머와 열정을 적절히 조화시키고 있어, 요가 지도자의 장서 목록으로 손색이 없다.

어느 교육 수준이든 교육을 제공하는 요가학파들은 교육과정의 일부로 이 책을 사용할 수 있다. 해부학 및 생리학 용어는 요가 지도자들의 흥미를 끄는 방식으로 제시되어 있다. 너무 학술적이거나 의학적이지도 않지만 너무 기초적이지도 않다. 이 책은 지속 가능한 요가 수행에 관심이 있고 수련생들에게 그러한 수행의 효과(혹은 위험)를 공정하게 설명하고자 하는 열정적인 독자라면 누구나 마음에 들 것이다.

그간 요가 지도자들에게 해부학과 생체역학을 가르치는 교육자로 일해오면서, 나는 우리 공동체가 꽤 편협하다는 점을 알게 되었다. 우리는 서로에게 배우고 우리 자신의 영역 내에서 공감하며 우리 지도자들이 하는 말을 신뢰하는 경향이 있다. 이는 공동체를 열정적으로 만들지만 잘못된 정보의 확산을 조장하기도 한다. 다행히도 나와 같은 저자들과 이 책의 저자들이 그러한 주제에 관한 저서를 많이 출간하고 있듯이, 소셜 미디어가 그것을 변화시키기 시작하고 있다. 이들 저자는 자신의 영역에서 벗어나 기타 연구 분야에서 교육을 지속해왔다. 이들의 저서는 대학원 수준에서 읽힐 정도로 학문적으로 엄격해 요가 지도자들 사이에 이야기를 전환하는 완벽한 촉매를 제공하면서도 불확실성을 증가시킨다. 역설적으로 확실성이 덜해지면 요가 교육에서 지도자들 사이에 전문적 식견과 신뢰가 더 생긴다. 과학에서 그러하듯이 말이다.

《요가 피지올로지》는 신체의 주요 계통을 설명하고 그러한 계통 내에서 요가가 치유하리라 기대되는 흔한 질환을 다룬다. 글에는 아주 최신의 내용이 담겨 있는데, 피트니스와 웰니스의 주류 문화 안에서 평판이 좋은 견해를 광범위하게 담고 있기 때문이다. 저자들은 정보를 드러내면서 동시에 암시할 때 깔끔하게 연구를 언급하며, "어이, 그것이 듣는다면 듣는 것이고 네 기분이 나아진다면 나아진 것이야"라고 한다. 이는 서구 의료계에서는 흔히 무시되는 정서이다. 앤드루와 매슈는 단일의 증례 서술 또는 증례 연구가 강력한 주장을 하기에 충분한 근거가 되지는 못한다고 친절하게 일러주지만, 그들 나름의 개인적 사연을 이야기하고 "스스로 해보라" 하면서 기회를 줌으로써 독자의 가치관에 호소하기도 한다. 목격하게 될 이 모든 기회 가운데, 요가 지도자의 수행 범위에 여전히 특별한 관심을 기울인다. 이러한 주제는 요가의 치료적 효과가 대화에 등장할 때 흔히 망각된다.

마지막 장은 서로 다른 수준의 노력을 요구하는 다양한 수행을 소개한다. 이러한 수행은 놀라울 정도로 전형적인 지침으로 제시된다. 내가 이를 인정하는 것은 저자들이 숨을 들이쉬는 시점 또는 양발을 정렬하는 방법을 제안해도 괜찮다고 한다는 점에서다. 흔히 정렬의 원칙은 보편적이지 않다는 점을 인정하면 혼란과 좌절을 일으키는데, 그러면 지도자들이 무슨 말을 해야 하는지를 모르기 때문이다. 위와 같이 제시된 지침은 판단을 배제하고 호기심 어린 방식으로 자세에 접근하게 하면서도 원칙에 충실하게 한다. 《요가 피지올로지》는 나의 정식 승인을 받은 책이다.

쥘 미첼 (Jules Mitchell, MS, LMT, RYT)

요가 교육자
애리조나주립대학교 연구 및 겸임교수
《Yoga Biomechanics: Stretching Redefined》의 저자
www.JulesMitchell.com

Introduction

서문

우리는 어떤 형태 또는 방법으로든 해부학과 생리학을 20년 이상 연구해왔으며, 아직도 인체가 얼마나 놀라운지에 대해 자주 경외심을 갖는다. 이 책은 우리가 이러한 열정을 공유하고 과학을 요가와 연결하는 더할 나위 없는 기회를 제공한다.

최근에 요가 공동체에서는 들불처럼 번지는 모습을 보이는 '근거 없는 이야기'가 많다. 머리로 물구나무서기(Sirsasana)는 송과체(솔방울샘)를 자극하는가? 요가가 불안을 조절하도록 도울 수 있는가? 몸통비틀기가 간을 해독하는가? 모든 것이 근거에 중심을 두거나(evidence-based) 정량화되어야 하는 것은 아니지만, 우리는 이론을 사실로부터 구분하는 노력이 중요하다고 믿는다. 그러나 우리의 궁극적인 목표는 사람들이 자신의 몸을 인식하고 요가 수행을 좋아하도록 격려하는 것이다. 요가와 움직임은 결국 수많은 혜택을 제공한다. 이 책을 저술하면서 우리가 품은 희망은 요가와 움직임을 가르치는 지도자들이 자신감을 키우고 두려움을 줄인 채 사람들의 신체를 다루고, 수행자들이 자신에게 도움이 되는 지식을 갖춘 채 요가를 수행하도록 하는 것이었다. 우리는 요가를 통해 그저 적절한 스트레칭보다 훨씬 더 많은 혜택을 보는데, 우리가 자신을 더 잘 알게 되기 때문이다. 우리는 당신이 이 책으로부터 자신을 좀 더 잘 이해하도록 돕는 뭔가를 배우길 희망한다.

요가가 각 신체 계통의 생리에 어떠한 영향을 미치는지를 살펴보기 전에, 먼저 우리는 요가와 생리학이 의미하는 바를 정의해야 한다. 그리고 모든 사람이 비판적인 사고로부터 어떠한 혜택을 볼 수 있는지를 살펴본다.

요가란?

요가는 남아시아에서 기원한 철학적 수행 또는 수련이다. 요가란 단어는 '묶다' '멍에를 씌우다' 또는 '결합하다'를 의미하는 산스크리트어 어근 유즈(yuj)에서 유래한다. 요가 경전에 따르면 요가의 수행은 우리의 몸과 마음이 연결되어 있을 뿐만 아니라 우리의 개인의식이 본질적으로 보편 의식과 연결되어 있다는 점을 떠올리게 한다.

파탄잘리(Patanjali)의 《요가 수트라(Yoga Sutras)》에 기술되어 있는 8지요가(8개의 가지로 된[eight-limbed] 요가, 8단계 요가)에서 첫 4개(외부) 가지는 윤리적 계율인 야마(yama: 보편적 도덕률)와 니야마(niyama: 개인적 수행 규율) 그리고 육체 수련인 아사나(asana: 체위법)와 프라나야마(pranayama: 호흡 조절)이다. 이들 외부 가지는 프라티아하라(pratyahara: 감각 제어), 다라나(dharana: 집중), 디아나(dhyana: 명상)와 사마디(samadhi: 삼매[三昧])로 이루어지는 내부 가지로 가기 위한 준비를 해준다. 이와 같은 8지 자체는 요가가 아니라 요가를 지지하는 보조적인 수행이다. 그래서 이 책에서는 요가의 신체적 측면에 보다 초점을 두게 되지만, 우리는 요가가 이보다 훨씬 더 많은 것을 의미한다는 점을 인정한다.

생리학이란?

생리학은 본질적으로 생명의 과학이라고 할 수 있다. 이는 생물학의 분과 학문으로 세포 기능의 기초에서 전신의 통합적 행동과 외부 환경의 영향까지 생명체의 메커니즘에 대한 이해를 목표로 한다. 연구가 진전되면서 생명체의 행동을 제어하고 조절하는 상세한 메커니즘에 대한 우리의 이해가 향상됨에 따라 생리학의 분야는 끊임없이 진화하고 있다. 또한 연구는 질환의 원인을 규명하고 새로운 치료법과 건강을 유지하기 위한 지침을 개발하는 데 도움을 주기 위해서도 중요하다.

비판적 사고

불확실성의 세계에서는 요가를 수행하는 단 하나의 올바른 방법, 지켜야 하는 단 한 가지의 올바른 식이요법, 살아가는 단 하나의 올바른 방법 등 확정적인 답을 원하는 유혹에 빠지기 쉽다. 그러나 특히 누구든지 무엇이든 발표할 수 있는 시대에서는 무슨 질문에 대해서든 모순되는 대답을 발견하기 쉽다. 여기서는 요가 공동체에서 많은 주제에 대해 공존하는 온갖 엇갈린 견해 및 의견을 다루는 방법에 관해 팁을 줌으로써 비판적 사고(critical thinking)란 개념을 살펴본다.

우리는 아마도 자신이 논리적으로, 합리적으로, 그리고 편견 없이 사고한다고 믿고 싶겠지만 항상 그렇지만은 않다. 비판적 사고를 발전시킨 중요한 두 분으로 철학자이자 교육자인 리처드 폴(Richard Paul)과 린다 엘더(Linda Elder)에 따르면, "우리의 사고는 대부분 내버려 두면 편향되거나, 왜곡되거나, 편파적이거나, 충분한 정보에 근거하지 않거나, 혹은 편견에 사로잡힌다. 그렇지만 우리 삶의 질과 우리가 생산하거나, 만들거나, 또는 조립하는 것의 질은 정확히 우리 사고의 질에 의존한다"고 한다(Paul and Elder, 2019, p. 2). 논리적으로, 합리적으로, 그리고 편견 없이 사고하는 것은 체계적으로 길러져야 한다고 그들은 주장한다.

폴과 엘더는 비판적 사고를 "사고를 개선하기 위해 그것을 분석하고 평가하는 기술"이라고 정의한다(2019, p. 2). 비판적 사고는 아마도 우리가 대부분 기르고 싶어 하는 지적 가치에 기초하며, 여기에는 명확성, 정확성, 정밀성, 일관성, 적합성, 타당한 근거, 적절한 이유, 깊이, 폭, 공평성 등이 있다. 비판적 사고에서는 자신에게 다음과 같은 질문을 해봐야 한다: 어떤 주제에 관한 나의 신념은 무엇인가? 결론에 이르기 위해 나는 어떤 정보를 사용하고 있는가? 어떤 가정으로 나는 이러한 결론에 도달하였는가? 어떤 관점에서 나는 이 사안을 살펴보고 있는가? 근거가 나의 결론을 지지하는가? 나의 가정에 반하는 근거로 어떤 것이 존재하는가?

마지막 질문이 특히 중요하다. 우리는 모두 때로 확증 편향(confirmation bias)의 오류를 범하는데, 이는 우리의 신념을 지지하는 근거만 찾거나 그러한 근거에만 귀를 기울이는 인지 편견이다. 그러나 비판적 사고는 우리의 신념 및 가정에 반하는 근거를 찾도록 한다.

비판적 사고는 어떤 특정한 주제에 관해 우리가 접할 수도 있는 때에 따라서는 모순된 모든 정보를 거르도록 도울 수 있다. 어느 달에는 포도주가 적당히 마시면 건강에 좋다는 점을 보여주는 연구가 발표될 수도 있다. 그다음 달에는 연구가 알코올 섭취는 조금이라도 해롭다는 점을 보여줄 수도 있다. 요가 공동체에서는 앉아 전방 굴곡을 하는 동안 좌골결절을 바닥에 대고 있어야 한다고 말하는 지도자가 있는가 하면, 모든 사람에게 좌골결절을 뒤로 당기도록 촉구하는 지도자가 있을 수도 있다. 과학적 연구 결과에 관한 글을 읽을 때 비판적 사고를 하기 위한 지침에 대해서는 그림 1을 참조한다.

팁 1: 헤드라인 이면의 것을 본다. 헤드라인은 연구 결과의 경위를 말하기보다는 독자의 관심을 끌기 위해 작성된다. 종종 헤드라인은 연구 결과를 실제보다 더 혁신적인 것처럼 보이도록 한다.

팁 3: 어떻게 연구가 실시되었는가? 연구가 인간, 동물, 혹은 실험실에서 분리된 세포 또는 조직을 대상으로 시행되었는가? 동물과 세포를 대상으로 하는 연구들은 과학적 이해의 증진에 중요한 역할을 하지만, 그러한 연구 결과가 실생활의 인간에게 자동적으로 적용된다고 생각해서는 안 된다.

The New Yoga Times

바나나가 암을 치유한다

과학자들이 바나나에 들어 있는 마법의 성분이 암을 예방하는 비결일 수 있다는 점을 밝혀냈다.

한 실험에서 연구자들은 쥐를 대상으로 암세포를 바나나 추출물과 접촉시킬 때 이들 세포에 무슨 일이 일어나는지를 살펴봤다.
연구자들은 전립선암 및 유방암 세포가 바나나 추출물로 처치된 후 성장이 더뎌지고 생존 기간이 단축된다는 점을 발견했다.

이 연구는 바나나생산자협회의 후원을 받았다.

팁 2: '마법의 성분' 혹은 비슷한 뭔가를 주장하는 말에 유의한다. 전부는 아닐지라도 대부분의 질환은 많은 요인과 영향으로 복잡하다. 행복과 같은 심리적 개념조차도 마찬가지로 복잡해서 단지 하나의 요인으로 귀결되지 않는다. 하나의 식품이 암을 예방하거나 평생의 행복을 보장할 가능성은 희박하다.

팁 4: 누가 연구에 자금을 후원했는가? 제조사 혹은 기득권을 가진 누군가가 자금을 후원하였다면, 이해 상충일 경우의 연구 결과에 대해 특히 조심해야 한다.

팁 5: 어떻게 이 연구의 결과가 이전 연구와 관련이 있는가? 이 글이 기타 연구들의 맥락에서 결과를 제시하지 않는다면, 새 연구 결과가 얼마나 유의미한지를 알기가 어렵다.

그림 1. 과학적 연구 결과에 관한 글을 살펴볼 때 해봐야 하는 중요한 질문

근거와 연구

근거(evidence)란 어떤 신념 또는 제안이 진실이거나 타당한지를 나타내는 데 이용할 수 있는 일단의 사실 또는 정보이다. 아사나 수업에서 사람들은 대부분 아마도 태양 경배(sun salutation)의 흐름을 수행하는 동안 근거에 대해 생각하지 않겠지만, 많은 요가 지도자가 요가의 생리학적 작용과 관련해 아무 실제적인 근거가 없는 주장을 한다. 또한 이와 같은 주장은 종종 요가 지도자 교육, 건강 블로그와 요가 서적을 통해 공유된다. 어깨로 물구나무서기(Sarvangasana)가 갑상선을 자극한다거나 몸통비틀기가 간을 해독한다는 주장을 고려해보라. 이러한 주장은 모두 추측에 기반하고 근거가 없으며 그 배후에 타당한 생리학적 추론이 결여되어 있다. 그렇지만 이런 주장은 너무도 흔히 얘기되기 때문에 많은 요가 수행자와 지도자가 이를 사실이라고 여기기 시작한다. 그러나 뭔가가 여러 차례 들린다고 해서 근거로서의 자격이 부여되는 것은 아니다. 철학자이자 수학자인 버트런드 러셀(Bertrand Russell)이 말하였듯이, "어떤 의견이 널리 받아들여지고 있다는 사실은 그것이 완전히 터무니없지는 않다는 증거는 전혀 아니다(Russell, 1929, p. 58)."

또한 러셀은 찻주전자의 비유를 사용하여, 입증 책임은 허위라고 입증될 수 없다(반증 불가능하다)는 주장을 펼치는 사람에게 있지 그러한 주장을 허위라고 입증할 책임이 다른 사람들에게 있지는 않다고 설명했다. 그는 말하길, 만일 자신이 너무 작아 망원경으로도 볼 수 없는 찻주전자가 지구와 화성 사이의 공간에서 태양의 궤도를 공전한다고 아무런 증거도 없이 주장한다면, 자신의 주장이 허위로 입증될 수 없다는 이유만으로 누구나 자신을 믿도록 기대할 수는 없다고 했다. 요가에 대해 이루어지는 주장도 마찬가지이다.

그래서 근거는 관찰과 실험을 통해 발견된 지식이며, 최선의 결론은 체계적이고 엄격한 방법, 즉 다시 말해 과학적 방법으로 실시된 연구로부터 도출된다. 요가가 암을 치유한다고 주장하는 것은 요가가 암과 암 환자에게 미치는 효과에 관해 철저한 연구를 수행하는 것과 전혀 별개이다. 이 책은 요가가 암 환자에게 좋다는 주장을 포함해 요가에 대해 널리 알려진 주장을 살펴보고 그러한 주장이 타당한지를 판단하기 위해 최신의 연구를 제시한다.

근거의 계층

과학자들은 근거의 계층(hierarchy of evidence, 그림 2)을 사용하여 연구의 질을 평가하도록 돕는다. 이와 같은 근거의 계층은 흔히 피라미드라고 묘사되며, 근거의 질과 이용 가능한 근거의 양을 시각적으로 표현한다(Sackett 등, 2000). 피라미드의 꼭대기에는 체계적 문헌고찰이 있으며, 이러한 자리는 그것이 가장 높은 수준이면서 가장 덜 흔한 수준의 근거임을 의미한다. 피라미드를 내려 감에 따라 근거의 질이 감소하는 반면 근거의 양은 증가한다. 또한 피라미드를 내려 감에 따라 편향(비뚤림, bias) 위험이 증가한다.

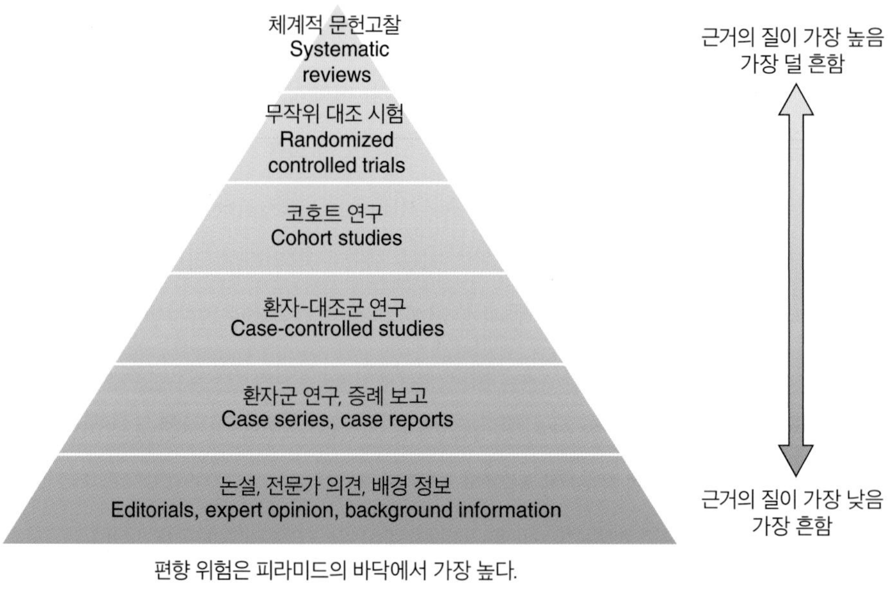

그림 2. 피라미드로 나타낸 근거의 계층

1. **체계적 문헌고찰**(Systematic Review). 이는 명확히 표현된 질문과 관련해 체계적이고 명백한 방법을 사용하여 관련 일차 연구를 식별하고 선정하며 비판적으로 평가해 근거를 검토하는 것이다. 체계적 문헌고찰은 항상 그런 건 아니지만 흔히 선정된 연구들에

있는 수치 자료의 메타분석(meta-analysis)을 포함한다. 고찰에 사용되는 방법은 재현 가능하고 명백해야 한다.

2. **무작위 대조 시험**(Randomized Controlled Trial). 이는 참여자들을 실험군과 대조군에 무작위로 배정해 실시하는 연구이다. 이들 집단은 연구하려는 변수 또는 결과에 대해 추적관찰을 받는다. 대조군은 분석의 비교 대상이 되며 흔히 위약을 투여받는다.
3. **코호트 연구**(Cohort Study). 이 연구에서 참여자들은 위험요인에 노출된 집단과 그렇지 않은 집단의 두 집단(또는 코호트)으로 나뉘어 연구하려는 결과(예로 질환 발생)에 대해 추적관찰을 받는다.
4. **환자-대조군 연구**(Case-Controlled Study). 이는 결과(예로 질환 유무)가 서로 다른 기존의 두 집단을 선정해 질환과 관련이 있으리라고 생각되는 잠재적 위험요인에 대한 두 집단의 과거 노출률을 비교한다.
5. **환자군 연구, 증례 보고**(Case Series Study, Case Report). 증례 보고는 단일 환자의 증상, 징후, 진단, 치료와 추적관찰을 상세히 기술하는 보고이다. 이러한 연구는 환자의 인구학적 정보를 포함할 수도 있지만 대개 특이하거나 새로운 증례를 기술한다. 환자군 연구는 동일한 질환이 있는 환자 여러 명을 대상으로 원인적 요인에 대한 노출을 파악하거나, 동일한 요인에 노출된 환자군을 추적해 질환 발생의 특성을 분석하는 연구이다.
6. **논설, 전문가 의견, 배경 정보**. 이러한 수준의 근거로는 신문의 기사, 저자의 의견을 제시하는 기타 간행물, 과학 문헌에 대한 선택적 검토를 통해 한 주제의 개관을 제공하는 배경 글 등이 있다.

이와 같은 피라미드는 근거의 질을 평가하는 데 유용한 지침을 제시하지만 나름의 한계가 있다. 무작위 대조 시험(RCT)은 실험 설계상 편향 위험이 적고 계통 오차(systematic error)의 위험이 가장 적기 때문에 실험 중에서도 가장 우수하다. RCT는 위약을 활성 약물로 가장하기가 쉽기 때문에 약물 연구에서 아주 효과적이다. 그러나 RCT는 요가와 같은 중재를 위해서는 그리 효과적이지 않다. 연구 참여자에게 요가를 수행하고 있다는 사실을 숨길 수 없으며, 요가 대신에 위약과 같이 가장하는 활동을 사용하기 어렵기 때문이다. 또한 피라미드는 질적 연구(qualitative research)를 감안하지 않는데, 이러한 연구는 설계가 실험적이지 않고 대신 개념, 의견, 또는 경험을 이해하기 위해 비수치적 자료(예로 텍스트, 비디오, 혹은 오디오)를 사용한다. 예를 들어 질적 연구는 요가가 누군가에게 어떤 느낌이 들게 하는지 또는 요가가 삶의 질에 어떤 영향을 미치는지를 탐구해볼 수 있으나, 피라미드는 이런 유형의 연구를 제대로 다루지 못한다.

이 책에서 우리는 높은 수준의 연구로 여겨지는 체계적 문헌고찰을 주로 살펴본다. 우리는 요가의 생리학적 효과에 관한 검토를 위해 많은 과학 데이터베이스를 검색하였지만, 이 책은 본질적으로 서술적이고 따라서 과학 문헌에 대한 선택적인 고찰이다. 어느 문헌고찰이든 그렇듯이 이 책은 나름의 한계가 있다.

제대로 된 저술에는 참고 문헌이 포함되어야 한다. 이 때문에 이 책에서는 본문 속에 저자 이름과 연도를 인용하고 있으며 책의 끝에 긴 목록의 참고 문헌이 있다. 과학적인 저술을 읽는 독자는 저자와 마찬가지의 정보를 추적할 수 있어야 한다.

이상으로 요가, 생리학 및 비판적 사고에 대해 정의를 내렸으므로, 이제 우리는 근골격계를 시작으로 본론으로 들어갈 준비가 되었다.

Chapter 1

MUSCULOSKELETAL SYSTEM 근골격계

근골격계(musculoskeletal system)는 우리에게 몸을 자유로이 움직이는 능력을 부여하면서도 지지와 안정을 제공하는 신체 계통이다. 근골격계는 근육 및 골격과 아울러 조직과 기관을 지지하고 결합하는 연골, 건, 인대, 관절 및 기타 결합조직으로 이루어져 있다.

많은 사람이 근골격계에 유익하다 해서 요가에 입문한다. 아마도 그들은 일반적으로 근육 긴장을 느껴서, 아니면 물리치료사가 추천해서 요가를 시작하였을 수도 있다. 요가(그리고 스트레칭 일반)가 어떻게 근골격계의 건강을 향상시킬 수 있는지에 대해서는 비현실적인 주장이 많다. 그리고 근막이란 주제가 요가 공동체 내에서 인기를 끌고 있다. 때로 무엇이 진실이고 무엇이 아닌지를 알기가 어려울 수 있다. 인요가(yin yoga)는 신체의 근막에 효과적인가? 요가가 근골격 조직을 약화시킬 수 있는가? 가장 좋은 유형의 스트레칭은 무엇인가? 탄력을 개선하고 손상을 감소시키기 위해 우리는 무엇을 할 수 있는가? 요가가 실제로 근골격계에 어떠한 영향을 미치는지를 알면 사람들은 놀랄 수도 있다. 이 계통에 대한 약간의 배경지식을 이해하면 유용할 것이다.

뼈

뼈는 진료실의 플라스틱 골격이나 박물관의 흰 유해처럼 단단하고 비활성적인 것처럼 보일 수도 있지만, 신체에서 뼈는 매우 활력적이어서 생명에 필수적인 많은 역할을 하고 자신에게 가해지는 요구에 적응하기조차 한다.

뼈의 구조

뼈들은 서로 다른 형태를 보이지만 그 기본 구조는 모두 동일하다(그림 1-1). 뼈의 가장 얕은 층을 이루는 것은 골막(periosteum)으로, 이는 결합조직으로 되어 있는 얇은 막이다. 이러한 골막에는 압력을 감지하는 신경이 분포한다. 이에 따라 정강이가 무엇인가에 부딪친 것을 알게 된다. 골막을 통해 있는 혈관이 뼈에 혈액을 공급한다.

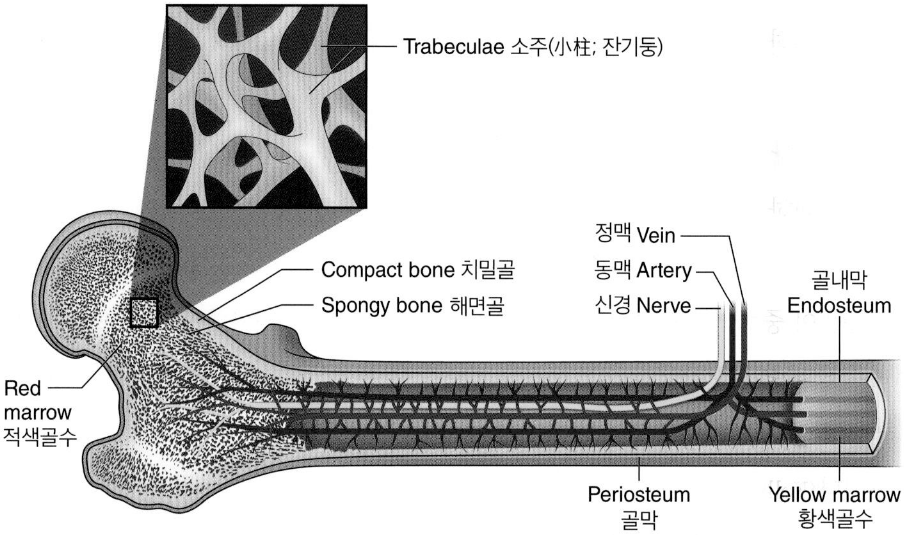

그림 1-1. 뼈를 이루는 층들

골막 밑에 있는 피질골(cortical bone)이란 단단한 막은 주로 콜라겐과 같은 단백질 그리고 칼슘을 주성분으로 하는 천연 생성 미네랄인 수산화인회석(hydroxyapatite)으로 이루어져 있다. 뼈 중량의 70%를 차지하는 수산화인회석은 뼈를 단단하고 치밀하게 만드는 일을 담당한다. 또한 뼈는 신체 칼슘의 98%를 저장하는데(미국 의학연구원[IM], 2011), 칼슘은 근육 수축의 필수 성분이다. 뼈는 필요에 따라 칼슘을 방출한 다음, 필요하지 않을 때 이를 재흡수한다.

다음 층을 이루는 해면골(trabecular bone)은 더 부드럽고 덜 치밀하지만 여전히 뼈의 강도에 중요한 역할을 한다. 해면골의 질 또는 양이 감소하면 골절 위험이 증가한다. 마지막으로 골수(bone marrow)는 소주(trabecula)의 공간들을 채운다. 적색골수는 적혈구(전신에 산소를 운반함), 백혈구(감염의 퇴치에 중요함)와 혈소판(혈액의 응고에 중요함)을 생성하는 특수 세포를 함유하는 반면, 황색골수는 지방 저장에 중요하다. 혈관은 뼈에 혈액을 공급하고 골수로부터 새로 형성된 세포를 받는다.

단단한 구조물이므로 뼈는 신체의 형태를 유지하고 내부 장기를 보호한다. 그러나 뼈는 또한 움직임을 위한 틀을 형성한다. 요가 수행에서 이루어지는 모든 움직임을 포함해 모든 수의적(의식적) 움직임은 두 뼈가 이어지는 곳인 관절에서 일어난다. 그리고 아사나 수행과 기타 체중부하 활동에서 일어나는 부하는 뼈 건강에 매우 중요하다.

뼈가 적응하는 방법

사람이 의식하지는 못하지만 뼈는 매일 적응한다. 사람은 중력에 대해 많이 생각하지 않을 수도 있으나, 중력은 중력가속도(g=9.8㎧)의 속도로 사람을 지구의 중심으로 당기고 골격은 끊임없이 중력에 적응한다. 우주비행 중 우주비행사에게 일어나듯이 중력이 존재하지 않으면 골 질량의 현저한 소실이 발생한다. 사실 우주비행사는 우주에서 매달 평균 1~2%의 골 질량을 소실하며, 이러한 현상은 '우주비행 골감소증(spaceflight osteopenia)'으로 알려져 있다(Kelly and Lazarus Dean, 2017, p. 174; NASA, 2001). 소실은 대부분 하지와 요추에서 일어나는데, 대퇴골의 근위부는 우주에서 6개월마다 대략 골밀도의 10%를 소실한다. 이러한 소실은 우주비행사가 저항을 위해 스프링과 진공 통을 사용해 매일 2.5시간, 주 당 6일 운동을 함에도 일어난다(NASA, 2001).

골밀도 및 강도를 유지하기 위해서는 신체에 비타민 D는 물론 칼슘과 기타 미네랄을 충분히 공급해야 하며, 내분비계 역시 갑상선 호르몬, 성장 호르몬, 칼시토닌, 에스트로겐과

테스토스테론 같은 여러 호르몬을 적절히 분비해야 한다. (호르몬에 관한 더 많은 정보는 제6장 내분비계에 실려 있다.) 또 하나 요구되는 것은 골 재형성(remodeling)을 유도하기 위한 충분한 기계적 부하이다.

우주비행이 출현하기 훨씬 이전에 줄리어스 볼프(Julius Wolff)는 1892년에 최초로 뼈가 자신에게 가해지는 부하에 따라 형태를 변화시켜 그 부하에 적응한 형태를 갖춘다는 개념을 제안하였는데, 이는 볼프의 법칙(Wolff's law)으로 알려져 있다(Wolff [1892], 1986). 1964년에 해럴드 프로스트(Harold Frost)는 이러한 개념을 가다듬어 뼈가 곧지 않고 약간 휘어진 구조물이란 지식을 반영하였으며, 이로써 역학조절(mechanostat) 모델이 탄생했다(Frost, 1964). 신체에 부하가 가해질 때, 이러한 기계적 자극은 세포의 역학신호변환(mechanotransduction)이란 과정을 통해 전기화학적 활성으로 전환된다. 이와 같은 신호는 중추신경계로 보내진다. 그러면 중추신경계가 반응해 새로운 요구를 지원하기 위해 뼈에게 더 강하고 치밀한 틀을 구축하라고 지시한다. 조골세포(골모세포, osteoblast)는 뼈를 형성하는 세포로 처음에는 뼈의 외부에 있고 골세포로 전환되어 뼈의 내부에 존재하게 되어 새로운 뼈가 자리한다(Turner and Pavalko, 1998). 한편 파골세포(osteoclast)는 새로운 뼈를 위해 오래되었거나, 손상되었거나, 혹은 건강하지 않은 뼈 조직을 파괴해 흡수한다(Robling, Castillo, and Turner; 2006).

요컨대 우리의 신경계는 뼈의 강도가 어느 정도 요구되는지를 감지하고 그에 따라 적응한다. 이러한 과정은 아주 빈번히 일어나 신체의 모든 뼈는 약 10년마다 새로운 뼈로 다 바뀐다(Manolagas, 2000). 신체 활동을 하고 호르몬, 비타민과 미네랄의 양이 충분하면 해면골은 가볍지만 강하고 복잡한 격자 구조물로 발달한다. 중력이 제공하는 외부 힘 외에, 근육 수축이 가져오는 내부 힘도 뼈 적응을 끌어내기에 충분한 자극을 제공할 수 있다. 근육은 수축할 때 뼈를 당기고 그러한 견인은 뼈 강도의 증가에 충분한 자극이 될 수 있다. 53페이지의 골다공증을 다루는 부분에서 우리는 요가가 뼈의 강화를 끌어내기에 충분한 자극을 제공하는지를 살펴본다.

관절

'결합된(joined)'을 의미하는 고대 프랑스어에서 유래하는 관절(joint)은 두 뼈가 만나는 지점이다. 뼈는 단단한 구조물이지만 관절은 어떤 의미에서는 비구조물이다. 그건 두 뼈 사이의 공간이며, 두 구조물 사이의 관계이다. 섬유관절(fibrous joint)은 배후의 기관을 보호하기 위해 움직임을 거의 허용하지 않는다. 그러한 예의 하나가 두개골 사이의 봉합으로, 이들 봉합은 뇌를 보호하기 위해 거의 움직이지 않는다(출산 중에는 예외임). 반면 윤활관절(synovial joint)은 자체 윤활을 하고 마찰이 거의 없는 움직임을 일으키며 무거운 하중을 지지한다. 이 관절은 우리가 요가 아사나에서 많이 움직이는 것으로 팔꿈치관절, 어깨관

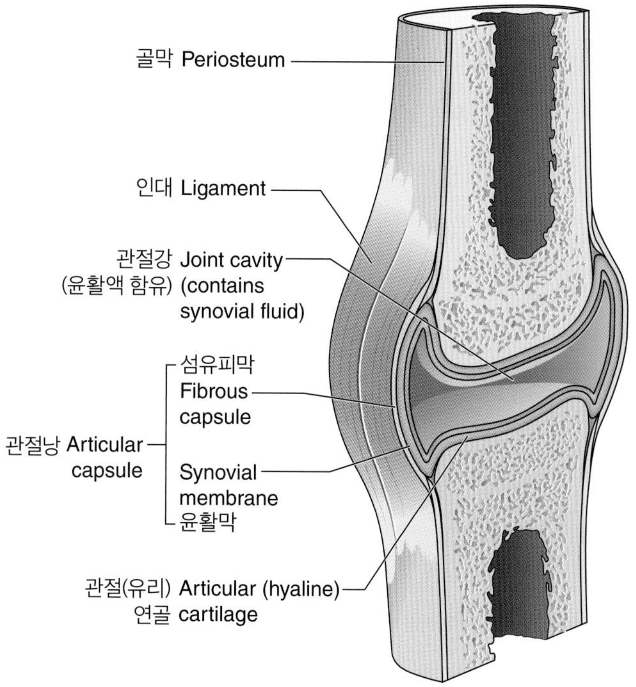

그림1-2. 윤활관절에는 관절을 둘러싸는 관절낭, 골단을 보호하는 부드러운 표면인 관절연골과 관절을 위한 윤활유로 윤활액을 분비하는 윤활막이 있다.

절, 고관절, 슬관절 등이 있다.

모든 윤활관절에는 관절낭(joint capsule; 섬유성 결합조직으로 구성되고 관절을 둘러싸는 관절 주머니임), 윤활막(synovial membrane; 관절의 윤활유인 윤활액을 분비함)과 관절연골(articular cartilage; 골단을 보호하는 부드러운 표면임)이 있다(그림 1-2). 부드러운 관절연골과 윤활액이 함께 마찰이 거의 없는 표면을 만들어준다. 비뉴튼 유체(non-Newtonian fluid)가 그렇듯이 움직이는 동안 윤활액의 점도는 변화할 수 있으며, 이는 관절이 움직일 때 관절을 보다 안정적으로 만드는 데 도움을 준다.

근육

골격의 움직임이 관절에서 일어날 때 그 움직임을 추진하는 것은 근육(muscle)이다. 근육은 힘을 생성한다. 이에 따라 우리는 자세를 유지하고 변화시키며, 물건을 들어 올리고, 몸을 공간에서 움직이며, 불수의적(무의식적)으로 혈액을 동맥으로 박출하고 음식을 소화관을 통해 이동시킬 수 있다. 근육은 심근(cardiac muscle), 평활근(smooth muscle; 가로무늬가 없어 민무늬근이라고도 함), 골격근(skeletal muscle; 횡문근[striated muscle]이라고도 함) 등 3가지 유형이 있다. 심근은 심장의 벽을 형성하며, 매일 매분 혈액을 박출한다. 평활근은 혈관, 소화관, 림프관, 방광, 자궁 등 다양한 내장 기관의 활동을 담당해 내장근이라고 하며, 동맥을 수축시켜 혈압을 조절하고 냉온이나 두려움에 반응해 머리카락을 똑바로 세우며 장기에 압력을 가해 체액을 이동시키는 등의 기능을 한다. 평활근은 골격근이나 심근만큼 빨리 수축하거나 이완하지 못하나, 일관되고 탄력적인 장력의 제공에 훨씬 더 유용하다. 심근과 평활근은 모두 의식적으로 수축시킬 수 없는 '불수의근'으로 자율신경의 지배를 받는다. 반면 골격근은 체성신경의 의식적인 통제하에 동원되므로 '수의근'이라고 한다. 골격근은 우리가 요가 수업에서 하듯이 수많은 방식으로 몸을 움직일 수 있도록 한다.

근육 수축

근육조직은 움직이기 위해 신경 자극이 있어야 한다. 심근과 평활근은 내부 박동조율세포(pacemaker cell)에서 생성된 자극에 반응해 수축한다. 이러한 박동조율기는 심장에서는 동방결절(sinoatrial node)이고 장에서는 장신경계(ENS)이다. 골격근의 경우에는 신경 자극이 뇌와 척수로 이루어진 중추신경계(CNS)에서 운동신경세포를 통해 온다.

이와 같은 3가지 유형의 근육은 현저한 차이가 있지만, 모두 동일한 원리를 따라 움직인다. 근육세포라고도 하는 근섬유(muscle fiber)는 근원섬유(myofibril)의 다발들로 이루어져 있다. 근원섬유는 미오신(myosin) 단백질로 이루어진 굵은 미세섬유와 액틴(actin) 단백질로 이루어진 가는 미세섬유로 구성되어 있다. 이러한 미세섬유들은 서로 나란히 위치하고 중첩하며 근원섬유분절(근절, sarcomere)이란 단위로 나뉜다(그림 1-3).

이들 미세섬유는 분자들로 이루어진 꼬인 가닥으로, 근육 수축을 일으킨다. 굵은 및 가는 미세섬유의 분자들이 작용하여 굵은 미세섬유가 가는 미세섬유와 톱니바퀴가 맞물리듯이 결합해 당긴 다음 결합을 푼 후 다시 결합해 당김으로써 굵은 미세섬유가 가는 미세섬유를 근절의 중앙으로 당기는 과정을 통해 근육 수축이 일어난다. 이렇게 가는 미세섬유가 굵은 미세섬유 사이로 미끄러져 들어가 근육이 수축한다는 근육 수축의 미세섬유 활주설(sliding filament theory)은 1954년에 처음으로 제안되었다(Krans, 2010). 그러면 굵은 및 가는 미세섬유의 중첩이 증가하고 근절의 양 끝이 상대 쪽으로 당겨진다. 한 근원섬유에 있는 모든 근절이 단축되면서 근원섬유 전체가 단축되고 근섬유가 미끄러져 짧아진다. 점점 더 많은 근섬유가 수축하면서 근육의 양 끝에 있는 부착 지점이 상대 쪽으로 미끄러져 근육 전체가 단축될 수도 있다.

이와 같은 미세섬유 활주설을 뒷받침하는 근거는 아주 탄탄하지만, 근육 수축은 아직도 완전히 이해되고 있지 않다. 예를 들어 티틴(titin)은 이례적으로 길고 탄성이 있는 단백질로 많은 근절에 걸쳐 있고 액틴과 결합하는 것으로 보이나, 잘 이해되고 있지 않다(Krans, 2010). 연구자들은 현재 티틴의 역할을 탐구하고 있으며, 이는 결국 근육 수축의 기전을 더 잘 이해하도록 도울 것이다.

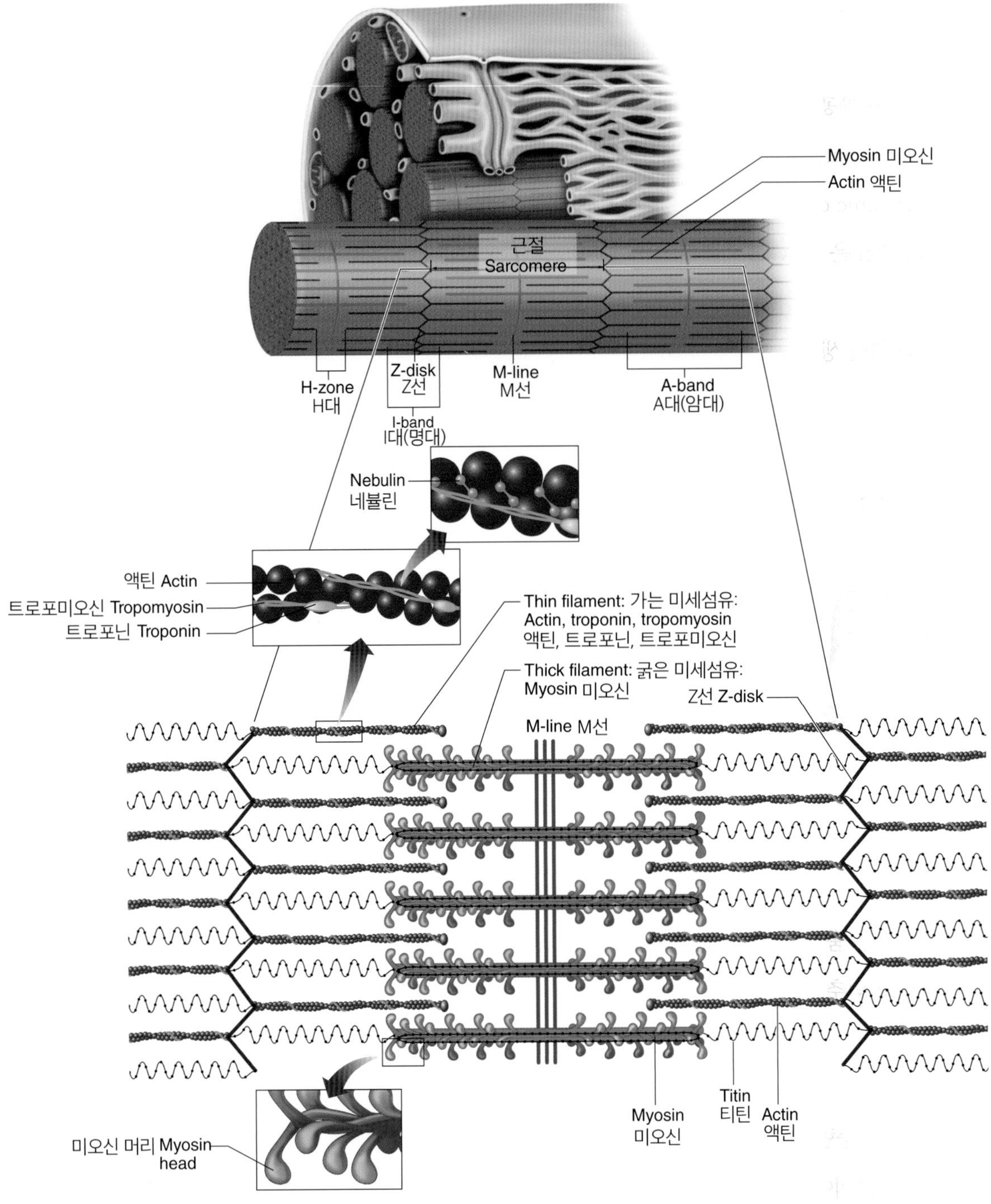

그림 1-3. 액틴, 미오신과 티틴으로 이루어진 근절

수축의 유형

근육 수축은 힘과 길이란 2가지 변수로 설명할 수 있다. 근육이 수축하고 존재하는 저항(흔히 중력이 제공)과 동일한 양의 힘을 생성해 근육의 길이가 변화하지 않으면 등척성 수축(isometric contraction)이다. 이에 비해 근육이 수축하고 근육의 길이가 변화하면 등장성 수축(isotonic contraction)으로, 여기에는 2가지 유형이 있다. 단축성 수축(concentric contraction)은 근육이 수축하고 존재하는 저항보다 더 많은 힘을 생성해 근육의 길이가 단축되는 반면, 신장성 수축(eccentric contraction)은 근육이 수축하고 존재하는 저항보다 더 적은 힘을 생성해 근육의 길이가 신장된다(그림 1-4).

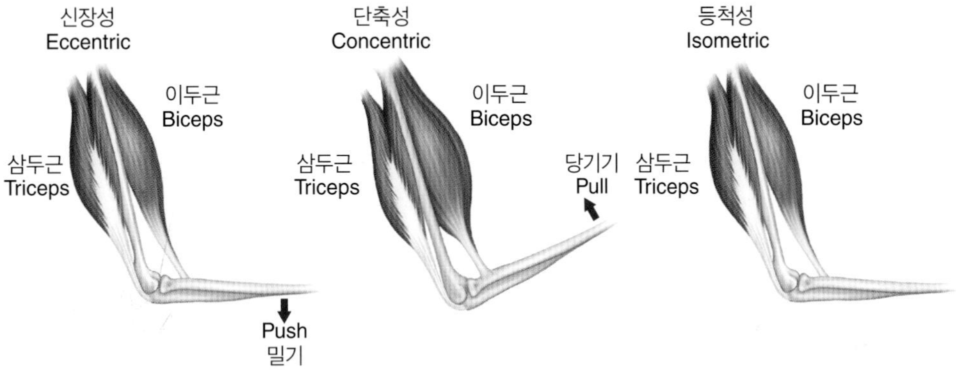

그림 1-4. 수축의 유형: 신장성, 단축성 및 등척성 수축.

이와 같은 움직임을 자동차에 비유하면 도움이 될 수 있다. 운전자가 가파른 언덕에서 차를 타고 멈추어 있다고 상상해본다. 브레이크를 놓으면 다음과 같은 4가지 일 중 하나가 일어날 수 있다.

1. 기어를 중립으로 넣은 경우에는 언덕을 따라 뒤로 자유 낙하할 수 있다. 이는 팔을 상승된 높이에서 그저 떨어트리고 그러한 하향 움직임을 제어하지 않는 경우와 동일할 것이다.

2. 뒤로 내려가는 움직임을 늦추기 위해 소량의 연료를 소모할 수도 있다. 이 경우에는 어느 정도의 에너지를 사용하여 하향 움직임을 제어하는 셈이다. 이는 근육의 신장성 수축이다.
3. 뒤로 내려가는 움직임이 멈출 때까지 더 많은 연료를 사용해 언덕에서 브레이크를 놓은 지점에 머무를 수도 있다. 이는 근육의 등척성 수축이다.
4. 마지막으로, 한층 더 많은 연료를 사용해 언덕을 올라갈 수도 있다. 이는 근육의 단축성 수축이다.

알다시피 요가에서는 등척성 수축이 많이 요구된다. 동적 아사나를 멈출 때에는 언제나 근육이 등척성으로 동원될 것이다. 하루 종일 똑바른 자세를 유지하는 것도 등척성 수축이다. 그러나 자세로 들어가고 나오는 이행 동작에서는 다양한 근육의 단축성 및 신장성 수축이 요구된다.

신장성 수축은 연구자들의 특별한 관심을 끈다. 미세섬유 활주설이 단축성 수축을 깔끔하게 설명하지만, 현재의 근육 모델들은 신장성 수축의 증가된 힘과 감소된 에너지 비용을 설명하기에 어려움이 있다(Hessel, 2018). 연구자들은 역사적으로 힘을 생성하기 위한 근육 단축 현상을 설명하는 데 초점을 두어 왔다. 이제 일부 연구자들은 티틴(앞서 언급한 길고 탄성이 있는 단백질)이 중요한 탄성 역할을 할 수도 있다고 믿는다(Hessel, 2018).

신장성 훈련의 효과적인 사용

우리는 더 무거운 하중을 등척성으로보다는 신장성으로 지지할 수 있으며, 아울러 더 무거운 하중을 단축성으로보다는 등척성으로 지지할 수 있다. 이는 복잡한 말처럼 들릴 수도 있지만, 우리는 모두 실생활에서 이러한 원리와 관련될 수 있다.

덤벨로 바이셉스 컬을 수행하는 모습을 상상해본다. 가령 당신은 18㎏짜리 덤벨을 어깨 옆에서 내려 엉덩이로 가져가는 하향 움직임(팔꿈치의 신전과 신장성 수축)을 제어할 수 있다. 그러나 누군가가 당신에게 그러한 움직임을 중간에서 멈추라고(등척성 수축) 요청한다면, 당신은 그렇게 하지 못할 수도 있다. 그래서 당신은 무게를 14㎏짜리 덤벨로 낮춘다. 이제 당신은 이러한 더 가벼운 덤벨의 하향 움직임을 제어할 수 있으며, 그 덤벨을 중간 지점에서 멈출 수도 있다. 그러나 누군가가 당신에게 그 덤벨을 들어 올리라고 요청한다면, 하중이 당신에게 너무 무거울 수도 있다. 그래서 당신은 9㎏짜리 덤벨로 바꾼다. 이제 당신은 그 덤벨을 신장성 및 등척성으로 제어할 수 있다. 그런 다음 그것을 들어 올리라는(단축성 수축) 요청을 받는다면 당신은 그럴 수 있다.

또한 이와 같은 개념은 요가에서 수행하는 체중부하 움직임에 적용될 수 있다. 파이크 프레스(pike press)를 통해 머리로 물구나무서기(Sirsasana) 또는 손으로 물구나무서기(얼굴 아래로 향한 나무 자세, Adho Mukha Vrksasana)로 들어가는 모습을 상상해보는데, 이는 단축성 움직임이다. 만일 당신이 이렇게 움직일 수 없다면, 그러한 움직임으로 진전시키는 한 가지 방법은 신장성 움직임으로 근력과 능력을 기르는 것이다. 이렇게 하려면 머리로 물구나무서기 또는 손으로 물구나무서기로 들어가 다리를 곧게 편 채 발을 바닥으로 천천히 내리도록 한다(그림 1-5). 그러면 다리가 그저 바닥으로 처져 엉덩이가 꺾이는 지점을 찾을 것이다. 그렇게 꺾이는 지점에 이르기 전에 등척성 수축으로 몸을 똑바로 유지하도록 한다. 이러한 신장성 및 등척성 수축으로 수주에 걸쳐 근력을 기른 후에는 아마도 움직임을 제어해 파이크 프레스를 이루는 데 근접할 것이다(Vogt and Hoppeler, 2014). 우리는 단축성으로보다는 신장성 수축으로 더 무거운 하중을 지지할 수 있기 때문에, 신장성 훈련은 오로지 단축성 훈련을 하는 경우보다 훨씬 더 신속히 최대 근력 및 파워를 향상시킬 수 있다. 아울러 그것은 더 큰 범위의 신전에서 최대 긴장을 더욱 최적화할 수 있다(Vogt and Hoppeler, 2014). 그래서 만약 당신이 턱걸이를 하고자 한 적이 있지만 어떻게 시작해야 할지를 몰랐다면, 뛰어올라 바를 잡고 가능한 한 천천히 몸을 아래로 내리도록 한다.

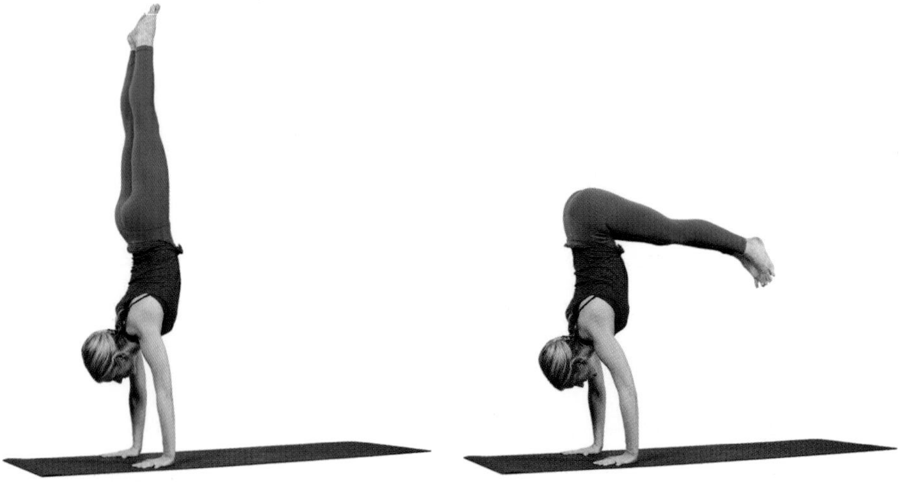

a b

그림 1-5. 신장성 훈련. 파이크 프레스(pike press)에서 손으로 물구나무서기로 이행하는 법을 배우고자 한다면, (a) 평소에는 어떻게 하든지 간에 손으로 물구나무서기로 들어간 다음, (b) 가능한 한 천천히 다리를 내린다. 파이크 프레스를 바닥으로부터 단축성으로 할 수 있을 정도로 강해질 때까지 하강 움직임을 하는 동안 다양한 지점에서 등척성 수축으로 몸을 유지하는 것을 목표로 한다. 머리로 물구나무서기도 마찬가지로 하면 된다.

연골

연골(cartilage)은 부드럽고 탄성이 있는 유형의 결합조직으로 딱딱하지만 겔과 같은 구조를 하고 있다. 연골의 기질은 글리코사미노글리칸, 프로테오글리칸, 콜라겐 섬유, 그리고 때로 엘라스틴으로 구성되어 있다. 인체에는 기질의 구성성분에 따라 유리연골(hyaline cartilage), 탄성연골(elastin cartilage), 섬유연골(fibrocartilage) 등 3가지 주요 유형의 연골이 있다.

신체에서 가장 흔한 유리연골은 뻣뻣하지만 어느 정도 유연한 지지를 제공한다. 예를 들어

비중격 연골과 늑골이 흉골을 만나는 늑골 골단(내부 심장 및 폐의 보호에 도움을 줄 정도로 뻣뻣하지만 호흡과 함께 움직이고 확장할 정도로 유연해 안성맞춤이다)이 있다. 유리연골로 대표적인 것은 관절의 골단을 덮는 관절연골이며, 유리 같은 관절연골은 매끄럽고 부드러워 골단의 마찰을 방지하기에 이상적이다. 더욱이 관절연골은 연골면 사이에 윤활액을 두고 접촉이 이루어지므로 놀라울 정도로 미끄러워 빙판 위에서 스케이트를 타는 경우보다 현저히 더 미끄럽다(Guilak, 2005; Mow and Ateshian, 1997).

탄성연골은 콜라겐 외에 탄성 섬유가 많아 유리연골보다 기질이 훨씬 더 탄력적이다. 이 연골은 지지를 제공하지만 손상 없이 변형을 감내해 그 원래 형태로 되돌릴 수 있다. 탄성연골은 외이, 후두개와 후두에 존재한다.

섬유연골은 두꺼운 콜라겐 섬유와 수분을 흡수하는 복합체(글리코사미노글리칸)가 풍부해 질기고 변형 가능하므로 추간판과 건 부착부에 적합하다. 이 연골은 압박에 저항하고 뼈와 뼈의 접촉을 방지하며 과도한 움직임을 제한한다. 섬유연골은 무릎의 반달연골, 골반의 치골결합과 척추의 추간판에 존재한다.

근육조직은 혈액을 아주 풍부하게 공급받으므로 손상으로부터 쉽게 스스로 치유하는데, 그러한 손상이 운동의 통제된 스트레스에서 오든 혹은 부상에서 오든 그렇다. 하지만 연골은 혈액을 거의 또는 전혀 공급받지 못하므로 일단 손상되면 스스로 재형성하거나 재생하는 능력이 매우 약한 것으로 파악되고 있다. 이렇게 연골은 잘 회복하는 능력이 부족해 골관절염(통증과 경직을 일으키는 관절 염증)을 초래하는 것으로 여겨지고 있다.

그러나 최근의 한 연구에 따르면 인간 연골은 혈액 공급의 결핍에도 불구하고 어느 정도 스스로 재생할 수 있는 것으로 나타났다. 관절 수술을 받는 환자들에서 제거한 관절연골을 사용한 위 연구는 도롱뇽에게 새로운 다리가 자라날 수 있도록 하는 경우와 비슷한 복잡한 분자 과정에서 인간 연골이 마이크로 RNA를 사용한다는 점을 밝혀냈다(Hsueh 등, 2019). 이 연구는 처음으로 일부 관절연골이 스스로 치유하는 잠재력을 지닌다는 점을 보여주었으나, 이러한 능력은 부위에 따라 변이가 존재해 발목에서 가장 크고 무릎에서 덜하며 엉덩이에서 가장 작은 것으로 보고됐다. 또한 위 연구자들은 이와 같은 연구 결과는 골관절염이 무릎과 엉덩이에서 흔하지만 발목에서는 그렇지 않은 이유를 부분적으로나마 설명할 수도 있다고 주장했다. 이들 연구자는 이와 같은 새로운 통찰력이 관절염의 새로운 치료법에 기여하길 희망한다고 했다.

이렇게 한 연구가 일부 획기적인 연구 결과를 내놓긴 하였지만, 연골 치유는 복잡한 사안이며 우리는 모든 답을 내놓지 못하고 있다. 예를 들어 종전에는 무릎에서 반달연골(충격 흡수와 체중 분산을 돕는 반월형 연골)의 외측 1/3 부위가 스스로 치유하는 잠재력을 지닌 것으로 생각되었지만, 방사선 영상을 사용한 최근의 연구에서는 감지할 만한 재형성의 근거가 발견되지 않았다(Våben 등, 2020).

스스로 치유하는 연골의 능력을 둘러싸고 여전히 많은 의문이 있지만, 우리가 알고 있는 2가지 사실은 다음과 같다.

1. 움직임은 영양분을 공급한다. 연골(특히 관절낭에 존재하는 관절연골)은 혈액을 거의 또는 전혀 공급받지 못하기 때문에, 연골세포(chondrocyte)는 영양분을 관절낭으로 들여오고 노폐물을 내보내는 느린 확산 과정에 의존한다. 그러한 과정은 관절 움직임으로 현저히 가속화한다. 이는 관절염이 있는 사람들이 대부분 움직이면 건강이 좋아진다고 말하는 이유의 하나일 수도 있다.
2. 연골은 기계적 자극을 필요로 한다. 연골이 해낼 수 있는 재형성은 얼마 안 되지만 그것은 조직에 대한 기계적 자극의 결과로 일어난다. 요가, 운동, 걷기와 달리기를 통해 연골에 부하를 가하고 풀면 연골을 건강하게 유지하는 데 도움이 될 수 있다.

건, 인대와 건막

건과 인대는 서로 다른 목적에 기여하지만 구성이 거의 동일하므로 흔히 함께 설명된다. 간단히 말하면 건(힘줄, tendon)은 근육을 뼈에 연결해 근육에 의해 생성된 힘을 전달하여 관절에서 골격을 움직인다. 인대(ligament)는 뼈와 뼈 사이를 연결해 관절에 안정성을 제공하고 관절에서 움직임을 제한한다. 둘 다 콜라겐이 많고 치밀한 섬유성 결합조직으로 되어 있다.

건('신장시키다' 또는 '팽팽하게 당기다'를 의미하는 라틴어 tendere에서 유래함)은 근육이 수축하면서 인장(引張)되므로, 근육에서 뼈로 큰 기계적 힘을 전달해 움직임을 일으킨다. 각각의 근육에는 근위부와 원위부에 2개의 건이 있다. 건이 근육이 되는 지점을 근건접합부(musculotendinous junction)라고 하며, 건이 뼈에 부착되는 지점을 골건접합부(osteotendinous junction)라고 한다. 그러나 실상을 보면 근건접합부에서는 건이라는 결합조직이 근육조직을 감싸고 심지어 근육조직 안으로 들어가는 결합조직이 된다. 골건접합부에서는 건이라는 결합조직이 뼈를 덮는 결합조직이 되며, 이를 골막(periosteum)이라고 한다.

인체가 운동에 적응하는 하나의 방법은 건 강직(tendon stiffness)을 증가시키는 것이다(Reeves, 2006). 건을 굳게 하는 강직은 언뜻 유익한 적응처럼 들리지 않을 수도 있지만, 다음과 같은 비유를 생각해보자. 마차를 끄는 말을 마음속에 그려보는데, 이는 뼈를 당기는 근육과 유사하다. 만일 말을 신축성 있는 고무 띠로 마차에 연결한다면, 띠가 늘어나 말의 노력은 대부분 허비될 것이다. 더 나은 띠는 단단한 밧줄일 것이며, 이는 고무보다 덜 늘어나므로 더 많은 힘이 효율적으로 전달될 것이다. 적응을 통해 강직이 증가하면 건은 뼈에 대한 힘의 전달이 더 효율화되어 우리는 자신이 원하는 방식으로 몸을 움직일 수 있다.

건과 비슷한 것이 건막(널힘줄, aponeurosis)이다. 건 및 인대와 구조적으로 비슷한 심부근막의 한 유형으로 건이 편평한 막으로 확장된 치밀한 섬유조직이며, 근육을 고정시키거나 근육을 그 움직이는 부분(가동부)과 연결한다. 때로는 끈 모양의 건과 대조적으로 길고 편평한 건으로 묘사된다. 그러나 건막은 근육을 뼈에 연결하는 건과 달리 근육을 다른 근육에 연결할 수도 있다. 두꺼운 건막이 있는 주요 부위는 복측 복부, 배측 요추부와 장측(손바닥) 및 저측(발바닥) 부위이다.

근막

근막(fascia)은 요가 공동체에서 유행어가 되었다. 요가 또는 마사지 공동체 내에서 근막에 대해 들어볼 수 있는 많은 주장의 일부를 소개하면 다음과 같다.

- 감정은 근막에 저장되어 있다.
- 긴장은 근육이 아니라 근막에 있다.
- 우리가 움직이고 스트레칭을 하지 않는다면 근막은 꼼짝도 못한다.
- 인요가는 근막을 표적으로 한다.
- 마사지와 폼 롤링은 근막 유착의 분해를 돕는다.

예전에는 근막에 대해 거의 관심을 기울이지 않았다. 이 책의 저자 중 한 분인 앤드루는 자신이 의학 수련 중 시체의 해부를 관찰하고 있을 때 해부가들이 장기와 근육 주위의 흰색 물질을 잘라내어 쓰레기통에 버리던 모습을 회상한다. 무엇을 버리고 있느냐는 질문을 받자 그들은 "그건 그저 근막일 뿐이야"라고 대답했다.

그래도 오늘날에는 연구자들이 근막에 대해 더 많은 관심을 보이며, 2007년에 근막연구회의(Fascia Research Congress; FRC)가 설립되었을 정도이다. FRC는 매 3년마다 대회를 열어 이전에는 폐기되던 이 조직에 대한 최신 연구 결과를 발표한다. 근막 연구가 오늘날 과거보다 더 빠른 속도로 발표되고 있지만, 대답이 나오지 않은 질문이 여전히 많은 상태이고 이 조직의 요가 관련성은 완전히 명쾌하게 규명되지 못하고 있다.

첫째 질문은 근막의 정의이다. 현재 의료 및 과학계에 걸쳐 보편적으로 수용되는 근막에 대한 하나의 단일한 정의는 없다. 인체 해부학 교과서의 고전인 《그레이 해부학(Gray's Anatomy)》에 제시되어 있듯이, 전통적으로 근막은 '맨눈으로 보일 정도로 큰 결합조직의 덩어리'라고 기술되었다(Standring, 2004, p. 42). 근막연구학회(Fascia Research Society; FRS)는 이 주제에 관한 많은 전문가와 협의해 근막을 '피부 아래에 형성되어 근육과 기타 내장 기관에 부착하며 그것들을 감싸고 분리하는, 결합조직으로 이루어진 피막, 판상 막,

또는 기타 해부 가능한 집합체'로 정의하고 계속해서 다음과 같이 말한다.

> *근막 시스템은 신체에 스며드는, 부드럽고 콜라겐을 함유하며 성긴 그리고 조밀한 섬유 결합조직의 3차원적 연속체로 이루어진다...근막 시스템은 모든 장기, 근육, 뼈 및 신경섬유를 둘러싸고 이들 사이를 엮으며 이들을 서로 관통해 신체에 기능적 구조를 부여하고 모든 신체 계통이 통합된 방식으로 작동할 수 있는 환경을 제공한다.* *(Adstrum 등, 2017, p. 175)*

보다 단순한 용어로 근막은 흔히 신체의 어디에서나 발견되는 섬유 결합조직의 망과 판상 막으로 기술되며, 한층 더 단순한 용어로 기술하자면 '치킨 내부와 주위에서 발견되는 흰색 물질'이다. 치킨을 먹어본 사람이라면 누구나 피부를 육질에 부착하는, 즉 근육 부위들 사이를 연결하는 실 같은 부분에 부착하는 막을 생각해보라. 이러한 거미줄 같은 물질은 근막의 한 유형으로 근육을 포함해 신체의 구조물들을 관통한다.

근막연구학회의 정의는 많은 유형의 결합조직, 즉 건, 인대, 신경세포막, 뼈를 감싸는 피막과 심지어 지방조직을 명백히 포함한다. 그리고 이런 식으로 생각하는 데에는 그만한 이유가 있다. 해부학 서적은 대개 근막을 결합조직으로 이루어진 뚜렷한 그리고 분리된 부위들이라고 설명한다. 이러한 접근법은 우리가 신체의 서로 다른 부위의 서로 다른 구조물을 정확히 논의할 수 있도록 하기 위해 의학과 과학에 절대적으로 필요하다. 그러나 신체는 그저 핸드폰처럼 많은 분리된 부품이 조립되어 있어 분해하고 다시 조립할 수 있는 것이 아니다. 대신 근막은 모든 것을 결합하는 서로 연결된 망이므로(그림 1-6), 근막 연구자들은 그것은 개별 부위들이 아니라 하나의 전체 시스템으로 고려해야 한다고 주장한다.

예를 들어 넓적다리의 근막을 고려해보라. 해부학자들은 대퇴근막(fascia lata; 팬티스타킹처럼 둔근과 넓적다리의 모든 근육을 넓게 덮고 있는 근막)을 장경인대(iliotibial band; 골반의 장골능에서 경골의 상단 외측까지 넓적다리의 외측에 걸쳐 있는 근막 띠)와 뚜렷이 구분되는 것으로 지칭한다.

그러나 실제로는 대퇴근막과 장경인대는 분리되어 있지 않다. 장경인대는 그저 대퇴근

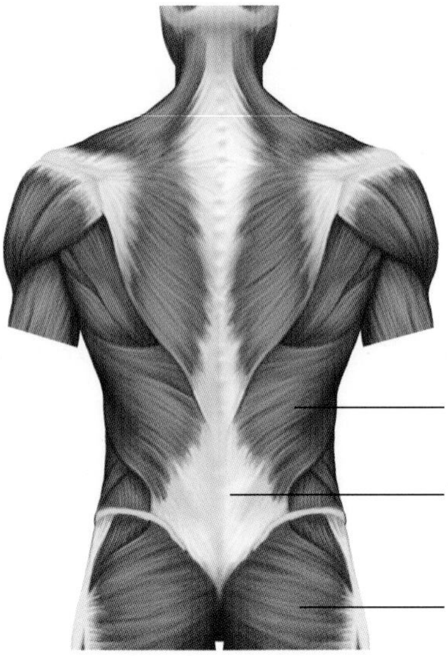

그림 1-6. 흉요근막은 이 그림에서 보듯이 흔히 분리된 구조물로 묘사되지만, 그것은 실제로 단지 그 주위와 그 너머 모든 근육의 겉면을 싸고 있는 근막의 더 치밀한 부위이다. 근막 시스템은 정말로 서로 연결된 시스템이다.

막에서 가장 치밀한 부위이다. 대신 근막 전문가들은 근막의 부위들을 개별적으로 지칭하는 것이 유용하긴 하지만 모든 근막을 하나의 전체 시스템, 즉 근막 시스템으로 보는 것도 중요하다고 제안하고 있다.

전신에 걸친 근막 망이라고 보는 이러한 견해는 인간 사체를 살펴보는 과정에서 더 명백해진다. 교과서를 들춰보는 것이 아니라 사체를 살펴볼 때 근막이 서로 연결되어 있다는 사실을 더 분명히 이해할 수 있다. 바로 이 때문에 길 헤들리, 토머스 마이어스와 로버트 슐라입 같은 근막 연구자이자 교육자는 해부를 통해 근막을 가르친다.

해부를 통해 토머스 마이어스(Thomas Myers)는 유명한 저서이자 근막 지도작성 체계를 제시한 《근막경선 해부학(Anatomy Trains)》(2014)을 출간했다. 그는 분리된 근육의 관점에서 해부학을 연구하는 것의 단점을 다음과 같이 지적한다.

근육 작용을 정의하는 흔한 방법은 골격에 있는 단일 근육을 분리하고 인접한 각 근육의 양 끝을 접근시키면 무슨 일이 벌어지는지를 알아보는 것이다...이는 매우

유용한 방법이지만 좀처럼 확정적이지는 못한데, 해당 근육이 인근 근육의 근막을 팽팽하게 해서 해당 근육으로 밀리게 함으로써 인근 근육에 미칠 수 있는 효과를 무시하기 때문이다. 또한 이 방법은 각 끝에서 근막을 절단함으로써 그것이 근위 또는 그 너머 원위 구조물을 당기는 효과를 경시한다. (Myers, 2014, p. 2)

'메스를 제쳐둠으로써' 그는 함께 기능하여 움직임을 일으키는 근막의 긴 경로를 알아볼 수 있었으며, 그는 이를 '근막경선(myofascial trains)'이라고 부른다(Myers, 2014, p. 47). 여기서 myo는 근육을 의미하므로 myofascia는 근육-근막 단위가 거의 분리 불가능한 구조물이라는 점을 묘사하기 위해 사용된다.

근막의 역할

연구자들은 근막이 근육과 장기를 싸고 있는 비활성적인 막 이상이라는 사실을 밝혀냈다. 근막에는 많은 고유수용감각기(proprioceptor; 체위를 감지함) 및 통각수용기(nociceptor; 조직 손상을 감지함)가 분포해 중추신경계와 잘 연결되어 있다(Krause 등, 2016). 아울러 근막에는 수축성 세포가 존재해 근막이 평활근처럼 수축할 수 있도록 하는 것으로 나타났다(Schleip 등, 2005). 그러나 그러한 수축력의 정도가 근육세포의 경우에 비해 아주 작아 이것이 전반적인 근골격계에 얼마나 유의미하거나 중요한지는 분명하지 않다.

또한 근막은 체내에서 힘을 전달하는 역할을 할 수 있으며, 이는 수축하는 능력과 연관이 있을 수도 있다. 한 문헌고찰 연구는 근막이 최소한 일부 인근 근막 구조물들에 장력을 전달할 수 있다는 사실을 지적한다(Krause 등, 2016). 이는 햄스트링이 스트레칭 되면(장력을 받으면) 그러한 장력이 아마도 근막 사슬을 따라 둔근 및 등 하부 근육처럼 기타 인근 구조물과 아울러 아래로 종아리 근육에까지 전달될 수 있다는 의미로, 체내 근막 사슬(myofascial chains) 이론에 신뢰성을 부여한다. 이는 일부 사람들에게 의외인 것으로 들리지 않을지도 모르지만, 이러한 생각은 개별 근육 또는 근육군이 홀로 작용하여 바이셉스 컬과 같은 활동을 수행한다고 보는 전통적인 관점과 아주 다른 모델을 제공한다.

이처럼 신체를 근막 사슬의 연결망으로 보는 보다 전체론적인 모델은 종아리 근육의 긴장이 어떻게 족저근막염과 관련이 있는지, 장내전근과 하부 복근 간의 근력 불균형이 어떻게 운동선수의 서혜부 통증(groin pain)과 연관이 있는지, 발목관절 가동범위가 어떻게 거북목(forward head posture; 일자목이라고도 함)의 영향을 받는 것으로 보이는지, 수동적 햄스트링 스트레칭이 어떻게 경추의 가동범위를 증가시키는 경향이 있는지, 족저근막을 대상으로 한 자가 근막 이완이 어떻게 앉아 앞으로 손 뻗치기(sit-and-reach)의 수행 능력을 증가시키는지와 같은 일부 흥미로운 연구 결과를 설명하는 데 도움을 줄 것이다(Krause 등, 2016). 이러한 연구 결과는 신체를 본질적으로 다른 부분들로 이루어진 것이 아니라 하나의 전체로 보아야 한다고 가르치는 요가 수행에 더욱 신빙성을 부여할 수도 있다. 또한 이런 연구 결과는 신체가 장력통합체(tensegrity structure)라는 것을 시사한다.

'텐세그리티(tensegrity)'는 인장력이나 장력을 의미하는 tension과 완전성이나 통합성을 의미하는 integrity의 합성어로 건축가, 작가이자 디자이너인 벅민스터 풀러(Buckminster Fuller)가 만든 용어이다. 장력통합체는 장력(팽팽하게 당기는 힘)이 가해지는 연속적인 망 구조의 구성부품(인장재) 내부에 장력으로 인한 압축력을 견디는 구성부품(압축재)들이 서로 떨어져 불연속적으로 결합하는 구조물로, 인장재와 압축재의 장력과 압축력 간 힘의 평형으로 안정된 구조를 이룬다. 이러한 구조 원리는 예를 들어 설명하면 이해하기 쉽다. 설치하지 않은 캠핑 텐트는 천, 폴대와 가이 라인이 널브러져 있는 모습이다. 그러나 일단 마지막 폴대를 설치하면, 텐트는 천에 가해지는 장력과 폴대에 가해지는 압축력이 평형을 이루어 비바람을 견뎌낼 수 있는 안정적이고 탄력적인 구조물이 된다.

이와 같은 원리는 생물체에 적용되면 때로 '바이오텐세그리티(biotensegrity)'라고 한다. 체내에서 근육, 뼈, 근막, 인대, 건과 기타 구조물은 장력 및 압축력을 받는 부위들의 조화를 통해 강해진다. 근육은 근육과 결합조직의 연속적인 망을 통해 장력을 유지하는 반면, 뼈는 결합조직에 떠 있는 불연속적인 구성물로 압축력을 견디면서 지지를 제공한다(Souza 등, 2009). 언뜻 보기에 추골들이 차곡차곡 쌓여 있는 듯할 수도 있는 인간 척추조차도 텐세그리티로 설명할 수 있는데, 여기서는 인대가 장력을 받는 구성물이고 추골과 디스크가 압축력을 받는 구성물이다(Levin, 2002).

일부 연구자들은 등 중간 및 하부에서 근막의 상태가 요통과 연관될 수도 있다고 주장했다. 이들은 초음파 영상을 통해 만성 요통이 있는 사람들은 건강한 피험자들에 비해 요추 부위의 결합조직이 25% 정도 더 두껍다고 밝혔다(Langevin 등, 2009). 이는 상당한 양이지만 이 연구는 원인이 아니라 그저 연관을 보여준다. 이 연구에서 알려지지 않은 것은 더 두꺼운 근막이 척추 통증의 기여요인인지, 그러한 통증의 결과인지, 혹은 심지어 그런 통증과 무관한지란 점이다. 결합조직을 더 두껍게 할 가능성이 있는 원인으로는 유전 요인, 비정상적인 움직임 패턴과 만성 염증이 있다고 저자들은 지적했다. 그래서 이는 흥미롭고 새로운 연구 결과이지만 근막의 명백한 임상적 유의성을 시사하지 않는다.

상기 연구자들(Langevin 등)은 2011년에 다시 한번 지속성 요통이 있는 사람들에서 흉요근막의 움직임을 살펴보기 시작했다. 이들은 그러한 요통이 있는 사람들에서 전단변형률(shear strain; 물체가 전단 응력을 받아 변형되는 정도, 즉 물체가 층밀리기 힘에 의해 비틀리는 정도)이 약 20% 감소되어 있다고 밝혔다. 쉽게 말해 그들의 요추 부위 근막이 요통이 없는 사람들의 경우보다 20% 더 뻣뻣했다. 이는 새롭고 흥미로운 연구 결과이지만 여전히 근막에 임상적 유의성을 제공하지 않는다.

근막이 이전에 생각되었던 것처럼 그저 신체의 빈 곳을 채우는 비활성적인 막보다 더 중요한 역할을 한다는 점은 분명하며, 근막 시스템의 상호 연결에 관한 이해가 향상되면 부상 회복 또는 체력관리에 대한 향후 접근법에 도움이 될 수도 있다. 그러나 현재로선 더 많은 연구가 이루어져야 근막과 요가뿐만 아니라 통증 및 전반적인 건강처럼 기타 주제 사이에 확실한 결론을 내릴 수 있다.

근막 이완

근막 이완(myofascial release; MFR)은 1990년대 이래로 점점 더 인기를 얻고 널리 사용되어왔다. 그 뿌리는 1940년대로 거슬러 올라갈 수 있지만, 그 용어는 1981년에 미시건주립대학교(MSU)에서 개설된 '근막 이완'이란 강좌에서 3명의 교수가 처음으로 만들었다.

먼저 근막 이완은 치료사가 신체의 연조직에 낮은 부하로 긴 지속시간에 걸쳐 스트레칭을 가하는 치료 기법으로, 수진자의 신체로부터 오는 피드백에 따라 스트레칭의 방향, 힘 및 지속시간을 결정한다. 이 기법을 누군가에 의해 가볍게 스트레칭을 받는 것으로 생각해보는데, 아마도 스트레칭을 받는 조직을 따라 치료사의 손으로부터 어느 정도 가벼운 압력이 가해질 것이다.

일부 정골의학(osteopathy) 교과서들은 근막이 심인성 질환, 과사용, 외상, 감염원, 또는 신체 활동 부족으로 인해 제한될 수 있다고 주장하며, 이러한 제한은 통증, 근육 긴장 및 혈류 감소를 초래할 가능성이 있다고 한다(DiGiovanna, Schiowitz, and Dowling; 2005). 이들은 근막 이완이 이런 근막 제한을 풀어주는 데 도움이 된다고 주장한다.

그 유효성에 대해서는, 2013년(McKenney 등)과 2015년(Ajimsha, Al-Mudahka, and Al-Madzhar)에 발표된 문헌고찰이 근막 이완과 관련해 일부 고무적인 결과를 밝혀냈지만 가용한 연구들의 질이 낮아 결론을 거의 내릴 수 없다고 판단했다. 근막 이완이 만성 통증에 미치는 효과에 대한 문헌고찰이 추가로 이루어졌는데(Laimi 등, 2018), 만성 통증에서 근막 이완의 효과에 대한 현재의 근거는 소수의 연구에 의존하고, 이전의 긍정적 결론은 확증할 수 없으며, 근막 이완이 만성 근골격계 통증의 치료에 위(僞, 가짜; 대조) 시술보다 조금이라도 더 효과적인지는 알려져 있지 않다고 밝혔다.

그러나 아마도 근막 이완은 과학을 통해 신뢰할 만하게 측정될 수 없다. 저널 <국제근골격의학(IMM)>에 발표한 '왜 근막 이완은 결코 근거 중심적이지 못할 것인가'란 제하의 글에서 로버트 키드는 "근막 이완은 기교이다. 대부분이 치료사의 타고난 재능과 경험에 의존한다"고 지적했다(Robert Kidd, 2009, p. 55). 중재가 치료사의 타고난 재능에 의존하고 그 밖에 다른 아무것에도 의존하지 않는다면 그건 쉽게 정량화하거나 문서화할 수 없으므로 쉽게 연구할 수 없다.

인요가는 근막을 표적으로 한다

2011년 이래로 인요가(yin yoga)가 점차 인기를 얻고 있다. 인요가는 신체의 결합조직, 특히 근막에 작용한다고 흔히 주장된다. 인요가 지도자들은 신체의 조직에 스트레스를 가한다고 말하며 인요가를 회복 요가(restorative yoga)와 구분한다. 회복 요가는 편안한 자세로 휴식하는 것을 내용으로 하지만, 인요가는 신체의 조직에 변화를 유도하기 위해 어느 정도의 불편 또는 어려움을 동반한다(Clark, 2012). 그러나 이처럼 흔히 자세를 3~5분 동안 유지하는 느리고 수동적인 스타일의 요가가 정말로 근막을 표적으로 하는가?

인요가 수업 참여자들은 흔히 모든 근육 긴장을 풀고 중력의 당김에 맡겨 이완하라는 지시를 받는 반면, 빈야사 수업 참여자들은 길항근 또는 중심부 안정근을 수축시키라는 지시를 받을 수 있다. 어떤 지시를 받든 스트레칭은 스트레칭이며, 통상적으로 정의되듯이 스트레칭은 근육에 가해지는 인장력이다. 인장력이 근육에 가해지면 그것은 또한 주변의 근막과 그 안의 근섬유 및 다발에도 가해진다. 근육과 근막은 서로 긴밀히 엮여 있어 기타 특정한 근육을 수축시키거나 수축시키지 않음으로써 어느 쪽을 스트레칭 할지를 선택할 수 없다.

빈야사 요가에서 웃타나아사나(Uttanasana)는 서서 전방 굴곡(standing forward bend)이라고 하는데, 인요가에서는 매달린 자세(dangling)라고 한다. 생체역학적 및 생리학적으로, 스트레칭(인장력)의 지속시간이 두 자세 간에 같은 한은 둘 사이에 차이는 거의 또는 전혀 없다. 아울러 상호억제(reciprocal inhibition; 이 장에서 나중에 논의됨)에 관해 현재 알려진 지식에 근거할 때, 길항근, 즉 대퇴사두근을 동원하는 것은 스트레칭에 그리 많은 영향을 미치지 않는 것으로 보인다. 서서 전방 굴곡은 명칭이 어떻든 정적 스트레칭이며, 모든 스트레칭에서는 근막 단위에 인장력이 가해진다. 조직에 인장력이 가해지면서 조직은 크리프 반응(creep response)을 보인다는 점을 알아야 한다. 크리프 반응은 생체역학 용어로 점탄성(viscoelasticity; 변형 후 정상적인 길이와 형태로 느린 회복이 이루어지는 성질) 조직이 일정한 부하를 받는 상태에서 시간의 경과에 따라 변형하는 능력을 말한다. 일단 인장력이 제거되면 조직은 자신의 탄성 능력 이상으로 신장되지 않은 한은 회복해 자신의 원래 길이로 되돌아간다.

한 연구가 30초간의 스트레칭 동안 인간 생체의 근육-건 단위에서 크리프 반응을 살펴보았는데, 최대의 크리프 반응은 첫 15~20초 이내에 일어나는 것으로 나타났다(Ryan 등, 2010). 그 시간 이상으로는 우리가 아는 한 요가 자세와 크리프 반응에 관한 연구가 존재하지 않으며, 이는 우리가 조직의 스트레칭을 위한 이상적인 지속시간 또는 조직이 크리프 반응으로부터 완전히 회복하는 데 얼마나 오래 걸리는지를 모른다는 의미이다.

따라서 당연히 인요가는 인체의 점탄성 근막에 영향을 미치지만 같은 스트레칭을 다른 방식으로(예로 좀 더 능동적인 방식으로) 하는 경우 이상으로는 아니다. 인요가, 또는 자세를 3~5분 동안 유지하는 어느 요가든 근막에 영향을 미칠 것이나, 이상적인 빈도와 지속시간은 미스터리로 남아 있다.

앞서 기술한 바와 같이 근막 이완은 치료사가 수진자에게 치료를 시행하도록 한다. 반면 자가 근막 이완은 치료사를 필요로 하지 않는다. 폼 롤링은 아마도 자가 근막 이완과 가장 관련이 긴밀하나, 뾰족뾰족한 돌기가 솟아 있는 스파이키 마사지 볼에서 마사지 스틱과 전동 마사지 건까지 기타 많은 제품 및 기법도 근막을 풀어준다고 주장된다. 그러나 이들 제품이 모두 엄격한 과학적 연구를 거친 것은 아니다. 현재 근막 이완에 대한 주장과 관련해서는 규제가 없으므로 제품이 무엇이든 누구든지 그 제품이 근막 이완을 유도한다고 주장할 수 있다.

최근에 실시된 한 문헌고찰은 운동 전에(준비운동으로) 그리고 후에(회복 전략으로) 적용된 자가 마사지 제품이 단거리 경주, 점프 및 근력 수행 능력과 아울러 유연성 및 근육통 결과에 미치는 유효성과 관련해 가용한 모든 문헌을 살펴보았다(Wiewelhove 등, 2019). 21개의 연구가 그들의 선정기준을 충족시켰다(그 중 14개는 폼 롤러를 사용하였고 7개는 롤러 마사지 바 또는 스틱을 사용했다). 그들은 다음과 같이 결론을 내렸다.

> *전반적으로, 폼 롤링이 운동 능력과 회복에 미치는 효과는 좀 경미하고 부분적으로 무시해도 될 정도이나, 일부 경우에서는 유의미할 수 있는 것으로 나타났다(예로 단거리 경주 수행 능력과 유연성을 증가시키거나 근육통 감각을 감소시킴). 근거는 폼 롤링을 회복 도구보*

다는 준비운동으로 광범위하게 사용하는 것이 타당함을 보여주는 듯하다. (p. 1)

자가 근막 이완이 통증 감각을 감소시키거나 운동 능력을 개선하는 잠재력이 있다고 해도, 그 이유는 전혀 확실하지 않다. 2019년에 벰과 윌크(Behm and Wilke)는 '자가 근막 이완 장비가 근막을 풀어주는가?'란 제하의 논문에서 근막 이완 유효성의 배경으로 가능성이 있는 기전을 살펴봤다. 여러 자가 마사지 롤링 장비의 생리학과 생체역학을 검토해 그들은 롤링이 혈류 또는 국소 수분공급 변화에 영향을 미칠 수도 있다는 일부 근거가 있지만 도수치료로 가해지는 힘은 대개 결합조직의 형태를 변화시키기에 충분하지 않다고 결론을 내렸다. 또한 그들은 롤링이 스트레칭에 대한 내성을 증가시키고 통증을 감소시킨다는 점을 보여준 연구를 검토해, 이는 역자극(counterstimulation)에 기인할 가능성이 있다고 했다. 역자극은 좀 더 분명한 자극의 도입 때문에 어떤 부위로부터 통증 신호가 감소하는 과정이다(정강이를 부딪친 후 그 부위를 문지르는 것 또는 주사를 맞을 때 입술을 깨무는 것을 생각해본다). 아울러 그들은 부교감신경 활동의 증가(다시 말해 이완이 증가한 것)가 관찰된 롤링의 효과에 배경이 되는 중요한 기전일 수 있다고 시사했다. 그래서 그들은 롤링과 기타 비슷한 장비의 배경이 되는 주요 기전은 근막 제한을 풀어주는 것이 아니라고 결론지었으며, 따라서 자가 근막 이완이란 용어는 오해의 소지가 있다고 주장했다.

치료사가 시행하든 혹은 스스로 시행하든 근막 이완이 일부 효과를 보인다는 것은 무리한 말이 아니며, 당신이 개인적으로 그것이 자신을 통증과 손상으로부터 자유롭게 해준다고 깊이 신뢰한다면 이것이 당신이 필요로 하는 유일한 근거일 수도 있다. 그러나 과학적으로 관찰된 효과는 (지금까지) 특히 유의하지 않은 듯하다. 근막 이완의 효과가 무엇이든 그 배경이 되는 기전은 근막이 아니라 신경계의 일시적인 변화에 기인하는 듯해, 근막 이완이란 용어는 정확하지 않은 명칭임을 시사한다. 아울러 어느 제품이든 근막 이완 장비라는 지칭을 받기 위해 과학적 근거를 필요로 하지 않으므로, 그러한 제품의 라벨을 읽을 때에는 주의가 요구된다.

스트레칭과 유연성의 과학

가동범위 끝에서 자세를 유지하는 데 초점을 두고 곡예사의 묘기와 흡사해 보이는 까다로운 자세를 취함으로써, 요가와 유연성 간에는 부정할 수 없는 연관성이 존재한다. 요가는 유연성의 수행으로 널리 여겨져 있으며, 미국 요가연맹(Yoga Alliance)의 설문조사(2016)에 따르면 유연성은 사람들이 요가를 시작하는 첫째 이유이다.

유연성(flexibility)과 가동성(mobility)은 근거와 맥락에 따라 많은 정의가 있다. 최근의 일부 정의는 '유연성'이 가동범위를 통해 근육이 수동적으로 신장하는 능력을 말한다고 하는 반면, '가동성'은 때로 관절이 그 가동범위를 통해 능동적으로 움직이는 능력을 말하는 데 사용된다. 이 책에서는 유연성이 관절 가동범위(range of motion; ROM)를 말하고 이는 능동적 및 수동적 가동범위(active and passive ROM)로 나뉜다. 관절 가동범위는 관절각도기(goniometer; 기본적으로 큰 각도기임)를 이용해 측정할 수 있고 대개 각도로 표현된다. 서서 다리를 몸의 앞쪽으로 내어 들어 올려 다리를 편 채 바닥과 평행하도록 하면 90도의 고관절 굴곡이 될 것이다. 이러한 가동범위는 고관절 굴곡을 일으키는 고관절 굴근(주동근)과 아울러 신장하는 햄스트링(길항근)의 능력에 모두 의존한다. 그러나 한층 더 많은 요인이 작용한다.

위의 예는 능동적 가동범위를 사용하고 뻗은 손으로 발가락 잡기 자세(Utthita Hasta Padangusthasana)의 응용자세이다(그림 1-7a). 이와 동일한 자세를 바로 누워 시작한다고 하자. 그러면 누워 뻗은 손으로 발가락 잡기 자세(Supta Utthita Hasta Padangusthasana)의 응용자세가 된다(그림 1-7b). 이는 본질적으로 같은 자세이지만 중력과의 관계가 다르다. 누워서 하는 자세에서 발을 붙잡고 다리를 가슴 쪽으로 당기면 팔이 힘을 생성해 햄스트링에 가해지는 스트레칭이 심화되고 수동적 가동범위를 탐색하도록 해준다. 아울러 다리가 90도 이상의 고관절 굴곡이 되면 피사의 사탑처럼 중력이 다리를 가슴으로 더 가까이 가져가도록 돕게 된다. 결박을 추가하거나 중력과의 관계를 변화시키면 사용하는 가동범위가 능동적이냐 혹은 수동적이냐의 여부에 영향을 미치게 된다.

햄스트링에서만이 아니라 전신에 걸쳐 수동적 가동범위가 항상 능동적 가동범위보다 더 클 것이다. 앉아 몸통비틀기(seated twist, 그림 1-8)를 생각해보자. 만일 손을 사용하지 않으면서 척추를 회전시켜 몸통비틀기를 심화시키려 한다면, 몸통을 약 30도 회전시킬 수 있을 것이고 이는 정상 가동범위 이내이다. 이러한 회전은 중심부 근육에서 오고 복사근이 주요 역할을 할 것이다. 만약 무릎에 댄 팔꿈치를 사용하거나 몸의 뒤로 바닥에 놓은 손을 사용해 몸통비틀기를 심화시키려 한다면, 더 크게 회전시켜 아마도 흉추 회전을 45도까지 가져갈 가능성이 클 것이다.

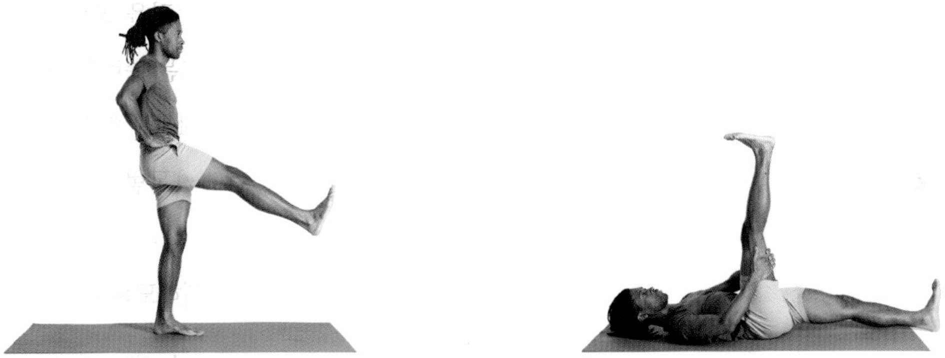

a b

그림 1-7. (a) 뻗은 손으로 발가락 잡기 자세(Utthita Hasta Padangusthasana)의 응용자세에서 능동적 가동범위로, 거의 고관절 굴근의 근력에 의해 제한된다. (b) 누워 뻗은 손으로 발가락 잡기 자세(Supta Utthita Hasta Padangusthasana)의 응용자세에서 수동적 가동범위로, 거의 햄스트링의 스트레칭 내성에 의해 제한된다.

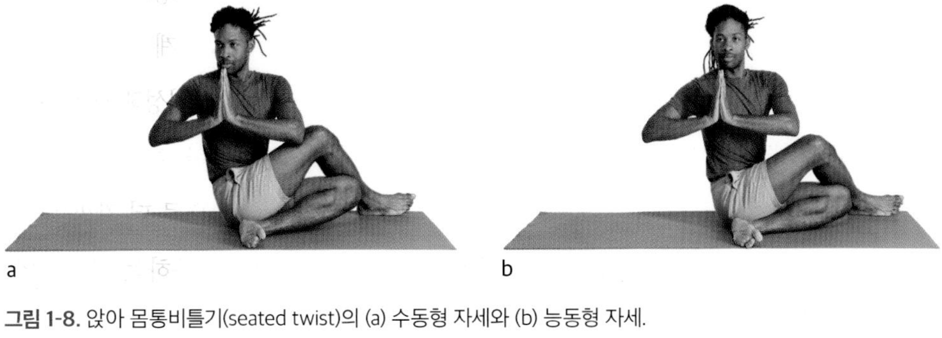

a b

그림 1-8. 앉아 몸통비틀기(seated twist)의 (a) 수동형 자세와 (b) 능동형 자세.

요가 지도자를 포함해 많은 움직임 지도자는 수동적 가동범위보다 능동적 가동범위에 역점을 두기 시작했다. 앞서 언급하였듯이, 이는 또한 유연성보다 가동성을 우선시하는 것이라고 말할 수도 있다. 이 둘 사이에는 겹치는 부분이 있지만, 능동적 가동범위의 발달에는 수동적 가동범위의 발달과는 다른 움직임 접근법이 요구된다. 사이드 런지(Skandasana)를 생각해보자. 사이드 런지에서 얼마나 낮게 앉을 수 있는지는 고관절 굴곡, 슬관절 굴곡과 발목관절 족배굴곡의 측면에서 수동적 가동범위의 척도이다. 바닥에 손을 사용하지 않으면서 얼마나 낮게 이행해 사이드 런지로 들어가고 나올 수 있는지는 위와 동일한 관절들에서 능동적 가동범위의 척도이다. 어느 자세에서 능동적 가동범위를 증가시킬 수 있는 한 가지 방법은 지지점들을 줄이는 것이거나(예로 삼각형 자세[Trikonasana]에서 아래쪽 손을 바닥 위로 띄우도록 하는 것), 움직임을 제어해 어느 자세로 이행해 들어가고 나오는 것이다.

유연성에 영향을 미치는 것

잠시 멈추어 유연성을 제어하는 것이 무엇인지 궁금해한 적이 있는가? 그림 1-7b에서 무엇이 다리가 줄곧 코로 올라가는 것을 막는가? 왜 일부 사람들은 스플릿을 할 수 있고 다른 일부는 그럴 수 없는가? 또한 우리가 좀 더 유연해지면 우리의 체내에서 무슨 일이 일어나는가? 많은 연구와 연구들의 문헌고찰에서 스트레칭은 실제로 유연성을 증가시킬 수 있는 것으로 밝혀졌으나(Behm과 Blazevich 등, 2016; Freitas 등, 2018), 왜 그런지의 배경이 되는 기전은 그리 확실하지 않다.

유연성은 근육 길이로 귀결된다는 생각이 우리의 언어와 교육에 녹아 있다. 우리는 대부분 아마도 유연성이 근육 길이에 의존한다고 생각할 것이므로, 근육을 스트레칭 해서 신장시킨다. 누군가가 햄스트링이 단축되어 있다고 말하는 것을 들어본 적이 있는가? 물리치료 교과서들은 실제로는 관절 각도와 가동범위를 측정하고 있음에도 심지어 근육 길이를 측정하는 기법을 설명한다(Weppler and Magnusson, 2010). 그러한 구분은 중요한 것이다. 즉 가동범위는 근육 길이에 기인한다고 생각하는 것은 잘못된 가정이라는 점을 연구가 보여준다. 생체 피험자들에서 가동범위가 어떻게 측정되는지를 생각해보자. 그건 그들을 절개해 외과적으로 근육을 제거하고 스트레칭을 시켜 그 길이를 측정하는 방법으로 이루어지지 않는다. 생체 피험자들에서 유연성을 측정할 수 있는 유일한 방법은 그들 나름의 감각에 관한 보고로부터 얻는 것이다. 피험자들이 더는 스트레칭을 감내할 수 없다고 말하면 그들에 대한 스트레칭은 멈춰야 한다. 따라서 모든 가동범위 측정은 피험자의 감각 및 내성에 의존한다(Weppler and Magnusson, 2010).

그러나 유연성이 그저 근육 길이로 귀결된다면 사람들은 전신마취 하에서 상당히 더 유연해진다는 현상(의사들이 마취 환자를 이동시킬 때 사지의 탈구를 막도록 수련을 받을 정도로; Baars 등, 2009)을 어떻게 설명할 수 있는가? 한 연구가 마취 전, 중 및 후로 환자들에서 수동적 가동범위를 살펴본 결과 마취 중 현저한 증가를 나타냈다(Krabak 등, 2001). 알다시피 마취로 신경계는 정지 상태가 되므로, 이는 근육 길이가 아니라 중추신경계가 유연성에 중요한 기여인자라는 점을 시사한다.

중추신경계는 눈, 코와 귀 같은 감각기관뿐만 아니라 관절 각도와 아울러 조직의 압축력 및 장력을 감지하는 고유수용감각기에서 오는 대량의 데이터를 처리한다. 그러한 고유수용감각기의 하나가 근방추(muscle spindle)로, 이들 근방추는 근섬유와 병렬로 배치되어 근육조직과 그것을 둘러싼 근막의 장력을 감지한다. 근방추는 근육이 그 한계 범위로 신장된 것을 감지하면 척수로 메시지를 보낸다. 그러면 중추신경계는 운동신경세포가 해당 근육에게 수축하여 과다 신장과 가능한 손상을 피하라고 명령하는 반응을 보인다. 이는 신장 반사(stretch reflex), 즉 근신장 반사(myotatic reflex)라고 한다.

신장 반사는 손상으로부터 우리를 안전하게 해준다. 신장 반사가 없다면 우리는 그저 기둥에 부딪히기만 해도 어깨가 탈구될 수 있다. 전신마취 하의 환자들이 어떻게 탈구 위험이 훨씬 더 큰지를 생각해보라. 이는 아마도 그들의 신장 반사가 전혀 충분히 기능하고 있지 않기 때문일 것이다.

우리가 하루 종일 하는 정상적인 움직임은 중추신경계에 의해 안전하다고 여겨지는데, 중추신경계가 이들 체위에 익숙하기 때문이다. 그러나 몸을 새로운 움직임 또는 가동범위로 움직이면, 중추신경계는 근육을 자신이 익숙한 범위로 수축시켜 제동을 걸 것이다. 일부 요가 교과서들은 신장 반사가 근육 신장성을 제한하는 원인이라고 보나, 실험적 근거에 따르면 신장 반사는 중간 범위 관절 각도로 근육을 매우 빠르고 짧게 신장시킬 때 활성화되어 짧게 지속하는 근육 수축을 일으킨다고 한다(Chalmers, 2004). 아울러 신장된 근육은 현저한 신경 구동(neural drive; 중추신경계가 운동단위[motor unit; 근육의 기본적인 기능 단위]를 동원하는 양과 운동단위에 자극을 가하는 빈도를 나타냄)을 보이지 않으며, 이는 중추신경계가 그러한 근육을 대상으로 능동적으로 수축하라고 지시하지 않는다는 것을 의미한다. 스트레칭으로 인한 근육 신장성의 증가는 근육 길이가 아니라 감각만이 변화되어 나타난 결과일 가능성이 더 큰 듯하지만, 이러한 흥미로운 주제에 대해서는 아직도 알려지지 않은 점이 많다(Weppler and Magnusson, 2010).

적응의 생리학

아마도 당신은 누군가가 손상을 소모 또는 그저 노령 탓으로 돌리는 말을 들어보았을 것이다. 우리는 모두 나이를 먹고 노화는 신체에 다양한 변화를 가져온다는 사실은 부인할 수 없다. 사람의 나이는 적절한 움직임을 수행하는 운동을 고안할 때 고려되어야 하지만(그렇다고 노인이 결코 격렬하거나 근력을 기르는 운동을 해서는 안 된다고 말하는 것은 아니다), 신체를 소모로부터 보호해야 하는 뭔가로 보는 관점은 심오한 암시를 던질 수 있다.

모든 요가 지도자 교육에서(그리고 주장하건대 세계의 모든 사람에게) 가르쳐야 하는 하나의 생리학적 원리는 인체가 선천적으로 뛰어난 적응 능력을 지닌다는 것이다. 인체를 자동차에 비유하는 것(예로 둘 다 움직임을 일으키기 위해 연료를 연소한다)은 때로 유용할 수 있지만, 둘 사이에는 하나의 주요한 차이점이 있다. 차는 자신에게 가해지는 요구에 적응할 수 없으며, 차를 보존하는 가장 좋은 방법은 보호가 되는 차고에 보관하고 운전을 거의 하지 않는 것이다. 인간의 전반적인 건강을 보존하기 위해서는 이와 반대로 해야 한다.

앞서 이 장에서 살펴보았듯이, 볼프의 법칙은 뼈가 기계적 부하에 적응한다고 한다. 그러나 이러한 적응 능력은 많은 기타 조직으로도 확장된다. 볼프의 법칙에 따른 당연한 귀결인 데이비스의 법칙(Davis's law)은 연조직(근육, 건, 인대, 지방, 섬유조직, 피부, 림프와 혈관, 근막, 윤활막 등)이 자신에게 가해지는 요구에 따라 형성된다고 설명한다. 이 모든 조직은 적응하며, 이는 그들이 더 강해지고 보다 유연해지며 더 탄력적일 수 있다는 의미이다. 그러나 그들은 적절하게 부하가 가해지지 않으면 더 약해지고 덜 유연해지며 덜 탄력적일 수도 있다.

또한 기타 조직과 계통이 적응할 수 있다. 신경계는 새로운 과제를 배우도록 또는 어떤 과제를 더 잘 또는 보다 효율적으로 수행하도록 적응할 수 있다. 신경계는 심지어 신경세포들을 재구성하여 운동 메시지를 근육에게 전달하는 방식을 개선할 수 있다. 심혈관계는 운동에 적응하여 더 효율적으로 산소를 흡수 및 운반하고 이산화탄소를 제거할 수 있다. 조직도 보다 효율적으로 산소를 공급받을 수 있다. 미시적 수준에서 세포도 더 효율적으로 저장 지방으로부터 에너지를 생성할 수 있다. 이들은 신체가 적응할 수 있는 많은 방식의 일부에 불과하다. 장기적으로 이 모든 적응은 암, 심혈관 질환, 제2형 당뇨병과 많은 기타 질환을 일으킬 위험요인을 감소시켜 건강을 향상시킬 수 있다.

신체는 움직임과 부하에 아주 잘 적응한다. 연골은 관절낭 내의 혈류 결핍으로 인해 널리 재형성할 수 없을 수도 있지만, 여전히 움직임과 부하로부터 혜택을 본다. 당신이 이를 인식하지 못하는 가운데, 몸은 일상생활의 요구에 끊임없이 적응하고 있다. 당신이 아파트 집에 이르기 위해 계단 세 층을 올라가야 한다면 몸은 그러한 요구에 신속히 적응할 것이다. 그러나 당신이 아마도 질병 때문에 몇 주 동안 침대에서 휴식을 취하였다면 그 후 처음으로 계단을 오르는 일이 더 어렵다는 점을 알게 될 것이다. 다리가 보다 빨리 피로해짐을 느낄 것이며, 보통보다 더 숨이 찰 것이다. 이는 디트레이닝(detraining; 불충분한 훈련 자극으로 인해 훈련으로 유발된 적응들을 부분적으로 또는 완전히 상실하는 현상)의 효과인데, 당신의 유일한 훈련이 보통의 일상 활동일지라도 말이다.

점진적 과부하(progressive overload)는 신체에 가해지는 스트레스를 점차 증가시켜 근육 성장과 근력 향상을 촉진하는 훈련 방법을 말한다. 물론 근육은 더 강해지고 이는 근육비대(hypertrophy)라고 알려져 있으나, 결합조직과 뼈도 유리하게 반응한다. 알다시피 근감소증(sarcopenia)으로 알려진 근량 감소는 노화 및 신체 활동 부족과 연관이 있으므로, 심지어 노령에 이르기까지 강하고 활동적인 상태를 유지하면 우리 모두에게 유익할 수 있다.

점진적 과부하를 통한 적응의 분명한 예는 웨이트리프팅으로, 여기서는 운동 양 및 강도의 점진적인 증가가 본질적인 측면이다. 그렇다면 요가에도 동일하게 적용되는가?

부하는 부하이며, 요가는 다양한 방식으로 신체에 부하를 가하는 많은 기회를 제공한다. 당신은 아마도 신체에서 적응의 효과를 경험하였을 것이다. 특정한 요가 자세를 취하려고 고생하였지만 연습을 하면서 그러한 자세가 보다 편안해진 것을 기억할지도 모른다. 아니면 아마도 강도 높은 첫 번째 요가 수업이 따라가기 힘들다고 생각되었지만 시간이 흐르면서 비슷한 수준의 수업을 할 수 있게 되었을 것이다.

요가 수행이 수행자 자신의 체중 이상으로 조금의 저항도 포함하지 않는 경향이 있지만, 요가는 여전히 적응을 위한 충분한 자극을 제공한다. 요가 신참자들은 흔히 그 수행이 얼마나 어려울 수 있는지 그리고 요가가 심지어 근력을 기르는 자극의 징후이긴 하지만 지연성 근육통(delayed onset muscle soreness)을 유발할 수 있다는 점을 알고 놀란다. 요가 수행은 늘 변화하기 때문에(엄격한 순서를 종교적으로 따르지 않는 한), 신체에 변화를 일으키는 새로운 방식이 항상 존재한다.

요가에서 적응이 안정(고원) 상태에 이른다고 해도 여전히 요가 수행을 진전시키는 방법이 많다. 물론 우리는 수행의 빈도를 증가시킬 수 있다(하지만 적응 과정에서 충분한 휴식이 중요하다는 점을 기억해야 한다). 또한 우리는 그저 자세를 더 오래 유지하거나, 자세를 반복하거나, 더 강한 스타일을 추구하거나, 또는 전사 자세 II(Virabhadrasana II)와 같은 선 자세처럼 많은 근육군을 동원하는 자세에 역점을 두어, 수행의 강도를 증가시킬 수 있다. 비록 요가가 근력, 유연성과 탄력성을 기르는 다양한 방법을 제공하지만, 요가 수행자들은 여전히 요가 수행 외로 덤벨, 바벨, 혹은 저항밴드를 사용해 자기 체중을 넘어 부하를 들어 올리는 근력 훈련 세션을 추가하면 유익할 수도 있다.

다발성 경화증 또는 근디스트로피처럼 일부 장기적인 질환들이 정상적인 적응에 영향을 미치지만, 우리는 평생에 걸쳐 적응하는 능력을 보유한다. 그리고 다발성 경화증이나 근디스트로피가 있다고 해도 맞춤형 운동 프로그램은 여전히 유익하고 권장된다(Giesser, 2015; Muscular Dystrophy UK, 2015). (거의 모든 사람이 어떤 유형이든 운동으로부터 혜택을 볼 수 있지만, 제4형 및 제5형 당원 축적병[glycogen storage disease IV and V]처럼 몇몇 질환은 의사의 지도하에 운동량을 면밀하게 처방해야 한다. 어떠한 운동 프로그램이라도 시작하기 전에 항상 의사의 진료를 받아야 한다.)

운동(요가 포함)이 소모를 통해 조직을 손상시킬 수도 있다는 생각은 해로울 수 있는데,

그로 인해 사람들이 움직이고 조직에 부하를 가하는 것(이는 우리가 몸을 위해 할 수 있는 유익한 것들의 일부임)을 단념할 수 있기 때문이다. 우리는 움직임과 부하를 소모가 아니라 회복이라고 여긴다. 운동의 빈도와 강도가 중요하고 기존 질환을 고려해야 하지만, 당신은 살아 있는 한 적응하는 능력을 보유하고 더 강해지며 보다 탄력적일 수 있다는 점을 명심해야 한다.

상호억제

요가 교과서 및 수업에서 자주 인용되는 하나의 개념이 상호억제(reciprocal inhibition)의 원리이다. 이는 어떤 관절의 한쪽에서 일어나는 근육의 수축을 수용하기 위해 그 관절의 다른 쪽에서 근육이 이완되는 신경학적 과정을 말한다. 관절은 부드러운 움직임을 위해 동시에 작용해야 하는 대립하는 근육들의 짝에 의해 제어된다. 어떤 근육이 신장되고 신장반사가 활성화되면, 척수에 있는 억제 사이신경세포(inhibitory interneuron)가 대립하는 근육군에게 이완하라는 메시지를 보낸다. 이는 끊임없이 일어나 부드러운 관절 움직임을 일으킨다. 걷거나 달릴 때에는 대퇴사두근과 고관절 굴근이 활성화되어 다리를 앞으로 내밀면서, 햄스트링은 다리가 앞으로 내미는 움직임의 끝에 가까워질 때까지 억제된 다음 활성화되어 내밀기를 늦추고 멈춘다.

이와 같은 개념이 형성되는 과정에서 어느 순간에선가 상호억제가 스트레칭에 적용되면 가동범위의 증가에 도움이 될 것이라는 가정이 성립했다. 많은 사람이 오늘날 여전히 전방굴곡 중 대퇴사두근을 수축시키면 햄스트링이 이완되어 스트레칭이 심화되도록 해서 가동범위가 증가할 것이라고 주장한다. 그러나 이러한 생각을 지지하는 과학적 근거는 없다(Sharman, Cresswell, and Riek; 2006). 실은 반대의 결과가 일어나는 것으로 나타났다. 한 연구에 따르면 상호억제를 활용하기 위해 스트레칭에 앞서 대퇴사두근을 수축시키는 것은 4주에 걸쳐 햄스트링의 신장성을 증가시키는 데 정적 스트레칭만 하는 것보다 덜 효과적인 것으로 밝혀졌다(Davis 등, 2005).

상호억제는 대립하는 근육군들 사이에 부드럽고 조화로운 움직임을 일으키도록 하는 즉각적인 기전이지만 조직을 신장시키는 메커니즘으로는 중요하지 않은 듯하다.

Try it yourself

정성적 스트레칭 실험

스트레칭을 하는 가장 좋은 방법에 대해 다른 누군가의 조언을 받는 대신, 스스로 해보기로 하면 어떨까? 다음의 실험은 누워 뻗은 손으로 발가락 잡기 자세(Supta Utthita Hasta Padangusthasana)의 응용자세를 사용하는데, 이 자세는 피험자(당신)가 바로 누워 이완하도록 하므로 기타 교란변수(confounding variable)들을 감소시키기 때문이다. 이러한 실험은 다른 아사나들에 적용해도 된다.

바닥에 바로 누워 1분 동안 이완한 후 다음을 시도해본다.

- **능동적 스트레칭(Active Stretching):** 우리는 흔히 몸의 오른쪽을 먼저 스트레칭 하나, 왼쪽으로 시작하면 어떨까? 왼쪽 다리를 높이 들어 올려 능동적 가동범위를 시험해본다. 다리를 아주 곧게 유지한다. 다리가 수직(90도 굴곡)이 되거나 가슴에 더 가까워질 수 있으면, 중력이 도움을 주어 스트레칭을 심화시킬 것이다. 다리를 90도 굴곡 또는 그 이상으로 가져갈 수 없으면, 중력에 저항하게 될 것이다. 그저 굴곡의 범위에서 다리가 어디에 위치하는지에 주목한다. 이것이 능동적 가동범위이다.
- **수동적 스트레칭(Passive Stretching):** 요가 스트랩을 발에 두르고 대퇴사두근(스트레칭의 표적이 되는 햄스트링의 길항근)이 가능한 한 많이 이완되도록 한다. 대퇴사두근이 무릎이 펴진 상태를 유지하기 위해 약간 동원되어야 할 수도 있지만, 이 근육을 의식적으로 이완시킨다. 이것이 수동적 가동범위이다. 이 자세로 1분여 동안 머무른다. 햄스트링이 어떻게 느껴지는지 그리고 전반적으로 어떠한 느낌이 드는지에 주목한다.
- **상호억제 스트레칭(Reciprocal Inhibition Stretching):** 상호억제심화스트레칭(RIDS) 캠프가 지지하는 방법을 시도해본다. 햄스트링을 스트레칭 하면서 대퇴사두근을 강하게 동원한다. 이 자세로 1분여 동안 머무르고 1분 내내 계속해서 대퇴사두근을 동원한다. 햄스트링이 어떻게 느껴지는지 그리고 전반적으로 어떠한 느낌이 드는지에 주목한다.

• **고유수용감각 신경근육 촉진 스트레칭(Proprioceptive Neuromuscular Facilitation Stretching):** 고유수용감각 신경근육 촉진 기법은 수동적 스트레칭을 등척성 근육 수축과 결합한다. 여전히 누워 뻗은 손으로 발가락 잡기 자세의 응용자세에서 몇 초간 수동적으로 스트레칭을 유지한 후 움직이지 않으면서 햄스트링을 수축시키는데(등척성 수축), 5~10초간 실제로 움직이지 않으면서 스트레칭에 대항해 가볍게 미는 방법으로 수행한다. 그런 다음 다시 수동적 스트레칭으로 이완시킨다. 이러한 패턴을 두 번 더 반복한다.

이상의 순서로 하는 실험을 다른 쪽 다리(우리의 지침을 따랐다면 오른쪽 다리)로 완료하고 양쪽 간에 조금이라도 차이점이 있는지에 주목한다.

마지막으로, 잠시 멈추어 서로 다른 스트레칭 기법이 어떻게 느껴졌는지 되돌아본다. 상호억제 스트레칭이 수동적 스트레칭과 조금이라도 차이점이 있었는가? 고유수용감각 신경근육 촉진 기법은 육체적으로나 활력적으로나 모두 어떻게 느껴졌는가? 어느 하나가 더 차분하게 느껴졌는가? 당신은 어느 유형의 스트레칭을 선호하였는가?

스트레칭을 하는 하나의 올바른 방법은 없으며, 서로 다른 시점에 서로 다른 기법을 사용할 수 있다. 스스로 서로 다른 기법을 탐색해보면, 당신은 동일한 기법을 수행할 때 다른 사람들을 이끌 자질을 더 잘 갖출 것이다.

근골격계의 손상과 질환

일부 매체가 요가를 손상이 우려되는 활동으로 묘사하고 있지만, 요가는 손상 위험이 비교적 낮은 저부하 신체 활동으로 남아 있다. 위제 등은 2,620명의 요가 참여자들을 대상으로 실시된 대규모의 횡단연구에서 자가 보고 요가 관련 손상을 살펴보았는데, 중증 손상은 아주 드문(전체 표본의 4%) 것으로 밝혀졌다(Wiese 등, 2019). 이는 기타 신체 레저 활동의 손상 발생률을 감안하면 비교적 작은 것이다. 예를 들어 파커 등은 마라톤을 달리기 위해 훈련하는 여자들에서 최소한 27%가 훈련 중 중증 손상을 경험하였다고 보고했다(Parker 등, 2011). 치어리더들의 경우, 쉴즈와 스미스는 조사 대상자의 19%가 그들의 스포츠로 인해 중증 손상(뇌진탕, 탈구, 골절 등)을 경험한 적이 있다고 보고했다(Shields and Smith, 2009). 앞에서 위제 등의 연구 결과는 중증 손상이 요가에서 드물게 일어난다고 밝힌 이전의 보고들(Cramer, Krucoff, and Dobos, 2013; Penman 등, 2012)과 일치했다. 그럼에도 불구하고 어느 신체 활동이든 그렇듯이 요가는 완전히 무해한 활동이 아니고 그럴 수도 없다. 요가에서 특별한 관심을 끄는 일부 사안은 골다공증, 과가동성, 강직과 요통이다.

골디락스 원리와 손상

적응 능력은 조직을 손상에 덜 취약하게 만들 수 있지만, 물론 모든 사람은 여전히 손상을 입을 가능성이 있다. 그러나 어떤 한 사람에서 손상을 유발하는 것이 다른 사람에게는 아무 손상을 유발하지 않을 수도 있다.

아주 간단히 말하자면, 손상은 기계적 부하가 조직의 강도 및 내성 강도를 초과할 때 일어난다. 따라서 골디락스 원리(Goldilocks principle; 사물이 너무 뜨거운 혹은 너무 차가운 등 양극단이 아니라 딱 적당한 상태인 것을 말함)가 유효하다. 기계적 자극이 너무 적으면 근육, 뼈와 기타 조직의 약화를 초래하는 반면, 지나치면 손상을 야기할 수 있다. 그러나 자극이 사람에게 점진적으로(딱 적당히) 도전을 제기할 정도이면, 적응이 순조롭게 일어난다.

요가를 통해 손상이 일어날 가능성이 있지만(어느 신체 활동이든 그렇듯이), 요가는 적어도 규칙적인 운동만큼 안전하게 여겨지는 저부하, 저위험 활동이라는 점을 기억해야 하며(Cramer 등, 2015), 대부분의 요가 손상은 경미하고 일시적이다(Cramer, Ostermann, and Dobos; 2018). 더욱이 요가는 느린 속도로 실시되며, 참여자들은 자기 나름의 속도로 움직이고 필요에 따라 변경하라는 권고를 자주 받는다. 그래서 요가가 초래하는 손상을 둘러싼 대화는 가치가 있지만, 또한 요가는 안전한 수행이고 우리의 전반적인 건강과 행복에 잠재적으로 아주 유익하다는 점을 기억해야 한다. 우리의 건강에 대한 훨씬 더 큰 위험은 주로 앉아서 생활하는 것이다. 지나친 좌식 생활은 암, 심혈관 질환, 당뇨병 및 조기 사망과 연관이 있는 것으로 알려져 있다(Biswas 등, 2015).

골디락스의 경우에 적당한 온도의 죽을 찾는 것은 쉬운 일이었다. 반면 도전의 적당한 수준을 결정하는 것은 그리 명백하지 않다. 특정한 날에 어떤 조직에 가해지는 부하는 지나칠 수도 있어 손상이 일어날 가능성이 있다. 그러나 우리는 매번의 손상으로부터 배워 향후 같은 실수를 반복하지 않도록 할 수 있다.

골감소증과 골다공증

골다공증(osteoporosis)은 골밀도가 낮아 뼈가 골절에 보다 취약한 상태가 되는 골격계 질환이다. 이에 비해 골감소증(osteopenia)은 골밀도의 감소가 있지만 골다공증의 수준에는 이르지 않은 상태이다. 골다공증은 침묵의 질환으로 여겨질 수 있는데, 이 질환이 있는 사람들은 흔히 증상이 없고 뼈가 부러질 때까지 질환이 있다는 사실조차 모를 수도 있다.

세계 인구가 노령화하면서 골다공증은 심각한 공중보건 문제로 떠올라 50세 이상 여성이 유방암보다 골다공증성 골절에 따른 합병증으로 사망할 가능성이 더 크다(미국 보건부, 2004). 비록 골다공증은 폐경 후 여성에서 가장 흔하지만, 그것은 그 인구에 국한되지 않는다. 사실 남성이 세계적으로 골다공증성 고관절 골절의 30%를 차지하고(Cooper, Campion, and Melton; 1992) 그러한 골절 후 사망률은 여성보다는 남성에서 더 높다(Diamond 등, 1997).

이중에너지X선흡수계측법(dual energy X-ray absorptiometry; DEXA)은 골밀도(BMD) 측정의 표준으로 여겨진다. 골밀도를 판정할 때에는 측정된 절대값이 아니라 T값(T-score)을 사용한다. T값은 동일한 성별에서 건강한 젊은 성인 집단의 평균 골밀도와 비교해 감소된 골밀도의 정도를 표준편차로 나타낸 값으로, 환자의 표준편차가 2.5 이상 감소하면 골다공증이다. 골다공증의 진단은 폐경 후 여성과 50세 이상 남성을 대상으로 이러한 T값에 따라 내려지는데, 세계보건기구(WHO)가 제시한 골다공증의 진단기준은 다음과 같다.

진단	기준
정상	T값 〉-1.0
골감소증	-1.0 ≥ T값 〉-2.5
골다공증	T값 ≤ -2.5
중증 골다공증	T값 ≤ -2.5 그리고 골다공증성 골절 병력

골다공증과 안전성에 대한 우려가 요가 공동체에 만연해 있다. 예를 들어 지도자들은 흔히 골다공증이 있는 수련생들에게 모든 몸통비틀기 및 전방 굴곡을 피하라고 주의를 준다. 하지만 이것이 골다공증이 있는 요가 수행자들에게 최선의 조언인가?

척추 굴곡과 신전

척추 굴곡은 골다공증이 있는 사람들에게 금기일 수도 있다는 일부 근거가 존재한다. 1980년대 중반 이전에는 척추 굴곡 운동(예로 척추를 구부리고 하는 전방 굴곡 또는 바로 누운 자세에서 하는 복부 크런치)이 척추 골절과 관련된 척추 통증을 완화하기 위해 흔히 권장되었다(Sinaki, 2007). 그러나 1984년에 시나키와 미켈슨은 골다공증이 있는 여성들에서 척추 굴곡 운동과 척추 골절 발생률의 증가 사이에 연관성이 있다고 밝혔다(Sinaki and Mikkelsen, 1984). 또한 시나키는 골밀도가 낮은 여성들로 통증과 새로 발생한 골절을 경험한 3명(61세, 70세와 81세)에 관한 증례 연구를 보고하였는데, 이러한 경험의 원인과 관련해 이들 중 2명은 요가의 쟁기 자세(Halasana) 그리고 나머지 1명은 이 자세와 브리지 자세(Setu Bandhasana) 때문이라고 하였다(Sinaki, 2013). 이와 같은 연구 결과는 오로지 척추 굴곡만을 특징으로 하는 요가 수행 또는 운동 요법이 골다공증이 있는 여성에서 척추 골절 위험을 증가시킬 수도 있음을 시사한다.

반면 척추 신근의 강화는 골다공증이 있는 사람들에게 유익한 것으로 나타났다. 지나친 흉추 후만증(kyphosis; 척추뒤굽음증)은 골절의 독립적인 위험인자가 될 수 있다. 여러 연구가 척추 신근의 강화가 흉추 후만증의 감소(Itoi and Sinaki, 1994; Sinaki 등, 2002) 및 삶의 질의 개선(Hongo 등, 2007)과 연관이 있다는 근거를 제시한다. 가장 주목되는 연구는 척추 신근의 강화가 골밀도와는 독립적으로 장기적으로 척추 골절을 예방할 수도 있다는 일부 근거를 제시한 것이었다(Sinaki 등, 2002).

요가가 뼈 건강을 개선할 수 있는가?

신체 활동이 뼈를 강화한다는 것은 충분히 입증된 사실이다. 예를 들어 걸을 때 사람은 체중의 1.5배에 달하는 하중을 지면에 가하며, 지면은 동일한 양의 힘으로 되밀고 이는 신체에 의해 흡수된다. 러닝머신에서 달리면 매번 걸음을 내디딜 때마다 체중의 2~3에 해당하는 하중이 각각의 발에 의해 흡수된다(Kluitenberg 등, 2012). 그러나 요가 아사나의 수행이 뼈의 강화에 충분한 자극을 제공하는가?

뼈의 재형성에 요구되는 기계적 자극은 전부 아니면 전무 식의 문제가 아니다. 중력이 작용하는 환경에서 보내는 매 순간이 뼈 건강에 영향을 미친다. 아마도 당신이 지금 취하고 있는 자세처럼 앉아 있어도 골격은 중력에 의해 압박을 받고 늘 그렇듯이 반응해, 지구상에서 사는 데 따른 요구를 충족시키기 위해 새로운 층의 뼈를 깔아놓는다.

이는 누군가가 완전한 침상 안정을 취하다가 서면 다리와 관골(볼기뼈)이 더 강해질 것이라는 의미이다. 그런 다음 그 사람이 걷기 시작하면 동일한 뼈들이 훨씬 더 강해질 것이다. 그리고 그 개인이 결국 달리기 시작하면 하지 뼈들이 한층 더 강해질 것이다. 물론 이와 같은 완전한 침상 안정으로부터 달리기까지의 진행은 점진적이어야 하고 휴식과 뼈의 재형성을 위해 충분한 시간을 가지면서 이루어져야 한다.

체중부하와 지면반력(ground reaction)의 힘 외에, 근육이 뼈를 당기는 것만도 적응을 일으키는 데 충분하다. 그래서 전사 자세 II에서 양팔을 들기 위해 어깨 근육을 수축시키면 뼈의 재형성을 일으키는 데 충분할 수도 있다. 근육이 뼈의 골막을 당기게 되는 스트레칭조차도 적응을 유도하기에 충분할 수도 있으며, 적어도 스트레칭에 길들지 않은 사람들에서 그렇다.

요가 아사나의 유익한 측면은 다양하게 서로 다른 방식으로 체중을 지지하는 것이다. 나무 자세(Vrksasana)와 삼각형 자세(Trikonasana) 같은 선 자세에서는 발로 체중을 지지한다. 그런가 하면 얼굴 아래로 향한 개 자세(Adho Mukha Svanasana)와 로우 플랭크 자세(Chaturanga Dandasana)에서는 손으로 체중을 지지한다. 한편 머리로 물구나무서기(Sirsasana)에서는 머리로 체중을 지지해 두개골과 경추골의 강도를 증가시킬 수 있다. (그러나 머리로 물구나무서기가 한 수행자에게 적합한지를 판단할 때에는 고려할 요인이 많으며, 그와 같은 논의는 이 책의 범위를 벗어난다.)

2016년에 발표된 한 연구에서 루(Lu)와 잘 알려진 작가이자 요가 옹호자인 로렌 피쉬먼(Loren Fishman)을 포함한 연구팀은 요가 아사나가 골다공증이 있는 사람들에서 골밀도에 긍정적인 영향을 미칠 수 있는지를 살펴봤다(Lu 등, 2016). 연구자들은 전 세계에서 1,000여 명을 참여시켜 이들에게 12가지 자세로 12분간 진행하는 요가 수행이 담겨 있는 디지털 비디오 디스크(DVD)를 따라 하도록 요청했다. 8년 후 240여 명의 피험자가 임상시험에 순응하였고 이중에너지X선흡수계측 스캔을 보내왔다.

그 결과는 놀라웠다. 연구에서 80% 이상의 사람들이 골 소실의 역전을 보였고 뼈가 증가하기 시작했다. 주목되는 점은 위와 같은 요가 연속동작을 매일 수행하면서 보낸 10만여 시간(인시[person-hour] 기준) 동안 어떠한 종류의 골절 또는 중증 손상도 관찰되거나 보고되지 않았다는 것이다. 연구 시작 시에 골다공증 또는 골감소증이 있는 피험자들은 80% 이상이었지만 연구 종결 시에 이러한 질환이 있는 피험자들은 줄었다. 어느 실험이나 그렇듯이 이 연구는 나름의 제한이 있었다. 특히 피험자들은 오랜 기간에 걸쳐 통제된 환경이 아니라 집에 있었으므로, 교란변수들도 결과에 영향을 미쳤을 가능성이 크다. 그러나 이 연구는 골다공증이 있는 사람들의 척추에서 골 소실의 역전이 가능하고 상기 12가지 아사나를 매일 수행하면 뼈의 강화에 충분한 자극을 제공한다는 참신한 정보를 제시한다.

척추 회전과 측면 굴곡

이전에 언급한 연구들이 골다공증이 있는 사람들을 위한 운동에 대해 어느 정도의 도움이 되는 정보를 제공하지만, 골밀도가 저하된 사람들에게 가장 유익한 운동을 살펴본 기타 연구는 거의 없다(Pratelli, Cinotti, and Pasquetti; 2010). 척추 회전(몸통비틀기)과 측면 굴곡이 골다공증이 있는 사람들에게 미치는 효과에 대해서는 실증적인 근거가 거의 존재하지 않는다(Smith and Boser, 2013). 과학 문헌의 관점으로 보면, 골다공증이 있는 사람들에게 척추 회전 또는 측면 굴곡을 피하라고 말해줄 아무 근거가 없다.

반대로 다양한 움직임과 동적 부하는 척추와 추간판의 건강에 필수적이다. 움직임과 부하는 골밀도를 조절하고 척추와 추간판의 세포 내외로 영양분과 노폐물을 이동시키는 데 도움을 준다(Chan 등, 2011). 추간판은 무혈관성(avascular)이라 혈류가 없으므로, 대신 확산에 의존하여 필요한 영양분을 세포 전체로 이동시킨다. 신체 활동을 하고 체위를 빈번히 변화시키면 추간판 안팎으로 체액의 흐름을 촉진한다(Chan 등, 2011). 더욱이 뼈는 비등방성(非等方性, anisotropic; 물체의 성질이 물체 내에서 방향성이 있어 방향에 따라 다른 성질을 나타내는 것으로 이방성[異方性]이라고도 함)이라 서로 다른 축을 따라 물리적 강도가 다양하다. 뼈를 가장 강하게 만들기 위해서는 뼈에 서로 다른 방식으로, 서로 다른 축을 따라 동적 부하를 가해야 한다. 만일 우리가 척추에서 모든 회전 움직임을 멈추어야 한다면, 척추는 그 축, 즉 종축을 따라 더 강하게 성장하기 위한 자극을 받지 못할 것이다. 이는 실생활에서 척추를 회전시키는 때가 오면 척추가 그러한 회전을 지지하기에 덜 단련되어 있을 것이고 손상을 초래할 가능성이 더 클 수도 있다는 의미이다. 신체의 나머지 부위가 그렇듯이, 척추와 추간판은 중등도의 동적 체중부하 운동으로부터 최대의 효과를 보는 듯하다(Smith and Boser, 2013).

과가동성

과가동성(hypermobility)은 요가 공동체에서 관심을 끌기 시작하였으며, 거기에는 충분한 이유가 있다. 소셜 미디어가 몸을 비틀어 매우 뒤틀린 자세를 취하는 요가 인플루언서의 이미지들로 도배되면서, 요가가 끊임없이 증가하는 초인적인 유연성을 본질로 하는 것처럼 보일 수 있다. 가동성의 끝 범위에 초점을 둠으로써, 아사나는 유난히 유연한 사람들의 마음을 끄는 경향이 있다. 요가 수행자들은 대부분 요가가 만인을 위한 것이라는 점에 확실히 동의할 것이지만, 요가에 능숙해지는 것은 때로 인간 프레첼과 비슷한 자세를 취하는 것으로 이해될 수 있다. 그렇다면 다음과 같은 질문을 해볼 만하다. 요가 아사나가 건강에 해로운 수준의 유연성을 촉진하는가? 그리고 과가동적인 사람들이 요가를 수행해야 하는가?

관절 과가동성(흔히 이중관절[double-jointedness]로 알려져 있으나, 이는 해부학적으로나 생체역학적으로 정확한 용어가 아니다)은 정상적인 가동범위라고 여겨지는 수준 이상으로 움직일 수 있는 관절을 묘사한다. 정상적인 가동범위의 정의는 교과서마다 다양하지만, 과가동성의 일부 지표는 엄지를 뒤로 당겨 손목에 닿게 하는 능력 또는 한쪽 발을 머리 뒤로 놓는 능력이다. 후자는 한편으로는 의료계에 의해 비정상적이라고 여겨지는 자세이며, 다른 한편으로는 한쪽 발 머리 뒤로 놓는 자세(Eka Pada Sirsasana)로 알려져 있고 아쉬탕가 빈야사 체계의 중급 시리즈에 포함되어 있다.

그저 한 관절이 과가동적일 가능성이 있지만, 과가동적인 사람은 결합조직이 매우 유연하므로(신축성이 있으므로) 과가동성은 대개 여러 관절 또는 심지어 모든 관절에서 관찰된다. 관절 과가동성은 비교적 흔해 인구의 10~25% 정도에서 일어나고 대부분의 경우에 아무 문제를 제기하지 않는다(Garcia-Campayo, Asso, and Alda; 2011). 아무 증상도 존재하지 않으면 과가동적이어도 아무 해가 없는 것처럼 보인다.

그러나 소수의 과가동적인 사람은 통증과 기타 문제를 경험할 수 있다. 과가동성 스펙트럼 장애(hypermobility spectrum disorder; HSD)는 지나치게 가동적일 경우에 동반할 수 있는 통증과 기타 증상을 말한다. 이 용어는 기타 증후군과 차별화가 미흡하였던 관절 과가동성 증후군(joint hypermobility syndrome)을 대체하기 위해 2017년에 만들어졌다(Tinkle 등, 2017). HSD의 증상은 환부의 통증과 적절히 또는 긴 거리를 걷는 능력의 결여를 포함할 수 있다. HSD가 있는 일부 사람들은 신경과민과 면역계 약화를 보인다. 또한 HSD는 중증 피로를 일으키고 일부 경우에 우울 증상 발현 또는 불안장애를 동반한다.

HSD는 엘러스-단로스 증후군(Ehlers-Danlos syndrome)과 같은 기타 유전성 결합조직 질환과 비슷하다. 사실 일부 전문가들은 추가 연구가 이루어질 때까지 이 둘을 같은 질환으로 인정하도록 권장하는데, 두 질환을 감별하거나 구분할 수 있는 유전자 검사가 없고 이들 질환에 대한 진단기준과 권장되는 치료법이 비슷하기 때문이다.

과가동성을 판단하기 위한 흔한 진단 도구는 베이턴 검사(Beighton test)이다. 이 검사는 9점 척도이고 다음과 같은 일부 관절에서 주로 개인의 수동적 가동범위를 살펴본다: 양쪽 엄지(2점), 양쪽 새끼손가락(2점), 양쪽 팔꿈치(2점), 양쪽 무릎(2점)과 몸통(1점)(그림 1-9). 검사 결과의 해석에는 평가한 관절 9개 중 과가동적인 관절이 3개 이상이면 과가동성으로 판단하거나 6개 이상까지로 올려 판단하는 등 서로 다른 진단기준이 사용되어 왔으나, 가장 흔히 선택되는 기준 역치는 4개 이상의 과가동적인 관절이다(Clinch 등, 2011).

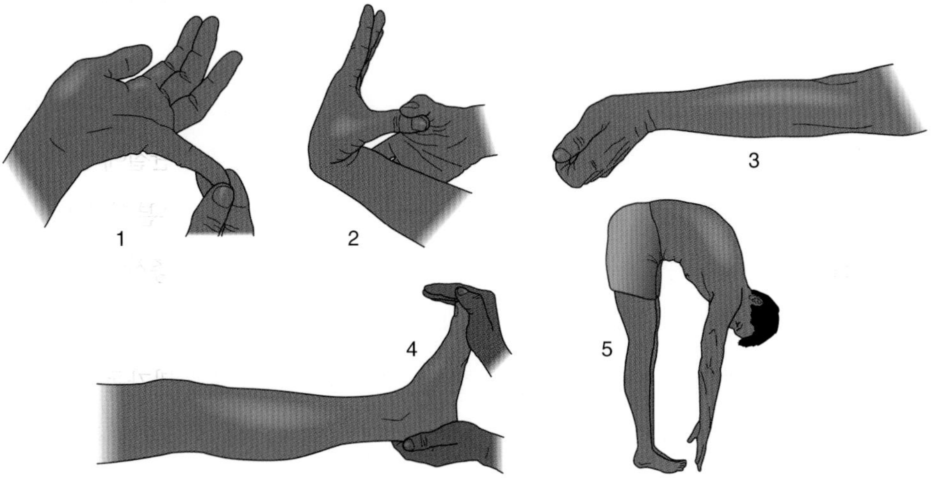

그림 1-9. 베이턴 검사의 5가지 평가 항목

30년 이상 사용되어 온 베이턴 검사는 빠르고도 쉽게 과가동성을 판단하는 방법이다. 그러나 이 검사는 오직 소수의 관절만 살펴보므로, 이렇게 선택된 그룹 외의 과가동적인 관절은 간과된다. 또한 소화계 등 과가동성의 영향을 받을 수 있는 기타 계통을 포함하지 않는다. 아울러 이것 아니면 저것이란 결과만 제시하고 과가동성의 정도는 나타내지 않는다.

과가동적인 사람들은 저가동적인(매우 뻣뻣한) 사람들보다 요가의 수행에 더 이끌릴 수도 있는데, 그들이 까다로운 자세를 비교적 쉽게 소화할 수 있다고 생각하기 때문이다. 그러나 과가동적인 사람, 특히 유연성이 증가된 결과로 통증을 경험하는 사람이 요가를 통해 정말로 유연성을 증가시키도록 할 것인가?

과가동성과 요가를 둘러싼 완전한 논의는 이 책의 범위를 벗어나지만, 우리는 요가가 HSD 진단을 받았든 혹은 그렇지 않든 과가동적인 사람들에게 적합할 수 있다고 생각한다. 요가를 과가동적인 인구에 적용하는 일은 복잡해 복잡한 주제가 되며, 과가동적인 인구에서도 한 사람에게 효과적인 것이 다른 사람에게는 효과적이지 않을 수도 있다. 더욱이 요가 지도자들은 HSD를 진단하는 권한이 없다(그러한 일이라면 어느 질환이라도). 그러나 이러한 주의사항을 염두에 둔 채, 아사나를 수행하는 과가동적인 사람들에게 몇몇 상식적인 지침을 제시하면 다음과 같다.

• 관절, 특히 체중부하 관절에서 약간의 굴곡을 유지한다. 과가동적인 사람들은 과신전 할 수 있는 관절이 있을 가능성이 더 크며(베이턴 검사에서 지표들의 하나는 과신전 된 팔꿈치이다), 과신전 된 관절 주위에 있는 근육의 동원을 풀기가 쉽고 이는 대개 그만큼 인대와 관절낭을 통해 더 큰 힘을 전달한다. 하이 플랭크 자세에서 팔꿈치의 미세굴곡을 유지하는 외에, 삼각형 자세(Trikonasana)와 피라미드 자세(Parsvottanasana)처럼 다리를 곧게 편 자세에서 무릎을 미세굴곡 시키도록 한다. 또한 정강이를 앞으로 약간 내밀면서 발의 볼(중족골) 쪽으로 민다. 이에는 노력이 더 요구되지만 아사나에서 근력을 기르는 데 기여할 수 있다.

• 유연성보다 안정성을 우선시한다. 수동적 스트레칭은 느낌이 좋을 수 있고 균형 잡힌 움직임의 수행을 보완할 수 있지만, 과가동적인 사람들은 아마도 가동범위의 증가보다는 근력과 안정성의 증가에 역점을 두어야 한다. 알다시피 과가동적인 사람들은 대개 근력과 근량이 감소되어 있어, 근력 훈련은 그들의 수행에서 중요한 부분이어야 한다. 어느 특정한 자세에서도, 스트레칭을 심화시키는 데 초점을 두는 대신 누군가가 자신과 부딪치면 자신이 얼마나 쉽게 쓰러질 수 있는지를 생각하고 수행에서 유연성보다 안정성을 더 기르는 데 역점을 둔다. 근력을 우선시할 때에는 매주의 요가 수행에 웨이트 또는 저항밴드로 하는 저항 훈련을 한 세션 추가하는 것을 고려할 수도 있다.

• 완전한 가동범위의 80%를 목표로 한다. 끝 범위로부터 뒤로 당기면 자세를 지지하기 위해 근육을 동원하게 될 것이고 체내 신체 자각(body awareness), 즉 고유수용감각을 기

르는 데 도움이 될 수도 있는데, 이러한 감각은 과가동적인 사람들에서 저하되어 있는 경향이 있다.

- 이상적인 보편적 정렬보다는 이상적인 개인별 정렬을 추구한다. 어떤 아사나에 대한 전통적인 지시(이는 요가 스타일마다 다양할 수 있다)가 체내에서 어떻게 느껴지는지에 주목한다. 만일 지도자가 전사 자세 II에서 엉덩이를 매트의 앞쪽으로 향하게 한 자세를 취하면서 양 발뒤꿈치를 일직선으로 유지하라고 지시하지만 이러한 지시가 자신의 몸에 효과적이지 않다고 생각한다면(예를 들어 이런 지시가 등 하부에 통증을 유발한다), 자신감을 가지고 자세를 몸의 요구에 맞게 응용한다. 때로 약간 더 넓은 발 스탠스 또는 엉덩이의 이동이 어떤 자세가 불편하게 느껴지는지 혹은 편안하게 도전적으로 느껴지는지 사이에 중요한 영향을 미칠 수 있다.
- 겸손을 실천한다. 그저 자신이 발을 머리 뒤로 놓을 수 있기 때문에서가 자신이 그렇게 해야 한다는 것을 의미하지 않는다. 과가동성에 특히 금기인 자세는 없지만, 과가동적인 사람들은 일부 곡예사처럼 보이는 까다로운 자세를 취하려 하기에 앞서 다음과 같은 질문을 고려해보아야 한다: 내가 이 자세가 내 몸에 유익하리라고 진정으로 믿기 때문에 그것을 시도하고 있는가, 아니면 내가 그저 자존심에서 그것을 시도하고 있는가?

강직

아쉬탕가 요가의 창시자인 파타비 조이스(K. Pattabhi Jois)는 "몸이 굳은 것이 아니라 마음이 굳은 것이다(Body not stiff, mind stiff)"라고 말한 것으로 알려져 있다(Mana Yoga, 2011). 아쉬탕가 요가의 인기는 많은 이유로 크게 떨어졌으나, 마음의 봉쇄(blockage)가 몸의 굳음(강직)으로 나타난다는 생각이 여전히 존재한다. 그리고 조이스가 말한 상기 인용문이 한쪽 다리를 머리 뒤에 놓은 채 평화롭게 자세를 취한 요가 수행자와 나란히 놓이면, 어떤 장애가 자신이 같은 자세를 취하지 못하도록 하는지가 궁금해지기 쉽다.

긴장(tightness) 또는 강직(stiffness)은 많은 사람을 요가로 이끈다. 많은 마사지 치료사가 "와, 몸이 정말로 긴장되어 있네요"라는 말을 하고 있다. 우리의 어휘로 표현하자면 우리는 흥분한 것처럼 보이는 누군가에게 긴장을 풀라고 말할 수도 있다. 그런데 적어도 가끔 우리 모두에게 영향을 미치는 듯한 이러한 강직 또는 긴장은 무엇인가?

우선, 긴장과 강직(그리고 이들 단어를 반복하는 기타 말들)은 누군가가 신체에서 어떻게 느끼는지를 표현하는 주관적인 용어이다. 반면 가동범위는 어떤 관절에서 얼마만큼의 움직임이 가능한지를 나타내는 객관적인 척도이다. 그러면 유연성은 가동범위의 각도로 보다 정확히 표현된다.

의식적으로든 혹은 무의식적으로든 우리는 대부분 아마도 강직의 느낌을 감소된 가동범위 탓으로 돌릴 것이다. 그러나 이러한 연관성은 그리 확실하지 않다. 한 연구에서 스탠턴 등은 요통이 있거나 없는 사람들을 대상으로 척추 탐색 장비를 사용하여 척추 강직의 느낌이 객관적인 척추 강직의 척도와 관련이 있는지를 판단했다(Stanton 등, 2017). 3개 이상의 실험에서 그들은 강직의 느낌은 객관적인 척추 가동범위의 척도와 관련이 없다는 점을 밝혀냈다. 아울러 실제로 감소된 척추 가동범위는 강직을 느꼈다고 보고한 사람들과 그렇지 않은 사람들 사이에 차이가 없었다. 하지만 강직을 느낀 사람들은 자기 보호 반응을 보였다. 즉 그들은 척추에 가해지는 힘의 양을 현저히 과대평가하였다. 그렇지만 그들은 강직을 느꼈다고 보고하지 않은 사람들보다 이러한 힘의 변화의 감지에 더 능숙했다. 또한 연구자들은 척추에 가해지는 힘과 동기화하는 음(音)으로 실험하였는데, 피험자가 들은 것이 얼마만큼의 힘이 가해졌는지의 지각에 영향을 미쳤다는 점을 밝혀냈다. 이 연구는 강직의 느낌이 실제 척추 강직의 정확한 지표라고 하는 지배적인 견해에 반하는 설득력 있는 주장을 제공했다. 오히려 강직의 느낌은 몸을 보호한다는 견해와 일치하는 다감각적 지각이라는 것이다.

한층 더 이상한 점은 사람들이 더 이상 존재하지 않는 관절에서 강직과 관절염을 느낄 수 있다는 것이다. 헤이 등은 3명의 류마티스 관절염 환자가 절단된 다리의 관절에서 계속해서 강직을 느꼈다고 밝혔다(Haigh 등, 2003). 또한 그들의 환상지(phantom limb; 절단되어 없는 다리 측)에서 관절염 증상이 온전한 다리의 경우와 동일한 방식으로 항염제의 사용에 반응했다. 다시 말해 관절통을 표적으로 시판되고 있는 약물이 아무 표적이 존재하지 않는 경우에도 효과를 보이는 듯하다.

아울러 가동범위가 작은 사람들에서 건강 상태가 좋을 수 있는 반면 매우 유연한 사람들에서 강직과 긴장이 심한 상태일 수 있다. 사실 과가동성은 뚜렷한 조직 손상 없이도 지속적인 통증을 동반하며, 이는 유연성 및 감각과의 연관성이 복잡한 것임을 시사한다(Scheper 등, 2015). 가동범위의 감소는 아마도 결코 그 자체로 강직 감각의 원인이 아닐 것이다. 강직 감각은 정상적인 가동범위의 정상적인 움직임 중에도 일어날 수 있다. 사람들이 대부분 오랜 시간 앉아 있은 후 허리 같은 부위에서 강직 감각을 경험하고 있는 것은 분명하다.

그래서 아마도 아침을 제외하면 강직 감각은 실제로 가동범위의 감소와 상관관계가 없다. 많은 사람이 아침에 가동범위의 감소를 경험하고 대개 강직 감각을 동반한다. 그러나 하루의 시간에 상관없이 지속하는 듯한 강직 감각은 어찌 된 것인가?

강직 감각은 조직의 상태에 상관없이 일어날 수 있지만, 지속적인 강직 감각은 경미한 병리를 시사할 수 있다. 강직은 일종의 경미한 통증을 예고하는 전조 증상일 수도 있고 통증만큼이나 다면적이고 복잡할 수 있다(신경계를 다루는 제2장에서 지속성 통증 부분을 참조한다). 그러므로 강직의 원인을 규명하는 것은 통증을 일으키는 그리 명백하지 않은 원인을 규명하는 것만큼 어려울 수 있다. 그러나 강직을 일으키는 몇몇 가능한 이유는 존재한다.

지연성 근육통

지연성 근육통(delayed-onset muscle soreness; DOMS)은 한 차례의 운동(심지어 격렬한 요가 수업)을 마친 후 경험하는 통증으로 대개 운동한 다음 날 나타나며, 근육이 접촉과 움직임에 더 민감해진다. 훈련 자극이 체내에서 미세손상을 일으켜 일부 사람들이 통증 혹은 불편이라고 묘사하는 감각을 가져온다는 것과 그러한 손상은 다음 며칠에 걸쳐 치유된다는 것은 일반적으로 받아들여지고 있는 사실이다.

신체적으로 지연성 근육통은 근육이 생성할 수 있는 힘의 일시적인 감소, 관절 각도에 관한 감각의 교란, 신체 수행 능력의 저하와 부상 위험의 증가를 초래할 수 있다(Dupuy 등, 2018).

지연성 근육통은 신체가 익숙한 운동보다는 익숙하지 않은 운동을 한 후 통증이 더 크다. 이러한 근육통은 단축성 수축보다는 신장성 수축 후 통증이 더 큰 듯하지만 단축성 수축만 하는 운동 후에도 여전히 일어나게 된다. 이런 근육통은 운동 직후에 나타나지 않고 점차로 나타나며, 운동 후 24시간에서 72시간 사이에 정점에 도달한다. 이 근육통은 다른 부위보다는 운동이 이루어진 근육의 특정한 부위에서 더 많이 일어나는 경향이 있다. 예를 들어 대퇴사두근의 근위 말단부보다는 원위 말단부에서 더 많이 일어나는데, 이는 개인들 사이에 다양할 수 있다.

지연성 근육통은 심지어 한 차례의 스트레칭 후에도 경험할 수 있다. 당신은 요가 수업 후 햄스트링에서 통증을 느낀 적이 있는가? 그렇다면 그것이 마음으로는 이완시켜주는 것이었을지도 모르지만 햄스트링의 스트레칭으로 인한 자극이 통증을 일으키기에 충분한 것이다.

놀랍게도 수십 년간의 연구에도 불구하고 우리는 여전히 지연성 근육통의 배경이 되는 생리학을 이해하지 못하고 있다. 대중 매체에 빈번히 인용되고 있음에도 근육에서 젖산(lactic acid)의 축적은 이러한 근육통에 적용 가능한 설명이 아니다. 젖산은 즉시 분해되어 수소 이온을 방출하고 젖산염(lactate)을 형성하는데, 이 수소 이온이 근육을 산성화해 근육 피로의 주범이 된다. 비록 대사산물(젖산 등)이 적어도 고강도 운동 중 경험하는 작열감(의자 자세[Utkatasana]를 유지하면서 5회보다 훨씬 더 많이 호흡하는 동안 느껴지는 것 등)의 부분적인 원인이지만, 훈련되고 훈련되지 않은 피험자들 사이에 혈중 젖산염이 거의 차이가 없는 것으로 나타나듯이 젖산염의 생성은 익숙하고 익숙하지 않은 운동 사이에 유의한 차이가 없다(Gmada 등, 2005). 아울러 젖산염은 근육 밖으로 매우 신속히 이동하는 반면, 지연성 근육통은 운동 후 수 시간 혹은 수 일이 걸려 나타난다.

이와 같은 옛 젖산 이론을 넘어, 지연성 근육통을 설명하기 위해 근섬유, 근막, 또는 신경계 근방추의 손상을 포함해 기타 가능한 기전이 제안되어왔다. 그것은 심지어 근섬유와 근막의 염증 또는 부종, 혹은 심지어 근섬유 내의 산화 스트레스가 원인일 수도 있다. (신경영양 신호전달을 통한) 신경 변화가 어떻게 이러한 근육통의 원인이 될 수 있는지는 확실하지 않다. 이 모든 이론은 지연성 근육통에 적용 가능한 설명이지만 우리가 아직 알지 못하는 것이 많다는 점은 분명하다(Beardsley, 2020).

근육 뭉침

우리는 모두 이른바 흔히 근육 뭉침(muscle knot)이라고 하는 것을 아마도 경험하였을 것이다. 물론 근육은 스스로 묶어 매듭을 지을 수 없다. 따라서 과연 무엇으로 이러한 감각을 설명할 수 있을까? 우리는 종종 이와 같은 뭉침에 대해 마사지를 받으며, 거기에 압력을 가하면 뭉침이 완화되는 듯하다.

근육 뭉침은 때로 통증 유발점(trigger point)이라고 한다. 《근막 통증과 기능장애: 통증 유발점 매뉴얼(Myofascial Pain and Dysfunction: The Trigger Point Manual)》에서 재닛 트래블(Janet Travell)과 데이비드 시몬스(David Simons)는 통증 유발점을 골격근을 싸고 있는 근막의 팽팽한 띠(taut band)에서 흔히 촉진 가능한 과민성 결절이라고 정의한다. 저자들은 통증 유발점에서 직접적인 압박과 근육 수축은 움찔하는 반응(회피 반응; jump sign), 국소 압통(local tenderness), 국소 연축 반응(local twitch response)과 통증 유발점으로부터 먼 어딘가에서 연관통(referred pain)을 유발할 수 있다고 지적한다. 책 제목이 시사하듯이, 저자들은 이러한 통증 유발점을 근육과 근막이 있는 조직에서 적어도 부분적으로 미세경련 탓으로 돌린다.

상기 책은 대단한 상업적인 성공을 거두었으나, 검증 없이 혹은 충분한 과학적 근거 없이 도출된 주장과 신념에 많이 의존했다. 1992년에 울프(Fred Wolfe)와 시몬스 등은 근막 통증이 있는 4명의 환자를 참여시켜 통증 유발점에 관한 한 연구를 실시했다. 연구자들은 필요한 만큼 많은 시간을 들여 검사할 수 있었지만 환자들을 면담하도록 허용되지는 않았다. 4명의 환자는 건강한 피험자들과 아울러 섬유근육통(fibromyalgia; 곧 논의됨)으로 진단된 피험자들을 대조군으로 해서 비교되었는데, 연구자들은 참여자들이 누가 누군지 알지 못하는 상태였다.

이들 통증 유발점 전문가는 최고였음에도, 이들은 통증 유발점을 발견하거나 거기에 합의할 수 없었다. 연구의 제1저자인 울프 박사는 나중에 한 블로그 포스트에서 다음과 같이 밝혔다.

그건 참사였다. 검토자들은 심란했다. 연구 결과를 입수한 후 그들은 항의하였고

연구계획서와 연구 목적을 (사후로) 변경하고자 했다. 그건 공평하지 않다고 그들은 말했다...우리가 이전에 통증 유발점의 존재와 통증 유발점 매뉴얼(앞서 언급한 저서)의 가치를 믿었음에도, 우리는 현재 우리의 신념을 훨씬 덜 확신하게 됐다. (Wolfe, 2013)

그 배경이 되는 과학적 근거의 결핍에도 불구하고, 근막 통증 이론은 심지어 전문가들의 세계에서 근육 뭉침에 관한 설명으로 여전히 지배적인 자리를 차지하고 있다.

기타 과학자들이 근육 뭉침 현상을 설명하려 시도했다. 퀸트너와 코헨(Quintner and Cohen)은 1994년에 근육조직의 미세손상보다는 자극된 또는 손상된 말초 신경간(신경줄기, nerve trunk)이 통증의 원인일 수도 있다고 시사했다. 위 이론을 대체하려 제시된 이 가설도 장점과 문제가 있는데, 주요 문제는 만연한 신경 자극을 그럴듯하게 설명하는 명백한 기전이 존재하지 않는다는 것이다.

오늘날까지 현실은 우리가 근육 뭉침이 무엇인지 또는 그 배경이 되는 기전이 무엇인지 확실히 설명할 수 없다는 것이다. 그럼에도 근육 뭉침의 존재를 반박하는 사람은 거의 없을 것인데, 이는 우리 모두 아마도 삶의 어느 시점에서 그러한 현상을 경험하였을 것이기 때문이다. 그런 성가신 현상의 배경이 되는 기전이 무엇이든지 간에, 근육 뭉침의 완화를 위해 시도할 만한 가치가 있는 몇몇 조치를 소개하면 다음과 같다.

- 휴식
- 스트레칭
- 운동
- 온열 및 저온 요법
- 자가 마사지 또는 마사지 요법
- 물리치료, 특히 문제가 오래 가고 불편을 일으키며 가정에서 치료에 반응하지 않는 경우

섬유근육통

섬유근육통(fibromyalgia)은 장기적인 질환으로 광범위한 근골격계 통증 또는 강직과 극심한 피로에 동반한 수면, 인지 및 기분의 장애가 특징이다. 이 질환의 정확한 원인은 불확실하나, 손상, 심적 고충, 또는 뇌가 통증을 지각하는 방식을 변화시키는 바이러스와 관련이 있을 수도 있다. 섬유근육통에 대한 진단 검사는 존재하지 않으므로, 의료인은 환자를 검사하고 증상을 평가하며 기타 질환을 배제해 이를 진단한다.

증상은 흔히 신체 외상, 수술, 감염, 또는 관계의 와해나 사랑하는 사람의 죽음처럼 현저한 정신적 스트레스 등이 있은 후 시작된다. 다른 경우에는 질환을 촉발하는 단일의 사건 없이 시간이 흐르면서 증상이 점차 축적된다. 여성이 남성보다 섬유근육통을 일으킬 가능성이 더 크고 이 질환이 있는 많은 사람이 또한 긴장성 두통, 측두하악관절장애, 과민성 대장 증후군, 불안과 우울을 보인다.

섬유근육통은 원인불명이므로 이 질환을 둘러싸고는 논란과 근거 없는 이론이 난무한다. 그러나 운동, 이완과 숙면을 위한 생활 습관을 포함해 유효성이 어느 정도 좋은 몇몇 치료 대안이 존재한다(NCCIH, 2016).

강직에 대한 결론

강직과 긴장은 사람마다 서로 다른 것을 의미하는 모호한 용어이다. 강직에 대한 가정은 많으며, 많은 제품이 강직을 완화하리라는 기대 속에 판매되고 있지만 대부분 충분한 과학적 근거가 없다. 강직은 근육과 결합조직에서 신장성의 감소를 동반할 수도 있으나, 해당 부위의 무지근한 통증, 근육 뭉침, 혹은 기타 종류의 경미한 통증을 동반할 수도 있다. 강직의 잠재적인 원인은 많으며, 일부 시기에(아마도 대부분의 시기에) 정확한 원인은 규명할 수 없다.

또한 우리는 인체가 텐세그리티라는 개념으로 장력과 압축력이 균형을 이루기 때문에 결합되어 있고 잘 움직일 수 있는 인장 구조물이라는 점을 기억해야 한다. 장력은 우리가 중력에 저항하고 많은 방식으로 움직이도록 돕는다. 장력과 긴장이란 단어는 대개 부정적인 의미를 지니지만, 인체를 기능적으로 만드는 데 중요한 역할을 한다.

요통

세계적으로 장애를 초래하는 원인 1위인 요통은 정말로 현재 세계의 주요 문제이다(Hartvigsen 등, 2018). 삶의 어느 시점에서 성인들의 60~80%가 어떤 유형의 요통을 겪을 것으로 추산되며, 놀랍게도 환자들의 85%는 특정한 병리에 기인하지 않는다(Airaksinen 등, 2006). 이러한 놀라운 수치는 우리가 대부분 어느 시점에서 요통을 경험할 테지만 그에 대해 식별 가능한 원인은 없으리라는 점을 의미한다.

이와 같은 수치를 접하고는 요통이 그저 인간이 되는 것의 일부라고 추측하는 사람이 있을 수도 있다. 그러나 요통의 발병을 예방하고 이로부터 회복하기 위해 우리가 할 수 있는 몇몇 일이 있다. 많은 사람이 척추 통증을 완화하기 위해 요가에 의존하며, 요가는 많은 의료인이 추천하는 활동이다. 모든 요가 지도자가 수업에서 현재 요통이 있거나 과거에 요통을 경험한 적이 있는 수련생들을 보게 되리라는 것은 확실하다. 우리의 척추 통증을 개선하거나 다른 사람들이 자신의 척추 통증을 이해하도록 돕기 위해 우리가 할 수 있는 가장 중요한 일은 언어와 사고방식으로 시작된다.

척추 통증에 대한 쓸모없는 믿음이 일반 인구, 미디어, 요가 지도자와 심지어 의료인 사이에 흔히 많다. 그리고 그러한 믿음은 강력하다. 요통에 대한 쓸모없는 믿음은 통증, 장애, 결근, 약물 사용과 진료의 증가를 동반한다(Main, Foster, and Buchbinder; 2010). 그런 믿음은 이른바 노시보 효과(nocebo effect)라는 것을 초래할 수 있다.

노시보 효과와 두려움에 기초한 언어

사람들은 대부분 플라시보 효과(placebo effect)에 익숙하며, 이는 비활성 자극에 대한 긍정적 반응을 말한다. 많은 연구에서 관찰되어 온 것으로 이러한 현상의 대표적인 예가 전분 알약에 불과한 진통제를 복용한 후 갑자기 지속성 통증으로부터 자유로워진 사람이다. 플라시보란 단어는 라틴어 plācāre의 일인칭 동사 활용형으로 '나는 진정시킬 거야' '나는 달랠 거야'를 의미한다. 플라시보 효과는 기대의 엄청난 파워를 입증한다. 그러나 기대가 해로운 것의 하나라면 어떨까?

한 문헌고찰 연구는 임상시험들에서 위약을 복용한 환자들의 49%가 두통 또는 구역처럼 이상반응을 경험하였다고 밝혔다(Howick 등, 2018). 다시 말해 비활성 물질을 투여 받은 모든 사람의 절반가량이 부정적 효과를 경험했다. 이는 약물이 진짜이든 혹은 아니든 간에 피험자가 가능한 부작용을 경고받을 때(피험자도 연구자도 누가 임상시험약을 복용하고 있는지를 모르는 이중맹검 임상시험에서 그렇듯이)와 환자가 어떠한 가능한 부작용도 경고받지 않을 때 모두 발생하는 것처럼 보인다(Howick 등, 2018). 기대의 파워는 유리하게 또는 불리하게 어느 쪽으로도 작용할 수 있는 듯하다.

1961년에 만들어진 용어인 노시보 효과(nocebo effect)는 비활성 자극으로부터 불리한 효과를 경험하는 현상을 말한다. '다치게 하다' '해치다' 또는 '손상을 주다'를 의미하는 라틴어 nocere에서 유래한 노시보는 '난 해칠 거야' '난 손상을 입힐 거야'를 뜻한다. 노시보 효과는 그저 비활성 알약의 섭취로만이 아니라 간단한 언어 암시로도 일어날 수 있다(Benedetti 등, 2007). 사람들은 뭔가가 해칠 것이란 말을 들으면 통증을 경험할 가능성이 더 크다. 이와 같은 현상의 배경이 되는 기전에 대해 말하자면, 부정적 언어 암시가 예기 불안(anticipatory anxiety)을 유발할 수 있으며, 이는 통증 전달을 촉진하는 콜레시스토키닌(cholecystokinin)이란 호르몬의 활성화를 유발한다(Benedetti 등, 2007). 또한 내인성 아편유사물질(endogenous opioid)과 도파민이 통증 지각에서, 그에 따라 플라시보 및 노시보 반응에서 역할을 한다(Benedetti 등, 2007). (통증은 복잡한 주제이며 신경계를 다루는 제2장에서 추가 정보가 제시된다.)

일부 인자들이 노시보 효과를 경험할 가능성에 영향을 미칠 수도 있다. 불안과 우울이 있는 사람들과 신체화(somatization) 경향이 있는 사람들은 노시보 효과를 보일 가능성이 더 크다(Wells and Kaptchuk, 2012). 또한 A형 성격(type A personality; 공격적이고 경쟁적이며 성취욕이 강함) 피험자들은 기타 성격 유형들의 경우보다 비활성 물질의 주관적 부작용을 더 많이 보고했다(Drici 등, 1995). 아울러 비관주의는 사람들이 부정적 기대를 하고 노시보 반응을 보이는 성향을 일으키게 할 수도 있다(Data-Franco and Berk, 2013). 그러나 상황이 맞으면 우리는 아마도 모두 노시보 효과에 취약할 수 있다.

노시보 효과는 우리 자신의 자아 인식(self perception)은 물론 요가와 직접적인 연관이 있을 수 있다. 당신이 요가 수업에서 다음과 같은 지시의 어느 것이라도 들어본 적이 있는지 생각해보라.

- 런지 자세에서는 무릎을 보호하기 위해 무릎을 발뒤꿈치 위로 위치시켜야 한다.
- 중심부를 동원하지 않으면 척추가 손상될 것이다.
- 브리지 자세(Setu Bandhasana)에서 둔근을 동원하면 요추를 압박한다.
- 천장관절은 매우 취약하다.
- 어깨는 손상에 취약하다.
- 어떤 자세의 수행에는 오직 하나의 올바른 방식만 있다.

이와 같은 지시는 분명 선의에서 한 것이지만 노시보 효과를 유발할 수 있다. "척추를 보호하기 위해 중심부를 동원하라"는 지시를 생각해보자. 만일 당신이 중심부를 동원하지 않으면 무슨 일이 연루되어 일어날까? 선의에서 한 것이지만, 이 지시는 우리의 척추가 취약해 우리가 중심부를 동원하지 않으면 손상 가능성이 더 크다고 암시한다. 후방 굴곡처럼 특히 육체적으로 힘든 자세를 취하는 동안 복근을 동원하라고 하는 것은 아마도 좋은 생각이고 제시하기에 좋은 지시일 것이다. 그러나 언어가 중요하며, 누군가에게 손상을 입을 수도 있다고 말하면 의도치 않은 부정적 결과를 가져올 수 있는 실마리가 될 수 있다.

생리학 연구가 지난 세기에 우리에게 가르쳐준 뭔가가 있다면, 그건 인체가 적응한다는 것이다. 인체는 그저 튼튼하기만 하지는 않으며, 미국의 대학 교수이자 유명한 작가인 나심 니콜라스 탈레브(Nassim Nicholas Taleb)가 묘사하듯이 그것은 앤티프래절(antifragile; 충격 혹은 변화가 가해질수록 강해진다)이다(Taleb, 2012). 뭔가가 튼튼하면 그것은 강하나, 일단 특정한 지점 이상으로 밀리면 영구적으로 부러진다. 물론 신체의 어느 조직도 손상 또는 질환의 대상이 될 수 있지만, 인체는 변화에 긍정적으로 반응한다. 당신은 인체가 연약하고 소모되기 쉽다는 메시지에 공감하고 싶은가, 아니면 평생에 걸쳐 인체는 긍정적 방식으로 적응하는 능력을 유지한다는 힘을 실어주는 메시지에 공감하고 싶은가? 후자는 더 힘을 실어주는 메시지일 뿐만 아니라 더 정확한 표현이기도 하다.

두려움에 기초한 언어 대신 사용해야 하는 용어

아마도 선생님들이 보호할 셈이라면 그들은 그저 안정시키려 할 것이다. 힘을 실어주는 언어의 사용을 생각해보라. "무엇이나 손상을 주면 멈춰라"고 말하는 대신 "그저 네가 할 수 있는 것을 하라. 일부 움직임은 도움이 되리라 기대해"라고 말하는 것을 고려해보라. 움직임과 운동은 우리가 몸을 위해 할 수 있는 가장 좋은 일의 일부라고 말하는 것은 옳을 것이며, 과학이 그러한 주장을 지지한다.

또한 우리는 사용하는 언어가 너무 처방적이지 않도록 주의해야 한다. 두 사람은 손상이 같더라도 악화시키는 유발인자가 다를 수 있다. 예를 들어 추간판 탈출증의 경우에 두 사람이 같은 부위에서 탈출증을 보일 수 있다고 하더라도, 불편을 유발하는 움직임이 한 사람은 전방 굴곡(척추 굴곡)이지만 다른 사람은 몸통비틀기일 수도 있다. 알다시피 재형성과 적응에는 기계적 자극이 필요해, 사람들을 계속 움직이게 해야 한다. 요가는 매우 다양한 인구에 맞게 변경 가능한 저부하 활동이라는 점을 기억한다.

사람들의 75% 이상이 노시보 효과를 들어본 적이 없거나 이를 믿지 않으나, 이러한 현상을 알면 그 부정적 결과를 감소시키는 데 도움이 될 수 있다(Planès, Villier, and Mallaet; 2016). 그러므로 노시보 효과의 인식과 인정은 좋은 첫걸음이다.

동기를 부여받아 움직이기

쓸모없는 믿음은 요통을 악화시킬 수 있지만, 그 반대 또한 사실이다. 즉 요통에 대한 긍정적 사고방식은 통증, 장애와 진료의 감소를 동반한다(Beales 등, 2015). 호주의 피터 오설리번(Peter O'Sullivan)을 필두로 통증 및 재활의학 분야에서 대단한 자격을 갖춘 전문가들로 구성된 연구팀이 협력하여 논문을 썼고 요통 환자들에게 힘을 실어줄 목적으로 수십 년간의 연구와 임상으로부터 얻은 척추 통증에 대한 지식이 담긴 공용 유인물을 만들었다(O'Sullivan 등, 2020). 연구팀은 일단 경고 신호와 심각한 병리가 배제되면 근거가 지지하는 지침은 다음과 같다고 한다.

- 요통은 심각하고 생명을 위협하는 질환이 아니다.

- 요통의 증상 발현은 대부분 개선되며, 요통은 나이가 들면서 악화하지 않는다.
- 부정적 사고방식, 두려움 회피 행동, 부정적 회복 기대, 그리고 형편없는 통증 대처 행동은 조직 손상의 경우보다 지속성 통증과 더 강한 연관성이 있다.
- 스캔(촬영)은 현재 요통 증상 발현의 예후도 미래 요통 장애의 가능성도 판단하지 못하며, 요통 임상 결과를 개선하지 못한다.
- 모든 방향으로 단계적인 운동과 움직임은 척추에 안전하고 척추 건강에 좋다.
- 앉고, 서고, 들어 올릴 때의 척추 자세는 요통 또는 그 지속성을 예측하지 못한다.
- 중심부의 약화가 요통을 유발하지는 않으며, 요통이 있는 일부 사람들은 중심부 근육을 과긴장시키는 경향이 있다. 몸통 근육을 강하게 유지하는 것은 좋지만, 필요하지 않을 때 이들 근육을 이완시키는 것 또한 유용하다.
- 척추 움직임 및 부하는 점진적으로 실시되면 안전하고 구조적 복원력(structural resilience)을 길러준다.
- 통증의 급성 악화(pain flare-up)는 구조적 손상보다는 활동, 스트레스 및 기분의 변화와 더 관련이 있다.
- 요통의 효과적인 관리는 비교적 저렴하고 안전하다. 이는 긍정적 사고방식을 촉진하는 환자 중심 교육을 실시하는 것을 포함해, 신체 활동 및 운동과 사회 활동의 수행, 건강한 수면 습관 기르기, 적절한 체중의 달성과 유지, 직업 유지 등을 통해 사람들에게 신체 및 정신 건강을 최적화하도록 코칭 하는 것을 포함한다.

척추 통증은 좌절을 안기고 때로 무력하게 하지만, 요통 환자들의 90%는 저절로 회복되고 6주 이내에 증상이 소실된다(Waddell, 1987). 통증 자체에 대한 우리 자신의 지각을 포함해 많은 요인이 척추 통증에 영향을 미친다. 알다시피 우리의 언어가 노시보 반응을 통해 통증에 영향을 미칠 수 있어, 우리는 말을 어떻게 사용하는지를 인식하는 게 좋을 것이다. 마지막으로, 신체에서 다른 모든 것이 그렇듯이 우리가 척추 통증에 적용할 수 있는 최선의 치료법 중 하나는 그저 우리의 요가 수행이 제공하는 것이다. 그건 바로 움직임이다.

결론

근골격계는 스트레스(기계적 부하)를 받아야 강하고 탄력적인 상태가 된다. 병을 예방하는 것에서 뼈를 건강하게 유지하는 것까지, 움직임은 우리가 당장 몸을 위해 할 수 있는 최선의 일 중 하나이다. 어느 조직이라도 손상을 입을 가능성이 있지만, 신체에 부하를 가할 경우에는 너무 쉬운 부하와 너무 어려운 부하 사이에 적절한 균형을 찾는 것이 관건이다.

Chapter 2

NERVOUS SYSTEM 신경계

요가는 흔히 심신 수련이라고 일컫는다. 그러나 이는 무엇을 의미하고 요가는 마음에 어떻게 영향을 미치는가? 마음과 뇌는 같지 않다. 마음은 일반적으로 느낌, 감각 및 자아의식과 연관이 있는 반면, 뇌는 해부 가능한 생체 조직이다. 하지만 신경계라는 더 큰 계통의 일부인 뇌에 대해 배우면 마음에 대해, 따라서 우리의 본성에 대해 알 수 있다.

신경계(nervous system)는 인체에서 가장 복잡하고 고도로 조직화된 계통이다. 그건 제어, 조절 및 소통을 담당하는 주요 계통이고 사고, 학습, 기억과 행동을 포함해 모든 정신활동의 중추이다. 신경계는 우리가 외부 및 내부 환경과 접촉을 유지하게 한다. 내분비계와 함께 신경계는 항상성을 담당하며, 이는 바깥세상에서 변화가 있음에도 불구하고 지속하는 비교적 안정적인 내부 상태를 유지하는 능력이다. 이 계통은 모든 수의적 움직임(그래서 요가 수련 중에 수행되는 모든 신체 행동)의 제어를 담당하며, 무엇이든 위협적이라고 인식되는 것에 주의를 기울여 우리의 생존을 책임진다.

신경계는 중추 및 말초신경계로 나눌 수 있다. 중추신경계(CNS)는 뇌, 척수와 눈의 망막으로 구성되어 있다. 말초신경계(PNS)는 뇌, 척수와 망막의 바깥에 놓여 있는 신경계의 모든 구성요소로 이루어져 있다.

이번 장의 핵심은 요가가 어떻게 우리가 현재의 스트레스를 관리하도록 도울 수 있는지, 정신 건강을 위한 요가를 살펴본 최신 연구, 그리고 지속성 통증에 관한 최신 정보이다.

신경계의 세포

신경계를 구성하는 2가지 주요 세포 유형은 신경세포(neuron)와 신경(아)교세포(glial cell)이다. 신경세포는 전기화학 자극을 생성하고 전도하는 반면, 신경교세포는 신경세포에게 기계적 및 대사적 지지를 제공한다.

앤드루의 사견

내가 2005년에 영국에서 의과대학을 졸업하였을 때, 나는 수련의 과정을 거치면서 받게 될 스트레스와 부담에 어떻게 대처해야 할지가 정말로 걱정되었다. 한 좋은 친구가 명상을 적극 추천하였으며, 그건 당시에 내가 들어본 적은 있는 것이었지만 완전히 이해하지는 못했다. 나는 경험 많은 현지 지도자에게 개인 강습을 예약하였으며, 맨 첫 수업에서 나는 매우 심오한, 거의 체외 유리(유체 이탈)의 경험을 하였다. 명상은 곧 내게 스트레스를 관리하기 위한 가장 소중한 대처 기전의 하나가 되었으며, 나는 다년간 빠짐없이 매일 2차례 수련했다. 의사로서 나의 경력은 내가 다른 경로로 눈길을 돌렸으므로 오래가지 않았으나, 그나마 매일의 명상에 꽂히지 않았더라면 그 경력은 한층 더 짧아졌을 것이다. 내가 삶을 살아가면서 명상은 내 도구 상자의 중요한 연장으로 남아 있으며, 좀 더 당당한 남편, 친구, 아들, 형, 아저씨 및 지도자가 되도록 해준다.

신경세포(그림 2-1)에서 핵을 지지하는 주요 부위를 세포체(cell body)라고 한다. 세포체는 구조상 신체의 기타 세포와 비슷하나, 그들과 달리 손상 후 재생하는 능력은 없어 신경계의 손상 및 질환의 치료에 큰 문제가 된다. 세포체에는 수상돌기(dendrite)라는 많은 가지 모양의 돌기가 있으며, 이들은 정보를 세포체에 전달한다. 축삭(axon)은 세포체에서 뻗어 나온 긴 돌기로, 세포체로부터 신경 자극이 이를 따라 지나간다. 축삭은 대부분 수초(myelin)라는 지방질 물질이 주위를 둘러싸 전선 피복처럼 절연함으로써 신경세포를 통해 전달되는 전기 신호가 흩어지지 않게 보호한다. 축삭에는 수초로 덮여 있지 않은 작은 간극이 일정한 간격으로 있는데, 이들은 랑비에 결절(Ranvier's node)이라고 하며 신경 자극 또는 흥분의 전달 속도를 빠르게 한다. 각 축삭의 말단에는 여러 축삭 종말(axon terminal)이 있으며, 하나의 축삭 종말과 또 다른 신경세포의 수상돌기 사이를 시냅스(synapse)라고 한다. 이를 연접이라고 말하지만 실은 신경세포 사이에 있는 작은 틈새이다.

안정 시 축삭 내부는 주위 조직액에 비해 나트륨 이온의 농도가 낮고 칼륨 이온의 농도가 높다. 이에 따라 축삭의 내부는 외부보다 더 음전하를 띤다. 신경세포가 자극을 받으면 랑비에 결절에서 이온 통로를 통해 나트륨 이온이 축삭 안으로 유입되고 칼륨 이온이 축삭 밖으로 유출된다. 이로 인해 내부가 더 양전하가 되고 신경 자극 또는 흥분(활동전위)이 축삭을 따라 이동한다. 이러한 과정에서 랑비에 결절은 신경 자극 전달의 속도와 타이밍에 중요한데, 수초가 절연체의 역할을 하므로 각각의 결절들 사이에서는 신경의 흥분 전도가 건너뛰듯이 일어나(도약 전도) 자극이 빠르게 전달된다. 결국 시냅스에서 신경 자극이 하나의 신경세포에서 다른 신경세포로 전달된 후에는 축삭의 안정 상태가 회복된다. 신경 자극은 인간에서 시속 432㎞에 달하는 속도로 이동하므로 이상과 같은 전 과정은 1,000분의 몇 초 만에 일어난다.

신경전달물질(neurotransmitter)은 체내에서 생성되는 내인성 화학물질로, 신경세포들이 시냅스를 가로질러 서로 소통하도록 한다. 도파민, 세로토닌, 히스타민 등 서로 다른 신경전달물질이 신체에 의해 서로 다른 기능을 위해 사용된다. 도파민은 학습, 운동 제어, 보상, 감정과 집행 기능을 포함해 뇌의 여러 기능에 필수적인 역할을 한다(Ko and Strafella, 2012). 세로토닌은 여러 신경심리적 과정을 조절하고 아울러 장 운동성과 같은 위장관 과정에 영향을 미치는 신경전달물질이다(Berger, Gray, and Roth; 2009). 히스타민은 신체의 항상성 유지에 관여하고, 각성을 촉진하며, 섭식 행동을 조절하고, 동기적 행동을 제어한다(Passani, Panula, and Lin; 2014).

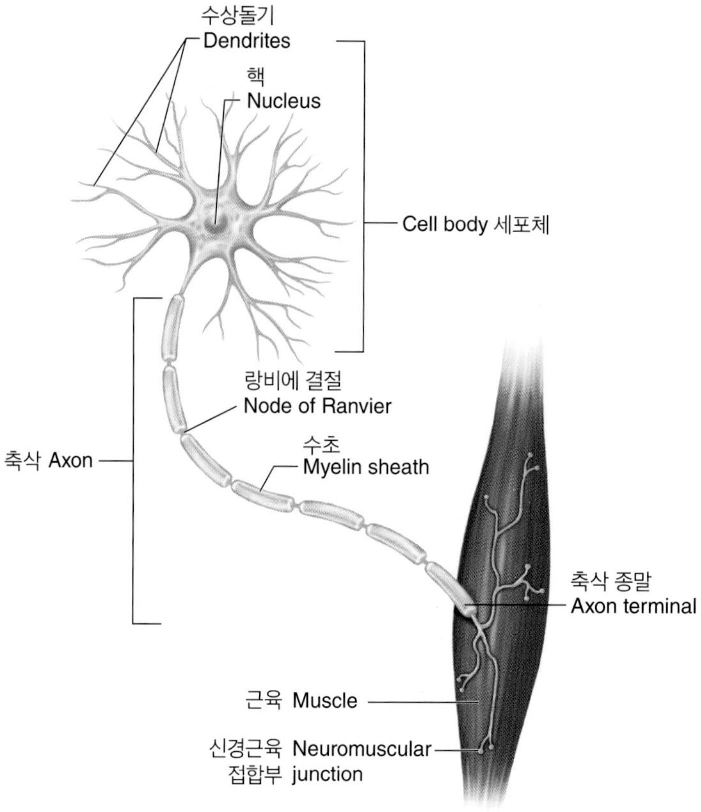

그림 2-1. 신경세포의 구조

신경세포는 3가지 유형이 있다. 우선, 감각신경세포(sensory neuron)는 환경에서 오는 외부 자극을 상응하는 내부 자극으로 전환한다. 이들은 빛, 소리, 냄새, 맛, 열과 신체 접촉 같은 감각 자극에 의해 활성화되며, 이러한 정보를 뇌와 척수로 전달한다. 다음, 운동신경세포(motor neuron)는 근육과 선(샘)에 대한 신경지배를 통해 수의적 및 불수의적 움직임에 모두 관여한다. 이 신경세포는 상위 및 하위운동신경세포(upper and lower motor neurons)의 2가지 유형으로 구분된다. 상위운동신경세포는 뇌에서 시작하고 뇌가 받는 모든 신호를 통합하며 이들을 단일의 신호로 전환해 수의적 움직임을 일으키거나 억제한다. 상위운동신경세포는, 척수에서 시작해 계속 주행하여 전신의 근육과 선을 신경지배 하는 하위운동신경세포에 연결된다. 운동신경세포와 근섬유 사이의 접속부는 신경근육 접합부(neuromuscular junction)라고 하는 특수한 시냅스이며, 이에 관해서는 이 장에서 나중에 자세히 설명한다. 마지막으로, 사이신경세포(interneuron)는 중추신경계에만 존재하고 하나의 신경세포를 다른 신경세포에 연결한다.

특정한 신경교세포가 신경세포의 축삭을 둘러싸는 수초를 형성한다. 이와 같은 신경교세포로 중추신경계에는 희소돌기아교세포(핍돌기아교세포, oligodendrocyte)가, 말초신경계에는 신경집세포(neurolemmocyte; Schwann cell로도 불림)가 있다. 신경세포 사이의 시냅스 공간을 감싸는 것이 별아교세포(성상세포, astrocyte)로, 이는 여러 기능을 수행하지만 특히 신경세포에 에너지를 공급하는 특수한 신경교세포이다(Sherwood 등, 2006). 별아교세포는 수적으로 신경세포보다 5배 이상 많고 중추신경계에서 모세혈관 및 신경세포에 연결되어 혈뇌장벽(blood-brain barrier)의 형성을 돕는다. 혈뇌장벽은 중추신경계의 모든 조직에 산소와 영양분을 공급하는 혈관이 혈액과 뇌 사이에서 이온, 분자와 세포의 움직임을 엄격히 통제할 수 있도록 하는 구조물이다. 이와 같은 중추신경계 항상성의 정밀한 통제가 있기에 신경세포가 적절히 기능할 수 있고 신경조직이 독소와 병원균으로부터 보호를 받는다. 이러한 장벽 특성의 변화는 서로 다른 신경학적 질환의 병리와 진행에서 중요한 요인이 된다(Daneman and Prat, 2015).

중추신경계

중추신경계(central nervous system; CNS)는 뇌, 척수와 눈의 망막으로 이루어져 있다. 성인의 뇌는 대뇌, 간뇌, 뇌간, 소뇌 등 4개 주요 부위로 나눌 수 있다.

대뇌

대뇌(cerebrum)는 뇌에서 가장 큰 부위이고 대뇌피질(cerebral cortex)과 신경전달물질인 아세틸콜린 생성의 주요 장소로 신경세포의 집합체인 피질하핵(subcortical nuclei)이 있다. 대뇌는 좌우 2개의 반구로 구성되어 있지만, 대뇌피질은 전두엽, 두정엽, 측두엽, 후두엽 등 4개의 엽으로 나눌 수 있다(그림 2-2). 전두엽은 안면 표정 등 운동 기능, 문제 해결, 자발성, 기억, 언어, 행동 개시, 판단, 충동 조절과 사회적 및 성적 행동에 관여한다. 전두엽의 가장 전방에 있는 부분인 전전두피질(prefrontal cortex)은 지적 또는 집행 기능을 담당한다.

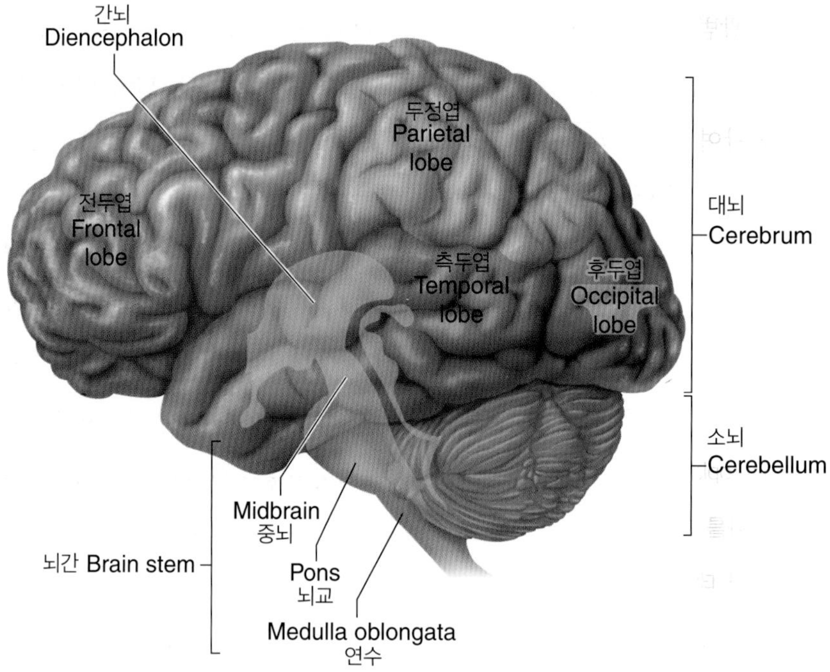

그림 2-2. 대뇌피질의 엽과 뇌의 기타 주요 영역

나머지 엽들은 감각 기능을 담당한다. 두정엽은 체표면 및 그것이 환경과 하는 상호작용에서 오는 정보를 처리한다. 이를 체성감각(somatosensation)이라고 한다. 후두엽은 시각 처리가 시작되는 곳이고 측두엽은 청각 처리를 위한 피질 부위와 아울러 기억 형성에 중요한 영역이 있다.

측두엽 내측에 깊숙이 자리한 것이 2개의 편도체(amygdala)이다. 편도체는 말 그대로 아몬드(almond) 모양을 한 부위로 신경세포의 여러 집합체로 이루어져 있고 감각 시상(이에 관해서는 곧 좀 더 설명함)과 감각 피질에서 오는 외부 환경에 대한 정보를 받는다. 편도체는 환경의 혐오 자극 및 상황을 급속히 감지해 정동적 또는 행동적 상태를 만들어 잠재적인 위협에 적응 반응을 일으키도록 한다. 편도체는 오래전부터 감정 및 동기와 연관되어왔고 환경의 공포 및 보상 자극의 처리에 모두 필수적인 역할을 하며, 중독, 자폐증과 불안장애를 포함해 광범위한 질환에 연루되어 있다(Janak and Tye, 2015). 감정에서 하는 역할 외에, 편도체는 주의, 지각과 명시적 기억(explicit memory) 같은 다양한 인지 기능의 규제 또는 조절에도 관여한다.

요가와 신경가소성

신경가소성(neuroplasticity)은 신경계가 경험에 반응해 변화하는 능력을 말한다. 그래서 본질적으로 뇌는 자기 자신의 변화를 주도할 수 있다. 앞서 논의한 대뇌피질의 서로 다른 부위가 하는 역할은 완전히 미리 정해진 것이 아니다. 데이비드 이글먼(David Eagleman)은 자신의 저서 《생후 배선: 변화무쌍한 뇌의 내막 이야기(Livewired: The Inside Story of the Ever-Changing Brain)》(2020)에서 대뇌피질의 운명을 결정하는 것은 바로 자극의 패턴이라고 말한다. 이어 이글먼은 뇌의 부위들이 어떻게 지속적인 활동으로 자신의 영역을 유지하는지를 설명한다. 활동이 느려지거나 멈추면(예로 실명 때문에) 그 영역은 이웃들이 떠맡는 경향이 있으며, 이러한 변화는 한 시간 이내에 측정할 수 있다. 또한 이글먼은 꿈을 꾸는 것의 기저가 되는 회로가 밤새도록 시각계의 활동을 주기적으로 증폭하는 역할을 해서 시각계가 기타 감각이 떠맡는 것에 대항해 자신의 영역을 방어할 수 있도록 한다고 가정한다.

소아, 청소년과 젊은 성인은 신경가소성의 능력이 더 크지만, 사람은 모두 평생 신경가소성을 보유한다. 성인은 새로운 도전을 추구하고 집중적인 의도적 노력을 기울여 신경가소성을 촉진할 수 있다. 신경전달물질인 글루탐산염(glutamate)은 신경계 가소성의 주요 매개물질이며(Zhou and Danbolt, 2014), 이루어진 변화를 간직하기 위해서는 충분한 휴식이 요구된다. 아마도 요가 수행자들이 송장 자세(Savasana)가 마음이 변화를 각인시키는 기회라고 말할 때에는 이러한 뜻이 깔려 있으며, 한층 더 좋은 방법은 수면이다. 실제로 한 문헌고찰 연구가 수면 의존성 기억 강화와 수면 의존성 뇌 가소성의 근거를 제시했다(Walker and Stickgold, 2004). 그러므로 충분한 수면을 취하면 새로운 정보를 보유하는 데 도움이 되고 불충분한 수면은 기억 형성을 느리게 할 수 있다.

한 무작위 대조 임상에서 연구자들은 요가와 명상이 주요우울장애가 있는 사람들에게 미칠 수 있는 영향을 살펴봤다(Tolahunase 등, 2018). 그들은 요가와 명상 중재 후 우울 중증도의 감소가 신경가소성을 나타내는 전신 생체표지자의 개선과 연관이 있다고 결론을 내렸다. 또한 체계적 문헌고찰에서 연구자들은 요가가 뇌 건강에 끼칠 수 있는 영향을 살펴보았는데, 그들은 요가가 뇌에서 편도체와 전전두피질을 포함해 다양한 부위의 구조와 기능에 긍정적 영향을 미친다고 결론지었다(Gothe 등, 2019). 이 연구자들은 확인된 많은 부위가 현저한 연령 관련 위축을 보이는 것으로 알려져 있으므로, 이러한 연구 결과는 요가처럼 행동적 중재가 연령 관련 및 신경퇴행성 인지 저하를 완화할 수도 있다는 이르기는 하지만 유망한 근거를 제시한다고 밝혔다.

간뇌

간뇌(間腦, diencephalon)는 대뇌와 중뇌 사이에 위치하고 시상(thalamus), 시상하부(hypothalamus), 시상상부(epithalamus), 시상밑부(subthalamus) 등 4개 부위로 이루어져 있다. 시상은 대뇌와 나머지 신경계 사이에서 중계 역할을 하고 수면과 각성 상태의 조절에 중요한 역할을 한다. 시상하부는 그 아래에 매달려 있는 뇌하수체(pituitary gland)를 통해 신경계를 내분비계에 연결해 항상성의 유지에 관여한다(그림 2-3). 시상하부와 뇌하수체의 관계는 이 장에서 나중에 좀 더 살펴본다. 시상상부는 주로 송과체(솔방울샘; pineal gland)로 이루어져 있으며, 송과체는 멜라토닌 호르몬을 분비하는 작은 내분비 기관이다. 멜라토닌은 일주기(日週期; 하루주기)를 따르는 신체적, 정신적 및 행동적 변화를 말하는 일주기 리듬(circadian rhythm) 또는 생체 시계(internal body clock)의 조절에 중요한 역할을 한다. 시상밑부는 골격근 움직임의 통합에 관여한다.

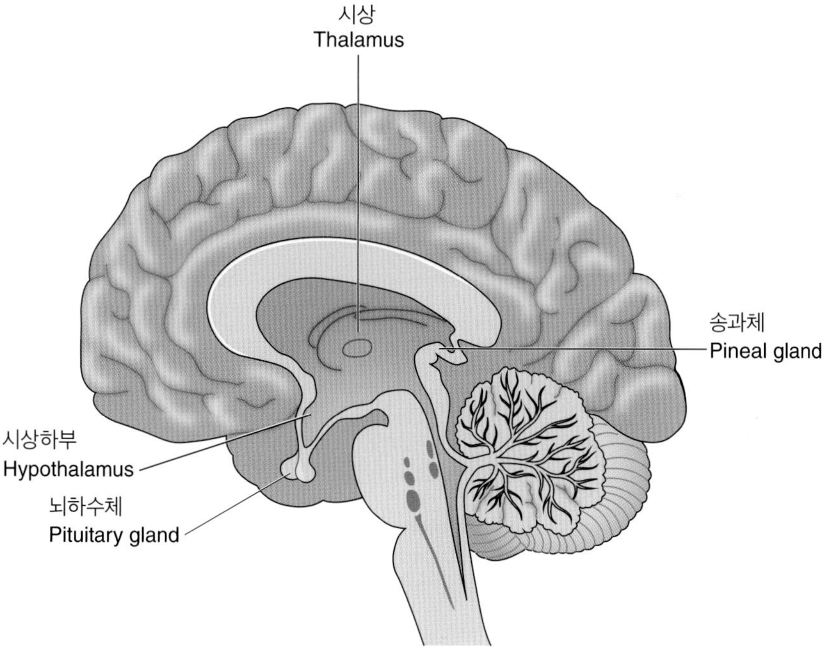

그림 2-3. 간뇌를 구성하는 4개 부위

뇌간

뇌간(腦幹, brain stem)은 뇌의 하부를 이루고 뇌와 척수를 이어주는 줄기 역할을 하는 부위로, 중뇌(midbrain), 뇌교(腦橋, pons)와 연수(medulla oblongata)로 구성되어 있다(그림 2-2). 뇌간은 심장 및 호흡 기능의 조절, 의식과 수면 주기의 조절, 그리고 혈관 확장과 구토, 기침, 재채기, 연하 등 반사의 조절에 중요한 역할을 한다. 또한 대뇌피질, 소뇌 등 여러 중추와 척수를 연결하는 상행 및 하행 신경로의 통로로 기능해 말초신경계와 소통하게 해준다. 아울러 뇌간에서는 여러 뇌신경이 나와 안구, 안면 등에 대해 주요 운동 및 감각 신경지배를 제공한다.

소뇌

소뇌(cerebellum)는 대뇌의 뒤쪽 아래에 위치하고 앞쪽의 뇌간과 연결되어 있으며 수의적 움직임의 미세 조절과 균형의 유지를 담당한다. 자세를 유지하고 근긴장을 제어하며 수의적 근육 활동을 조절하므로 보행을 조정하지만 근육 수축을 일으킬 수는 없다. 절차 기억(procedural memory; 흔히 근육 기억[muscle memory]이라고 함)은 소뇌에서 형성되는데, 전체 뇌 용적의 10% 정도를 차지하는 소뇌에는 전체 뇌 신경세포의 2/3 이상이 밀집되어 있다(De Zeeuw and Ten Brinke, 2015).

척수

척수(spinal cord)는 긴 관상형의 신경조직 다발로 뇌간의 연수로부터 척추의 내부를 따라 주행해 요추까지 뻗어 있다. 척수는 뇌와 말초신경 사이에서 신경전달 경로의 역할을 하고 그러한 척수에서는 31쌍의 척수신경(spinal nerve)이 나와 말초신경계 부분을 형성한다.

감성 뇌

변연계(limbic system)는 소화계처럼 주요 기관 계통은 아니지만 대뇌의 중앙 아래에 위치하는 기능적 및 해부적으로 서로 연결된 여러 구조물을 편리하게 부르는 용어로, 측두엽의 내측 부위들과 전두엽의 바닥으로 이루어져 있다. 변연계는 고등 정신 기능과 원시적 감정을 흔히 '감성 뇌(emotional brain)'라고 하는 단일의 계통으로 결합한다. 이는 우리의 감정적인 삶뿐만 아니라 학습과 기억 형성 같은 고등 정신 기능을 담당한다. 변연계 내에 있는 주요 구조물로는 편도체, 해마(hippocampus), 시상, 시상하부와 대상회(帶狀回, 띠이랑; cingulate gyrus)가 있다. 해마는 측두엽의 내측 깊숙이 위치하는 복잡한 뇌 구조물로 학습과 기억에 주요 역할을 한다. 대상회를 포함하는 대상피질(cingulate cortex)은 대뇌피질의 내측 면에 위치하고 감정 조절, 감각 및 행동 간의 연계에 중요한 부위이다.

《사랑의 일반 이론(A General Theory of Love)》이란 책에서 3명의 정신의학자는 우리가 사랑에 대해 알고 있는 것을 과학적 및 신경학적 관점에서 설명하고자 '변연계 공명(limbic resonance)'이란 용어를 제시했다(Lewis, Amini, and Lannon; 2007). 이 책에 소개된 이론들은 사람들이 어떻게 그야말로 동일한 파장에 놓일 수 있는지 그리고 이러한 현상이 어떻게 뇌의 변연계에서 일어나는지를 설명한다.

망막

배아 발생 중에 망막과 시신경은 간뇌에서 뻗어 나오므로 중추신경계 부분으로 여겨진다. 망막은 시냅스를 통해 서로 연결된 특수한 신경세포들로 이루어진 층들로 구성되어 있다. 중추신경계에서 확장된 구조물로서 망막은 해부학, 기능성, 손상에 대한 반응과 면역학이란 측면에서 뇌 및 척수와 유사한 특성을 보인다. 여러 주요 신경퇴행성 질환이 망막에서 증상을 보여 눈이 뇌를 들여다보는 기회의 창이 된다는 점을 시사한다(London, Benhar, and Schwartz; 2013).

수막, 뇌실과 뇌척수액

뇌와 척수는 3겹의 수막(meninges)으로 감싸여 있으며, 이 3겹은 바깥쪽으로부터 안쪽으로 경막(dura mater), 지주막(거미막, arachnoid mater)과 연막(pia mater)이라고 한다. 가장 바깥쪽에 있는 경막은 두개골의 내 표면에 접하는 치밀한 결합조직 층이다. 그 아래층인 지주막은 얇고 비투과적인 층이며, 가장 안쪽에 있는 연막은 뇌와 척수에 밀착해 감싸고 혈관이 많이 분포하는 층이다. 수막염(meningitis)은 드물지만 잠재적으로 파괴적인 감염으로 섬세한 수막에서 발생한다. 수막은 3개 공간의 경계를 이룬다. 경막외강(epidural space)은 두개골과 경막 사이에 있고, 경막하강(subdural space)은 경막과 지주막 사이에 있으며, 지주막하강(subarachnoid space)은 지주막과 연막 사이에 있다.

뇌실(cerebral ventricle)은 뇌에서 액체로 채워진 일련의 공간으로 전뇌의 중심부와 뇌간에 좌우측뇌실, 제3뇌실, 제4뇌실 등 4개가 있고 이들은 서로 연결되어 있다. 뇌실은 그 안의 맥락총(脈絡叢, choroid plexus)에서 뇌척수액(cerebrospinal fluid)을 생성하고 지주막하강을 통해 이를 순환시킨다. 뇌척수액은 혈장의 초미세여과물(ultrafiltrate)로 영양분 공급, 노폐물 제거, 뇌 보호 등의 생명 기능을 수행한다(Spector, Robert Snodgrass, and Johanson; 2015). 뇌척수액은 충격 흡수 물질로 작용해 두개골에 대해 뇌를 완충하고, 뇌와 척수가 떠 있도록 해서 뇌의 유효 하중을 현저히 낮춰 기계적 손상이 일어날 때 뇌와 뇌혈관에 가해지는 힘을 감소시킨다. 또한 맥락총과 지주막에 있는 혈액-뇌척수액 장벽(blood-cerebrospinal fluid barrier)은 뇌의 환경을 조절하는 역할을 한다. 성인 뇌척수액의 양은 150mL로 추산되며, 그 중 125mL는 지주막하강 내에 그리고 나머지 25mL는 뇌실 내에 분포한다. 뇌척수액은 보통의 젊은 성인에서 24시간마다 4~5차례 완전히 새로 바뀐다(Sakka, Coll, and Chazal; 2011).

말초신경계

말초신경계(peripheral nervous system; PNS)는 뇌와 척수 바깥에 있는 모든 신경세포로 이루어진다. 말초신경계에 있는 축삭의 다발을 신경이라고 한다. 신경은 그저 신경조직 이상으로 구성되어 있어, 그 구조에 결합조직과 아울러 조직에 영양분을 공급하는 혈관이 갖춰져 있다. 각각의 개별 축삭은 느슨한 결합조직으로 둘러싸여 있고, 많은 축삭이 무리를 지어 다발(fascicle)을 이루고 있으며 이들 다발 각각은 나름의 섬유성 결합조직 층으로 둘러싸여 있다. 마지막으로, 많은 다발이 무리를 지어 하나의 신경을 형성하며, 이러한 신경은 나름의 섬유성 결합조직 층으로 둘러싸여 있다. 이와 같은 3개 층은 근육에 있는 결합조직 피막과 비슷하다.

MYTH OR FACT

요가 전도 자세는 혈액을 뇌로 더 향하게 하고 송과체를 자극한다

머리로 물구나무서기(Sirsasana)처럼 아사나 수행 중 신체를 전도시키면 뇌로 향하는 혈류가 증가하고 송과체를 자극하는 등 많은 잠재적인 효과가 있다는 일반적인 신념이 있다. 그러나 신체의 다른 곳에서 일어나는 변화에도 불구하고 뇌는 비교적 꾸준한 혈류를 유지하는 매우 중요한 능력을 지닌다. 건강한 성인들에서 혈압의 큰 변화는 뇌 혈류에 변화를 거의 또는 전혀 가져오지 못한다(Paulson, Strandgaard, and Edvinsson; 1990). 이러한 뇌 혈류의 자동조절 기전은 생명 유지에 필수적인데, 뇌는 너무 많거나 너무 적은 혈류에 아주 민감하기 때문이다. 사람들은 중증 두부 손상 혹은 급성 허혈성 뇌졸중에서만 이런 자동조절을 상실해, 살아남은 뇌 조직이 혈압 변화에 따른 잠재적으로 해로운 효과에 대해 보호를 받지 못하는 상태에 빠진다. 그래서 사람이 규칙적으로 몸을 전도시키든 혹은 그렇지 않든 간에 뇌는 자신의 요구를 충족시키기에 딱 적절한 양으로 혈액을 공급받는다니 안심이 된다.

송과체는 뇌에서 기하학적 중심에 위치하기 때문에 한때 '제3의 눈'이라고 불렸다. 프랑스 철학자, 수학자이자 과학자였던 데카르트(Descartes)는 송과체를 영혼의 주요한 자리이자 모든 생각이 형성되는 곳이라고 여겼다. 송과체는 대략 콩알만 한 크기이고 내분비선 중 마지막으로 그 기능이 밝혀졌기 때문에 다소 신비로운 기관으로 여겨진다. 멜라토닌을 분비하는 외에, 송과체는 강력한 환각물질인 N,N-dimethyltryptamine

도 극히 미량으로 생성한다. 송과체는 극도의 스트레스를 주는 생활사건, 특히 출생과 사망이 일어날 때 이 환각물질이 대량으로 분비되어 체외 유리(유체 이탈)의 경험을 일으킨다고 주장되었지만, 이러한 주장을 뒷받침하는 근거는 부족하다(Nichols, 2018). 인체의 기관과 조직을 통틀어 송과체는 석회화 율이 가장 높다. 송과체 석회화(pineal calcification)는 이 내분비선에서 생성될 수 있는 멜라토닌의 양을 위태롭게 하는 것으로 생각되고 다양한 신경질환을 동반할 수도 있다(Tan 등, 2018). 그러나 요가가 송과체에 미칠 수 있는 영향에 관한 연구는 없다. 아마도 언젠가는 머리로 물구나무서기가 송과체의 석회질을 제거하는지가 밝혀지겠으나, 그때까지는 그저 그야말로 관점의 변화를 즐기도록 하라.

신경은 뇌에 연결된 뇌신경(cranial nerve)이거나 척수에 연결된 척수신경(spinal nerve)이든, 연결된 중추신경계 부위와 연관이 있다. 12쌍의 뇌신경은 뇌에서 시작해 머리 등으로 나가고 주로 머리와 목의 감각 및 운동 기능을 담당한다. 이들은 감각신경(구심신경 또는 들신경[afferent nerve]), 운동신경(원심신경 또는 날신경[efferent nerve]), 혹은 이 둘의 결합으로 분류할 수 있다.

31쌍의 척수신경은 척주를 따라 나가고 각각이 척주에서 나가는 높이에 따라 명칭이 부여된다. 예를 들어 T1은 가장 높은 흉추 아래에서 척주로부터 나가는 흉추신경이다. 이들 신경의 배열은 뇌신경의 경우보다 훨씬 더 규칙적이다. 모든 척수신경은 감각 및 운동신경 축삭이 함께 있다.

말초신경계의 감각신경 부분은 신체로부터 받은 감각 정보를 중추신경계로 전달한다. 우리가 흔히 떠올리는 5가지 감각은 미각, 후각, 촉각, 시각과 청각이며, 이들은 모두 외부 세계로부터 자극을 받는다. 추가로 감각 자극이 신체의 내부 환경에서 온다. 흔히 '제6감(sixth sense)'이라고 하는 체성감각(somatosensation)은 포괄적인 용어로 기계적수용(mechanoreception; 진동, 압력, 식별 촉각[discriminatory touch]), 온도수용(thermoreception; 온도), 통각수용(nociception; 통증), 평형감각수용(equilibrioception; 균형)과 고유수용감각(proprioception; 체위와 움직임에 관한 감각) 같은 하위 범주를 포함한다.

쉐링턴(Sherrington, 1906)은 처음으로 고유수용감각을 '우리가 시각적 피드백 없이 사지와 관절이 신체 및 주변 환경과 관련해 어디에 있는지(체위와 아울러 움직임)를 감지하는 능력'이라고 기술했다(p. 17). 고유수용감각은 근육, 결합조직, 관절낭인대 구조물과 피부 내에 존재하는 수용체에 의해 제공되며, 이들 수용체는 기계적 조직 변화를 감지한 후 감각 정보를 뇌로 보내 해석하도록 한다. 최근의 한 연구는 요가와 명상을 병행하면 파킨슨병을 진단받은 일단의 사람들에서 고유수용감각과 균형이 증진된다고 결론을 내렸다(Cherup 등, 2020). 최근의 또 다른 연구는 8주간의 요가 수행 후 아마추어 운동선수들에서 균형과 고유수용감각이 현저히 개선되었다고 밝혔다(Sarhad Hasan, Haydary, and Gandomi; 2020). 또한 한 체계적 문헌고찰이 요가가 균형에 전반적으로 유익한 영향을 미칠 수도 있다고 시사하였으나(Jeter 등, 2014), 보고와 연구 설계의 질적 차이로 인해 저자들이 확정적인 결론을 내리기가 어려웠다.

말초신경계의 운동신경 부분은 중추신경계에서 오는 신호를 근육, 기관과 선(샘)에 전달한다. 신경세포가 근섬유에 이르는 부위를 신경근육 접합부(neuromuscular junction)라고 한다(그림 2-4). 신경 자극이 이 접합부에 도달하면 신경세포로 칼슘 이온의 유입을 일으키고, 이는 결국 신경전달물질인 아세틸콜린(ACh)의 분비를 가져온다. 일단 아세틸콜린이 신경근육 접합부의 시냅스를 건너가면, 나트륨 이온이 근섬유에 유입되어 활동전위(action potential)를 유발하고 이는 근육 전체로 확산된다. 아세틸콜린은 결국 아세틸콜린에스테라제(AChE)에 의해 분해되며, 그러면 나트륨의 유입은 중단되어 활동전위는 종결된다.

말초신경계는 체성신경계와 자율신경계로 세분할 수 있다.

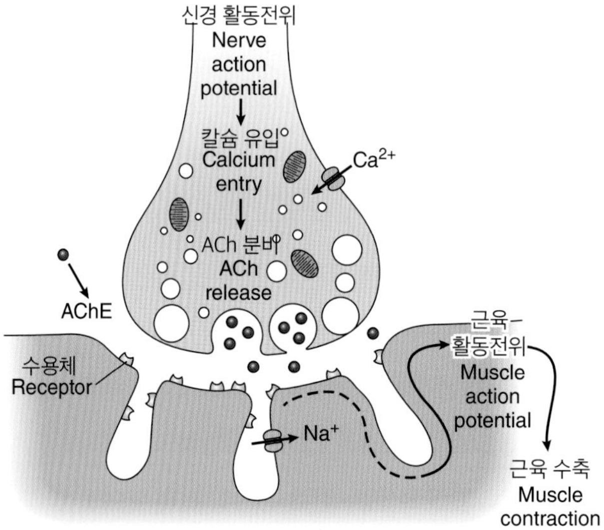

그림 2-4. 신경근육 접합부

체성신경계

체성신경계(somatic nervous system; 또는 수의신경계)는 말초신경계의 한 부분으로 골격근을 통한 신체 움직임의 수의적 조절을 담당한다. 그래서 요가 아사나의 수행 중에 사람들은 끊임없이 체성신경계를 사용한다. 또한 이 신경계는 외부 자극을 받아들이는 수용체에서 오는 신호를 중추신경계로 전달하므로 시각, 청각과 촉각을 일으킨다. 따라서 체성신경계는 감각신경(구심신경)과 운동신경(원심신경)으로 이루어져 있다. 아울러 이 신경계는 반사를 담당하며, 이는 무의식적 반응으로 대뇌의 지시 또는 개입 없이 일어난다. 무릎 반사처럼 단일시냅스 반사(monosynaptic reflex)는 정보를 받는 감각신경세포와 반응하는 운동신경세포 사이에 오직 단일의 시냅스만 존재한다. 다시냅스 반사(polysynaptic reflex)는 감각신경세포와 운동신경세포 사이에 최소한 하나의 사이신경세포가 존재한다. 이러한 반사의 예를 들면 날카로운 무엇에 발을 디딜 때 반응으로 몸이 그 발을 당겨 올리면서 동시에 균형을 다른 쪽 다리로 옮기는 경우이다.

자율신경계

자율신경계(autonomic nervous system)는 말초신경계의 한 부분으로 심장 박동, 혈압, 호흡, 소화, 성적 흥분 등 불수의적 생리 과정을 조절한다. 이 신경계는 교감신경계(투쟁-도피 반응), 부교감신경계(휴식-소화 반응), 장신경계(제2의 뇌) 등 3개 부분으로 되어 있다. 그림 2-5는 교감신경계와 부교감신경계의 주요 특징을 비교하고 있다.

교감신경계

교감신경계(sympathetic nervous system; SNS)는 내분비계와 협력하여 '투쟁-도피 반응(fight-flight response)'을 일으키며, 이는 동물의 위험에 대한 즉각적인 반응을 묘사하기 위해 캐논(Cannon)이 1915년에 만든 용어이다. 이는 흔히 스트레스 반응이라고 하는데, 스트레스라는 단어는 부정적 의미를 내포하는 경향이 있지만 어느 정도의 스트레스는 인간이 매일 기능하고 생존하는 데 중요하다. 이러한 신경계가 없다면 달려가 버스를 타거나 인도에서 달리는 사람으로부터 비켜나는 것은커녕 아침에 일어나는 것조차 훨씬 더 어려울 것이다. 교감신경계는 신체에서 거의 모든 생체 조직을 신경지배 하는 많은 경로로 이루어져 있고 사람이 위협을 받고 있다고 뇌가 인식하는 상황을 경험하면 언제나 편도체를 통해 활성화된다. 위험, 통증, 속상함과 저혈당은 모두 이 신경계를 활성화한다. 근육 수축은 기원 상 교감신경성이므로 요가 아사나 수행의 상당한 부분이 이 신경계와 연관이 있다.

교감신경계는 주로 혈관을 조절한다. 교감신경의 신호가 증가하면 심근에 혈액을 공급하는 관상동맥과 골격근 및 외생식기에 혈액을 공급하는 혈관이 확장한다. 신체의 기타 모든 혈관은 수축할 것이다. 교감신경의 활성화는 심박수, 심장의 수축력과 혈압을 증가시키고 대장의 운동성을 감소시키며 동공 확대와 발한을 일으킨다. 또한 교감신경계는 부신을 직접 자극하여 호르몬이자 신경전달물질인 아드레날린(adrenaline; epinephrine이라고도 함)을 분비한다. 이 모든 작용으로 신체는 즉각적인 신체 행동을 준비한다. 교감신경계는 스트레스를 주지 않는 상황에서도 끊임없이 활성화되는데, 예를 들어 정상적인 호흡 주기 동안 활성화되어 들숨 중 교감신경의 활성화는 기도를 확장해 공기가 적절히 유입되도록 한다. 아울러 이 신경계는 사람이 일어설 때마다 혈압을 조절하는 작용을 한다.

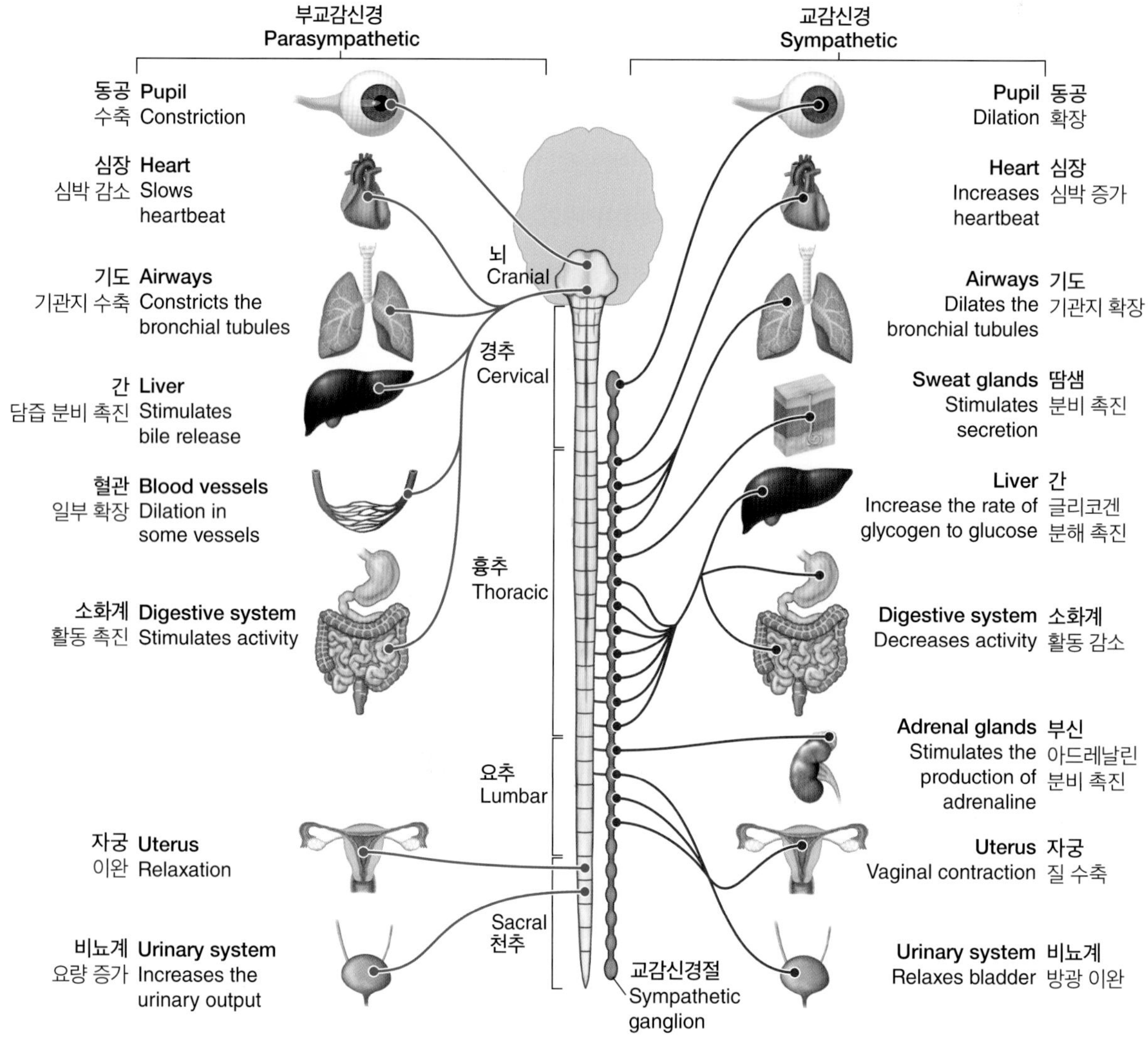

그림 2-5. 교감신경계와 부교감신경계의 비교

내분비계도 스트레스 반응에 현저히 관여한다. 뇌에서 뇌간, 편도체 등 여러 부위의 다양한 신경세포 집합체가 시상하부의 특정한 신경세포를 신경지배 하는데, 시상하부는 코르티코트로핀 방출 호르몬(corticotropin-releasing hormone; CRH)을 합성하고 분비한다. 이 호르몬은 흔히 '주분비선(master gland)'이라고 하는 이웃한 뇌하수체를 자극하며, 뇌하수체는 결국 코르티코트로핀이라고도 하는 부신피질자극호르몬(adrenocorticotropic hormone; ACTH)을 방출한다. 이 호르몬은 마침내 부신에 작용해 코르티솔(cortisol)의 분비를 일으킨다. 이러한 분비는 심장 및 폐 작용의 가속화, 신체의 많은 부위에서 혈관의 수축, 근육 작용을 위한 지방과 포도당의 대사, 주요 근육군에 혈액을 공급하는 혈관의 확장, 방광의 이완, 발기의 억제, 청각 및 주변시의 손실과 몸 떨림을 초래한다. 면역계, 소화계와 생식계를 포함해 스트레스 반응 도중 요구되지 않는 계통들은 일시적으로 억제된다.

불안과 흥분 사이에 차이가 있는가?

흥분의 감정도 교감신경계를 자극한다는 점을 아는 것이 중요하다. 우리의 신경계는 불안과 흥분을 쉽게 구분할 수 없으며, 우리가 정말로 위험한 뭔가를 대하고 있든 혹은 그저 새롭거나 알려지지 않은 뭔가를 대하고 있든 신경계는 신체를 반응하도록 준비시킨다. 불안과 흥분은 둘 다 각성된 감정이다. 유일한 차이는 흥분이 흔히 낙관주의를 동반하는 긍정적 감정이라는 것이다.

정말로 좋은 또는 정말로 나쁜 뭔가에 대한 기대도 교감신경계를 자극할 수 있으며, 그러한 기대가 과장되었거나 완전히 틀렸더라도 말이다. 이러한 의미에서 뇌는 환상과 현실을 구분하지 못한다. 당신이 최근에 악몽을 꾸었을 때를 생각해보라. 당신은 겁에 질리고 상기된 채 가쁜 숨을 쉬고 아마도 심지어 땀을 흘리면서 깨었을 것이다. 교감신경계는 마치 그 악몽이 실제로 일어나고 있는 것처럼 흥분한다. 반추(되새김)도 마찬가지라서, 우리가 뭔가가 잘못될지도 모른다고 끊임없이 걱정하면 교감신경계를 자극하게 된다. 이와 같은 상황이 요가 및 마음챙김(mindfulness) 수행이 중요한 역할을 하는 경우이다. 이러한 수행은 주의력을 집중시켜 마음이 덜 산만해지도록 돕고 우리의 생각을 더 의식하도록 돕는다. 우리의 생각을 의식하면서 우리는 그러한 생각에 의해 규정되는 것이 아니라 그런 생각을 관찰하는 사람이 된다는 점을 깨닫게 된다. 우리의 생각으로부터 거리를 두는 이런 수행은 우리의 자율신경계에 균형을 일으키는 데 대단한 역할을 할 수 있다.

여기서 내분비계의 작용은 보통 엄격하게 조절되어 신체가 스트레스를 주는 사건에 신속히 반응하고 그만큼 급속히 정상 상태로 되돌아가도록 한다. 코르티솔의 분비가 과다해지면 신체에 해로우므로 코르티솔 자신이 음성 피드백 회로(negative feedback loop)를 통해 시상하부를 자극하여 CRH의 분비를 억제함으로써 자체적으로 생성을 조절한다. 이상과 같이 코르티솔의 생성과 분비를 조절하는 전체 주기를 시상하부-뇌하수체-부신 축(hypothalamic-pituitary-adrenal axis; HPA axis)이라고 한다(그림 2-6).

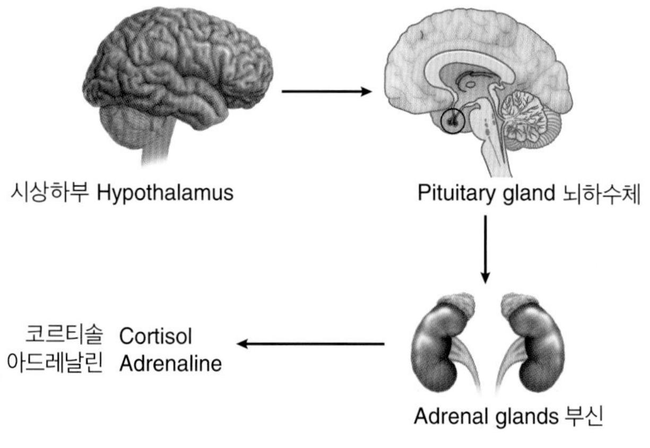

그림 2-6. 시상하부-뇌하수체-부신 축(HPA axis)

바로우(Barlow)는 2002년에 일부 위협적인 상황에서 몸이 얼어붙어 꼼짝 못하는 동결 반응(freeze response)이 일어날 수 있다고 했다. 투쟁 또는 도피 반응이 효과적이지 않을 가능성이 있는 중간 수준의 위협에 직면할 때 동결이 나타날 수 있다는 점은 이해된다. 포식성 공격의 상황에서 일부 동물들은 몸이 얼어붙거나 죽은 척하며, 여기에는 갑작스럽게 시작되고 중단되는 운동 및 목소리 억제가 포함된다(Schmidt 등, 2008). 동결 반응은 편도체에서 시작되고(Applegate 등, 1983) 교감 및 부교감신경계가 모두 활성화된다(Iwata, Chida, and LeDoux; 1987). 특정 시점에서 어느 계통이 지배적인지에 따라 생리적 매개변수는 다양할 것이다. 그러므로 동결은 수동적인 상태가 아니라 운동신경에 가해지는 부교감신경의 제동(주의적 무운동; attentive immobility)으로 생각될 수 있다.

부교감신경계

부교감신경계(parasympathetic nervous system; PSNS)는 교감신경계와 반대로 작용하여 신체의 균형을 잡고 신체를 진정시키며 회복시킨다. 그러한 효과는 흔히 '휴식-소화 반응(rest-digest response)'이라고 한다. 미주신경(vagus nerve)은 제10뇌신경이며, 부교감신경계의 75% 정도를 차지한다. 이는 신체에서 가장 긴 뇌신경으로 머리에서 배까지 뻗어 있으며, 대부분의 복부 장기(부신과 하행 결장 제외), 목구멍의 근육, 연구개, 후두와 외이의 일부에 부교감신경 자극을 전달한다(그림 2-7). 부교감신경계는 특정 장기에 영향을 미칠 수 있으므로 이것 아니면 저것이란 반응을 보이지 않는다(McCorry, 2007). 이 신경계는 심박수 감소, 일부 혈관 확장, 호흡수 감소, 소화관의 운동성 증가와 췌장에서 소화 효소 및 인슐린 분비를 일으킨다. 미주신경 섬유의 80%가량이 구심신경으로, 우리가 얼마나 안전하게 혹은 불안전하게 느끼는지와 관련해 감각 정보를 장기에서 중추신경계로 전달하므로 스트레스 반응을 조절하도록 돕는다.

그렇다면 어떻게 우리가 부교감신경계를 자극할 수 있는가? 이의 비결은 신체 생리의 일부로 일어나는 천연 현상으로 시작된다. 즉 부교감신경은 날숨 중에 흥분해 기도를 수축시키고 뻣뻣하게 하여 붕괴를 막는다. 그러므로 날숨을 연장하면 부교감신경계를 직접 자극할 수 있다. 또한 이 때문에 매번의 날숨과 함께 심박수는 자연스럽게 감소한다(그리고 매번의 들숨과 함께 심박수는 교감신경계의 활성화로 인해 자연스럽게 증가한다). 노래하기, 관악기 연주, 성가 부르기, 요가와 프라나야마(pranayama; 호흡 조절)는 모두 이런 식으로 부교감신경계를 자극할 수 있다. 한 예비 연구(pilot study)는 성가 부르기가 변연계를 불활성화한다고 결론을 내렸으며(Kalyani 등, 2011), 저자들은 이는 미주신경의 자극에 의해 매개된다고 주장했다. 또 하나의 연구는 묵주 기도문과 요가 주문의 암송이 호흡수를 거의 정확히 분당 6회로 낮추고 부교감신경 활동을 증진시킨다고 밝혔다(Bernardi 등, 2001). 이 외에도 목소리의 높이를 낮추고 목구멍에서 공명을 일으키는 작용을 통한 콧소리가 부교감신경계를 자극할 수 있다는 근거가 있다. 또 다른 예비 연구는 브라마리 프라나야마(Bhramari pranayama; 벌 호흡법, p. 98 Try it yourself(스스로 해보기) 참조)가 부교감신경 활동을 증가시킨다고 했다(Sujan 등, 2015).

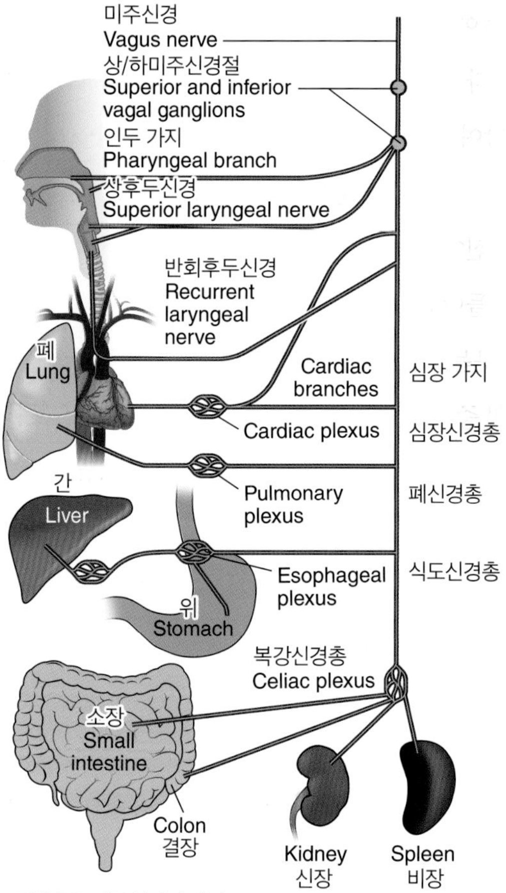

그림 2-7. 미주신경의 가지

잠재적으로 부교감신경을 자극할 수 있는 방법은 추가로 많다. 우리가 스트레스를 받는다고 느낄 때 목전의 위협에 초점을 맞출 수 있도록 우리의 주변시(주변 시야)가 좁아진다. 주변시에 의식적으로 집중하면 우리는 부교감신경계를 자극함으로써 잠재적으로 스트레스 반응에서 스스로 벗어날 수 있다. 또한 저온 조건에 순응시키면 교감신경 활성화가 낮아지고 부교감신경 활동의 증가로 전환을 일으킨다는 예비적 근거가 있다(Mäkinen 등, 2008). 이는 찬물 샤워를 규칙적으로 함으로써 탐색해볼 수 있다. 연구는 심지어 오메가-3 지방산이 미주신경 긴장도 및 활동을 증가시킨다고 시사한다(O'Keefe 등, 2006). 한 문헌고찰 연구는 이침(귀 침술)이 부교감신경 활동을 증가시키는 역할을 한다고 결론지었다(He 등, 2012). 아울러 연구는 발반사요법(foot reflexology)이 건강한 피험자들과 관상동맥질환이 있는 환자들에서 미주신경 조절을 증가시키고 교감신경 조절을 감소시키며 혈압을 낮춘다고 시사했다(Lu, Chen, and Kuo; 2011).

또한 사회 참여의 유도가 중요한 요소이다. 한 연구는 자율신경계가 무의식적으로 사회참여, 신뢰와 친밀을 매개하는 방식에 대해 흥미로운 통찰력을 제시했다(Porges, 2011). 다른 사람들에게 자신이 정말로 상처받기 쉬운 존재임을 인정하고 다른 사람들도 상처받기 쉬운 존재임을 받아들이면 우리가 안전하다고 느끼고 부교감신경계에 접근하는 데 도움이 될 수 있다. 또 한 연구는 긍정적 감정의 증가는 결국 미주신경 긴장도의 증가를 일으키며, 이는 사회 연결 자각의 증가에 의해 매개되는 효과라고 결론을 내렸다(Kok 등, 2013).

Try it yourself

브라마리 프라나야마

브라마리 프라나야마(Bhramari pranayama), 즉 벌 호흡법(bee breath)은 마음을 현저히 진정시키는 수행일 수 있다. 바닥이나 의자에 편안히 앉거나 침대에서 몸을 받쳐 시작한다. 외이공(귓구멍) 전방의 연골성 융기 부위인 이주(귀구슬)를 양쪽 엄지로 가볍게 누르고 나머지 손가락 끝을 두개골에 얹는다. 눈을 감는 것이 무리가 없다고 생각되면 그렇게 하고, 그렇지 않으면 시선을 부드럽게 해서 자신의 앞쪽에 있는 고정된 물체에 초점을 맞춘다. 턱을 이완시키고, 입술과 이를 살짝 벌어지게 하며, 혀가 입천장에서 떨어지도록 한다. 코로 숨을 들이쉬고 내쉬면서 부드러운 호흡을 몇 차례 하는 것으로 시작하고, 그런 다음 숨을 내쉬면서 '웅~웅~' 하는 벌의 소리처럼 '음' 하는 비음인 콧소리(humming sound)를 낸다. 벌 호흡법은 날숨 때 이러한 콧소리를 내면서 발생하는 진동에 마음을 집중하면 마음이 정화되고 고요해지는 효과에 착안한 것이다. 이를 6~7차례 한 다음 단순한 비강 호흡으로 되돌아간다. 잠시 시간을 내어 몸에서 어떠한 느낌이 드는지에 주목한다. 만일 이러한 호흡을 공공장소에서 수행하고 싶지만 남의 시선이 의식된다면, 무음 브라마리를 6~7차례 수행해도 된다. 숨을 들이쉰 다음 소리 없이 콧소리를 낸다고 상상하면서 숨을 내쉰다.

장신경계

장신경계(enteric nervous system; ENS)는 때로 '제2의 뇌'라고 하며, 위장관계의 벽 안에 있고 자율신경계에서 가장 큰 부분이다. 영어로 직감(gut feeling) 혹은 '너무 긴장돼(butterflies in my stomach)'라고 말할 경우는 본질적으로 장신경계를 나타낸다. 장신경계와 중추신경계 사이에는 양방향의 정보 흐름이 존재한다. 장신경계는 보통 말초신경계와 교감신경계를 통해 중추신경계와 소통하지만, 장신경계는 감각신경세포, 운동신경세포와 사이신경세포로 이루어져 있으며 이들 신경세포는 모두 장신경계가 중추신경계의 자극 없이 반사를 수행하고 통합 중추로서 작용할 수 있도록 한다(Rao and Gershon, 2016). 장신경계는 장의 운동 기능(장의 긴장도와 그 근육 수축의 속도와 강도), 국소 혈류, 점막 수송 및 분비를 제어하고 면역 및 내분비 기능을 조절하는 등 필수 기능을 수행한다.

인간의 위장관에는 '장내 미생물군(gut microbiota)'이라고 알려진 복잡하고 역동적인 미생물 집단이 있다. 인간의 장에서 미생물군의 유전자 구성은 인체 전체의 유전자 구성보다 수적으로 약 100배 더 능가한다(Ley, Peterson, and Gordon; 2006). 한 문헌고찰 연구는 장내 미생물군이 장과 신경계 사이의 양방향 상호작용에 중요한 역할을 한다고 시사하는 강한 근거가 있다고 결론을 내렸다(Carabotti 등, 2015). 장내 미생물군이 뇌 화학을 조절함으로써 그리고 스트레스 반응, 불안 및 기억 기능과 연관이 있는 신경내분비계에 영향을 미침으로써 중추신경계와 상호작용한다는 것이다.

항생제는 많은 심각한 감염의 퇴치에 중요하지만, 이의 사용은 장내 미생물군에, 따라서 장과 신경계 사이의 관계에 엄청난 영향을 준다. 한 연구는 일련의 항생제 치료를 한 차례 받으면 주요우울증 위험이 24%, 불안장애 위험이 17% 증가할 수 있다고 보고했다(Lurie 등, 2015). 또한 이 연구는 1년의 기간에 일련의 항생제 치료를 두 차례 받으면 주요우울증 위험이 52%, 불안장애 위험이 44% 증가한다고 밝혔다.

신경계의 질환

여기서는 신경계에서 발생하는 일부 주요 질환을 살펴보고 이러한 질환의 개선에 요가가 할 수 있는 잠재적인 역할을 논의한다.

지속성 스트레스와 HPA 축 기능장애

앞서 우리는 스트레스 반응이 얼마나 중요한지 그리고 스트레스를 주지 않는 상황에서도 그것이 어떻게 끊임없이 활성화되는지를 논의했다. 이상적인 세계에서 사람들은 모두 다양한 수준의 스트레스를 받고 있으며, 이는 사람들에게 매일 하루 내내 당면하는 모든 요구에 신속히 그리고 효과적으로 반응하는 기회를 제공한다. 그러나 오늘날의 생활방식은 사람들 대부분에게 신경계에 도전을 제기하는 경향이 있다. 그래서 많은 사람이 온갖 디지털 기기 때문에 정보 과다를 자주 경험하며, 늘 정보에 귀를 기울인다는 느낌 속에 산다. 사람들은 흔히 인공조명, 고주파수 음향과 공기 오염에 의해 자극을 받는다. 사람들은 세계적인 유행병, 정치 불안, 급속한 기후 변화 등과 같은 극단적인 상황에 대처하려 한다. 한 연구는 미국인들의 일상생활에서 스트레스가 지난 수십 년에 걸쳐 어떻게 변화하였는지를 살펴보았는데, 매일의 스트레스가 1990년대에 비해 2010년대에 성인들 사이에, 특히 45세에서 64세까지에서 현저히 증가한 것으로 나타났다(Almeida 등, 2020).

1998년에 카이로프랙터인 제임스 윌슨(James Wilson)이 만든 용어인 '부신 피로 증후군(adrenal fatigue)'은 만성 스트레스로 인해 과다한 자극을 받은 부신이 지쳐서 호르몬, 주로 코르티솔을 충분히 생성하지 못해 다양한 증상을 일으키는 상태를 말한다. 부신 피로의 개념은 코르티솔의 생성이 끊임없이 자극되어 결국 부신을 소진하는 것이다. 그러나 부신 피로 증후군이 있다고 생각하는 사람들을 보면 흔히 부신 기능장애 수준의 코르티솔 수치를 보이지 않는 경우가 많다. 한 체계적 문헌고찰에 따르면 부신 피로가 생리학적으로 실제로 존재한다는 근거는 없다고 한다(Cadegiani and Kater, 2016).

하지만 HPA 축(시상하부-뇌하수체-부신 축) 기능장애는 (만성 스트레스에 노출된 후) 시간이 흐르면서 나타나는 스트레스 반응의 변화로, 실증된 상태이고 수많은 질환과 연관되어 있다. 장기적인 교감신경계 활성화는 제2형 당뇨병, 비만 및 심혈관 질환과 관련이 있다(Chrousos, 2009). 또한 코르티솔은 기억과 인지에 해로운 영향을 미친다고 입증되어 있으며(Newcomer 등, 1999), 높은 코르티솔 수치는 우울증과 같은 기분장애와 연관되어 있다(Moylan 등, 2013). 아울러 기저 수준의 교감신경 활동은 초년(젊은 시절)의 경험이 영향을 미칠 수 있으며, 일부 연구들은 초년의 트라우마가 만년에 과반응성 HPA 축을 초래할 수도 있다고 시사한다(Liu 등, 2000). 이는 불안 증가를 조장할 수도 있고 과다한 지방 축적, 인슐린 저항 등 잠재적인 대사 효과를 촉진할 수도 있다(Maniam, Antoniadis, and Morris; 2014). 또한 만성 스트레스 노출은 우울증과 같은 심리적 장애를 초래하는 것으로 나타났다(Charney and Manji, 2004). 앞서 이 장에서 전형적인 스트레스 반응 중에는 면역계, 소화계와 생식계가 일시적으로 억제된다고 지적했다. 스트레스 반응이 오래 지속되면, 이는 임신 문제, 지속성 소화 장애와 면역반응 약화를 초래할 수 있다.

요가가 지속성 스트레스와 불안의 완화에 도움이 되는가?

한 문헌고찰은 35개의 연구를 선정해 요가가 불안과 스트레스에 미치는 효과를 살펴봤다(Li and Goldsmith, 2012). 이 연구는 요가가 스트레스와 불안을 완화할 수 있지만 크고 명확하게 규정한 인구집단, 적절한 대조군, 무작위 배정과 오랜 지속기간을 사용해 이러한 관계를 살펴보는 추가 연구가 이루어진 후에야 요가를 치료 대안으로 권장할 수 있다고 결론을 내렸다. 또한 요가가 스트레스 척도와 기분에 미치는 효과를 살펴본 25개의 무작위 대조 임상을 선정해 체계적 문헌고찰을 한 결과, 요가가 교감신경계와 HPA 축의 조절을 개선하고 아울러 일련의 인구집단에서 우울 및 불안 증상을 감소시킨다고 시사하는 예비적 근거가 나왔다(Pascoe and Bauer, 2015). 또 다른 체계적 문헌고찰은 요가가 불안에 미치는 효과에 초점을 두었는데, 선정기준을 충족한 총 27개의 연구 가운데 19개의 연구가 불안의 현저한 감소를 입증하였다고 결론지었다.

요가 수행자들에게 실시한 뇌영상(neuroimaging)을 대상으로 한 문헌고찰 연구에서는 편도체에서 혈류가 감소하고 전전두피질에서 활동이 증가한 것으로 나타나, 수행자들이 부정적 자극을 인식하지만 그것에 의해 덜 영향을 받는다는 점을 시사한다(Desai, Tailor, and Bhatt; 2015). 명상과 요가 수행에 참여하는 것은 더 작은 우측 편도체 용적과 연관이 있고(Gotink 등, 2018) 스트레스 감소는 더 작은 편도체 용적과 관련이 있다(Holzel 등, 2010). 한 무작위 대조 연구는 요가가 말초신경계의 활동과 시상에서 신경전달물질(GABA)의 수치를 증가시키고 이러한 증가는 불안의 감소 및 기분의 개선과 상관관계가 있다고 시사했다(Streeter 등, 2010).

우울증

주요우울장애처럼 우울장애는 세계적으로 장애의 주요 원인으로 3억 4,000만 명 이상이 겪고 있다(Greden, 2001). 세계보건기구(WHO)는 우울증이 2030년쯤 세계적으로 주요 질환이 되리라고 전망한다(2012).

한 체계적 문헌고찰 및 메타분석은 요가가 우울장애가 있는 환자들과 우울의 수치가 상승된 사람들에서 보완적 중재로 고려될 수 있다고 결론을 내렸다(Cramer, Lauche, Langhorst, and Dobos; 2013). 최근에 19개의 연구를 대상으로 한 체계적 문헌고찰 및 13개의 연구를 대상으로 한 메타분석에서는 우울, 외상후 스트레스, 조현병, 불안, 알코올 의존과 양극성 장애를 포함해 정신 장애가 있는 사람들에서 요가가 우울 증상에 미치는 효과를 살펴봤다(Brinsley 등, 2020). 저자들의 결론은 요가가 대조군의 경우보다 우울 증상을 더 크게 감소시키고 이러한 감소는 주 당 요가 수업의 빈도가 더 높은 것과 연관이 있다는 것이었다.

일부 연구는 감사하는 마음이 우울 증상의 퇴치에 도움이 될 수 있는지를 살펴보았는데(Watkins 등, 2003), 저자들은 감사하는 사람들이 다음과 같은 4가지 특성을 보인다고 주장했다. 즉 그들은 삶에서 박탈감을 느끼지 않고, 자신의 행복에 대한 다른 사람들의 기여에 감사하며, 사람들 대부분이 손쉽게 누릴 수 있는 단순한 기쁨에 감사하는 경향이 있고, 감사를 경험하고 표현하는 역할이 중요하다고 인정한다.

또 다른 문헌고찰 연구는 감사하는 마음이 주요우울증, 범불안장애, 공포증, 니코틴 의존, 알코올 의존, 약물 남용 또는 의존과 신경성 폭식증을 포함해 일련의 진단 위험을 현저히 낮춘다고 보고했다(Wood, Froh, and Geraghty; 2010). 보다 최근의 문헌고찰 연구는 감사하는 기질이 있는 것과 정신병리가 없는 것 사이에 양의 상관관계가 있다고 결론지었으나(Jans-Beken 등, 2019), 감사하는 마음을 갖도록 중재하는 것이 정신병리 증상의 감소에 보편적으로 효과적이라고 명백히 확립되어 있지는 않다.

Try it yourself

감사 명상

감사 명상은 매일의 시작과 끝에 하면 아주 좋은 수행이다. 어느 자세든 편안한 자세를 취하고 살짝 눈을 감거나 그저 시선을 부드럽게 해서 자신의 앞쪽에 있는 고정된 지점에 초점을 맞춘다. 턱을 이완시키고, 입술과 이를 살짝 벌어지게 하며, 혀가 입천장에서 떨어지도록 한다. 코로 숨을 들이쉬고 내쉬면서 부드러운 호흡을 몇 차례 하는 것으로 시작한다. 매번의 들숨과 날숨으로 복부가 부드럽게 불룩해지고 가라앉는 것에 주목한다. 준비가 되었으면, 오늘 자신에게 있은 모든 일을 생각하기 시작하되 자신의 부모와 조부모에게보다는 자신의 삶을 더 쉽게 그리고 더 편안하게 해준 일들을 생각한다. 잠시 시간을 내어 자신의 일상생활을 더 쉽게 또는 더 즐겁게 해주기 위해 부단히 노력해온 수많은 사람을 되돌아본다. 그런 다음 자신의 삶을 풍요롭게 하고 자신을 지지하는 가족, 친구, 이웃사람과 동료에 대해 생각한다. 이 순간에 감사함을 느끼는 자기 나름의 이유를 생각한다. 준비가 되었으면, 자신의 초점을 호흡으로 돌려준다. 손가락과 발가락을 가볍게 씰룩씰룩 움직여 자기 몸으로 돌아온다. 이러한 짧은 명상 후 어떠한 느낌이 드는지 주목한다.

외상후 스트레스 장애

외상후 스트레스 장애(posttraumatic stress disorder; PTSD)는 외상 사건을 경험한 후 일으킬 수 있는 질환으로 1개월 이상 지속하는 다음 4가지 유형의 전형적인 증상을 특징으로 한다. 즉 재경험(외상 사건 관련 기억 또는 감정이 의식에 반복 침투하면서 재경험), 회피(외상 사건 관련 자극 및 상황의 회피), 부정적 인지 또는 기분(외상 사건 관련 인지와 감정의 부정적 변화)과 과다각성(각성과 반응성의 현저한 변화)이다(미국정신의학회[APA], 2013). 환자들의 절반은 3개월 이내에 증상이 해소되지만, 일부 사람들은 오랜 기간 증상을 경험하거나 시간이 흐르면서 해소되고 재발하는 증상을 경험한다.

한 체계적 문헌고찰 및 메타분석은 7개의 임상시험을 선정하고 검토해 외상후 스트레스 장애에 대한 보조적 중재로 요가를 약하게 추천할 수밖에 없다고 결론을 내렸다(Cramer 등, 2018). 또 다른 체계적 문헌고찰 및 메타분석은 10개의 임상시험을 선정하고 검토해 명상이 외상후 스트레스 장애와 우울 증상에 효과적인 것으로 보이지만 연구 결과에 대한 확신을 증진시키기 위해서는 질 높은 연구가 더 많이 필요하다고 결론지었다(Hilton, Ruelaz Maher 등; 2017). 외상 경험자들을 포함한 사람들에게 명상의 잠재적인 위험이 점점 더 잘 알려지고 있다는 점은 주목할 만하다. 한 연구는 불교 명상의 맥락에서 일어날 수 있는 도전적인 경험들(심리적 해리[psychological dissociation], 이인증[depersonalization] 및 외상 기억 재경험과 비슷할 수 있는 경험들)의 범위를 살펴봤다(Lindahl 등, 2017). 다행스럽게도, 이러한 지식과 함께 외상을 충분히 고려한 마음챙김 및 명상 수행의 개발이 이루어지고 있다.

인지장애

치매와 경도인지장애(mild cognitive impairment; MCI)는 이전에 도달한 인지 수준의 저하가 특징이나, 경도인지장애와는 대조적으로 치매에서는 그러한 저하가 일상생활 또는 사회적 기능 활동에 영향을 미친다(WHO, 2016). 경도인지장애가 있는 사람은 여전히 복잡한 활동(예로 금액 결제와 약물 복용)에 참여할 수 있지만 더 큰 노력 또는 새로운 전략이 요구될 수도 있다. 경도인지장애는 대개 치매에 선행하며, 둘 사이의 경계는 모호하다. 치매는 알츠하이머병과 혈관성 치매(뇌로 향하는 혈류 장애에 따른 뇌 손상으로 인해 일어나는 추론, 기획, 판단, 기억과 기타 사고 과정의 문제를 말하는 일반 용어)가 가장 흔한 원인이지만 많은 서로 다른 원인이 있다. 세계적으로 2015년에 약 4,700만 명이 치매를 안고 살아가고 있었으며, 이는 2030년쯤에 6,600만 명 그리고 2050년쯤에 1억 1,500만 명으로 증가할 것으로 전망된다(Prince 등, 2015).

요가가 인지에 미치는 영향은 성인 인구집단을 대상으로 실시된 연구들에 대한 한 메타분석에서 명백히 나타나는데, 이 메타분석은 주의력, 처리 속도와 집행 기능의 척도들에서 중등도 변화를 보고했다(Gothe and McAuley, 2015). 한 체계적 문헌고찰은 치매가 있는 사람들에서 요가의 치료적 효과를 살펴보았지만 2개의 연구만 선정할 수밖에 없었다(Du and Wei, 2017). 저자들은 요가가 인지 및 운동 기능과 행동 문제를 현저히 개선하였다고 밝혔다. 요가가 경도인지장애 및 치매가 있는 환자들에게 미치는 효과를 살펴본 한 문헌고찰에서 저자들은 4개의 연구를 선정하고 검토해 요가가 인지 기능, 특히 주의력과 언어 기억에 유익한 영향을 미칠 수도 있다고 했다(Brenes 등, 2019). 더욱이 요가는 수면, 기분과 신경 연결의 개선을 통해 인지 기능에 영향을 줄 수도 있다. 최근의 한 문헌고찰 연구는 치매가 있는 환자들에서 요가의 효과에 관한 근거가 제한적이고 일부 환자들에서는 상충된다고 주의시켰다(Bougea, 2020). 또한 이 문헌고찰은 요가의 최적 빈도 및 간격을 규정하고 치매가 있는 사람들에 대한 비용 대비 효과를 평가하기 위해 엄격한 방법론을 적용한 종단 연구의 필요성을 강조한다. 또 다른 체계적 문헌고찰은 지역사회 거주 노인들과 치매 및 알츠하이머병이 있는 사람들에게 낙상 위험을 감소시키기 위해 요가의 사용을 지지하는 중간 수준의 근거가 있다고 보고했다(Green 등, 2019).

파킨슨병

파킨슨병(Parkinson's disease)은 중뇌에서 흑질(黑質, substantia nigra)이라는 부위에서 주로 도파민을 생성하는 신경세포를 침범하는 신경퇴행성 질환이다. 증상은 일반적으로 수년에 걸쳐 서서히 나타나고 진행되며, 느린 움직임, 떨림, 사지 경직, 보행 및 균형 문제 등이다. 파킨슨병의 원인은 본질적으로 아직 알려지지 않고 있다. 파킨슨병은 언제라도 인구 1,000명 당 1명 또는 2명꼴로 발생한다. 유병률은 나이가 들면서 증가해 60세 이상 인구의 1%, 65세 이상 인구의 2% 정도가 이 질환을 앓고 있다(Tysnes and Storstein, 2017).

한 체계적 문헌고찰 및 메타분석은 21개의 연구를 선정하고 검토해 심신 운동(요가 포함)이 파킨슨병이 있는 환자들에서 운동 기능, 우울 증상과 삶의 질을 현저히 개선하는 것으로 밝혀져 파킨슨병 환자들의 임상적 운동 중재를 위한 효과적인 방법으로 쓰일 수 있다고 결론을 내렸다(Jin 등, 2019). 또 다른 체계적 문헌고찰은 작업치료 중재용으로 요가의 유용성을 판단하기 위해 낙상 위험이 있는 지역사회 거주 인구집단을 위한 신경근육적 중재로 요가의 유효성을 살펴봤다(Green 등, 2019). 저자들은 파킨슨병이 있는 사람들을 참여시킨 연구들이 명확한 분류가 가능할 정도로 강한 근거를 포함하고 있지 않았다고 보고

했다. 보다 최근의 연구는 파킨슨병을 진단받은 사람들로 이루어진 집단에서 요가와 명상의 병행이 고유수용감각과 균형을 증진시켰다고 결론지었다(Cherup 등, 2020).

지속성 통증

국제통증연구협회(IASP)는 통증을 '실제적이거나 잠재적인 조직 손상을 동반하는, 또는 그러한 손상으로 표현되는 감각적 및 정서적으로 불쾌한 경험'이라고 정의하며(Merskey and Bogduk, 1994, p. 209), 지속성 통증을 지난 6개월간 거의 매일 또는 매일 지속되는 통증으로 정의한다. 통증과 조직 손상이 항상 서로 관련이 있는 것은 아니라는 점을 알아야 하며, 사람이 더 오래 통증을 경험할수록 그러한 상관관계는 더 약하다. 통증을 경험하지 않으면서 조직 손상이 있을 가능성이 크고 확실한 조직 손상이 없는데도 통증을 경험할 가능성도 있다(Crofford, 2015). 우리가 기능장애의 징후(나쁜 자세, 긴장, 약화, 퇴행)라고 생각하는 거의 모든 상태가 사람들에서 통증 없이 존재할 수 있다. 통증은 문제가 있다는 점은 말해줄 수 있으나, 문제가 무엇이고 어디에 있으며 얼마나 나쁜가는 거의 말해주지 않는다. 불행히도 미국 성인들 사이에 지속성 통증의 유병률은 11~40% 사이로 추산되며, 이는 많은 사람이 많은 시간 통증을 겪고 있다는 의미이다(Interagency Pain Research Coordinating Committee, 2016).

지속성 통증은 흔히 우울, 두려움, 반추(되새김) 및 부상 우려와 상관관계가 있다. 최근의 연구들은 정신 장애와 기타 심리사회 요인이 지속성 통증 질환의 발생과 치료 반응에 모두 영향을 미칠 수 있다는 명백한 근거를 제시하고 있다. 한 연구에서 지속성 요통이 있는 환자들의 59%가 현재 최소한 한 가지 정신 장애의 진단을 위한 증상들을 보였으며, 가장 흔한 정신 장애는 우울, 약물 남용과 불안장애였다(Polatin 등, 1993). 주목할 만한 점은 우울이 있는 환자들의 50% 이상과 약물 남용 또는 불안장애가 있는 환자들의 90% 이상이 요통이 오기 전에 이러한 정신 장애의 증상들을 경험하였다는 것이다. 전부는 아니라도 대부분의 연구들에서 치료받지 않은 정신병리가 요통 치료 결과에 부정적 영향을 미치는 것으로 나타났다(Fayad 등, 2004). 이는 통증은 정신 탓이라는 의미는 아니다. 그것은 통증의 경험과 정신적 회복력(mental resilience) 사이에 흔히 강한 연관성이 있다는 의미이다. 연구자들은 지속성 통증이 있는 경우에 편도체에서 신경가소성 변화가 보인다고 보고했다(Neugebauer 등, 2004). 편도체는 통증의 정서 효과 차원에서 중요한 역할을 하는 것으로 여겨진다(Neugebauer, 2015).

사회적 요인도 지속성 통증에 영향을 미치는 것으로 입증됐다. 여기에는 업무복귀 문제, 파국화(破局化, catastrophizing), 동반의존(codependency) 행동, 부적절한 대처 기제(coping mechanism), 형편없는 롤 모델, 그리고 태도, 신념 및 기대가 포함된다(Seres, 2003). 여기서 파국화는 부정적 사건을 과장해 생각하는 인지 왜곡 현상으로, 그러한 부정적 과장에 따라 최악의 결과를 예상하고 경미한 문제조차 엄청난 재앙으로 해석한다(Biggs, Meulders, and Vlaeyen; 2016). 동반의존은 보살핌을 필요로 하는 사람과 베푸는 사람 사이의 과잉 의존 관계로, 예를 들어 지배적인 부모와 애정을 받고 싶은 아이의 관계가 있다.

통증은 삶에 스트레스를 주는 요인들 전부(신체적, 사회적, 정신적 및 영적)라고 생각할 수 있으며, 그렇게 생각하면 그것은 이들을 견뎌내거나 이들에 적응하는 우리의 인지된 능력을 초과한다. 결과를 최적화하기 위해서는 연관된 심리사회 문제의 식별과 치료가 무엇보다 중요하다. 이를 가장 잘 성취하려면 생체심리사회 모델(biopsychosocial model; 그림 2-8)을 적용해야 한다. 이는 1977년에 조지 엥겔(George L. Engel)이 처음 제시한 모델로, 건강, 질환, 인간 발달 등에서 생물학적, 심리적 및 사회적 요인의 역할과 다학제 접근법을 통해 이들 요인의 상호작용을 살펴본다. 이 모델은 고통, 질환과 병이 어떻게 사회 수준에서 분자 수준까지 많은 수준의 조직에 의해 영향을 받는지를 이해하는 한 방법이다. 실용적 수준에서, 이 모델은 환자의 주관적 경험을 정확한 진단, 건강 결과와 인도주의적 보건의료에 필수적인 기여요인으로 이해하는 한 방법이다.

우리가 삶의 서로 다른 단계들에서 어떤 통증을 경험하는 일은 인간으로 존재하는 것의 정상적인 부분이라고 모두가 깨달아야 한다. 가장 중요한 의미가 있는 것은 통증에 대한 우리의 반응이다. 흔히 통증을 이해하고 인정하면 탈민감화할 수 있다.

요가가 지속성 통증의 관리에 도움이 될 수 있는가?

지속성 통증에 대한 마음챙김 명상의 효과를 살펴본 한 체계적 문헌고찰 및 메타분석은 30개의 임상시험에서 모든 유형의 대조군에 비해 마음챙김 명상이 통증의 작은 감소와 연관이 있다는 근거(근거의 질은 낮음)가 있었다고 결론을 내렸다(Hilton, Hempel 등; 2017). 또한 우울 증상과 삶의 질에 대해서도 통계적으로 유의한 효과가 밝혀졌다. 저자들은 만성 통증에 대한 마음챙김 명상의 유효성 추정 근거를 확실히 제시하기 위해서는 잘 설계되고 엄격한 대규모 임상시험이 추가로 필요하다고 제안했다. 요통에 대한 요가의 효과를 살펴본 또 다른 체계적 문헌고찰 및 메타분석은 가장 중요한 환자 중심 결과 면에서 만성 요통에 대한 요가의 단기적 효과는 근거가 강하였고 장기적 효과는 근거가 중간 수준이었다고 보고했다(Cramer, Lauche, Haller, and Dobos; 2013). 요가가 만성 목 통증에 미치는 효과를 알아본 무작위 대조 임상들을 검토한 한 체계적 문헌고찰은 3개의 임상시험에서 요가가 만성 목 통증에 유익할 수도 있음을 보여주는 근거가 있었다고 결론지었다(Kim, 2016).

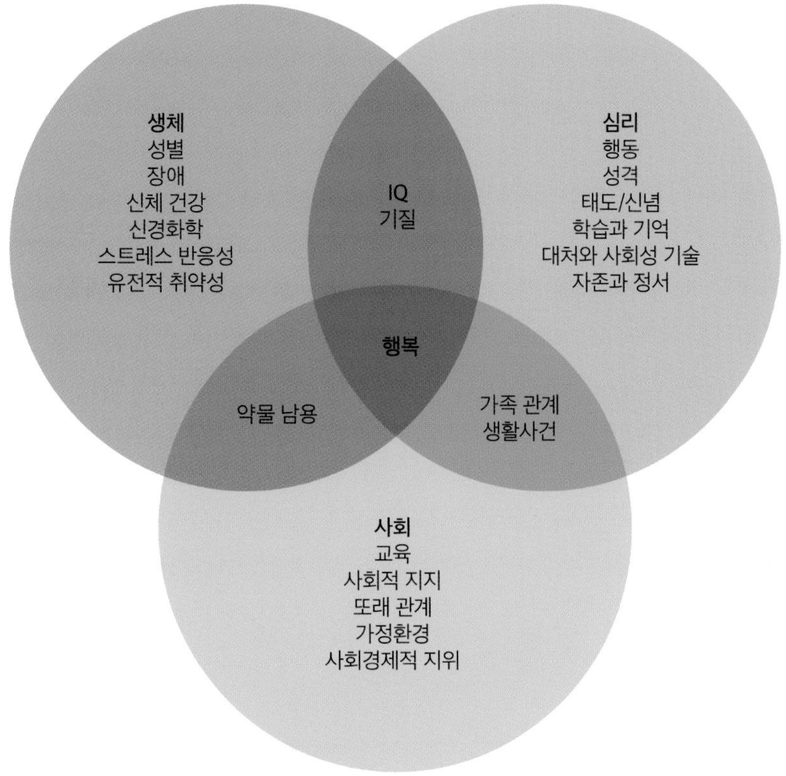

그림 2-8. 생체심리사회 모델

결론

인간 신경계는 복잡하고도 대단히 흥미롭고 쉽게 변화하며 우리의 경험에 반응해 적응한다. 요가는 우리가 교감신경계의 조절을 개선하도록 돕는 중요한 도구이며, 우리가 지속성 통증을 관리하고 우울 증상을 감소시키며 인지를 개선하도록 돕는 놀라운 능력이 있다.

Chapter 3

RESPIRATORY SYSTEM 호흡계

호흡에 관한 어떤 언급 없이 요가를 말하는 경우는 거의 없으며, 호흡 의식을 하지 않는 아사나는 그저 스트레칭에 불과하다. 알다시피 현대 자세 요가는 불과 지난 수백여 년에 걸쳐 구현되었지만(Singleton, 2010), 요가에 관한 최초의 언급은 기원전 1500년경으로 거슬러 올라가는 리그 베다(Rig Veda) 경전에서 발견할 수 있고 요가를 명상과 호흡 조절(즉 프라나야마)의 수행이라고 설명한다. 고대의 요가 수행자들은 호흡을 해탈로 가는 관문이라고 여겼다.

역사를 통틀어 또 많은 문화에 걸쳐, 호흡은 생명력과 동의어가 되어 왔고 많은 문화에서 이 둘을 연관시키는 언어가 있다. 혼이나 기백을 뜻하는 단어 spirit은 호흡을 의미하는 라틴어 spiritus에서 유래한다. 요가 및 힌두 철학에서 prana, 즉 생명 유지에 필수적인 생명력은 호흡에 동반한다고 한다. 폴리네시아어 mana, 히브리어 ruach, 그리고 그리스어 psyche는 모두 호흡을 생명력 또는 혼으로 보는 개념과 관련이 있다.

오늘날까지 호흡은 그저 가스 교환이 아니라 생명의 본질 자체 그리고 단연코 혼이 깃드는 자리로 여겨지고 있다. 그래서 아마도 호흡의 해부학과 생리학을 포함해 우리의 호흡을 이해하면 우리의 혼을 이해하는 데 도움이 될 수 있을 것이다.

호흡은 신체의 기타 계통들에 심오한 영향을 미칠 수 있으며, 호흡은 대부분의 시간에 그렇듯이 불수의적일 수 있거나 흔히 요가 수행 중에 그렇듯이 수의적일 수 있는 과정이다. 호흡 의식의 수행과 호흡의 완화는 생리적 및 심리적 건강에 모두 깊은 영향을 미칠 수 있다.

호흡계의 해부학과 생리학

호흡계(respiratory system; 그림 3-1)는 호흡 과정, 즉 폐 환기에 관여하는 기관과 기타 신체 부위로 이루어져 있다. 이러한 기관으로는 코와 비강, 부비동, 입, 인두, 후두, 기관, 횡격막, 폐, 기관지, 폐포, 그리고 모세혈관이 있다. 호흡계의 주요 기관은 물론 폐로, 산소를 흡수하고 이산화탄소를 방출해 전체 계통에서 주요 역할을 수행한다.

매슈의 사견

아버지가 2007년에 돌아가셨을 때 나는 엄청난 충격을 받았다. 평범한 엄지건막류 수술(bunion surgery; 무지외반증 수술) 중 메티실린 내성 황색포도구균(MRSA)에 감염된 후 그는 60세를 일기로 사망하였는데, 내 생각에는 너무 젊은 나이에 돌아가셨다. 아버지의 사망으로 비탄에 빠진 나는 시신을 보는 일이 매우 어려우리라고 생각했다. 그런데 의외로 나는 아버지가 60년 동안 거느렸던 몸을 보자 별로 느낌이 없었다. 바로 일주일 전에 그 몸을 끌어안았음에도, 나는 그건 더 이상 그가 아니라고 마음속에서 느꼈다. 정말로 그의 마지막 호흡과 함께 그의 혼도 가버렸다. 이러한 깨달음으로 그의 사망을 내가 받아들이기가 더 쉬웠으며, 어느 면에서는 내가 숨 쉬고 있는 호흡이 그가 숨 쉬었던 것과 다름이 없었다. 앞서 언급한 많은 언어가 암시하듯이, 혼과 호흡은 하나이므로 우리는 모두 사실 하나의 혼의 일부이다.

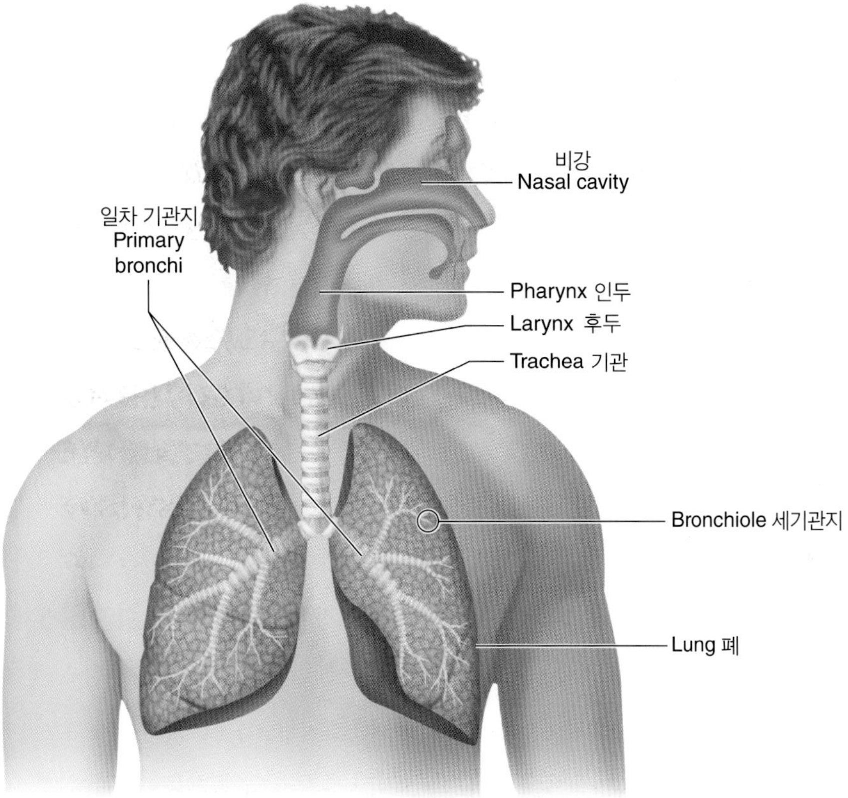

그림 3-1. 호흡계

우리가 숨을 들이쉬면서 대기의 공기는 폐포낭으로 유입되는데, 이를 수백만 개의 미세한 풍선이라고 상상해보라. 모세혈관상(모세혈관바탕)이 각각의 미세한 폐포를 덮고 있어(그림 3-2) 혈액이 신속히 산소를 흡수하고 이산화탄소를 방출할 수 있으며, 그러면 그것은 환경으로 배출된다. 폐포 안에 있는 공기는 혈액보다 산소가 더 많기 때문에, 산소는 폐포에서 혈액으로 확산되는 반면 이산화탄소는 확산되어 나간다. 혈액에서 철이 풍부한 헤모글로빈은 산소 및 이산화탄소와 모두 결합해 이들을 운반할 수 있다.

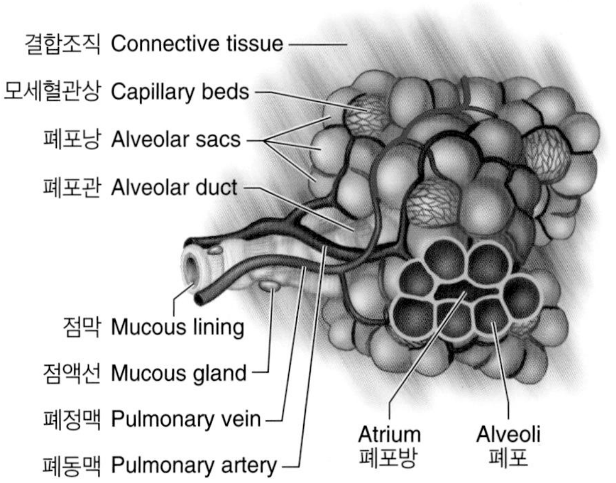

그림 3-2. 모세혈관상으로 덮여 있는 폐포

일단 산소가 폐를 통해 받아들여지면, 순환계가 산소가 풍부한 혈액을 신체의 모든 세포로 뿜어낸다. 그러면 혈액은 세포 호흡의 부산물인 이산화탄소와 기타 노폐물을 수거해 폐로 운반해 배출되도록 한다.

우리의 세포는 산소가 필요하며, 산소는 기타 물질과 쉽게 반응하여 유산소 세포 호흡이란 과정에서 에너지를 생성한다. 유산소 호흡은 산소를 이용하여 포도당을 이산화탄소와 물로 분해하는 과정이며, 이러한 과정에서 세포가 에너지원으로 사용하는 아데노신삼인산(adenosine triphosphate; ATP)이 생성된다. 우리는 호흡 과정을 통해 산소를 얻으며, 이를 호흡이라고 하지만 세포 수준에서 일어나는 호흡과 구별하기 위해 더 정확히는 폐 환기라고 한다. 지렁이와 개구리처럼 일부 동물들은 피부를 통해 산소를 얻는다. 그러나 우리 포유동물은 대사 요구량이 더 크기 때문에 더 많은 산소가 필요하므로, 우리는 강한 횡격막과 비교적 큰 폐를 사용해 훨씬 더 많은 산소를 흡입한다.

조용한 호흡의 생체역학

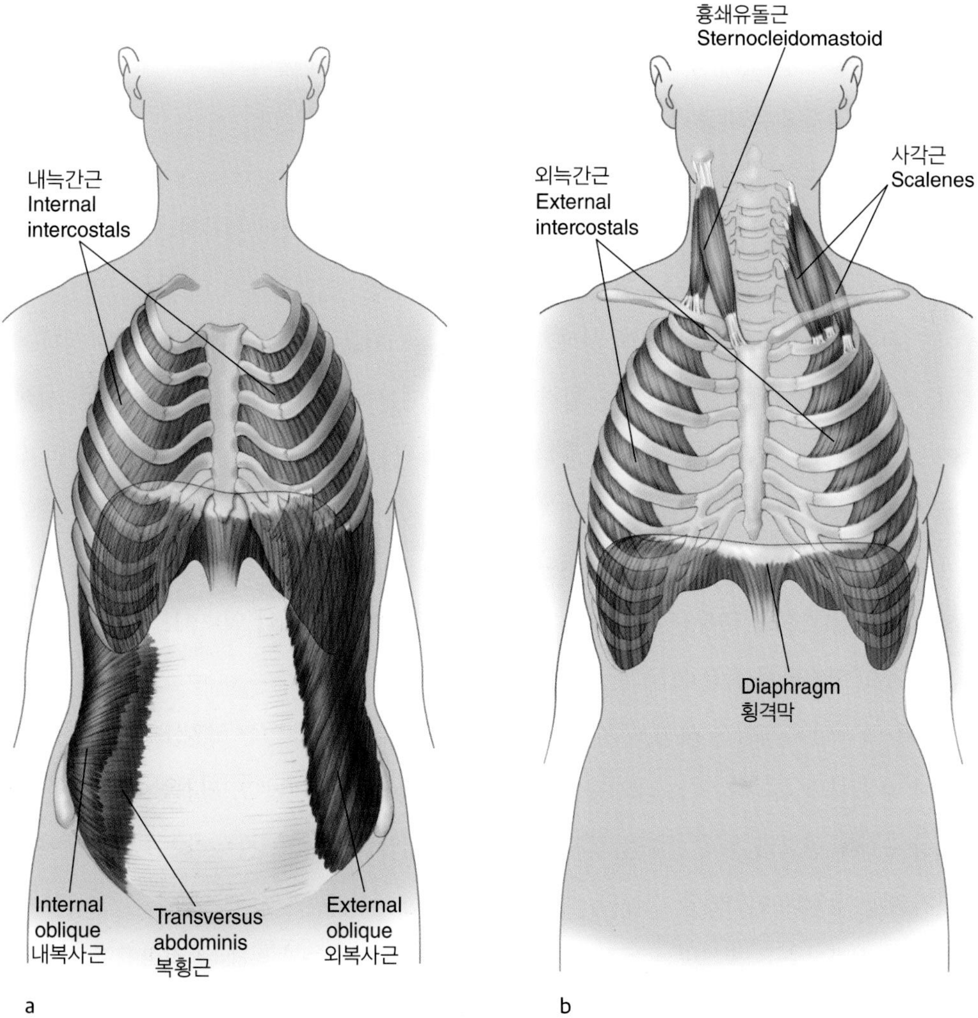

그림 3-3. 횡격막의 움직임: (a) 이완된 돔 모양의 횡격막이고 (b) 횡격막이 움직임의 하단에 있고 따라서 들숨이 최고조인 상태이다.

폐는 스스로 부풀릴 수 없으므로 우리는 압력 변화를 사용하여 공기를 흡입한다. 보일의 법칙(Boyle's law)에 따르면 일정한 온도에서 기체의 압력은 용기에 든 그 기체의 부피에 반비례한다. 좀 더 쉽게 설명하자면, 이는 밀폐된 용기의 크기가 증가함에 따라 용기 내 공기 압력(기압)은 감소한다는 것을 의미한다. 이러한 부피 대 압력 변화는 스스로 체험해볼 수도 있다. 숨을 내쉰 후 입을 다물고 코를 집어 공기가 들어갈 수 없도록 한다. 그런 다음 숨을 들이쉬려 한다. 그러면 흉강 용기의 크기가 증가하므로 폐에서 공기의 압력이 낮아질 것이다. 이렇게 압력 차이가 생긴 후 코를 놓으면 대기가 밀려 들어와, 버스에서 브레이크가 작동할 때 들리는 바람 소리처럼 '취이익' 하는 소리를 내게 된다.

이와 같은 흉강 용적의 증가는 호흡의 주동근육인 횡격막(diaphragm)의 수축을 통해 일어난다. 돔 모양의 횡격막이 미묘하게 납작해지면서 흉강 용적이 증가하며, 이는 보일의 법칙에 따라 폐의 압력을 낮추고 공기는 압력이 더 높은 곳(환경)에서 더 낮은 곳(폐)으로 이동하므로 들숨이 일어난다. 이 장에서 나중에 논의되는 호흡 기능부전이 없는 상태에서, 조용하고 정상적인 모든 호흡은 횡격막의 수축 때문에 일어난다(그림 3-3). 늑골들 사이에 있는 늑간근은 사각근과 함께 작용하여 상부 흉곽을 확장하고 이 부위가 횡격막의 작용에 의해 안쪽으로 당겨지는 움직임(역설 호흡[paradoxical breathing]; 숨을 들이쉴 때 가슴이 수축하고 숨을 내쉴 때 가슴이 팽창하는 현상; Han 등, 1993)이 발생하지 않도록 한다. 다시 말해 횡격막이 호흡의 주동근육이지만, 기타 흉곽 근육이 횡격막이 일으키는 당김에 대항해 늑골의 안정화를 돕는다.

호흡 격막인 횡격막은 심장 및 폐가 있는 흉강과 복부 내장이 있는 복강을 나눈다. 횡격막이 수축하면 복강 장기를 내리눌러 이동시키고 들숨이 일어난다. 횡격막이 움직일 때 흉강은 형태 변화와 용적 변화를 겪지만 아래쪽으로 압박되는 복강은 사실상 밀폐된 용기이기 때문에 형태 변화만을 겪는다.

안정 시에 날숨은 횡격막과 늑간근이 이완해 가슴이 탄성 반동(elastic recoil)으로 수축하는 수동적 과정으로, 흉강 용적이 감소하므로 공기 압력이 증가한다. 그러면 공기는 폐에서 다시 대기로 밀려 나간다. 수동적 날숨의 종료 시에는 가슴과 배가 안정 시 형태로 되돌아가며, 이는 해부학적 탄력성에 의해 결정된다. 이 시점에서 폐에는 여전히 어느 정도의 공기가 들어 있으며, 이러한 기능적 잔기량은 성인에서 약 2.5~3.0L이다(그림 3-4).

보통의 들숨은 능동적이고 날숨은 수동적이라는 점을 감안하면, 아마도 이 때문에 요가에서는 후방 굴곡처럼 보다 능동적인 움직임으로 들어가면서는 숨을 들이쉬고 전방 굴곡으로 수그리는 것처럼 보다 수동적인 움직임으로 들어가면서는 숨을 내쉬는 경향이 있을 것이다.

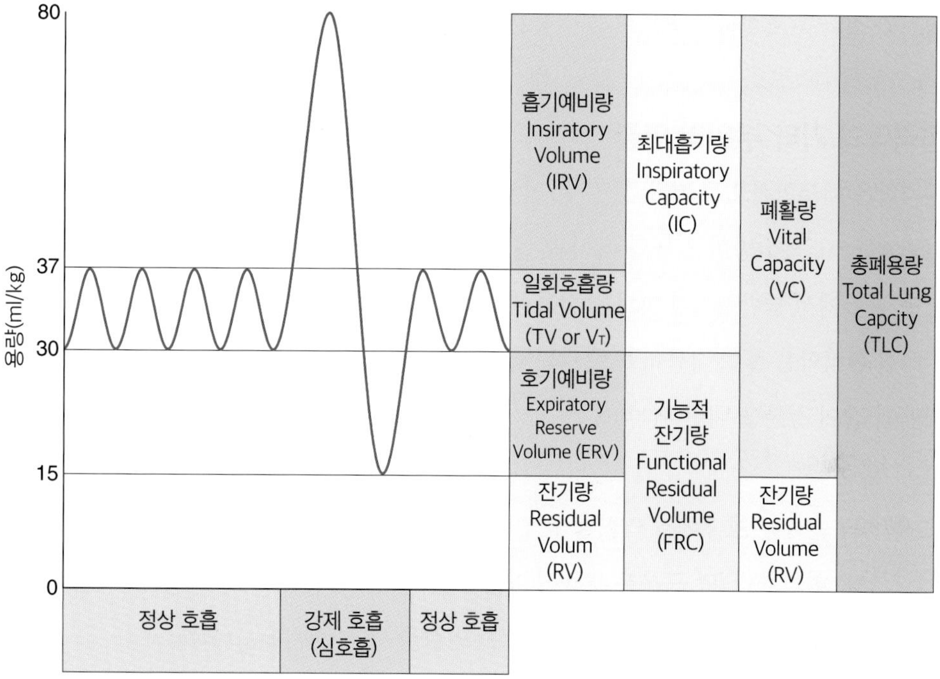

그림 3-4. 정상 호흡, 기능적 잔기량과 잔기량

횡격막

횡격막(diaphragm)은 근육과 건으로 된 아주 얇고(2~4㎜) 돔 모양을 한 막으로 몸통을 가슴과 배로 나눈다. 횡격막은 심장을 수용하기 위해 왼쪽이 약간 더 낮고 심막을 통해 심장과 연결되어 있다. 횡격막이 움직이는 동안에는 심장이 함께 이동한다. 누워서 느리고 깊은 복식 호흡을 하고 손을 심장에 얹으면 호흡하면서 일어나는 심장의 하강 움직임을 느낄 수도 있다. 심첨 박동(apex beat)을 느낄 수 있는 곳에 면밀한 주의를 기울이면 심장이 숨을 들이쉬면서 내려가고 숨을 내쉬면서 올라가는 것을 느낄 수도 있다.

횡격막에는 흉강과 복강이 서로 통하는 3개의 구멍(열공, hiatus)이 있다. 하나는 탈산소 혈액을 심장으로 환류시키는 하대정맥(inferior vena cava)이 통과하고, 또 하나는 산소화된 혈액을 하체에 공급하는 대동맥이 통과하며, 나머지 하나는 음식을 위로 이동시키는 식도와 소화를 조절하고 장으로부터 정보를 받는 미주신경이 통과한다.

횡격막과 기타 부위의 연결

횡격막은 해부학적으로 기타 많은 구조물과 연결되어 있다. 횡격막은 근막에 의해 복횡근, 골반저근, 요근, 요방형근 등의 복근과 연결되어 있다. 더욱이 흉부 횡격막이 부착되는 근막은 흉추에서 골반저까지 이르는 것이 관찰될 수 있다(Bordoni and Zanier, 2013)

사실 횡격막은 홀로 작용하는 분리된 근육이 아니다. 위에서 소개한 보도니와 자니어는 다음과 같이 결론을 내린다(2013).

> *횡격막 근육은 호흡에서 역할을 할 뿐만 아니라 신체의 건강에 영향을 미치는 많은 역할을 한다...횡격막 근육은 분절이 아니라 신체 계통의 일부로 보아야 한다. 올바른 치료 전략을 세우기 위해서는 전체와 모든 연결을 보아야 한다...(p. 288).*

중심부 근육으로서의 횡격막

폐 환기의 주동근육 역할 외에, 횡격막은 기타 중요한 역할도 수행한다. 그 위치와 기타 구조물과의 연결 때문에 횡격막은 척추의 안정화를 돕는다.

중심부(core)에 관해 단일의 합의된 정의는 없고 심지어 움직임 전문가 또는 의사 사이에서도 그렇지만, 우리는 대부분 중심부를 복강 장기와 척추를 지지하는 근육조직으로 생각하는 경향이 있다. 복강 장기를 둘러싸는 것은 원통형의 근육조직으로 복횡근이 복부의 측면을 감싸고 횡격막이 천장을 이룬다(그림 3-5). 이 원통의 바닥을 형성하는 것은 골반저근으로, 이들 근육도 복부 내장의 안정화에 중요한 역할을 한다. 어느 전신 움직임이든 그에 앞서 복횡근이 동원되어 중간부와 척추를 지지하면서, 원통의 꼭대기(횡격막)와 바닥(골반저근)도 동원되어야 한다. 요추의 안정화를 자세히 설명하면서 바, 그릭스와 캐드비(Barr, Griggs, and Cadby)는 "척추를 둘러싸고 안정성을 돕는 원통형 근육의 천장으로서 횡격막은 복강 내압과 그에 따른 요추의 안정성에 기여하는 주요 근육이다"라고 말한다(2005, p. 476). 흥미롭게도 안정 시 횡격막과 골반저근은 생체 피험자들을 대상으로 한 실시간 자기공명영상 연구로 확인되듯이 대칭적인 방식으로 움직인다(Talasz 등, 2011).

복강 내압(intra-abdominal pressure)이란 복벽과 복부 내장 간의 상호작용으로 인해 생기는 복강 내의 항정상태 압력이라고 정의된다(Milanesi and Caregnato, 2016). 복강 내압의 정도는 우리의 들숨, 날숨과 복벽 저항에 따라 다양하다. 복강 내압의 상승은 급성 복부 증후군(acute abdominal syndrome)의 결과일 수 있고 따라서 중환자실의 우려 사항이 될 수 있지만, 중심부 근육조직의 동원을 통해 자발적으로 일으킨 복강 내압은 전신 움직임 중 몸통과 척추의 안정화에 매우 중요할 수 있다. 요가 수업 도중 복부는 중심부 운동, 손으로 물구나무서기와 심지어 균형 잡는 자세 같은 어려운 움직임에서 복강 내압 수치가 높은 경우부터 앉아 전방 굴곡 또는 송장 자세(Savasana)처럼 회복적인 수행에서 복강 내압 수치가 아주 낮은 경우까지 다양할 것이다.

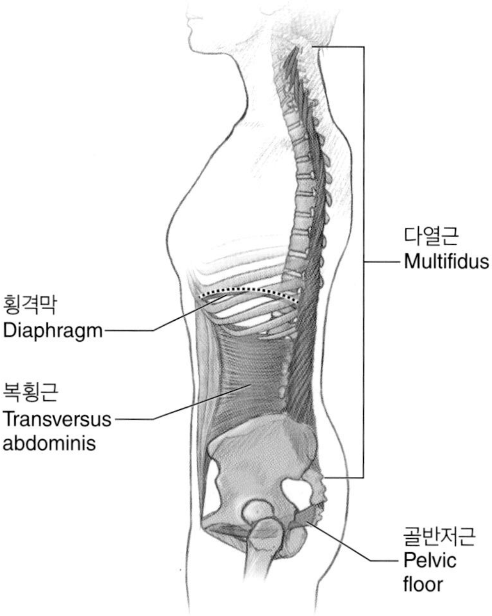

그림 3-5. 동원되면, 횡격막, 복횡근과 골반저근은 원통형으로 복강 내압을 일으켜 중심부와 허리를 안정화한다.

복강 내압은 척추의 안정화를 돕는 데 매우 중요하고 때로 복부 원통이라고 하는 복벽의 근육들(복횡근과 복사근, 바닥에 있는 골반저근, 꼭대기에 있는 흉부 횡격막 등)의 조화로운 수축을 통해 일어난다. 복횡근이 가장 먼저 활성화되는 근육에 속해 복강 내압을 기르는 것으로 생각되며(Cresswell, Oddsson, and Thorstensson; 1994), 복횡근이 흉요근막에서 장력을 증가시키기 위해서는 횡격막도 활성화되어 복강 장기가 이동하지 않도록 해야 한다(Hodges, 2004). 더욱이 어느 전신 움직임이든 그에 앞서 복압을 일으키기 위해 횡격막이 수축할 것이며, 이는 척추에서 요추 분절의 안정화에 도움을 준다(Ebenbichler 등, 2001)

강제 날숨과 들숨

운동을 하는 동안 신체의 대사 요구는 더 크며, 산소와 이산화탄소의 더 신속한 교환이 필요하다. 정상 호흡이 충분하지 않으면 신체는 그러한 과정을 가속화 하기 위해 보조 근육을 사용한다. 격렬한 운동, 스트레스 반응, 또는 천식 발작 중 나타날 수도 있는 거친 숨(과다호흡[hyperpneal])을 쉴 때 신체는 보조 근육을 사용하여 들숨과 날숨을 가속화 한다.

능동적 날숨 중 복근은 강하게 수축해 전방 및 외측 흉곽이 아래쪽으로 당겨지도록 한다. 이러한 복근 수축은 흉곽의 크기를 감소시키고 복압을 증가시키며, 횡격막은 다시 완전한 돔 모양으로 밀린다. 강제 날숨의 종료 시 공기량은 안정 시 기능적 잔기량보다 더 적을 것이다. 그러나 폐는 완전히 비워질 수 없다. 최대 날숨 후 남는 공기량은 잔기량이라고 하며, 이는 폐포를 열린 상태로 유지하는 기능을 한다. 재채기는 비자발적 강제 날숨의 예이지만 요가 호흡법인 카팔라바티(kapalabhati)는 자발적인 것이다.

날숨이 활성화되면서 들숨 역시 활성화될 수 있다. 강제 들숨 중 목과 늑골 외측의 들숨 보조 근육이 활성화되어 들숨을 가속화 한다. 횡격막이 여전히 작동할 것이지만 보조 근육의 도움을 받을 것이며, 이는 늑골을 뻣뻣하게 하여 횡격막이 대개 그러듯이 복강 내압을 기르는 대신 더 신속히 작동하도록 한다(Aliverti, 2016). 이들 보조 근육은 양동이 손잡이 식 늑골 움직임을 강조해 흉강 압력의 변화를 더 크게 일으킨다. 양동이 손잡이가 올라가면서 그것은 양동이의 중심에서 멀어진다. 이러한 비유는 늑골이 척추에서 멀어지는 움직임을 나타낸다. 늑골이 바깥과 위로 움직이면 공간이 더 생기므로 들숨을 돕는다.

흥미롭게도 손가락을 머리 뒤로 깍지 끼면 이들 보조 근육이 더 효율적으로 작용할 수 있다. 400m 경주를 막 완료한 누군가의 모습을 생각해보라. 그들이 몸을 앞으로 접지 않는다면, 아마도 손을 머리 뒤로 두어 강제 들숨을 도울 것이다.

보조 근육은 환기의 증가에 유용하지만, 이들 근육을 호흡 주동근육의 일부로 습관적으로 사용하면 역기능적인 것으로 생각되고 문제를 일으킬 수 있는데, 이는 나중에 호흡 기능부전과 관련해 논의된다.

대기와 배출된 공기

우리가 산소를 들이쉬고 이산화탄소를 내쉰다는 점을 알고 있으면, 숨을 쉬지 않는 사람의 입으로 숨을 내쉬는 심폐소생술이 어떻게 효과를 보이는지가 궁금할 수도 있다. 그 답은 내쉰 공기의 조성에 있다.

대기는 부피 기준으로 질소를 약 78%, 산소를 21%, 아르곤을 0.9%, 이산화탄소를 0.04%, 그리고 소량의 기타 기체들과 아울러 다양한 양의 수증기를 함유한다. 반면 내쉰 공기는 부피 기준으로 이산화탄소를 4~5% 함유하며, 이는 들이쉰 양에 비해 약 100배 증가한 것이다. 산소의 양은 소량으로, 즉 들이쉰 산소에 비해 4~5% 감소하므로, 각각의 날숨에 여전히 상당한 양의 산소가 남아 있다. 내쉰 공기의 전형적인 조성은 질소가 78%, 산소가 13~16%, 그리고 이산화탄소가 4~5.3%, 아울러 수증기와 기타 미량 기체들이 5~6.3%이다.

환기가 불량한 방에서는 이산화탄소의 농도가 서서히 증가해 공기가 답답하게 느껴지고 안에 있는 사람들은 졸리고 무기력해지며 집중력이 떨어질 것이다. 2016년에 보고된 한 연구는 이산화탄소가 수면 패턴과 인지 수행에 미치는 영향을 살펴봤다. 대학교 기숙사 환경에서, 연구자들은 일부 방들에서는 창문을 열어 이산화탄소를 환기한 반면 기타 피험자들은 창문을 닫은 채 잠을 잤다. 연구자들은 이산화탄소의 농도를 기록했다. 그 결과 밤에 창문을 열어 이산화탄소의 농도가 낮아진 방에서 잠을 잔 학생들은 그 농도가 상승한 방의 학생들보다 현저히 더 잠을 잘 잤다. 또한 이들 학생은 다음날 실시된 인지 검사에서 더 나은 수행 능력을 보였고 공기가 더 신선하게 느껴졌다고 보고했다(Strøm-Tejsen 등, 2016).

MYTH OR FACT

카팔라바티는 노화 과정을 멈춘다

카팔라바티(kapalabhati)는 수행자가 코 또는 덜 흔히 입을 통해 연속적으로 신속하고 강한 날숨을 쉬는 호흡법이다. 모든 시바난다(Sivananda) 요가 수업은 이 호흡법으로 시작하고, 쿤달리니(kundalini) 수업은 대부분 특히 이 호흡법을 포함하며, 일부 지바묵티(Jivamukti) 및 로켓(Rocket) 요가 수업은 물고기 자세(Matsyasana)를 취할 때 혹은 다른 때 이 호흡법을 추천하고, 핫(Hot) 요가 수업은 대부분 이 호흡법으로 종료한다. 산스크리트어로 kapala는 '두개골' 그리고 bhati는 '빛' 또는 '광채'를 의미하므로, 카팔라바티는 흔히 뇌를 정화하는 정뇌 호흡법으로 번역된다. 이 호흡법은 강한 날숨을 쉰 다음 수동적 들숨을 쉬어 수행한다. 그러므로 들숨이 날숨보다 약간 더 길며, 들숨-날숨 주기는 1초나 심지어 그보다 덜 지속될 수도 있다.

인터넷에서 글과 비디오를 보면 종종 "카팔라바티 호흡으로 독소를 방출하라"와 같은 제목이 눈에 띈다. 가이아(Gaia)의 한 블로그는 카팔라바티가 "당신의 답답한 머리를 신선한 공기로 채운다"고 한다(Paschall, 2013, para. 3). 한 평범한 미디어 사이트는 "카팔라바티는...당신의 몸을 거의 전부 해독할 수 있다" 그리고 "당신의 폐를 유독한 공기로부터 보호할 수 있다"고 한다(Femina, 2020, para. 12; para. 13). 요가 인터내셔널이란 웹사이트는 카팔라바티가 "신체 조직을 재생하고 노화를 멈추도록 돕는다"고 한다(Sovik n.d., para. 5). 인도에서 가장 유명한 지도자의 하나로 인도 TV에 자주 등장하는 바바 람데브(Baba Ramdev)는 특히 카팔라바티를 주요 부분으로 포함하는 자신의 요가 수행법이 '치유 가능한 질환'인 동성애를 치료할 수 있다고 했다(Wilson, 2009, para. 2; Pradhan, 2015).

위에서 언급한 주장들의 일부는 타당성이 부족하지만, 몇몇 생리학적 원리를 적용하면 카팔라바티 호흡법의 효과를 추정할 수 있다. 이 호흡법에서는 복근의 신속하고 지속적인 작용이 요구되므로, 복근이 긴장도의 증가를 경험할 수도 있다. 마찬가지로, 근육 수축은 열을 방출하므로 카팔라바티의 수행이 열 생성을 일으킬 수도 있다는 점은 분명하다. 또한 카팔라바티는 지속적인 마음의 집중을 요구하므로 마음이 호흡을 의식하도록 한다. 마지막으로, 카팔라바티는 조절된 과호흡(hyperventilation; 이 장에서 나중에 살펴본다)의 한 유형이므로 운동 직후 이산화탄소가 제거되면서 더 오랜 호흡 중지를 가능하게 한다.

카팔라바티의 수행은 기운이 나는 느낌을 일으키는 등 기타 효과를 보일 가능성이 있으나, 그건 만병통치약이 아니다(그럴 수도 없다). 카팔라바티가 노화 과정을 멈춘다는 것에 대해 말하자면, 그것은 아마도 터무니없는 소리일 것이다.

좋은, 건강에 유익한 산소?

앞서 소개한 연구(Strøm-Tejsen 등, 2016)와 호흡의 일반 생리학을 고려하건대, 우리가 산소를 충분히 얻을 수 없다는 점과 세포 호흡의 노폐물인 이산화탄소는 쓸모가 없다는 점은 쉽게 수긍이 간다. 사실 많은 요가 지도자가 "머리로 물구나무서기는 뇌에 산소를 공급하는 데 도움이 된다"(87페이지에 있는 MYTH or FACT '요가 전도 자세는 혈액을 뇌로 더 향하게 하고 송과체를 자극한다' 참조)와 같은 지시를 함으로써 마치 산소가 건강에 좋은 영양분인 것처럼 말한다. 1990년대에 짧게 유행한 산소 바(oxygen bar; 돈을 내고 신선한 산소를 마시는 카페), 아니면 아픈 환자들에게 의료용 산소를 제공하는 서비스를 생각해보라.

사실 산소는 부식성이 강한 성분으로 접촉하는 물질 대부분과 반응해 산화물을 만든다. 바깥에 둔 금속에 생기는 녹은 산소가 금속과 반응하는 과정인 산화의 결과이다. 산소의 반응성은 에어백의 순간적인 팽창에서 중요한 부분으로 산화물을 만든다. 불은 연소라는 과정에서 물질의 급속한 산화이다. 알다시피 산소는 생명에 필요한 성분이지만, 체내에 산소가 너무 많으면 산화 스트레스를 일으켜 위험할 수 있다. 이러한 산화 스트레스는 우리가 음식으로 항산화물질을 섭취해야 하는 이유의 하나이다. 노력이 증가함에 따라 산소 요구도 증가하기는 하지만, 호흡은 가능한 한 많은 산소의 섭취에 관한 것이라기보다는 체내에서 기체의 균형에 관한 것이다. 이 장에서 나중에 알게 되듯이, 과호흡을 통해 불균형이 초래될 수 있다.

그리고 호흡하는 거 잊지 마세요!

횡격막이 어떻게 원통형 복부의 천장이 되고, 또한 몸통과 척추의 안정화를 돕기 위해 측면 복벽과 골반저가 동원되면서 횡격막이 어떻게 복부로 밀려 내려가는지를 고려해본다. 요가 수행자가 어려운 아사나를 하는 동안 간혹 호흡을 중지하면 지도자가 "호흡하는 거 잊지 마세요!"라고 소리치는 것은 놀랄 일이 아니다. 그러나 요가 중 호흡을 중지하는 것이 그러한 소리를 들을 정도로 해서는 안 되는 일인가?

파워리프터는 발살바 수기(Valsalva maneuver)라는 기법을 사용한다. 이 기법은 숨을 들이쉬고 중심부를 지지한 다음, 숨을 내쉬려 하되 목구멍을 통한 공기 흐름을 조절하는 성대로 공기를 멈춘다. 단거리 주자도 단거리 경주 도중 거의 숨을 쉬지 않는다. 100m 경주에서 올림픽 단거리 주자는 흔히 경주 시간(10초에 불과함) 내내 호흡을 중지하거나 그저 작은 호흡을 할 것이다. 호흡 중지는 안정적인 복강 내압이 어려운 움직임에 필수적일 때 등반가에게 유용한 기법일 수 있다. 이상과 같은 예들에서 그리고 신체 활동의 세계에서 기타 많은 경우에, 호흡 중지는 복강 내압을 기르는 것의 중요한 측면이다. 만일 그들 운동선수가 "호흡하는 거 잊지 마세요!"라는 요가 지도자의 전형적인 지시를 따른다면, 그들의 경기력에 부정적 영향을 미칠 수 있을 뿐만 아니라 위험할 가능성도 있다.

그러나 물론 요가는 적어도 아직은 올림픽 스포츠가 아니다. 그럼에도 불구하고 의자 자세(Utkatasana)를 생각해보라. 몸통의 경사 각도 때문에(이는 양팔을 신장시켜 무게중심으로부터 지레팔이 아주 길어지는 것에 의해 악화된다), 의자 자세는 여러 기준으로 보아 어려운 자세이며, 특히 5~10차례 호흡을 하면서 유지할 경우에 그렇다. 사실 의자 자세는 생체역학적으로 올림픽 역도의 인상에서 스쿼트 자세로 웨이트를 머리

위에서 받는 단계와 흡사하다(그림 3-6). 올림픽 역도 선수는 아마도 호흡을 중지할 것이지만, 요가 수행자는 절대로 호흡을 중지하지 말라는 주의를 받을 것이다.

양팔을 머리 위로 들어 올린 적이 거의 없고 척추 신근의 근 긴장도가 아주 형편없는 초보자인 경우에 아마도 의자 자세에서 호흡을 중지해야 지도자가 생각하는 5차례의 숨을 쉬는 시간 동안 자세를 유지할 수 있을 것이며, 우리는 모두 아마도 지도자가 5까지 센다는 것은 지나친 처사라고 생각할 수 있을 것이다.

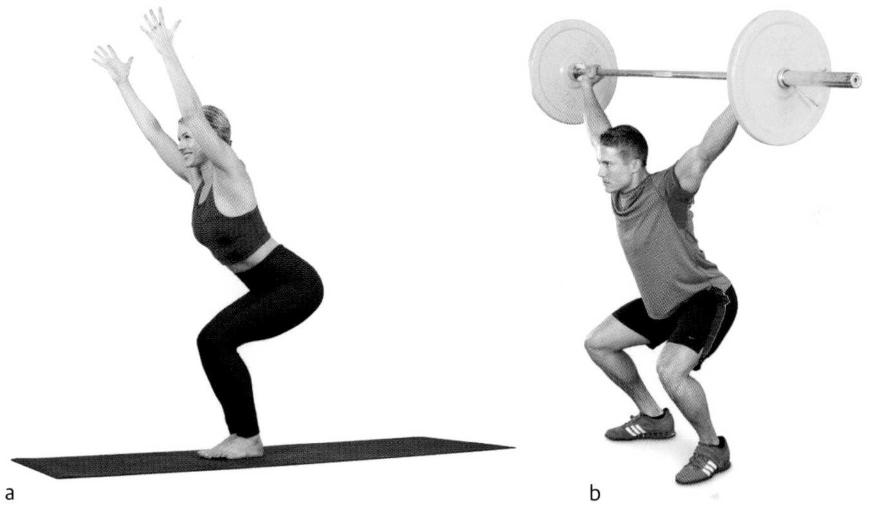

그림 3-6. 이 요가 수행자가 의자 자세(a)에서 손으로 아무 하중을 들고 있지 않지만, 그 자세는 올림픽 역도의 인상에서 스쿼트 자세로 웨이트를 머리 위에서 받는 단계(b)와 생체역학적으로 비슷하다.

당신은 후방 굴곡에서 숨쉬기가 힘 드는가? 로우 런지 자세(Anjaneyasana; 그림 3-7)처럼 후방 굴곡에서 횡격막이 중심부 근육조직에 연결되어 있는 것을 생각해보라. 스트레칭 되는 근육의 일부로는 장요근, 중심부 근육조직(복직근과 복횡근 포함)과 아울러 늑간근이 있다. 바로 눕는 것처럼 휴식 자세에서는 이들 구조물이 이완되고 매번의 호흡과 함께 자유로이 움직일 수 있을 것이다. 그러나 로우 런지와 같은 자세에서는 장요근, 중심부 근육조직과 늑간근이 장력을 받아 쉽게 움직일 수 없다. 심지어 흉곽도 자유로이 움직이는 능력이 제한된다. 척추가 매우 가동적인 사람은 아주 쉽게 그리고 호흡에 그리 변화를 주지 않으면서 후방 굴곡을 수행할 수 있다. 더 긴장되어 있는 사람은 근육계 전체가 더 긴장되어 있어 호흡에 한층 더 영향을 미칠 것이다. 각각의 자세에서 호흡은 쉬워야 한다고 말하는 것은 타당하지 않을 것이다. 오히려 각각의 자세가 호흡에 서로 다른 방식으로 영향을 미치리라고 기대하는 것이 타당할 것이다. 수련생인 경우에, 어떤 자세에서 호흡하기가 어렵다고 판단되면 그래도 괜찮다는 말을 듣는 것이 내내 호흡을 쉽게 할 수 있어야 한다는 말을 듣는 것보다 소외감을 훨씬 덜 느끼게 한다.

수련생에게 호흡하면서 어떤 자세로 들어가라고 촉구하는 데에는 아마도 아무 잘못이 없을 테지만, "호흡하는 거 잊지 마세요!"라고 소리치는 명령 대신 어느 정도 온정을 보이는 편이 나을 것이다. 아마도 더 좋은 지시는 이를 명령보다는 다음과 같은 질문으로 제시하는 방식일 것이다: "이 자세에서 계속해서 호흡할 수 있어요? 호흡 중지 대신 우자이(ujjayi) 호흡을 사용하여 복부의 안정에 도움을 줄 수 있어요?"

아마도 요가 수행에서 때로 호흡을 중지하는 시점도 있을 것이다. 얼굴 아래로 향한 나무 자세(Adho Mukha Vrksasana)는 손으로 물구나무서기로 매우 안정적인 복강 내압을 요구하므로, 몸을 들어 올려 자세를 취하면서 아마도 호흡을 중지하면 도움이 될 수도 있다. 그런 다음 일단 당당하게 균형을 잡았다면 늘 그랬듯이 다시 숨을 쉬면 된다. 마찬가지로 일부 사람들, 특히 더 긴장되어 있는 사람들은 수레바퀴 자세(Urdhva Dhanurasana)로 몸을 올리면서 호흡을 중지한 다음 일단 몸이 거기로 올라갔다면 호흡을 재개하는 편이 유익할 수도 있다.

그러니 우리가 요가에서 결코 호흡을 중지하지 말아야 하는가? 인체의 경우가 흔히 그렇듯이, 가장 좋은 대답은 아마도 상황에 따라 다르다는 것인 듯하다.

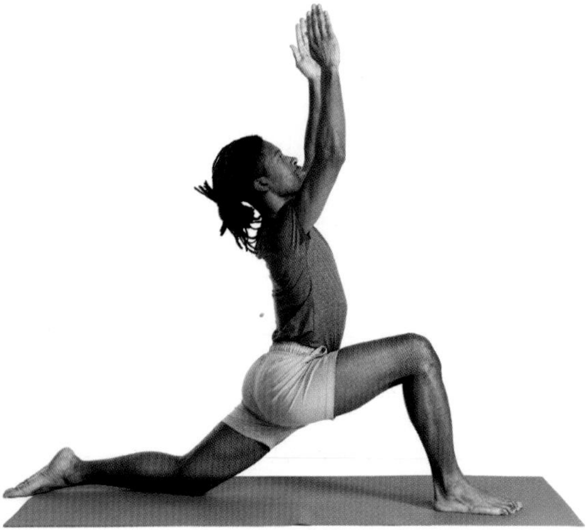

그림 3-7. 로우 런지 자세(Anjaneyasana)에서는 복근과 늑간근 같은 구조물이 장력을 받으며, 이는 근육이 더 긴장되어 있는 사람인 경우에 호흡에 강한 영향을 미칠 수 있다.

호흡과 척추 통증

복강 내압에서, 그에 따라 척추 안정화에서 횡격막의 역할을 고려한다면, 요통과 호흡 약화 간에 연관성이 있을 수도 있다는 점은 그리 놀랄 일이 아니다. 프라하 소재 체코공과대학교 연구자들은 자기공명영상(MRI)을 사용하여 추간판돌출증(disc protrusion)에서 척추관절염인 척추증(spondylosis)까지 척추 구조물 장애가 확인된 만성 요통 환자군 17명에서 횡격막의 움직임을 살펴보고 이를 건강한 대조군 16명과 비교했다(Vostatek 등, 2013). 그 결과 하지에 부하를 가하면 척추 장애가 있는 환자들은 횡격막의 기능을 유지하는 능력(즉 건강한 대조군만큼 쉽게 혹은 효율적으로 호흡하는 능력)이 현저히 떨어지지만, 대조군은 호흡과 자세를 나타내는 지표들이 더 안정적인 것으로 나타났다. 다시 말해 이 소규모 연구는 횡격막 협력과 요통 간에 연관성을 입증해, 요가 수행자가 어려운 자세에서 호흡하기가 힘들 수도 있는 또 하나의 이유를 제시했다.

복식 호흡의 진실

요가 지도자들은 흔히 복식 호흡(belly breathing)을 가장 성스러운 유형의 호흡으로 본다. 복식 호흡은 횡격막이 복강 장기를 밀어 내린 결과 복부가 바깥쪽으로 이동할 때 일어난다. (하나 분명히 할 점은 누군가에게 복부로 내리는 호흡을 하라고 요청하는 것이 유용하고 타당한 지시일 수 있음에도, 물론 아무 공기도 복부로 내려가지 않고 폐로만 간다.) 일부 사람들은 복식 호흡이 횡격막 호흡과 동의어라고 잘못 생각하나, 사실 우리는 복부가 가만히 있는 상태에서 가슴만 움직여 횡격막 호흡을 할 수 있다.

작가인 버니 클라크(Bernie Clark)는 개인별 변이가 크다는 점에 관해 요가 공동체와 공유하는 것을 사명으로 삼고 있다. 《당신의 척추, 당신의 요가(Your Spine, Your Yoga)》(2018)

에서 클라크는 성별 간 그리고 연령 간 흉곽 구조물의 변이를 고려하고 있는데, 여성의 늑골이 남성의 늑골보다 현저히 더 아래로 향한다는 것을 밝혀낸 한 연구(Bellemare, Jeanneret, and Couture; 2003)를 인용한다. 이 연구의 피험자들이 더 광범위한 인구집단을 대표한다고 추정한다면, 여성의 늑골은 남성의 늑골보다 호흡 중 움직일 가능성이 더 크다. 여성의 흉곽은 용적이 더 크게 확장할 수 있다. 진화상 이는 임신 중 가능한 복부 이동의 결여란 상황에 적합할 수도 있다.

또한 노인과 신생아의 늑골은 아래쪽보다는 바깥쪽으로 향하므로, 그들의 늑골은 들숨 중 바깥쪽으로 확장할 수 없으며, 그들은 둘 다 복식 호흡을 하는 경향이 있다. 바로 누워 있는 아기가 들숨을 쉬면서 복부가 얼마나 많이 불룩해지는지를 생각해보라. 이는 아기들이 올바르게 호흡하고 있으며 성인들이 형편없이 호흡하고 있기 때문이 아니며, 우리의 몸은 인생의 여정을 통해 자연스럽게 변화한다. 그러므로 누군가가 호흡하면서 그의 가슴이 올라가는 모습을 보는 것이 반드시 그가 잘못 호흡하고 있다거나 그에게 호흡 기능부전이 있다는 것을 의미하지는 않는다.

요가에서 유래한 3부분 호흡(three-part breath)은 복부, 흉곽과 가슴을 통해 숨을 더 깊이 들이쉬고 더 완전히 내쉬는 횡격막 호흡이다. 먼저 숨을 들이쉬어 복부로 내리는 호흡을 하고, 이어 계속 호흡이 위로 흉곽을 확장하도록 하며, 그런 다음 호흡을 쇄골 바로 아래 가슴 중앙까지 올려보낸다. 이러한 상향식 들숨 후 가슴, 흉곽과 복부로 진행되는 하향식 날숨에 따른 움직임이 역순으로 일어난다. 일부 사람들은 이를 유리잔을 물로 채우는 것에 비유하고 있다. 그러나 우리의 폐에 관한 한, 공기는 유체 역학의 원리를 따르는 것이 아니라 공기 역학의 원리를 따른다. 풍선을 부풀릴 때 그것을 바닥으로부터 채워 올라가는 경우를 상상해보라. 물론 그것은 불가능하다.

완전한 상부 척수 손상이 있는 사람에서 복근은 완전히 마비된다(Estenne, Pinet, and De Troyer; 2000). 그 결과 복부는 들숨을 쉴 때마다 불룩해지며, 이는 흉곽을 수축시켜 앞서 언급하였듯이 역설 호흡이다. 그러므로 척수 손상 환자의 호흡은 비효율적인 상태가 되어, 운동할 때 요구되듯이 호흡 속도를 증가시키거나 심호흡을 하는 것이 어려울 수 있다. 복식 호흡은 흔히 요가에서 가장 좋은 호흡법으로 여겨지지만, 보다 복잡하며, 동적 요가 수행에 가장 적합한 방식이 아닐 수도 있다.

우자이 호흡

많은 스타일의 요가에서 사용되는 한 가지 호흡법이 우자이(Ujjayi)이며, 이는 승리의 호흡을 의미하고 서양에서는 때로 바다 호흡이라고 한다. 일부 지도자들은 우자이를 매우 난해한 용어로 설명할 수도 있지만, 생체역학적으로 그것은 속삭이는 것과 동일한 호흡이다.

우자이의 해부학

후두융기(Adam's apple or laryngeal prominence)는 목의 앞쪽 중앙에서 돌출된 부위로 후두의 갑상연골이 솟아나 형성되고 남성에서 더 두드러진다. 후두 내에 성대(vocal fold; 그림 3-8)가 있다. 이완된 호흡 중 성대는 열려, 즉 외전되어 있을 것이다. 공기가 통과하는 성대 사이의 공간을 성문(glottis)이라고 한다. 말하기 또는 노래하기를 위해 소리를 내는 과정인 유성 발성 중 성대는 서로 닿고(내전되고) 진동하며, 따라서 공기가 그 사이를 빠져나가면서 소리를 만든다. 속삭일 경우에는 성대가 최대 개방 폭의 25% 정도만 열리며, 대개 후방 면에서 작은 삼각형 모양을 형성한다(Ball and Rahilly, 2003). 속삭임 중에는 기류가 강하게 격동하며, 이는 알다시피 쉬 소리를 만든다.

우자이 호흡(속삭임)으로 기도를 부분적으로 조이면 더 안정된 복강 내압을 만드는 데 도움이 된다. 아울러 공기 마찰은 열을 생성해 후두가 약간 덥혀질 수도 있다. 마지막으로, 들숨을 쉬면서 우자이를 유지하면(이는 분명히 가능함) 횡격막이 더 힘써 작용하여 수축하고 공기를 끌어들여야 할 것이다. 아울러 날숨근(즉 심부 복근)이 날숨 중 동원되어야 할 수도 있다. 이 모든 요인은 많은 지도자가 말하듯이 내부에 열을 생성하는 데 분명 도움이 될 것이다.

우자이 호흡은 요가에 국한되지 않는다. 사람들은 그 이름을 들어본 적도 없이 혹은 요가 수업에 참여한 적도 없이 우자이 호흡(즉 복강 내압을 증가시키는 수단으로 기도를 조이는 것)

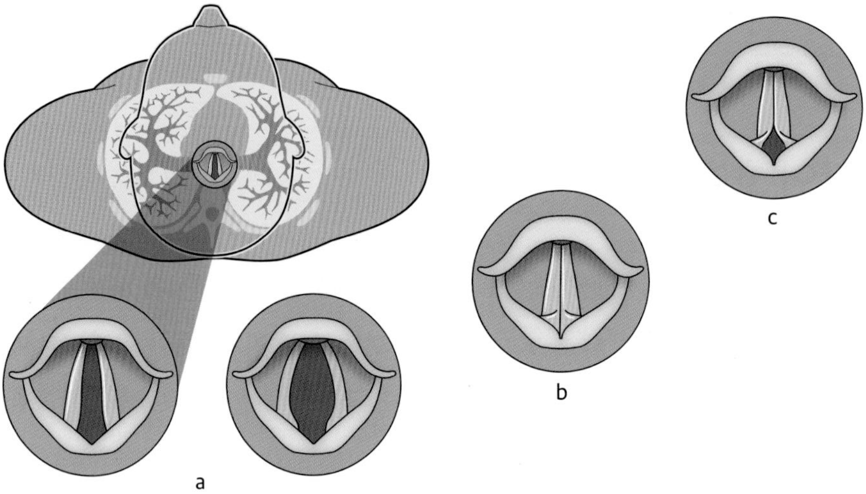

그림 3-8. 성대와 성문이 (a) 이완된 호흡을 위해 열려 있고, (b) 발성(말하기)을 위해 닫혀 있으며, (c) 속삭임 또는 우자이 호흡을 위해 약간 열려 있다.

을 사용한다. 양쪽 다리 올리기와 같은 중심부 운동 중 복강 내압을 안정시키고자 할 때 요가를 수행하지 않는 사람조차도 빈번히 우자이 호흡을 활성화한다. 무거운 물건을 들고 있을 때에도 마찬가지일 수 있다.

전통적인 아쉬탕가 요가에서 수행자는 수행의 시작부터 송장 자세(Savasana)의 시작까지 우자이 호흡을 유지하라는 지시를 받는다. 그러나 《요가 아나토미》에서 카미노프와 매튜스가 지적하듯이, 우자이 호흡이 모든 요가 아사나 또는 모든 요가 스타일에 적합하지는 않을 수도 있다. 그들은 "요가 호흡 훈련의 궁극적인 목표는 습관적이고 기능장애를 일으키는 제한으로부터 신체를 자유롭게 하는 것이기 때문에, 우리가 해야 하는 첫 번째 일은 단일의 올바른 호흡법이 있다는 생각으로부터 스스로 벗어나는 것이다"(Kaminoff and Matthews, 2007, p.20)고 말한다. 하지만 요가가 기능장애를 일으키는 제한에 도움을 준다고 말하는 것은 일부 사람들에서, 혹은 많은 사람에서 기능장애를 일으키는 패턴이 있다는 점을 암시한다.

우자이의 유익함

인터넷은 우자이 호흡과 관련해 사이비과학처럼 들리는 장점으로 도배되어 있다. 이 장을 저술하고 있는 시점에서 위키피디아에 등재된 우자이 호흡에 관한 정보는 출처가 불분명하지만 다음과 같이 주장했다: "이 호흡법은 수행자가 자신의 수행에 맞는 리듬을 유지하고 충분한 산소를 섭취할 수 있도록 하며, 에너지를 증진시켜 수행을 유지하도록 도우면서, 신체 조직에서 독소를 제거한다"(Wikipedia, 2020).

우자이가 사람의 수행에 맞는 어떤 리듬을 유지하도록 도울 수 있다는 점은 이해가 되지만, 충분한 산소를 섭취하고 신체 조직을 해독하도록 할 것이라는 주장은 그리 과학적 근거가 없다. 혈액 산소공급에 대해 말하자면, 우자이는 더 느린 들숨 때문에 혈중 산소의 양을 감소시킬 수도 있지만 그것이 나쁜 것은 아니다. 신체 해독에 대해 말하자면, 해독은 간 및 림프계와 함께 일어나는 세포 과정이고 운동이 일반적으로 간을 더 효율적으로 만들도록 돕는다는 점을 보여주는 근거는 존재하지만 우자이 호흡이 그러한 일을 현저히 한다는 근거 또는 논리는 없다. (해독에 대해 좀 더 정보를 얻으려면 소화계를 다루는 제8장을 참조한다.)

우자이 호흡의 기타 논리적인 장점으로는 호흡을 늦추어 신체에 진정 효과를 일으킬 수 있다는 점, 우자이는 의식적인 노력을 지속적으로 요구하므로 호흡의 의식을 유지한다는 점, 안정된 복강 내압을 만들도록 도와 척추와 신체 중간 부위를 안정화해 어려운 아사나를 수행할 때 유용하다는 점 등이 있다.

올바른 호흡법은 수행하는 과제, 즉 그것이 전력 질주인지, 이완인지, 아니면 아쉬탕가의 주요 시리즈의 수행인지에 달려 있다. 그래서 우자이 호흡이 모든 유형의 요가 혹은 각각의 수행 내에서 모든 아사나에 적합하지는 않을 것이다.

비강호흡과 구강호흡

최근에 구강호흡 대 비강호흡이 관심을 끌고 있다. 자신의 저서 《호흡(Breath)》(2020)에서 제임스 네스터(James Nestor)는 비강호흡이 어떻게 구강호흡보다 훨씬 우월한지를 보여주는 상당한 양의 연구를 제시한다.

비강호흡이 제공하는 장점은 적어도 1950년대 이래로 과학 문헌에서 탐구 및 기술되어 왔다(Cottle, 1958). 코는 최소한 30가지의 건강 보호 기능을 하고 있으며, 구강호흡과 대조적으로 비강호흡은 다음과 같은 기능을 하는 것으로 이해된다(McKeown, O'Connor-Reina, and Plaza; 2021).

- 들이쉰 공기를 덥히고 촉촉하게 한다.
- 공기를 걸러 외부 물질과 병원체에 대한 노출을 감소시킨다.
- 산소 섭취 및 순환을 증가시킨다.
- 호흡 속도를 늦춘다.
- 폐활량을 개선한다.
- 치아와 구강의 올바른 형성을 지지한다.
- 코골이와 수면 무호흡증의 위험을 낮춘다.

또한 비강호흡은 구강호흡보다 기류에 대해 약 50% 더 많은 저항을 가한다. 공기 저항은 호흡에 좋은 일처럼 들리지 않을 수도 있지만, 그러한 저항은 느려진 호흡의 생체역학 때문에 산소 섭취를 10~20% 증가시킨다. 아울러 들숨 중 비강 저항이 충분하면 횡격막이 더 효율적으로 작용할 수 있고 폐의 탄력성이 유지된다. 더욱이 호흡에 대한 이러한 저항은 호흡 속도를 늦추어 신체가 이상적인 양의 이산화탄소를 보유할 수 있는데, 이산화탄소는 그저 폐기물이 아니라 신체에서 여러 중요한 역할을 한다.

아울러 비강호흡은 들이쉰 공기를 비강 내에서 생성되는 산화질소(nitric oxide)란 기체와 혼합하도록 한다. 전반적인 건강에 필수적인 산화질소는 산소를 흡수하는 폐의 능력을 개선하고, 산소를 전신으로 운반하는 신체의 능력을 증가시키며, 혈관 평활근의 이완을 통해 혈관을 확장할 수 있고, 항진균, 항바이러스, 항기생충 및 항균 목적에 도움이 된다.

한편 구강호흡은 알레르기항원에 대한 알레르기 반응 증가, 천식, 구취, 충치, 치은염(잇

몸염), 코골이와 치아 또는 턱 이상을 포함해 많은 문제와 연관이 있다. 정말로 비강호흡의 장점은 많은 듯하며, 요가 수행 중 코를 통한 호흡은 좋은 생각이다. 그러나 생리학이 흔히 그렇듯이 이러한 원칙에 대한 예외가 있다. 비강호흡은 더 느리기 때문에, 산소 요구가 안정 시보다 훨씬 더 큰 고강도 운동을 할 때에는 비강호흡으로는 충분하지 않을 수도 있다. 그러한 경우에는 어떻게 호흡해야 하는지를 몸에 맡기는 것이 최선이다. 하지만 만성으로 구강호흡을 하는 사람인 경우에 요가에서 느리고 마음을 챙기는 호흡 수행이 매우 강력할 수 있다.

프라나야마와 느린 호흡의 심리적 효과와 생리적 효과

프라나야마 운동은 대부분 그 핵심에 느린 호흡이 있으며, 다행히도 느린 호흡에 관해서는 상당한 양의 연구가 있다. 건강한 성인의 경우에 분 당 12회에서 20회 호흡 사이가 정상 호흡 속도로 여겨진다(Flenady, Dwyer, and Applegarth; 2017). 그래서 그 미만은 의식적으로 늦춰진 호흡 속도로 여겨질 것이다.

연구자들은 아직 정확한 이유를 이해하지 못하지만, 감정의 경험이 전신 효과를 보인다는 것(Cacioppo 등, 2000)과 호흡이 자율신경계를 통해 부분적으로 감정과 강하게 연관되어 있다는 것(Kreibig, 2010)은 잘 확립되어 있다. 우리는 모두 이를 증언할 수 있다. 기분이 저하하거나 불안한 기분이 들면 신체에서 특정한 호흡 반응을 일으키는 반면, 기분이 상승하면 또 다른 호흡 반응을 일으킨다.

자율신경계는 혈관, 위, 장, 간, 신장, 방광, 심장과 소화샘 같은 내부 장기를 신경지배 하는 신경계 부분이므로, 심박수, 혈압, 호흡수, 소화와 성적 흥분 같은 많은 불수의적 기능에 영향을 미친다. 자율신경계에는 2개의 주요 신경계가 있다. 교감신경계는 흔히 투쟁-도피 반응이라고 하지만 운동과 많은 일상 활동에 필요하며, 부교감신경계는 흔히 휴식-소화 반응이라고 하며 이완 감정을 일으킨다. (자율신경계에 대한 좀 더 상세한 정보를 얻으려면 신경계를 다룬 제2장을 참조한다.)

여러 문헌고찰 연구가 느린 호흡의 심리적 및 생리적 효과를 더 잘 이해하기 위해 느린 호흡에 관한 가용한 근거를 살펴봤다. 이들 연구는 프라나야마와 같은 느린 호흡의 수행이 수행자에서 부교감신경계를 활성화해 진정 효과를 가져온다는 점에 일반적으로 동의한다. 특히 느린 호흡에 관한 모든 문헌을 검토해 2018년에 발표한 체계적 문헌고찰에서 피사대학교의 안드레아 자카로(Andrea Zaccaro) 등은 건강한 사람들에서 느린 호흡(분 당 10회 이하)의 효과와 그러한 효과의 배경으로 가능성 있는 심리-생리학적 기전을 살펴봤다. '어떻게 호흡-조절이 당신의 삶을 변화시킬 수 있는가?'란 제하의 논문에서 자카로 등은 느린 호흡법이 정신적 및 생리적 유연성, 부교감신경 활동, 그리고 감정 조절 및 심리적 행복과 관련된 중추신경계 활동을 증가시킨다는 근거를 인용했다.

상기 연구자들은 분 당 6회 호흡 속도의 느린 호흡법이 증가한 심박변이도(heart rate variability; HRV)로 측정한 부교감신경 활동, 뇌전도로 측정한 증가한 알파파, 그리고 긍정적 심리 및 행동 효과와 가장 신뢰할 만한 연관성이 있었다고 밝혔다(Zaccaro 등, 2018). 또한 느린 호흡은 교감신경 활동의 거의 완벽한 억제를 일으키는 것으로 나타났으며(Seals, Suwarno, and Dempsey; 1990), 이는 활성화 모드(투쟁-도피 모드)와 연결된 신경세포가 거의 완벽히 불활성화된다는 의미이다.

MYTH OR FACT

나쁜 자세는 좋지 않은 호흡을 초래한다

적절히 호흡할 수 있도록 똑바로 앉으라고 말하는 어머니의 말씀에는 조금의 진실이라도 담겨 있는가? 서로 다른 요가 자세가 우리의 호흡에 큰 영향을 미칠 수 있으므로(이 장의 124페이지 참조), 우리의 일상 자세도 호흡에 영향을 미치리라는 점은 이해가 될 것이다. 그렇다면 진짜 질문은 다음과 같다: 나쁜 자세는 좋지 않은 호흡을 초래하는가?

늑간근과 흉근 같은 목과 가슴 근육의 긴장은 흉곽의 자유로운 움직임을 제한할 수 있다. 아울러 몸을 앞쪽으로 구부리면 복부 장기가 더 밀집되고 횡격막이 내려가는 만큼 자유로이 움직일 수 없다. 이와 동일한 이유로 우리는 때로 많은 양의 식사를 한 후 깊이 호흡하기가 어려울 수 있는데, 복부 내장이 식사 전처럼 쉽게 이동할 수 없기 때문이다. 배 안의 움직이지 못하는 소중한 아기 때문에 복부가 그리 많이 움직일 수 없는 임신부도 마찬가지이다.

우리는 하나의 보편적인 적절한 자세는 없다는 점을 강조하고 싶지만, 일부 연구는 자세가 호흡에 영향을 미친다는 견해를 지지한다. 한 연구는 머리가 호흡 중 앞쪽으로 더 멀어질수록 하부 늑골이 덜 움직인다고 밝혔다(Szczygiet 등, 2015). 이는 사실 놀라운 연구 결과가 아니다. 그건 그저 자세가 호흡에 영향을 준다는 점을 시사한다.

한국의 한 연구(Jung 등, 2016)를 포함해 소수의 연구가 핸드폰, 노트북 컴퓨터 등 전자기기의 사용을 거북목 증후군(forward head posture)과 연결 짓고 거북목 증후군과 폐 기능 감소 간에 연관성이 있다고 밝혔다.

한 연구에 따르면 만성 목 통증이 있는 사람들은 최적의 폐 기능을 보이지 않는 것으로 나타났다(Dimitriadis 등, 2014). 저자들은 폐 기능 저하, 목 근육 약화와 움직임 공포증(kinesiophobia) 사이의 상관관계를 발견했다. 그들은 통증과 움직임 공포증이 모두 목의 생체역학을 변경시켜 추가로 호흡 기능부전의 발생에 기여할 수도 있다고 밝혔다.

그래서 문헌은 목 자세를 포함해 우리의 앉은 및 선 자세가 호흡에 영향을 미칠 수 있지만 아마도 많은 블로그를 보고 우리가 믿게 되는 정도는 아니라는 견해를 지지할 수도 있다. 또한 이는 소파에 털썩 앉는 것이 본질적으로 나쁘다는 의미는 아니며, 때로는 긴 하루를 보낸 후에는 아무것도 더 좋아질 수가 없다. 그러나 이따금 당신이 어떻게 호흡하고 있는지 그리고 어떠한 느낌이 드는지 점검하는 것은 분명 좋은 생각이다. 결국 호흡과 자아를 의식하지 않는다면 요가는 우리에게 무엇을 가르치는가?

Try it yourself

호흡 속도

스톱워치(핸드폰에는 대부분 스톱워치 앱이 있다)를 들고 호흡을 변화시키려 하지 않은 채 자신이 분 당 얼마나 많이 호흡하고 있는지를 측정한다. 어떠한 느낌이 드는지에 주목한다.

그런 다음 의식적으로 호흡을 늦추어 적게는 분 당 3회 또는 4회 호흡을 목표로 한다. 이는 7초간의 들숨, 매우 짧은 멈춤과 7초간 또는 그 이상의 날숨으로 시도해도 좋다. 그러한 속도로 호흡할 때 어떠한 느낌이 드는지에 주목한다.

자카로 등(2018)은 요가 프라나야마인 젠 호흡(Zen breathing)의 수행과 일반적인 느린 호흡법을 시험한 연구들을 살펴봤다. 불행히도 많은 요가 중심 연구가 질적 수준이 낮은 방법론을 사용하였기 때문에 오직 하나의 프라나야마 연구만 선정될 수 있었다. 이전의 연구자들처럼, 연구자들은 호흡법이 표방하는 명칭인 '브랜드'가 그리 중요하지 않은 듯하다고 밝혔는데, "우리의 의견으로는 일부 명상 수행 및 느린 호흡법이 어느 정도 비슷한 기전을 공유하는 것이 가능하다"(Zaccaro 등, 2018, p. 12)고 보았기 때문이다. 반대로 호흡이 정지하는 무호흡의 빈번한 발생을 동반하는 얕거나 깊고 급속한 호흡처럼 불규칙한 호흡은 교감신경 활동의 증가를 초래한다(Leung 등, 2006).

이상의 모든 연구 결과는 호흡이 어떻게 직접적으로 자율신경계에 영향을 미치는지를 보여주는 주요한 예를 제시한다. 이러한 연관의 배경이 되는 기전에 대해서 자카로 등(2018)은 콧구멍의 내부에 있는 상피(피부)가 느린 호흡에서 자율신경 변화를 일으키는 데 중요한 역할을 할 수도 있다고 주장했다. 동물 모델과 인간에서 모두 나온 근거는 콧구멍 상피에 있는 특정한 수용체를 자극하는 콧구멍 중심 호흡이 기분에 영향을 미치는 호흡의 배경이 되는 중추적인 기전 중 하나일 수 있다는 가설을 지지한다.

많은 사람이 더 느린 호흡을 할 때 더 이완되는 느낌이 드는 경향이 있지만, 이것이 모든 사람에게 적용되지 않을 수도 있다. 마찬가지로 누군가에게 "그저 숨을 쉬세요" 혹은 "그저 이완하세요"라고 말하는 것은 말하는 사람이 의도하는 만큼 위안이 되지 않을 수도 있다. 우리가 이러한 도구로 어려운 상황에서 자신을 진정시킬 수 있으려면 우리에게 통하는 것과 그렇지 못한 것을 알아야 한다. 그런 식으로 우리의 호흡을 이해하면 자신을 이해하는 데 도움이 된다.

호흡계의 질환

호흡은 요가에서 아주 중요한 측면이므로, 일부 흔한 호흡계 질환에 관한 약간의 기본 정보는 유용할 수 있다. 요가는 흔히 치유 수행으로 묘사된다. 여기서는 호흡 기능부전, 과호흡 증후군, 천식과 만성 폐쇄성 폐질환을 차례로 살펴보고, 이들 질환의 치료에 요가를 지지하는 근거가 존재하는지를 논의한다.

호흡 기능부전

요가 지도자와 수행자 할 것 없이 다 같이 사람들 대부분의 호흡은 최적 수준 이하라고 생각하는 것이 아주 흔한 견해이다. 아울러 요가 지도자들은 흔히 자신의 호흡 워크숍을 '적절히 호흡하는 방법을 배우자' 혹은 꽤 위압적으로 '당신은 평생 잘못 호흡해왔다'와 같은 메시지로 광고하는데, 후자와 같은 메시지는 거의 누구든 겁을 주어 돈을 건네도록 할 수도 있다. 호흡 기능부전(dysfunctional breathing)은 인정된 의학적 질환이다. 그러나 우리가 모두 그 질환을 앓고 있는가?

호흡 기능부전은 호흡의 정상적인 생체역학적 패턴이 변화해 간헐적 또는 만성 증상을 일으키는 질환으로 정의된다. 이 질환은 영국흉부학회(BTS) 및 스코틀랜드 대학간 진료지침 네트워크(SIGN)와 아울러 세계천식기구(GINA)의 천식 진료지침에 의해 인정된다. 또한 이 질환은 과호흡 증후군, 불균형적 호흡곤란, 행동적 호흡곤란, 불안관련 호흡곤란, 정신적 기능적 호흡 장애와 신체형 호흡 장애로도 묘사되고 있어 혼란을 불러일으키지만, 모두 본질적으로 동일한 질환을 말한다(Barker and Everard, 2015). 이들 중 많은 용어가 현저한 심리적 요소를 내포하며, 이와 같은 심리적 기능장애와 호흡 기능부전 사이에 인식된 연관성으로 인해 아마도 많은 의사가 이 질환의 진단을 회피할 것이다(Barker and Everard). 호흡 기능부전은 이해가 부족해 흔히 세계적으로 임상 진료에서 과소진단되거나 오진되며, 이는 환자가 적절한 치료를 받을 기회를 박탈할 수 있다(Vidotto 등, 2019).

호흡 기능부전은 천식이 있는 사람들 사이에 가장 흔하다. 이 질환의 중심 요소는 패턴 이상 호흡으로, 이 경우에 환자는 정상적인 이완된 호흡에서 그렇듯이 호흡의 주동근육으로 횡격막을 사용하는 대신 상부 흉벽과 보조 근육을 사용한다. 이는 수많은 요가 지도자가 우려하고 그래서 워크숍을 열어 다루는 유형의 호흡이다. 그러나 호흡 기능부전이 있을 경우에 지도자는 안다.

호흡 기능부전이 있는 사람은 다음 중 하나를 경험할 것이다: 과호흡의 산발적 발작; 주기적인 깊은 한숨; 흉부 지배적인 호흡; 강제적 복부 호기; 혹은 흉복부 비동시성. 여기서 흉복부 비동시성(thoracoabdominal asynchrony)은 흉곽과 복부 수축 사이에 지연이 있다는 의미로, 비효과적인 호흡 역학을 일으킨다. 위와 같은 호흡 패턴이 발생하면 환자는 호흡 속도 증가, 호흡곤란, 어지럼, 현기증, 저린 감각, 근육 연축, 또는 무감각과 같은 기타 증상을 경험할 것이다.

요가 지도자는 도움을 주려 할 수도 있지만, 자신이 호흡하는 방법을 알지 못한다고 수련생에게 말하는 것은 아마도 삼가야 할 것이다. 누군가 호흡 기능부전이 있는 상태로 요가 스튜디오에 들어서는 것이 전적으로 가능한 일이지만, 거기는 요가 지도자가 그 질환을 진단하는 장소가 아니다. 더욱이 두려움에 기초한 언어를 사용하여 모든 사람이 잘못 호흡하고 있다고 말하면 누군가의 불안을 완화하는 데 도움을 주는 대신 그것을 촉진할 수 있다.

요가 지도자에게 진단할 권한은 없지만, 그들은 여전히 수련생의 호흡을 지도하는 데 중요한 역할을 한다. 사실 순조롭게 이루어지면, 이는 아마도 그들이 다른 누군가에게 기부할 수 있는 최선의 재능일 것인데, 요가가 하는 정도로 호흡 의식에 역점을 두는 기타 움직임은 거의 없기 때문이다. 사실 그저 누군가의 의식을 자신의 호흡으로 가져가게 하는 것은 강력한 도구이다. 요가 지도자가 수련생에게 제시할 수 있는 가장 간단한 명상은 그저 이완하고 자신의 호흡을 관찰하라는 것이다. 물론 이 경우에 호흡의 질에 대한 판단이 유보되고 횡격막을 올바로 사용하고 있지 않다는 언어가 배제된다. (호흡 명상의 예로 '느리고 이완된 감사의 호흡'이 이 장의 끝에 제시되어 있다.) 조절된 호흡 수행 또는 늦춰진 호흡이 유익할 수 있지만, 아마도 때로 수련생이 해야 할 일은 이완하고 호흡에 방해가 안 되게 하는 것뿐일 것이다.

우리가 호흡 기능부전을 완전히 이해하기까지는 아직 갈 길이 멀다. 이 질환의 분류, 정의와 진단기준은 최근인 2019년에도 여전히 문헌고찰 연구에서 논의되고 있었다(Vidotto 등). 의료 전문가가 호흡 기능부전을 오진하고 과소진단하는 상황을 고려한다고 해도, 사람들을 호흡 기능부전 환자로 진단하거나 그들에게 평생 잘못 호흡해왔다고 말하는 것은 요가 지도자의 역할이 아님은 분명하다. 그러나 요가 지도자는 프라나야마, 느린 호흡 수행과 일반적인 호흡 의식을 통해 자신의 수련생을 지도하는 데 유리한 입장에 있으며, 이 모두는 수련생의 행복에 상당한 효과를 발휘할 수 있다.

과호흡 증후군

과호흡(hyperventilation)은 매우 급속한 호흡을 특징으로 하며, 이는 대개 이산화탄소와 산소의 균형을 교란한다. 이는 공황 발작을 일으킨 사람에서 관찰되는 호흡 패턴이고 그 원인과 결과 면에서 모두 강한 심리적 연관성이 있다. 이러한 유형의 호흡에서 들숨은 날숨보다 더 길며, 과호흡을 하는 사람은 대개 숨이 가빠서 헐떡이는 것 같다. 당사자는 자신이 산소를 충분히 섭취할 수 없다고 생각할 수도 있지만, 문제는 사실 이산화탄소를 충분히 보유하지 못한다는 것이다. 혈관 내에는 많은 수용체가 있어 이산화탄소가 얼마나 많이 존재하는지를 뇌에게 알려준다. 이산화탄소는 호흡의 노폐물이지만 헤모글로빈과 결합한 산소가 풀려 산소가 다양한 기관에 도달할 수 있도록 돕기 위해 필요하기도 하다. (헤모글로빈과 산소의 운반에 대해 좀 더 정보를 얻으려면 심혈관계를 다루는 제4장을 참조한다.)

이산화탄소는 혈액의 pH 조절 또는 산-염기 균형에 영향을 미친다. 과호흡에서는 신체가 생성하는 양보다 더 많은 이산화탄소를 배출하며, 이를 저이산화탄소혈증(hypocapnia)

이라고 한다. 이렇게 이산화탄소의 혈중 농도가 감소하면 혈액의 pH가 증가해 혈액이 더 알칼리성을 띠고 산소가 헤모글로빈과의 결합에서 풀릴 수 없으며, 이에 따라 조직에 대한 산소공급이 감소한다. 이와 같은 호흡 알칼리증(respiratory alkalosis)의 증상으로는 어지럼, 입술, 손, 혹은 발의 저림, 두통, 쇠약, 실신과 발작이 있다. 극단적인 경우에는 손발 연축과 손발 퍼덕임 및 수축을 유발할 수도 있다. 당사자는 뇌의 조직이 산소를 충분히 공급받을 수 없기 때문에 어지럼과 현기증을 느낄 수 있다(Gardner, 1996).

과호흡은 카팔라바티 프라나야마가 그렇듯이 자발적으로 수행될 수 있지만, 과호흡 증후군은 과호흡 증상이 비자발적으로 발생하는 호흡 장애를 말한다. 공황 장애와 과호흡 증후군 간에는 강한 상관관계가 존재하고 이는 과학 문헌에서 잘 확립되어 있다(Sikter 등, 2007). 사색 수행(요가처럼), 명상, 그리고 느린 호흡과 긴 날숨에 역점을 두는 수행(태극권)은 호흡 미주신경 자극을 유도하는, 즉 부교감신경계에서 진정시키는 휴식-소화 반응을 촉발하는 것으로 알려져 있다(Gerritsen and Band, 2018). 그러므로 성인에서(Jones 등, 2013) 또는 심지어 소아에서(Barker 등, 2013) 호흡 기능부전과 과호흡 증후군에 호흡 수행의 유효성을 보여주는 연구들이 부족함에도, 요가가 부교감신경 활동과 스트레스에 대처하는 사람의 능력을 증가시킴으로써 비자발적 과호흡의 증상 발현을 감소시키도록 도울 수도 있다고 보는 것은 생리학적으로 타당하다(De Couck 등, 2019).

도구로서 과호흡

프리 다이버(스쿠버 장비 없이 깊이 잠수하는 사람)는 흔히 잠수에 앞서 과호흡과 비슷한 호흡 운동을 수행하여 혈액을 알칼리성으로 만들고 산소가 포화되게 하며 이산화탄소가 결핍되게 한다. 그런 다음 프리 다이버가 호흡을 중지하면 그 반대의 현상이 발생해, 이산화탄소의 혈중 수치가 증가해 혈액이 더 산성을 띠고 산소 수치가 격감한다. 스스로 과호흡을 함으로써 프리 다이버는 자신을 알칼리성 상태에 놓이게 하며, 이는 중성 그리고 마침내 산성 상태로 기울기 전에 그에게 완충을 제공한다.

'아이스 맨'으로도 알려진 빔 호프(Wim Hof)는 익스트림 스포츠 운동선수로 얼음 아래에서 수영하고, 얼음과 장시간 전신 접촉을 견디며, 얼음과 눈 위에서 맨발로 하프 마라톤을 달려, 기네스 세계 기록을 수립했다. 빔 호프 호흡법의 핵심 원칙은 조절된 과호흡을 한 다음 호흡을 중지하는 호흡 수행이다. 호프에 따르면, 이러한 호흡법은 얼음 욕조 속으로 뛰어들어 60분간 견디는 것처럼 익스트림 스포츠를 하기 전이나 하는 중에 사람을 진정시키도록 돕는다고 한다(Wim Hof Method, 2020).

또한 과호흡은 홀로트로픽 호흡법(Holotropic Breathwork)이라고 하는 치료법으로도 사용되고 있다. 이 호흡법은 수행자를 변화된 의식 상태로 빠져들게 하여 감정적 치유와 개인적 성장을 돕도록 되어 있다(Holmes 등, 1996). 음악이 동반되는 이 호흡법은 수분에서 수 시간 동안 빠른 속도로 호흡하여 신체를 초월하고 자신의 진정한 자아와 연결한 다음 그 경험을 창의적으로 되돌아본다. 이 호흡법은 이러한 감정적 해방 기법을 훈련받은 사람이 지도하게 되어 있으며, 적어도 3개의 연구에서 감정적 카타르시스, 내면의 영적 탐구, 고도의 자아 의식, 기질 변화 등 긍정적 결과가 나왔다. 여기서 기질 변화로 수행자들은 불만족하고 오만하며 적대적인 경향이 줄었다고 보고했다.

이상과 같은 예들은 어느 정도 위험을 동반하고 모든 사람, 특히 호흡 문제가 있는 사람에게 적합하지 않을 수도 있다. 그러나 이러한 예들이 강조하는 바는 대개 부정적으로 인식되는 어떤 것(과호흡)이 조절된 방식으로 사용되면 유익한 도구가 될 수 있다는 것이다.

천식

천식은 아주 흔한 호흡기 질환이므로, 우리는 모두 아마도 천식이 있는 누군가를 알고 있거나 적어도 누군가가 흡입기를 사용하는 모습을 보았을 것이다. 천식은 지속성 염증 질환으로 폐로 연결되는 통로인 기관지가 염증으로 좁아지고 부어 호흡이 어려워진다. 이는 기침, 숨 쉴 때 쌕쌕거리는 천명, 가슴 답답함과 호흡곤란을 일으킬 수 있다. 그 중증도는 일부에게는 약간의 성가심이 되는 것부터 다른 일부에게는 파괴적이고 생명을 위협하는 질환이 되는 것까지 다양할 수 있다. 천식 발작은 매주 몇 차례 혹은 자주는 매일 몇 차례 발생할 수 있으며, 사람에 따라 증상은 밤에 혹은 운동 중 악화할 수 있다.

일부 사람들은 천식을 앓고 다른 일부는 그렇지 않은 이유는 완전히 이해되고 있지 않지만, 천식은 유전 및 환경 요인 모두에 의해 유발된다고 생각된다. 다양한 자극원 및 알레르기 원인 물질(알레르기항원)이 천식의 징후와 증상을 유발할 수 있다. 천식 유발원은 사람마다 다르지만 다음과 같은 것들을 포함하는 것으로 알려져 있다.

- 공기로 운반되는 알레르기항원으로 꽃가루, 집먼지진드기, 곰팡이 포자, 애완동물 비듬, 바퀴벌레 분비물의 입자 등
- 감기와 같은 호흡기 감염
- 신체 활동
- 찬 공기
- 담배 연기 같은 공기 오염물질과 살충제 분무
- 베타차단제, 아스피린과 비스테로이드성 항염제 같은 일부 약물
- 가공육, 새우, 건과, 가공 토마토, 맥주와 포도주를 포함해 일부 유형의 식품 및 음료에 첨가되는 아황산염과 보존제
- 강한 감정과 스트레스

알레르기 가족력이 있는 사람들은 천식을 일으킬 가능성이 더 크다. 여기에는 천식 자체, 습진, 계절성 알레르기 비염, 또는 기타 알레르기가 포함된다. 마지막으로, 흡연이 천식에서 중요한 역할을 한다.

총 824명이 참여한 14개의 무작위 대조 임상을 대상으로 실시된 한 문헌고찰 연구는 천식이 있는 사람들에서 요가가 증상, 폐 기능과 삶의 질에 미치는 효과를 살펴봤다(Cramer 등, 2014). 저자들은 요가가 결과변수를 개선하는 데 효과적이라는 근거를 발견하지 못하였고, 그래서 요가를 현재로서는 천식 환자들을 위한 기본적 중재로 고려할 수 없다고 결론지었다. 그러나 그들은 요가를 천식이 있는 사람들을 위한 추가적 중재 또는 호흡 운동의 대체로는 고려할 수 있다고 결론을 내렸다.

총 1,048명이 참여한 15개의 무작위 대조 임상을 대상으로 실시된 또 하나의 문헌고찰

연구는 요가가 아마도 천식이 있는 사람들에서 삶의 질과 증상의 작은 개선을 가져온다는 중간 수준의 근거를 발견하였지만 요가가 폐 기능에 미치는 효과는 일관적이지 않다고 밝혔다(Yang 등, 2016). 그들은 요가가 약물 사용을 감소시킬 수 있다는 작은 근거를 발견하였지만, 임상시험들이 대부분 다양한 방식으로 결함이 있었다고 결론지었다.

또 다른 문헌고찰 연구는 요가, 부테이코(Buteyko) 및 팝워스(Papworth) 호흡법을 포함해 서로 다른 호흡법을 살펴봤다(Santino 등, 2020). 이 연구는 위에서 언급한 2개의 문헌고찰 연구와 달랐는데, 요가 외의 호흡법과 더 최근의 연구도 포함하였기 때문이다. 팝워스 호흡법은 느리고 깊은 복식 호흡에 역점을 두는 반면 부테이코 호흡법은 비강호흡, 호흡 중지와 이완을 강조한다. 두 호흡법은 요가 호흡법과 유사성이 있다. 이 문헌고찰 연구에서 요가 범주로 분류된 연구들 가운데 일부는 프라나야마만 포함하였지만, 다른 일부는 아사나 및 명상과 함께 호흡법을 포함했다. 연구자들은 호흡 운동이 삶의 질, 과호흡 증상과 폐 기능에 일부 긍정적 영향을 미칠 수도 있다고 결론을 내렸다. 그러나 연구들의 방법론으로 인해 결과변수와 관련한 근거의 질은 중간부터 매우 낮은 수준까지였다.

따라서 요가 호흡법(그리고 기타 호흡법)이 천식에 도움이 된다는 근거는 미미하며, 요가와 천식에 대해 확실한 결론을 내리기 위해서는 대단히 많은 피험자를 참여시키는 더 많은 질 높은 연구가 필요하다. 그러더라도 요가의 유형이 상당히 중요할 것이다. 부드러운 하타 요가 수업은 격렬한 빈야사 수행에 비해 효과가 크게 다를 수도 있다.

폐 기능을 측정하는 외에, 요가에서 가장 유익한 측면의 하나, 즉 요가가 어떻게 스트레스 해소와 이완에 도움을 주는지도 고려하는 것이 중요하다. 천식 환자들이 요가를 통해 완화를 경험한다는 증례 서술적 근거는 많다. 아마도 그것은 요가가 어떻게 우리를 이완시킬 수 있는지와 연관이 있을 것인데, 스트레스와 불안은 천식 발작을 촉진하는 주요 요인일 수 있기 때문이다. 또한 요가는 자세를 개선해 도움을 줄 수도 있으며, 이는 횡격막이 더 효율적으로 작용하도록 도울 수 있다. 아울러 요가는 흉근을 확장해 도움을 줄 수도 있으며, 이는 호흡을 더 수월하게 할 수 있다.

당신이 천식이 있으면서 요가로부터 위안과 증상 완화를 경험하는 누군가를 알고 있다면, 그리고 그 누군가가 당신이라면, 요가 수행이 당신이 해야 하는 올바른 일이라고 말해

주는 체계적 문헌고찰은 굳이 필요하지 않다.

만성 폐쇄성 폐질환

만성 폐쇄성 폐질환(chronic obstructive pulmonary disease; COPD)은 담배 연기와 기타 유해 물질 같은 여러 자극원에 의해 폐에 염증반응이 발생해 기관지가 좁아지고 폐포가 파괴되어 기류가 제한되는 특징을 보이는 호흡기 질환이다. 이 질환을 일으키는 가장 흔한 2가지 질환은 만성 기관지염(chronic bronchitis)과 폐기종(emphysema)으로, 이들 질환은 대개 함께 발생한다. 만성 기관지염은 기관지 점막에 만성 염증이 생기면서 기관지가 좁아지는 질환인 반면, 폐기종은 폐의 폐포가 파괴되는 질환이다. 증상으로는 호흡곤란, 숨참, 기침, 점액 분비와 천명이 있다. 만성 폐쇄성 폐질환이 있는 사람들은 심장질환, 폐암과 다양한 기타 질환을 일으킬 위험이 증가한다. 이 질환의 증상은 시간이 흐르면서 점차 악화하는 경향이 있고 당사자의 일상생활에 영향을 미칠 수 있지만, 치료를 받으면 질환의 통제에 도움이 될 수 있다.

장기적인 흡연은 만성 폐쇄성 폐질환의 가장 흔한 원인이나, 간접흡연, 파이프 흡연, 공기 오염과 작업장의 먼지, 연기, 또는 가스 노출 같은 기타 자극원도 이 질환을 유발할 수 있다. 만성 폐쇄성 폐질환을 예방하는 최선의 방법은 결코 흡연하지 않거나 당장 금연하는 것이다.

금연을 위한 비약물 치료로 심신 수행의 효과를 알아본 연구들을 대상으로 실시된 한 문헌고찰은 현재까지의 연구들이 금연을 보조하는 예비적 중재로 요가와 명상 중심 치료를 지지한다고 결론지었다(Carim-Todd, Mitchell, and Oken; 2013). 그러나 가용한 연구가 소수이고 방법론적 문제도 있기 때문에, 연구자들은 요가와 명상이 효과적인 치료법인지를 확실히 판단하기 위해서는 표본 크기가 더 크고 면밀한 모니터링 하의 중재가 이루어지는 더 많은 임상시험이 필요하다고 결론을 내렸다. 그러한 지적에도 불구하고 이러한 문헌고찰 연구는 요가와 명상을 사용하여 사람들의 금연을 돕기 위한 좋은 근거를 제공한다.

흡연 또는 기타가 원인인지에 상관없이 만성 폐쇄성 폐질환이 있는 사람들인 경우에, 문헌은 요가가 질환 관리에 중요한 접근법일 수도 있다는 견해를 지지한다. 한 문헌고찰 및 메타분석은 현재까지 요가와 태극권을 포함해 명상 움직임에 관한 모든 연구를 살펴보고 그것이 운동 능력, 호흡곤란, 건강 관련 삶의 질, 폐 기능 등 만성 폐쇄성 폐질환의 많은 측면을 개선할 수도 있다고 결론지었다(Wu 등, 2018). 연구들이 대부분 그렇듯이 저자들은 이러한 예비 연구 결과를 입증하기 위해서는 더 많은 연구가 요구된다는 말로 마무리하였으나, 그들의 문헌고찰 연구는 만성 폐쇄성 폐질환을 앓는 사람들의 삶을 개선하는 데 많은 희망을 보여준다.

Try it yourself

느리고 이완된 감사의 호흡

누워 무릎을 구부리고 발바닥을 바닥에 댄다. 내측 무릎을 서로 기대게 해서 공중에서 다리의 균형을 잡지 않도록 한다. 한쪽 손을 배꼽에 얹고 다른 쪽을 가슴에 얹는다. 모든 긴장이 바닥으로 녹아내리도록 하면서 느리고 깊은 호흡을 몇 차례 해서 시작한다. 조금의 근육 작용도 사용할 필요가 없는 자세에 있으므로 그 모두를 놓아주도록 한다. 일단 완전히 이완된 느낌이 들면, 호흡하면서 몸의 움직임에 주목한다. 가슴과 배가 부드럽게 오르내리는 것을 관찰한다. 호흡은 고정시키거나 바로잡을 필요가 없다. 자신의 호흡을 그냥 그대로 완벽하다고 생각하고, 따라서 그저 이완해 호흡의 부드러운 오르내림에 맡길 수 있으면 된다. 잠시 시간을 내어 각각의 호흡에 그리고 신체가 가스를 교환하고 생명력(혼)을 유지하는 능력에 감사를 수행한다.

결론

호흡의 일차 기능은 가스 교환이지만, 호흡은 기타 많은 역할을 하고 신체의 기타 모든 계통에 영향을 미칠 수 있는 잠재력을 가진다. 산소의 흡수와 이산화탄소의 방출은 생명 유지에 필수적이지만, 호흡은 가능한 한 많은 산소의 섭취에 관한 것이라기보다는 체내에서 그러한 두 기체의 균형에 관한 것이다. 횡격막은 호흡의 주동근육으로 작용하는 강력한 근육이고, 또한 기타 깊은 중심부 근육과 함께 복강 내압과 척추 안정화에 필수적인 역할을 하며, 이는 요가와 단연코 모든 신체 활동에 중요하다. 그러므로 호흡은 움직임과 자세의 영향을 받을 수 있으며, 움직임과 자세는 호흡의 영향을 받을 수 있다. 호흡을 중지하는 것은 당면한 과제에 따라 때로 가장 적합한 선택일 수도 있다. 호흡은 자율신경계를 통해 심리적 상태와 필요 불가결하게 연결되어 있다. 호흡 기능부전은 실재하는 것이지만 아마도 사람들 대부분이 생각하는 것보다 덜 흔할 것이며, 요가 지도자는 그러한 진단을 내릴 자격이 없다. 지도자가 제공할 수 있는(혹은 우리가 혼자 탐구할 수 있는) 가장 소중한 일의 하나는 자신의 호흡을 의식하고, 이완해 자신의 호흡에 맡기며, 호흡을 늦추는 수행을 하는 것이다.

Chapter 4

C A R D I O V A S C U L A R S Y S T E M 심혈관계

심혈관계는 심장, 혈관과 혈액으로 이루어져 있다. 이는 놀라울 정도로 복잡하고도 효율적인 계통으로, 산소와 영양분을 세포로 운반하고, 세포로부터 노폐물을 제거하며, 감염을 퇴치하고, 체온을 조절하며, 항상성을 유지하는 데 관여한다.

심혈관계에 관한 우리의 이해는 1600년대 이래로 엄청난 진보를 이루어왔다. 그때까지는 혈액이 신체를 순환한다는 개념을 연구자들이 이해할 수 없었다(Aird, 2011). 고대 그리스인들은 전신에 혈액을 공급하는 정맥과 공기로 가득 차 있는 동맥이 별개로 구성되어 있는 혈관계를 상정했다. 로마제국의 전성기에 최고의 의학 연구자였던 갈레노스(Claudius Galenos; 영어식으로는 Galenos를 Galen이라고 함)는 정맥에는 검붉은 혈액이 흐르고 동맥은 생명혼(vital spirit)이 섞인 선홍색의 혈액을 전신에 공급한다고 주장하였지만, 혈액이 간에서 생성되고 근육에서 소비된다고 보는 견해는 여전했다. 또한 심장 자체는 근육이 아니므로 펌프 작용을 하지 않고 혈액은 그저 밀물처럼 심장을 채웠다가 썰물처럼 빠져나간다고 주장했다. 따라서 혈액이 어떻게 심장의 우심실에서 좌심실로 운반되는지는 이후 1,400년 동안 연구자들 사이에 의문으로 남았다.

그런데 윌리엄 하비(William Harvey, 1578~1657)는 1628년 "혈액은 계속해서 만들어지는 것이 아니라 순환하면서 재사용된다"고 하는 혈액순환이론을 제창했다. 그는 동맥과 정맥의 혈액 흐름을 독립시켰던 갈레노스의 개방형 혈관계 이론 대신 실험적 방법을 통해 정맥과 동맥의 혈액 흐름이 연속적이라는 사실을 입증해 폐쇄형 순환계 이론을 제시했다. 심장의 박동을 원동력으로 해서 혈액이 혈관을 타고 순환한다는 그의 혈액순환이론은 현대 의학의 기초로 널리 인정되고 있다(Lubitz, 2004). 하비의 순환 모델을 둘러싼 논쟁은 1661년에 마르첼로 말피기(Marcello Malpighi)가 모세혈관 내의 혈행을 발견하고 동맥에서 정맥으로의 이행을 관찰해 혈액순환이론을 완성함으로써 종지부를 찍었다(Pearce, 2007).

심장 자체가 종종 요가 수업에서 언급되며, 가슴을 열어주는 연속동작은 많은 요가 지도자가 선택할 정도로 인기가 있다. 또한 요가가 그저 심장에 좋다는 일반적인 신념이 있다. 이 장에서는 심혈관계의 생리학을 알아보고 아울러 요가가 심혈관계의 기능에 어떠한 영향을 미치는지를 자세히 살펴본다.

혈액

혈액은 성인 체중의 약 8%를 차지한다. 보통의 성인 여성은 대개 4~5L 정도의 혈액을 보유하는 반면, 보통의 성인 남성은 대개 5~6L의 혈액을 보유한다. 단 한 방울의 혈액에는 수백만 개의 적혈구, 백혈구와 혈소판이 들어 있다(그림 4-1).

혈장(plasma)은 약간 끈끈한 노란색의 액체로 혈액의 55% 정도를 차지한다. 혈장은 대부분 수분이고(약 92%) 전신에 걸쳐 무기염류, 영양분, 노폐물, 호르몬, 효소와 항체를 운반한다.

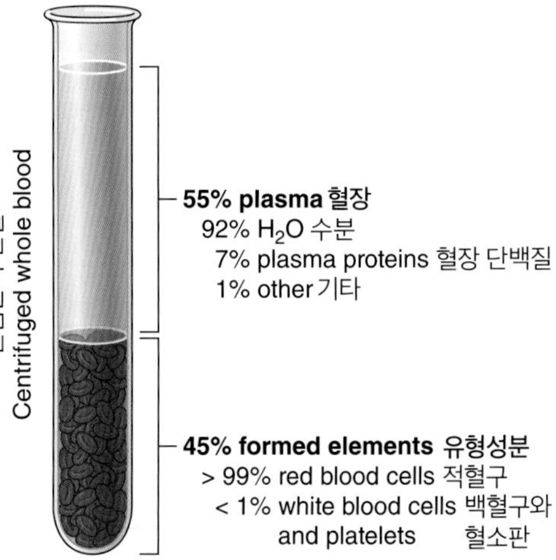

그림 4-1. 혈액의 조성물

적혈구(red blood cell 또는 erythrocyte)는 전신의 전체 세포에서 25% 정도를 차지하는 것으로 추산된다. 적혈구는 적색골수(red bone marrow)에서 초당 200만 개 이상이란 엄청난 속도로 생성되며(Higgins, 2015), 그들의 생성은 주로 신장에서 분비되는 호르몬인 에리스로포이에틴(erythropoietin)에 의해 조절된다. 적혈구는 순환 혈액에서 120일까지 생존한다. 적혈구에는 붉은 색소 단백질인 헤모글로빈이 들어 있으며, 이 혈색소는 산소 및 이산화탄소와 결합해 이들을 신체의 적절한 장소로 운반한다. 포유류의 적혈구는 성숙한 기능적 상태에서는 핵이 없어 동물 세포 사이에서 독특하며, 양쪽 중앙이 오목한 원반형이다. 이러한 적혈구의 이중오목 형태는 비난류성 혈액 흐름을 극대화하고 혈소판의 이산(離散, 흩어짐)을 극소화하기 위한 필요에서 진화한 것으로 시사된다(Yoshizumi 등, 2003).

백혈구(white blood cell 또는 leukocyte)는 주로 골수에서 생성되고 감염이나 외부 물질로부터 신체를 보호하는 일을 담당한다. 백혈구는 그 수가 적혈구보다 훨씬 더 적고 수명이 한층 더 짧다. 적혈구는 혈관 내를 순환하면서 살아가지만, 백혈구는 일상적으로 혈류에서 신체 조직으로 이동하여 방어 기능을 수행한다. 백혈구에서 가장 흔한 유형은 호중구(neutrophil)로, 전체 백혈구의 55~70%를 차지하고 즉각적인 반응을 일으키는 세포이다. 호중구는 수명이 현저히 짧아 순환 반감기가 6~8시간이므로 매일 500~1,000억 개의 속도로 생성된다(Summers 등, 2010).

혈소판(platelet)도 골수에서 생성되고 손상된 혈관에서 혈액이 새어 나가지 않도록 하는 지혈 과정을 담당한다. 혈소판이 염증과 조직 재생을 포함해 기타 과정에서 중요한 역할을 한다는 실험 및 임상 근거가 증가하고 있다. 부혈소판 혈장 유도체(platelet-rich plasma derivative)는 재생 의료에서 궤양, 화상, 근육 치유, 뼈 질환, 수술 후 조직 회복 등 여러 임상 질환의 치료에 사용된다(Etulain, 2018).

심장

심장은 흉곽 안에서 흉골의 뒤 및 약간 왼쪽으로 그리고 횡격막의 위로 위치하며, 주먹만한 크기의 근육 펌프이다. 잘 훈련된 운동선수의 심장은 이보다 상당히 더 크다.

심장의 근육조직인 심근(myocardium)은 특수한 심장 근육으로 이루어져 있다. 심장 근육은 골격근 및 평활근과 몇몇 공통적인 특성을 보이나(이는 이 장에서 나중에 논의하게 된다), 고유의 구별되는 일부 특성이 있다. 우선, 심장 근육은 지구력을 위해 특별하게 고안되어 있다. 심장의 평균 수축 수가 분 당 75회라면, 인간 심장은 하루에 약 10만 8,000회, 일 년에 3,900만 회 이상, 그리고 75세의 수명이라면 평생 거의 30억 회 수축할 것이다. 심장 근육의 경우에 강직(tetany; 근육이 비자발적 수축을 일으키는 상태로 종아리의 근육 경련을 생각해본다)의 가능성은 없다. 마지막으로, 심장 근육은 자동조율성(autorhythmicity)이란 특성이 있어 심장의 수축 및 박동은 자체적으로 발생하는 활동전위에 의해 유도된다.

심장에는 우심방, 좌심방, 우심실, 좌심실 등 4개의 방이 있다(그림 4-2). 심방은 혈액을 받아들이는 방인 반면, 심실은 심장의 주요 펌프 역할을 하는 방으로 혈액을 폐나 나머지 신체 부위로 보낸다. 심장 내에는 4개의 판막(valve)이 있어 혈액의 역류를 막는다. 삼첨판막(tricuspid valve)은 우심방과 우심실 사이에, 폐동맥판막(pulmonary valve)은 우심실과 폐동맥 사이에, 승모판막(mitral valve)은 좌심방과 좌심실 사이에, 그리고 대동맥판막(aortic valve)은 좌심실과 대동맥 사이에 있다. 각각의 심장 판막에서 첨판(leaflet)의 바닥은 심장 근육에 부착된 건삭(腱索, 힘줄끈; tendinous cord)에 의해 고정되어 있다.

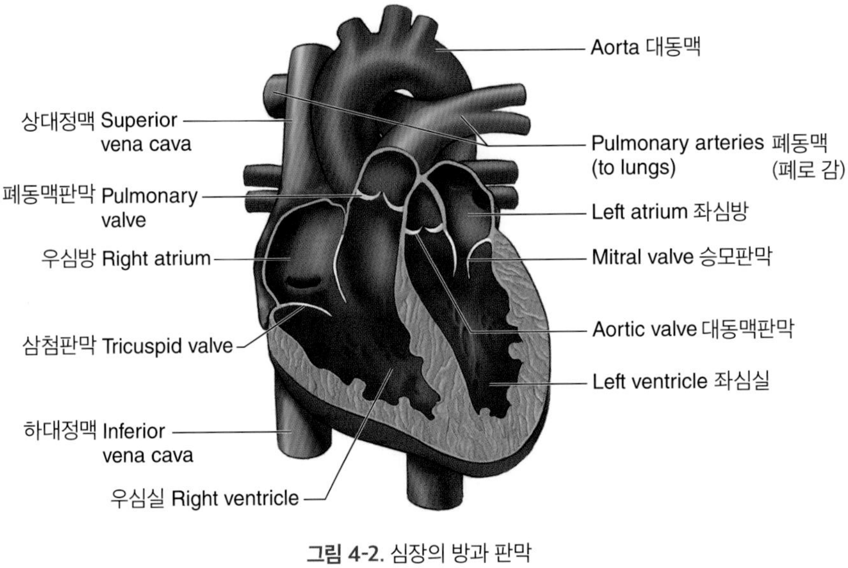

그림 4-2. 심장의 방과 판막

관상동맥(coronary artery; 심장동맥)은 심장의 좌심실에서 시작되어 전신에 혈액을 공급하는 대동맥의 첫째 부분(상행대동맥; ascending aorta)에서 좌우로 갈라져 나와 심장을 둘러싸며, 심근과 심장의 기타 부분에 혈액을 공급한다. 손상된 심장 근육세포는 스스로 치유하거나 대체하는 능력이 극히 제한되어 있다. 심장발작(심근경색)이 일어나면 죽은 세포가 흔히 흉터조직 반(scar tissue patch)으로 대체된다. 요가가 어떻게 심혈관 질환의 위험을 감소시키도록 도울 수 있는지는 이 장에서 나중에 살펴본다.

심장은 자체적으로 심장 자극 전도계(cardiac conduction system)를 가지고 있다. 심장이 수축할 때에는 도미노 효과가 발생해, 즉 심장의 일정한 부위에서 생성된 신호가 심장 자극 전도계에 의해 즉시 심장 전체로 확산해 심장 근육이 수축한다.

우선 우심방의 상방 우측 벽에 위치한 심박조율기인 동방결절(sinoatrial node)에서 전기 신호가 생성된다. 동방결절은 특수한 심근세포의 덩어리로 이들 세포는 외부 자극 없이 주기적으로 흥분하는 능력이 있다. 이러한 흥분은 심방근을 통해 우심방의 심실 근처에 있는 방실결절(atrioventricular node)로 전도되고, 방실결절의 흥분은 심방과 심실의 전도로인 방실다발(Bundle of His; 히스속)을 지나, 심실로 전도된다. 방실다발은 좌우 심실의 경계, 즉 심실중격으로 나와 2개의 가지로 나뉘어 심실중격의 좌측 및 우측 심내막을 따라 하행한다. 그런 다음 이들 가지는 각각 좌우심실의 심내막 하에 그물망처럼 뻗어 있는 푸르키네 섬유(Purkinje's fiber)가 되어, 결국 흥분은 심실근 전체로 퍼지고 심장 전체의 박동이 유지된다.

혈액 순환

심혈관계의 혈액 순환은 혈액이 심장과 폐 사이만을 순환하는 폐순환(pulmonary circulation)과 혈액이 온몸을 순환하는 체순환(sytemic circulation)으로 나뉜다(그림 4-3). 폐순환은 체순환을 마친 혈액이 우심실을 거쳐 폐동맥을 통해 좌우의 폐로 들어가 폐의 모세혈관에서 산소와 이산화탄소를 교환한 후 폐정맥을 통해 다시 좌심방으로 돌아오는 순환과

정이다. 체순환은 폐순환을 마쳐 산소화된 혈액이 좌심실에서 나와 대동맥을 통해 동맥과 온몸의 모세혈관을 거쳐 전신을 순환한 후 정맥과 대정맥을 통해 우심방으로 돌아오는 순환과정이다.

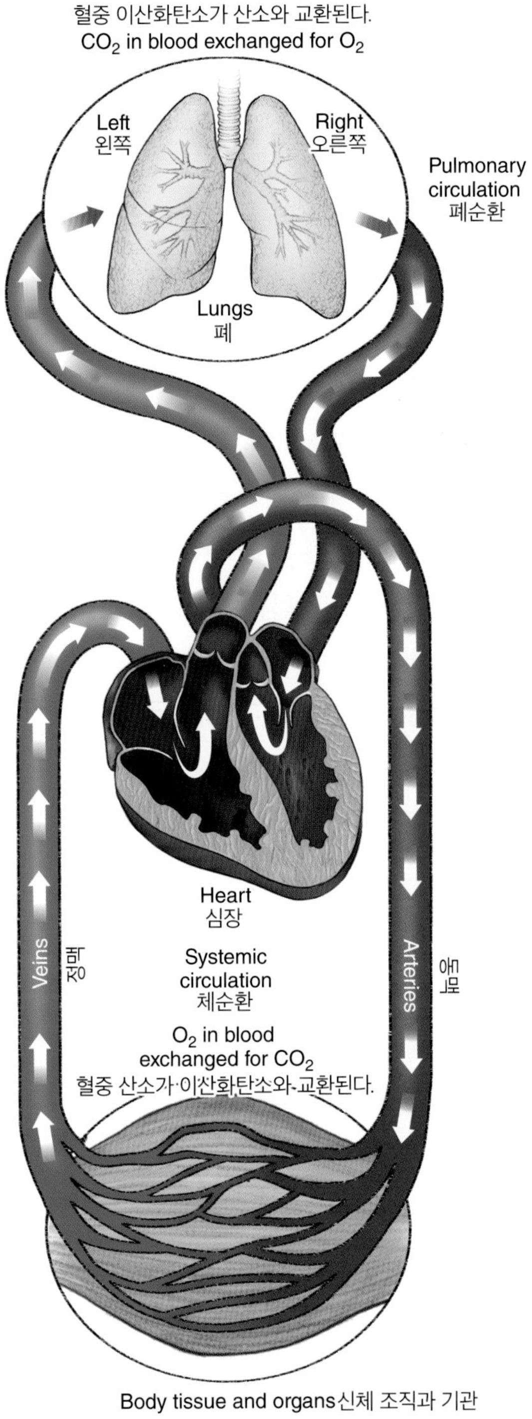

그림 4-3. 폐순환과 체순환

심장 주기

심장 주기는 심방과 심실 둘 다의 완전한 이완과 수축으로 이루어지고 1초 이내로 지속된다. 모든 방이 이완된 상태(확장기; diastole)로 시작되어, 탈산소 혈액이 상대 및 하대정맥에서 우심방으로 수동적으로 흘러들어오며, 산소화된 혈액이 폐정맥에서 좌심방으로 흘러 들어온다. 그러면 심방이 수축하기 시작하고(심방 수축기; atrial systole) 혈액을 우심실과 좌심실로 능동적으로 펌프 한다. 그런 다음 심실이 수축하기 시작해(심실 수축기; ventricular systole) 심실 내의 압력이 올라가고 폐동맥 및 대동맥 판막이 밀려 열린다. 그러면 탈산소 혈액이 우심실에서 폐동맥으로 이동하여 폐에서 산소화되며, 아울러 산소화된 혈액이 좌심실에서 대동맥으로 이동하여 전신 순환을 시작한다. 그런 다음 심실은 이완하기 시작해(심실 확장기; ventricular diastole) 심실 내의 압력이 떨어진다.

혈관

혈액이 흐르는 혈관의 빈 통로를 내강(lumen)이라고 한다(그림 4-4). 모든 혈관의 벽은 3층의 뚜렷한 막으로 이루어져 있다. 가장 안쪽의 내막은 내피(endothelium)라는 조직으로 되어 있다. 가장 두꺼운 중막은 불수의근인 평활근의 층들과 콜라겐 및 탄력섬유로 되어 있으며, 가장 바깥의 외막은 주로 결합조직으로 되어 있다.

심장에 가장 가까운 동맥들은 혈관 벽이 가장 두껍고 탄력섬유의 비율이 높아 탄력형 동맥(elastic artery)이라고 하며, 이로 인해 필요에 따라 확장할 수 있다. 심장에서 더 먼 곳에서는 혈액이 밀려 나오는 힘이 감소해 동맥벽 내 탄력섬유의 비율이 감소하고 평활근의 양이 증가한다. 이 지점의 동맥을 근육형 동맥(muscular artery)이라고 한다. 혈관 벽 내에는 평활근의 수축(혈관수축)과 이완(혈관확장)을 조절하는 미세한 신경으로 혈관 신경(nervi vasorum)이 있다.

혈관이 나무처럼 가지를 뻗으면서 점진적인 전환이 일어난다. 근육형 동맥은 가지를 쳐서 혈액을 광범위한 망의 세동맥(arteriole)에 공급하며, 이러한 세동맥은 결국 모세혈관(capillary)으로 이어진다. 모세혈관은 동맥과 정맥을 연결해주는 미세한 혈관으로 단일의 내피세포 층으로 되어 있다. 모세혈관 수준에서는 산소와 영양분이 혈액에서 주변 세포 및 세포외액(사이질액[interstitial fluid]이라고 함)으로 관류(perfusion)라는 과정을 통해 확산한다. 주변 조직이 생성한 노폐물은 모세혈관계로 유입된다.

다음으로 탈산소 혈액이 일련의 세정맥(venule)을 통과하며, 이들은 점차 더 큰 정맥이 되고 결국 심장으로 되돌아간다. 심장으로 되돌아가는 혈액의 흐름은 정맥혈 환류(venous return)라고 한다. 많은 정맥에 일방통행의 판막이 있어 혈액의 역류를 막는다. 이러한 판막은 거의 흔히 사지에 또는 심장보다 아래에 위치한 정맥에 존재한다. 혈액을 심장으로 되돌리는 일차 기능 외에, 전신 정맥은 어느 시점에서라도 전체 혈액량의 2/3 정도를 가지고 있기 때문에 정맥은 혈액의 저장소로 생각할 수도 있다. 혈류가 신체의 기타 부분으로 재분배되어야 하면 정맥의 벽에 있는 평활근이 수축하는데, 이를 정맥수축(venoconstriction)이라고 한다.

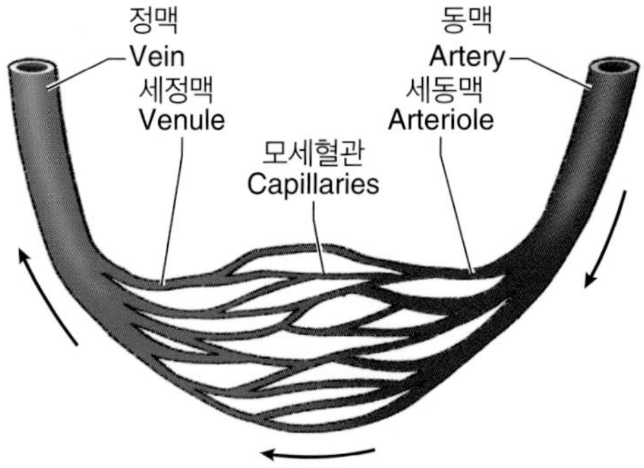

그림 4-4. 혈관

항상성의 유지에서 심혈관계의 역할

항상성(homeostasis)은 하버드대학교의 생리학자인 월터 캐논(Walter Cannon)이 1932년에 만든 용어이다. 그것은 신체의 계통들이 안정성을 향해 움직이는 경향을 말한다. 1988년에 피터 스털링(Peter Sterling)과 조지프 아이어(Joseph Eyer)가 만든 용어인 동적 적응성(allostasis)은 우리가 외부 환경에서 최적으로 기능할 수 있도록 내부 세계의 생화학적 및 생리학적 측면에서 적응이 일어나는 동적 과정이다. 항상성이 불변성을 통한 안정성이라면 동적 적응성은 변화를 통한 안정성이다. 따라서 동적 적응성은 단기적 또는 장기적 스트레스에 대한 반응으로 면역계, 내분비계와 신경계의 변화를 수반한다. 이들 용어는 혈압, 심박수, 중심부 체온, 혈당 수치, 전해질 농도 등과 같은 어느 생물학적 또는 생리학적 기능과도 관련이 있을 수 있다.

만일 당신이 핫 요가를 수행하고 있다면, 중심부 체온의 상승이 여러 가지 항상성 기전을 유발할 것이다. 예를 들어 혈관의 확장이 신체의 주변부까지 가며, 이는 피부에 이르는 혈액의 양을 증가시킨다. 혈액이 피부의 혈관을 통과하면서, 그 열은 땀에 의해 흡수되고 땀이 증발하면서 신체 외부로 소멸된다. 그러면 신체의 중심부로 되돌아가는 혈액은 더 시원할 것이다. 반면 추운 날에는 신체 중심부를 더 따듯하게 유지하기 위해 혈액이 피부에서 멀리 돌려질 것이다. 인체는 냉각을 위해 혈액이 피부로 돌려지는 효율성을 증가시킴으로써 더운 환경에 순응하게 된다. 이러한 적응은 더운 환경에 노출된 지 일주일 이내에 일어나고 그 후 여러 주 지속된다(Racinais 등, 2015).

또한 혈액은 신체의 화학적 균형을 유지하도록 돕는다. 혈중 단백질과 기타 화합물은 완충제(buffer)로 작용하므로, 신체 조직의 pH를 조절하는 데 도움을 준다. 혈액은 추가로 신체 세포의 수분 함량을 조절하는 데 도움을 주는 역할을 한다.

내인성 자가조절 과정

조직 대사율이 변화하거나 산소 가용성이 변화할 때 국소 혈류의 조절과 관련한 2가지 기본 이론이 혈관확장이론(vasodilator theory)과 산소요구이론(oxygen demand theory)이다.

대사율이 높아지거나 세동맥 주위에서 활동적으로 대사하는 세포에 대한 산소 또는 기타 영양분의 가용성이 감소하면 그들 세포가 혈관확장을 일으키는 혈관작용 물질을 방출하도록 한다는 것은 상당한 근거가 있다. 이를 혈관확장이론이라고 한다. 이러한 대사 기전은 조직에 산소를 충분히 공급하고 이산화탄소와 같은 대사산물을 제거하도록 한다.

혈관확장이론은 널리 수용되고 있지만, 많은 생리학자가 대체 이론인 산소요구이론을 선호한다. 충분한 산소가 부재한 상태에서는 혈관이 그저 이완해 자연스럽게 확장한다고 생각하는 것이 타당하다. 이와 같은 혈관확장은 직접적일 수도 있고(평활근 수축을 지속하기에 충분하지 않은 산소로 인해) 간접적일 수도 있다(혈관확장 대사산물의 생성을 통해).

실제로는 이 두 기전이 병합되어 일어난다고 보는 것이 타당하다.

외인성 자가조절 과정

자율신경계와 내분비계는 둘 다 국소 혈류의 조절에 큰 역할을 한다. 이에 대해서는 신경계와 내분비계를 다루는 장들에서 좀 더 자세히 살펴본다.

요가가 혈액 순환을 개선할 수 있는가?

혈액은 큰 동맥들을 통해 심장에서 하지로 쉽게 박출되나, 혈액을 심장으로 되돌리는 일은 그리 쉬운 과정이 아니다. 정맥의 벽은 상당히 더 얇으며, 그에 상응해 그 내강은 직경이 동맥에 비해 더 커서 더 많은 혈액이 혈관 저항을 덜 받으며 흐를 수 있다. 그러나 혈액이 모세혈관을 통과해 세정맥과 정맥으로 유입되는 시점에서는 심장 수축에 의해 초기에 혈액에 가해진 압력이 현저히 줄어 있다. 정맥수축도 동맥과 세동맥에서 관찰되는 혈관수축보다 훨씬 덜 현저하고 현저한 수축 자체라기보다는 혈관 벽의 경직 효과에 비유할 수도 있다. 아울러 정맥계는 혈액을 하지에서 심장으로 되돌리기 위해 보통은 중력에 대항해 작용한다.

요가는 3가지 주요 방식으로 정맥혈 환류의 개선을 도울 수 있다: (1) 골격근 수축 펌프 작용(skeletal muscle pump)의 효율성 개선; (2) 호흡 펌프 작용(respiratory pump)의 효율성 개선; (3) 신체 전도(body inverting).

하퇴부와 발의 근육은 정맥혈 환류에 중요한 역할을 한다(Masterson 등, 2006). 이들 근육의 수축은 밑에 있는 정맥을 압박하고 심장 쪽으로 혈액의 환류를 촉진한다. 이는 흔히 골격근 수축 펌프 작용이라고 한다. 하퇴부의 뒤쪽에 위치한 종아리 근육은 이 부위에서 가장 큰 근육이고 정맥혈 환류 과정에서 상당한 역할을 하므로 다리의 심장이라고 생각할 수 있다. 우리가 그리 움직이지 않은 채 장시간 서 있을 때, 정맥혈 환류가 느려지면서 발에서 무거운 느낌이 들기 시작할 수 있다. 장시간 비행 중 돌아다니라고 격려하는 이유의 하나는 이러한 다리의 심장 작용을 촉진하여 심부정맥혈전증(deep vein thrombosis; 이에 대해서는 이 장에서 나중에 더 자세히 살펴본다)을 방지하기 위함이다. 요가에서 아사나의 수행은 하퇴부와 발에 있는 근육의 근력과 근 긴장도를 개선할 수 있고 그 결과 정맥혈 환류를 증가시킬 수도 있다(Parshad, Richards, and Asnani; 2011).

호흡 활동도 정맥혈 환류에 엄청난 영향을 미친다. 사실 한 연구는 호흡 근육의 압력 생성이 하지로부터 정맥혈 환류를 조절하는 지배적인 요인이라고 결론을 내렸다(Miller 등, 2005). 이러한 호흡 활동은 호흡 펌프 작용이라고 생각할 수 있다. 또한 호흡의 역학은 대정맥의 직경과 심실에 영향을 미칠 수 있으며, 이는 직간접적으로 정맥혈 환류에 영향을 준다. 한 연구는 횡격막 호흡이 정맥혈 환류의 효율성을 증가시키고 그러한 효과는 느린 호흡 중에 극대화된다고 보고했다(Byeon 등, 2012). (횡격막 호흡에 대해서는 호흡계를 다룬 제3장에서 보다 자세히 논의되어 있다.) 프라나야마 수행 중 깊고 느린 들숨에 의해 흉강 내압은 진행적으로 더욱 낮아지며, 이것도 정맥혈 환류를 증가시킨다(Parshad, Richards, and Asnani; 2011). 또 다른 연구는 분 당 6회의 호흡 속도를 지향하는 느린 호흡이 정맥혈 환류를 증가시킨다고 했다(Dick 등, 2014). 그러므로 깊고 느린 횡격막 호흡에 역점을 두는 많은 요가 수행이 정맥혈 환류를 증가시킬 수 있다.

신체 전도는 정맥혈 환류의 일시적인 증가를 일으킨다(Haennel 등, 1988). 지지형 브리지 자세(Setu Bandha Sarvangasana) 또는 전도 자세(Viparita Karani)와 같은 요가 아사나를 요가 수행에 포함시키면 정맥혈 환류에 현저한 영향을 미칠 수 있다.

안정 시 심박수와 심박출량

안정 시 심박수(resting heart rate; RHR)는 그저 신체가 안정 상태일 때 심장이 분 당 박동하는 횟수로, 보통은 분 당 60~100회이다. 9만 명 이상의 성인을 대상으로 실시된 한 후향적, 종단적 코호트 연구에서(Quer 등, 2020), 피험자들의 일일 평균 RHR은 65회이었으며, 전체 사람들 사이에 범위는 40~109회였다. 평균 RHR은 연령, 성별, 체질량지수와 평균 수면시간에 따라 현저히 달랐다. 연중 시점도 주목되었는데, 7월에 최소 그리고 1월에 최대였다. 피험자들은 대부분 RHR이 단기간에 걸쳐 비교적 안정적으로 유지되었으나, 20%는 RHR이 10회 이상 변동하는 시간을 최소한 1주 경험했다. 또한 감기 혹은 기타 감염의 증상이 나타나기 최대 3일 전에 RHR이 증가하는 것은 흥미롭다. 심박수는 대개 열이 화씨온도로 매 1도씩 오를 때마다 10회 상승하는 것으로 시사된다(Tanner, 1951). 이는 우리가 “난 뭔가에 걸리리란 생각이 들어”라고 말할 때 우리가 선천적으로 감지하는 요인의 하나일 수도 있다.

일회박출량(stroke volume)은 1회의 심장 박동으로 좌심실에서 박출되는 혈액의 양으로, 각 심실의 일회박출량은 보통 동일하고 안정 시 성인 남성의 평균 일회박출량은 약 70mL이다. 프랭크-스탈링 메커니즘(Frank–Starling mechanism)은 심실의 확장말기 용적(end-diastolic volume; EDV)에 비례해 일회박출량이 증가한다는 기전으로, 확장말기에 심실에 채워지는 혈액량(전부하[preload])이 많아지면 심근 섬유의 길이가 증가하며, 그에 따라 심실 수축력이 강해지고 일회박출량이 증가한다는 것이다. 이 기전에 의해 심박출량이 정맥혈 환류량과 일치되고 좌심실 및 우심실 박출량이 균형을 유지한다.

심박출량(cardiac output)은 매분 심실에서 박출되는 혈액의 양으로, 일회박출량에 분당 심박수를 곱해 측정한다. 성인의 안정 시 평균 심박출량은 약 5L이며, 성인 여성은 평균 4~5L이고 성인 남성은 대개 평균 5~6L이므로 우리가 보유하는 전량의 혈액이 매분 전신을 순환하는 셈이다. 일 년에 걸쳐서는 1,000만L의 혈액이 대략 9만 6,600㎞의 혈관을 통해 보내진다. 심장도 근육이므로 운동에 반응해 성장한다. 좌심실 근량이 증가하면 심박출량도 많아진다. 그러므로 정상급 운동선수는 좌식 생활을 하는 사람에 비해 심박출량이 매우 높을 것이다(Fagard, 2003).

MYTH OR FACT

핫 요가를 하면서 땀을 많이 흘리면 몸이 해독된다

해독은 신체가 독성 물질과 대사 산물을 식별하고 중화하며 배출하는 생리적 과정이다. 해독은 항상성의 필수적인 부분이며, 인체는 이러한 과정을 매우 효과적으로 수행하는 능력을 천연으로 보유한다. 효과적인 해독계가 없다면 우리의 건강은 아주 악화할 것이다.

땀샘은 신장의 경우와 비슷하게 중요한 배설 기능을 하는 것으로 흔히 알려져 있다. 한 연구는 노폐물과 독성 물질의 체외 배출에서 땀샘이 하는 역할은 기타 경로에서 이루어지는 분해(간)와 배설(신장과 위장관)에 비하면 미미한 듯하다고 결론을 내렸다(Baker, 2019). 땀샘이 신체에서 노폐물 또는 독성 물질을 제거하는 데 더 큰 역할을 한다(예로 땀의 농도가 혈액의 농도보다 더 진하다는 것)고 시사하는 연구들은 선택적 운반을 뒷받침하는 근거라기보다는 방법론적인 문제에서 유래한 결과일 수도 있다. 그럼에도 불구하고 연구들은 발한이 피부에 수분을 공급하고 미생물을 방어하는 역할을 한다고 밝히고 있다(Schröder와 Harder, 2006; Watabe 등, 2013).

따라서 핫 요가 수업 혹은 사우나에서 땀을 많이 흘린다 해도 결국 독소라고 알려진 모든 물질을 배출하도록 돕는 것 같지는 않다. 그러나 건강한 생활 습관의 일부로 요가를 수행하면 신장, 간과 위장관이 계속해서 최적으로 작용하도록 할 것이다.

심박변이도

심박변이도(heart rate variability; HRV)는 심장 박동들 사이의 시간 간격 상 나타나는 변동이며, HRV를 측정하는 것은 자율신경계의 불균형을 확인하는 비침습적인 방법이다. 신체가 교감신경 활성화의 상태에 있으면 심박들 사이의 변동이 작다. 반면 신체가 부교감신경 활성화의 상태에 있으면 심박들 사이의 변동이 크다. 심장은 규칙적인 간격으로 뛰지 않고 아주 미세하게 불규칙적으로 뛰며, 더 불규칙적으로 뛸수록 자율신경계가 더 건강하다는 의미이다. 다시 말해 자율신경계가 더 건강할수록 교감신경 및 부교감신경 활성화를 더 빨리 전환할 수 있어 생리학적으로 더욱 탄력성과 신축성을 보인다.

연구에 따르면 낮은 심박변이도와 우울 또는 불안의 악화 사이에 연관성이 있음을 보여주고 있다(Schiweck 등, 2019). 낮은 심박변이도는 사망 및 심혈관 질환 위험의 증가와도 연관이 있다(Buccelletti 등, 2009; Tsuji 등, 1994).

무작위 임상시험들을 선정해 검토한 한 체계적 문헌고찰 및 메타분석은 요가가 심박변이도의 조절에 유효성을 보인다는 설득력 있는 근거가 없다고 결론을 내렸다(Posadzki 등,

2015). 그들은 이 분야에서 향후 연구가 이전 연구의 여러 방법론적 약점을 극복하도록 권장했다. 그러나 한 문헌고찰 연구는 요가가 요가 수행 중 심박변이도 증가와 미주신경 지배로, 심장 자율신경 조절에 영향을 미칠 수 있다고 밝혔다(Tyagi and Cohen, 2016). 또한 규칙적인 요가 수행자들은 요가를 수행하지 않는 사람들에 비해 안정 시 미주신경 긴장도가 증가하는 것으로 밝혀졌다. (미주신경 긴장도에 대한 정보를 좀 더 얻으려면 신경계를 다룬 제2장에서 97페이지를 참조한다.) 하지만 저자들은 연구들이 대부분 표본 크기가 작고 연구 설계와 통계 방법에 관한 보고가 충분하지 않아 근거의 질이 낮으므로 요가와 심박변이도에 대해 확실한 결론을 내리는 것은 시기상조라고 결론지었다. 더 많은 연구가 필요하지만, 이 연구는 요가가 심박변이도에 긍정적 영향을 미칠 가능성이 있다는 점을 보여주고 있다.

혈압

혈압(blood pressure)은 심장의 수축과 이완 중 동맥벽에 가해지는 압력이다. 이러한 압력은 혈액의 전신 이동에 필수적이다. 혈압은 mmHg(millimeter of mercury)로 측정되고 수축기 혈압(systolic pressure)/확장기 혈압(diastolic pressure)으로 표기된다. 정상 혈압은 대개 120/80mmHg 미만으로 규정된다.

인체는 압력수용기(baroreceptor)라는 특수한 기계적수용기로 혈압을 끊임없이 모니터링하는 정교한 방식을 보유하며(그림 4-5), 그러한 수용기는 혈압에 대한 정보를 자율신경계로 보낸다. 압력수용기는 2가지 유형이 있다: 고압 동맥 압력수용기(high-pressure arterial baroreceptor)와 저압 혈량 수용기(low-pressure volume receptor)이다. 이들은 둘 다 혈관 벽의 신장에 의해 자극된다. 동맥 압력수용기는 목에서 내경동맥의 하단에 있는 경동맥동(carotid sinus)과 대동맥궁(aortic arch) 내에 위치한다. 심폐 수용기(cardiopulmonary receptor)라고도 하는 저압 혈량 수용기는 심방, 심실과 폐혈관계 내에 위치한다(Al-Khazraji and Shoemaker, 2018). 동맥 압력수용기는 설인신경(glossopharyngeal nerve)과 미주신경(vagus nerve)으로 주행하는 구심신경섬유의 종말이다. 혈압이 급속히 내려가면 동맥벽이 늘어나는 것이 감소되고 압력수용기로부터 흥분 발사의 속도가 저하된다. 이는 결국 심박출량과 혈관수축을 증가시켜 혈압을 상승시킨다. 혈압이 급속히 상승하면 이와 반대의 과정이 일어난다.

추가로 화학수용기(chemoreceptor)라는 감각수용기가 혈액 화학(산소, 이산화탄소 및 pH 수치)의 변화를 감지하고 압력수용기와 동일한 부위에 위치한다. 산소 농도가 낮고 이산화탄소 농도가 높으면 화학수용체가 호흡 속도와 심박수가 증가하도록 뇌에 신호를 보낸다. 산소가 높고 이산화탄소가 낮으면 이와 반대의 효과가 일어난다.

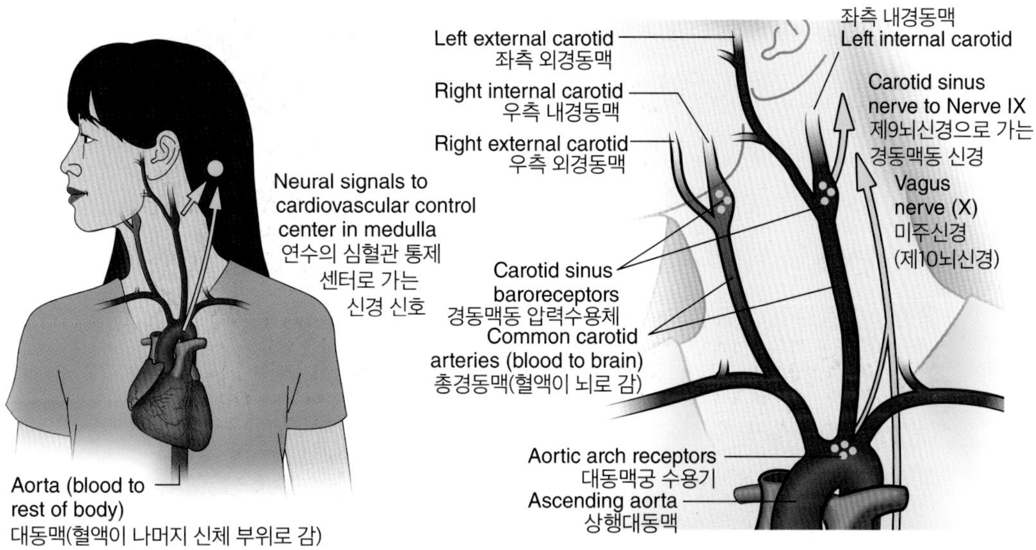

그림 4-5. 압력수용체의 위치

심혈관계의 질환

이제부터는 심혈관계에서 발생하는 주요 질환의 일부를 살펴보고 요가가 이러한 질환의 개선에서 할 수 있는 역할을 논의한다.

고혈압

고혈압(hypertension)은 혈압이 지속적으로 너무 높은 상태이다. 고혈압이 해를 입히는 주요 방식은 심장과 혈관의 작업부하를 증가시켜 이들을 더 힘을 쓰게 하고 덜 효율적으로 일하게 하는 것이다. 시간이 지나면서 고혈압이 일으키는 힘과 마찰은 동맥의 섬세한 내피를 손상시킨다. 결국 이는 죽상경화증(atherosclerosis; 나중에 심혈관 질환을 다루는 부분에서 살펴보게 됨)이란 과정의 시작을 시사할 수 있다.

본태성 고혈압(essential hypertension)은 특별한 원인 질환이 없는 고혈압으로, 이렇게 원인 질환이 밝혀지지 않는 본태성(일차성) 고혈압은 전체 고혈압의 90%를 차지한다(Messerli, Williams, and Ritz; 2007). 늘 짜게 먹는 식습관과 고혈압의 발병 사이에 인과관계를 지적하는 강한 근거가 있다(Meneton 등, 2005). 비만, 당뇨병, 노화, 정서적 스트레스, 좌식 생활과 칼륨 섭취 부족 같은 추가 요인이 고혈압의 발병 가능성을 증가시킬 수도 있다 (Takahashi 등, 2011).

종전의 지침은 고혈압 진단기준을 65세 미만인 사람들의 경우에 140/90mmHg 그리고 65세 이상인 사람들의 경우에 150/80mmHg로 설정했다. 2017에 발표된 새 지침은 전체 성인을 대상으로 고혈압의 진단기준을 130/80mmHg로 낮췄다. 이러한 새 지침은 수축기 혈압중재임상(SBPIT)의 결과에서 비롯되는데(Whelton 등, 2018), 이 임상은 수축기 혈압이 130mmHg 이상이고 최소한 하나의 심혈관 질환 위험인자를 지닌 50세 이상 성인 9,000명 이상을 대상으로 연구했다. 연구의 목표는 수축기 혈압 수치를 120mmHg 이하로 낮추기 위해 혈압을 치료하는 것이 표준 목표치인 140mmHg 이하보다 우월한지를 알아보는 것이었다. 연구 결과는 수축기 혈압 목표치를 120mmHg 이하로 하였더니 3년의 기간에 걸쳐 심근경색, 심부전, 또는 뇌졸중의 위험이 현저히 감소하였다는 것이다.

수치가 130/80mmHg 이상이면 1기 고혈압이고 140/90mmHg 이상이면 2기 고혈압이다. 180/120mmHg 이상이면 고혈압 위기(hypertensive crisis)라는 용어를 사용한다.

현재 7,600만 명 이상의 미국 성인이 고혈압인 것으로 추산되고(Roger 등, 2012) 이들의 50% 미만에서 고혈압이 잘 조절되는 것으로 추산된다(Gillespie 등, 2011). 한 보고서에 따르면(Kearney 등, 2005) 고혈압이 있는 성인은 세계적으로 2025년쯤 총 15억 6,000만 명으로 증가할 것으로 예상된다.

잘 조절되는 고혈압이 있는 요가 수련생들은 대개 혈압이 정상인 사람과 동일한 방식으로 수행할 수 있다. 조절되지 않는 고혈압이 있는 사람인 경우에 요가를 수행하기에 앞서 의료인의 승인을 받는 것이 중요하다. 조절되지 않는 고혈압이 있는 수련생들은 전도 자세인 경우에 특히 유념해야 하는데, 심장을 머리 위로 그리고 몸통과 다리를 심장 위로 상승시키면 혈압이 오르기 때문이다. 얼굴 아래로 향한 개 자세(Adho Mukha Svanasana)에서는 심장이 약간만 머리 위로 있고 다리는 상승시키지 않는데, 이렇게 부분적으로 전도된 자세는 혈압을 조금만 증가시킬 수도 있다. 얼굴 아래로 향한 개 자세는 특히 수련생이 머리에서 지나친 압력을 느끼거나 호흡곤란을 경험할 경우에 채택할 수 있는 변형자세가 많다. 지지형 브리지 자세(Setu Bandha Sarvangasana)에서는 바닥에 바로 누워 무릎을 구부리며 엉덩이를 들어 올려 다리를 수평으로 만들고 손으로 허리를 받치는데, 이 자세는 혈압을 조금 더 증가시킨다. 이들 요가 아사나는 이 책의 끝부분에서 더 자세히 살펴본다. 수련생들에게는 그들이 어떤 식으로든 불편을 느낄 경우에 해당 아사나를 변형시킨 대안이 항상 주어져야 한다. 수련생에게 조절되지 않는 고혈압이 있을 경우에는 지지형 어깨로 물구나무서기(Salamba Sarvangasana)와 지지형 머리로 물구나무서기(Salamba Sirsasana)를 포함해 완전한 전도 자세는 삼가야 한다.

요가가 혈압을 낮출 수 있는가?

한 체계적 문헌고찰 및 메타분석은 혈압을 감소시키기 위한 효과적 중재로 요가를 예비적으로 권장할 수 있다고 보고했다(Hagins 등, 2013). 그러나 요가와 혈압에 관해 발표된 연구들은 대부분 무작위가 아니었고, 요가 또는 대조 프로그램이 충분히 설명되어 있지 않았으며, 기타 생활 습관 요인에 관한 정보를 수집하지 않았고, 표준화되고 신뢰할 만한 결과변수를 사용하지 않았다는 것을 알아야 한다. 요가의 이런 효과를 더욱 연구하기 위해 추가로 엄격한 대조 임상이 필요하다.

요가 수행이 혈압에 영향을 미치는 정확한 기전은 아직 불확실하나, 요가 수행이 압력수용기와 화학수용기의 민감도를 개선하고 미주신경 긴장도를 증가시키며 교감신경 활동을 감소시켜 혈압을 낮춘다는 주장이 제기되어 있기는 하다(그림 4-6). 그러므로 혈압의 작은 변화는 더 빨리 감지되고 더 신속히 그리고 효과적으로 조절된다.

한 소규모 연구에서 저자들은 요가가 고혈압 환자들에서 스트레스 자극에 대한 교감신경 반응을 최적화하고 자율 조절 반사 기전을 회복시킨다고 결론을 내렸다(Vijayalakshmi 등, 2004). 또 다른 소규모 연구는 요가 수련이 압력수용기의 민감도를 개선한다고 결론지었다(Selvamurthy 등, 1998). 많은 요가 수행에서 매우 중요한 요소인 느린 호흡이 본태성 고혈압에서 동맥 압반사(baroreflex)의 민감도를 개선하고 혈압을 감소시키는 것으로 나타났다(Bernardia 등, 2001; Joseph 등, 2005).

한 무작위 대조 임상에서는 초월 명상(Transcendental Meditation)이 대조 프로그램보다 수축기 및 확장기 혈압 수치를 더 현저히 감소시켰다(Schneider 등, 1995). 이는 요가 수행의 명상 요소가 혈압의 저하에도 매우 중요한 역할을 할 수도 있다는 점을 알려준다. 연구들은 주의력을 집중시키는 과제를 수행하는 동안 내측 전전두엽 피질(medial prefrontal cortex)과 전대상회(前帶狀回, anterior cingulate gyrus)가 활성화된다는 점을 보여주었으며(Posner and Petersen, 1990), 전두엽 활동과 혈압 사이에 특정한 관계가 존재한다는 점을 시사하는 근거도 있다(Williamson, McColl, and Mathews; 2004). 그러므로 모든 요가 수행에 본질적으로 포함되어 있는 집중력도 여기서 중요하다고 결론을 내리는 것이 타당하다.

요가에서 바로 누워 하는 전도 자세들이 압력수용기 반사를 특이적으로 자극한다는 일반적인 신념이 있지만, 이 주제에 관한 연구는 놀라울 정도로 아주 적다. 수십 년 전에 몇몇 연구가 이를 탐색하기 시작하였으나(Cole, 1989; Razin, 1977; Tai and Colaco, 1981), 이 주제를 심화시키는 보다 최신의 문헌을 찾기가 어렵다.

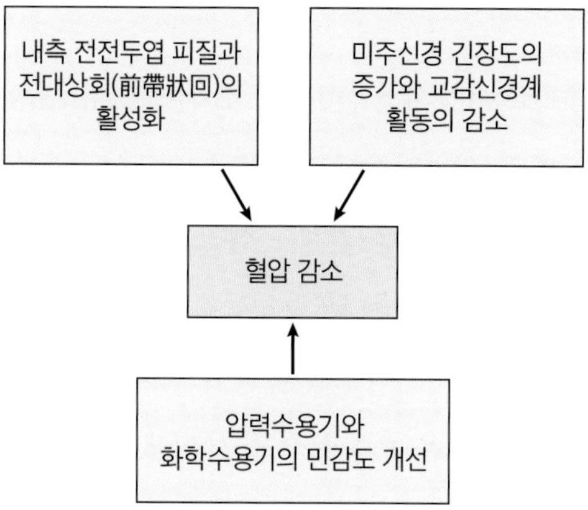

그림 4-6. 요가가 혈압에 미치는 효과

저혈압

혈압 수치가 90/60mmHg 미만이면 일반적으로 저혈압(hypotension)으로 생각된다. 저혈압과 관련된 증상으로는 현기증 또는 어지럼과 구역이 있다. 갑자기 일어서면 동맥압이 눈에 띄게 떨어지는 현상을 기립성 또는 자세성 저혈압(orthostatic or postural hypotension)이라고 한다. 이러한 동맥압 하락은 실신(기절)을 일으킬 수도 있을 정도로 뇌혈류를 감소시킬 수 있다. 식사 후 나타나는 저혈압은 식후 저혈압(postprandial hypotension)이라고 한다. 또한 임신 첫 24주 동안 혈압이 현저히 낮아지는 경우도 흔하다.

저혈압이 있는 요가 수행자인 경우에 상체를 앞으로 기울인 후 다시 수직으로 일으키면서 시간을 충분히 가지는 것이 좋다. 양손을 머리 위로 올리면 혈압이 상승하지만 현기증 및 어지럼 증상의 관리에 도움이 될 수 있다. 낙타 자세(Ustrasana)와 같은 후방 굴곡을 수행한 후 머리를 올리면 어지럼을 느끼는 경우가 드물지 않다. 목을 먼저 신전시키는 것을 삼가거나 머리를 다시 수직으로 천천히 올리면서 어느 정도 여분의 시간을 가지는 대안이 항상 있다.

빈맥과 서맥

안정 시 심박수가 분 당 100회 이상이면 일반적으로 빈맥(tachycardia)으로 생각된다. 빈맥은 심장질환이 있는 사람들은 물론 건강한 사람들에서도 심혈관성 이환 및 사망의 위험요인으로 여겨진다(Palatini, 2011). 이러한 관계는 성인들에서 연령, 성별, 콜레스테롤 수치, 또는 혈압 수치와 별개인 것으로 나타났다(Cooney 등, 2010).

체력 수준을 향상시키면 안정 시 심박수를 낮출 수 있다는 점은 널리 인정된다. 안정 시 심박수가 낮은 서맥(bradycardia)은 운동선수들 사이에서 흔한 현상인데(Jensen-Urstad 등, 1997), 이는 그들의 심장이 안정 시에 매우 효율적으로 작용한다는 의미이다. 또한 안정 시 심박수가 낮다는 것은 최대 심박수에 도달하기 전의 심박수의 범위가 더 크리라는 의미이며, 이는 운동선수에게 확실한 이점이 될 수 있다. 연구자들은 이것이 심박조율세포의 변화와 내인성 심박수(intrinsic heart rate; 심장에 대한 모든 신경 및 호르몬 자극을 배제한 상태에서의 심박수로 내인성 동방결절 기능을 반영하고 안정 시 심박수보다 더 높다)의 감소에 따른 결과라고 시사했다(Boyett 등, 2013).

한 체계적 문헌고찰 및 메타분석에서 연구자들은 운동, 특히 지구력 훈련과 요가가 안정 시 심박수를 감소시킨다고 결론을 내렸다(Reimers, Knapp, and Reimers; 2018). 또한 이들은 이러한 안정 시 심박수의 감소가 기대 수명의 증가에 기여할 수도 있다고 주장하였지만, 이는 이들의 메타분석에서 연구되지 않았으므로 추가 연구의 주제가 되어야 한다.

빈혈

빈혈(anemia)은 혈액에서 적혈구의 수가 감소하거나 헤모글로빈의 농도가 정상보다 낮은 상태로, 거의 흔히 철분 결핍, 비타민 결핍, 또는 염증의 결과로 발생한다. 빈혈이 있는 사람들은 대개 허약, 피로, 전신 불쾌감과 때로 형편없는 집중력을 보고한다.

한 무작위 대조 임상은 빈혈이 있는 여성 23명을 참여시켰다(Sharma 등, 2014). 실험군의 사람들은 아사나, 프라나야마, 명상 및 이완을 포함해 요가 기법을 점진적으로 소개받아 30일에 걸쳐 매일 약 70분간 요가를 수행했다. 대조군은 어느 요가 수행에도 노출되지 않았다. 그 결과 실험군은 적혈구와 헤모글로빈의 수치가 현저히 개선되었다. 대조군은 헤모글로빈의 수치는 현저한 개선을 보이지 않았으나, 적혈구의 수치는 어느 정도의 개선을 보였으며, 실험군보다는 덜 개선되었다. 저자들은 요가 수행이 헤모글로빈의 수치를 개선하기 위해 빈혈이 있는 사람들에게 효율적으로 사용될 수 있다고 결론지었다. 이 연구의 주요 한계는 표본 크기가 작다는 것이었다.

상심 증후군

상심 증후군(broken heart syndrome)은 사랑하는 사람의 죽음, 감정적 불화, 또는 수입의 상실과 같은 사건으로부터 받는 극심한 스트레스로 인해 일어나는 질환으로, 타코츠보 심근병증(Takotsubo cardiomyopathy)이라고도 한다. 심장에 미치는 것으로 인정된 영향으로는 심근의 현저한 약화로 인한 울혈성 심부전이 있다. 이 질환의 정확한 원인은 알려져 있지 않다. 많은 환자가 정상 기능을 회복시키는 치료를 통해 초기 사건에서 생존하지만, 사망과 강한 상관관계가 있다. 한 연구는 사랑하는 사람이 죽은 지 1년 이내에 사망할 가능성이 그러한 사건이 없었다면 기대되는 경우보다 여성은 2배 이상, 남성은 6배 더 높다고 밝혔다(Spreeuw and Owadally, 2013).

요가가 이러한 증후군에 미치는 효과를 직접 살펴본 연구는 현재 없지만, 한 연구는 이전에 상심 증후군의 발현을 경험한 여성들이 과도한 교감신경 반응성과 부교감신경의 심박수 조절의 저하를 보인다고 결론을 내렸는데(Norcliffe-Kaufmann 등, 2016), 이것이 요가가 중요한 역할을 할 수 있는 측면이다.

미국의 요가 지도자이자 작가인 쥬디스 핸슨 라자터(Judith Hanson Lasater)가 2017년에 요가와 죽음에 대해 한 다음과 같은 말은 특히 감동적이다.

> *요가의 수행은 고통, 심지어 우리가 죽음의 불가피성에 대해 생각할 때 느끼는 고통을 피하기 위한 전략이 아니라, 그러한 사안과 고통에 직접 맞서는 한 방법이다. 요가 전통에서 죽음의 현실을 깊이 인정하는 것은 자유의 근원이라고 한다. 우리가 언젠가는 죽는다는 사실을 받아들임으로써, 우리는 무지(avidya)의 속박으로부터 스스로 자유로워질 수 있다. 우리가 죽음에 대한 두려움에 빠지는 대신 그것을 불*

가피한 것으로 인정할 때, 삶의 매 순간의 소중함을 포함해 그 밖의 모든 것이 그저 뚜렷이 보인다. (7번째 단락)

요가가 심혈관 질환의 위험을 낮출 수 있는가?

한 체계적 문헌고찰 및 메타분석은 요가가 대부분의 생물학적 심혈관 질환 위험요인에 미치는 임상적으로 중요한 효과에 대해 근거를 밝혔다(Cramer 등, 2014). 저자들은 44개의 무작위 대조 임상을 선정해 총 3,168명의 참여자를 검토에 포함시켰다. 선정된 연구들의 방법론적 결함에도 불구하고, 저자들은 요가가 일반 인구와 심혈관 질환 위험이 상승해 있는 환자들을 위한 보조적 중재로 고려될 수 있다고 주장한다. 흥미롭게도 그들은 정확히 12주 기간의 중재가 그보다 더 짧거나 더 긴 기간의 중재보다 더 효과적인 것 같다고 보고했다.

심혈관 질환

심혈관 질환(cardiovascular disease)은 미국에서 사망의 주요 원인이다(Heron, 2019). 심혈관 질환에서 가장 흔한 유형이 관상동맥질환(coronary artery disease)이며, 이는 때로 관상동맥 심질환 또는 허혈성 심질환이라고도 한다. 관상동맥질환은 관상동맥의 벽에 죽상반(plaque)의 축적으로 인해 발생한다. 이 죽상반은 콜레스테롤 침착물이며, 이러한 침착물이 쌓여 동맥의 내강이 시간이 지나면서 좁아져 죽상경화증(atherosclerosis)이란 과정을 통해 혈류를 부분적으로 또는 완전히 차단한다. 죽상반은 불안정해지고 파열되어 흔히 추가로 혈전 형성을 초래할 수 있다.

고혈압, 고콜레스테롤과 흡연은 모두 심혈관 질환과 뇌졸중을 일으킬 수 있는 위험요인이다. 2009년에서 2010년에, 20세 이상 미국 성인의 46.5%가 이러한 3가지 위험요인 중 최소한 하나를 가지고 있었다(Fryar, Chen, and Li; 2012). 또한 당뇨병, 비만, 건강에 해로운 식사, 신체 활동 부족과 알코올 남용을 포함해 기타 많은 질환과 생활 습관이 사람들의 심질환 위험을 더 높일 수 있다. 만성적인 스트레스 노출도 심혈관 질환 및 심혈관 질환 위험 요인과 강한 연관이 있는 것으로 나타났다(Bhavanani, 2016).

심부정맥혈전증

심부정맥혈전증(deep vein thrombosis; DVT)은 심부의 다리 정맥에서, 특히 종아리 근육의 부위에서 혈전이 형성될 때 일어난다(그림 4-7). 폐색전증(pulmonary embolism)은 잠재적으로 생명을 위협하는 합병증으로, 혈전이 떨어져 나가 폐로 이동해 유발된다. 심부정맥혈전증의 비특이적 징후로는 통증, 부기, 발적, 온감과 표재 정맥(superficial vein)의 충혈이 있다.

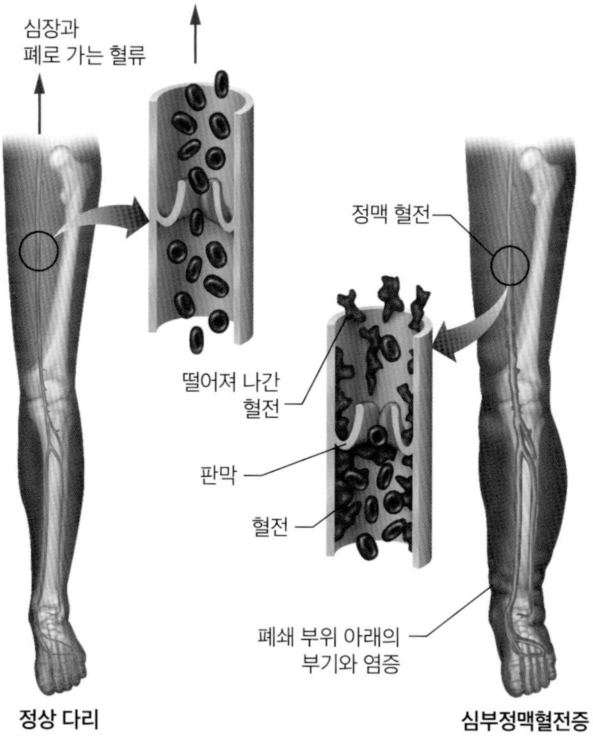

그림 4-7. 심부정맥혈전증

심부정맥혈전증은 주로 나이가 들면서 발병률이 현저히 상승하는 노화성 질환이다(Silverstein 등, 1998). 임신도 위험요인으로 나타나며(Bates and Ginsberg, 2001), 일반외과술 후 대략적인 심부정맥혈전증 위험은 15~40%이다. 또한 심부정맥혈전증의 위험은 인종에 따라 달라, 흑인이 초발 심부정맥혈전증의 위험이 가장 높은 반면 히스패닉의 위험은 백인의 위험의 절반 정도이다(Keenan and White, 2007). 장거리 비행을 하는 것 등 장시간 움직이지 못하는 것도 또 다른 위험요인이다(Gavish and Brenner, 2011). 장시간 비행을 할 때 일부 간단한 다리 운동을 하면 하퇴부에 피가 고여 혈전이 형성되는 것을 막는 데 도움이 된다.

요가가 심부정맥혈전증의 위험에 어떠한 영향을 미칠 수 있는지를 특정해 살펴본 연구는 거의 없지만, 요가는 정맥혈 환류와 발목 가동성을 개선하므로 규칙적인 요가 수행이 심부정맥혈전증의 위험을 낮출 수도 있다고 상정하는 것이 타당하다. 진단되지 않은 다리 부기가 있는 요가 수련생들은 요가를 수행하기에 앞서 의사의 진료를 받길 권장한다. 심부정맥혈전증의 증상 발현이 있는 상태에서 운동하면 폐색전증의 위험이 증가할 수도 있어 전문 의료인의 지도하에 운동해야 한다.

정맥류

정맥류(varicose vein; 그림 4-8)는 하지에서 정맥혈 환류의 감소로 발생하는 흔한 질환이다. 표재 정맥이 확장되거나, 늘어나거나, 혹은 뒤틀린 모습을 보인다. 정맥류의 결과로 하퇴부에서 정맥압이 올라가 과다색소침착, 경화 등 피부 변화와 함께 결국 정맥의 파열을 초래할 수 있으며, 흔히 임상적으로는 만성정맥부전(chronic venous insufficiency)이라고 말한다. 18세에서 64세 사이 남녀의 약 1/3에서 정맥류가 있으며(Evans 등, 1999), 그 유병률은 나이가 들면서 증가한다. 정맥류의 발생과 오래 서 있는 것 등 생활 습관 요인 간의 연관성을 지지하는 근거는 부족하다.

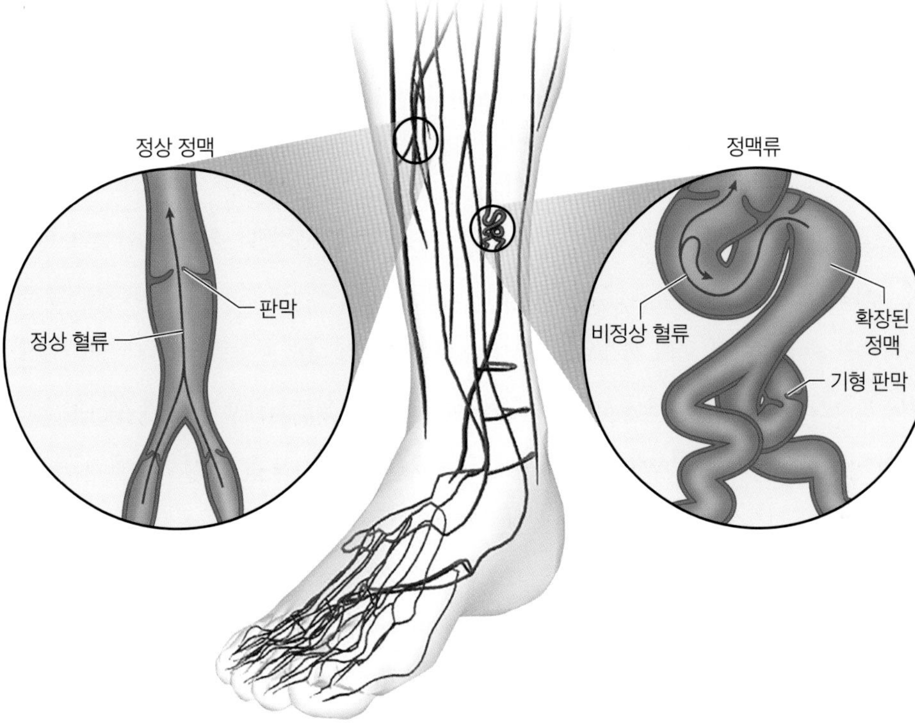

그림 4-8. 정맥류

한 연구는 하퇴부에서 근육정맥 펌프(musculovenous pump; 정맥 판막의 역류 방지와 정맥 양옆의 근육 수축에 의한 압박으로 형성되며, 중력을 극복해 정맥혈을 환류한다)의 근육 부분을 강화하면 정맥류 질환의 임상 경과가 개선된다고 밝혔다(Kravtsov 등, 2016). 그러므로 하퇴부 근육의 근력과 근 긴장도를 개선하는 데 역점을 두는 요가 수행은 정맥류의 징후와 증상을 개선하는 데 도움이 될 수도 있다. 오래 서 있으면 일부 사람들의 경우에 때로 정맥류의 증상이 악화할 수 있다. 따라서 요가 수업에서 하퇴부에 가해지는 압력을 감소시키기 위해 서 있는 자세들이 연속적으로 오래 이어지는 동안 수련생들은 짬짬이 앉거나 누울 수 있어야 한다. 앞서 우리는 지지형 브리지 자세(Setu Bandha Sarvangasana)와 전도 자세(Viparita Karani) 같은 아사나를 요가 수행에 포함시키면 정맥혈 환류에 현저한 영향을 미칠 수 있다고 하였는데, 이는 정맥류가 있는 많은 수련생에게 유익할 수도 있다.

Try it yourself

디르가 프라나야마

디르가 프라나야마(Dirga Pranayama)는 흔히 3부분 호흡으로 알려져 있으며, 진정시키고 안정시키는 효과가 뛰어난 수행으로 편안히 앉은 자세로 혹은 누워서 수행해도 된다. 좋다면 눈을 감고, 아니면 그저 시선을 부드럽게 해서 자신의 앞쪽에 있는 고정된 물체에 초점을 맞춘다. 턱을 이완시키고, 입술과 이를 살짝 벌어지게 하며, 혀가 입천장에서 떨어지도록 한다. 코로 숨을 들이쉬고 내쉬면서 부드러운 호흡을 몇 차례 하는 것으로 시작한다. 다음 들숨 중에 복부를 부드럽게 불룩하게 하는 데 초점을 둔 다음 천천히 그리고 완전히 숨을 내쉰다. 그 다음 들숨 중에 복부를 불룩하게 하는 데 초점을 두되 아울러 하흉부가 부드럽게 확장하도록 한다. 그러고는 완전히 숨을 내쉰다. 세 번째 들숨을 쉬면서, 복부가 불룩해지고 하흉부가 상승하며 상흉부가 확장하도록 한다. 그러고는 천천히 그리고 완전히 숨을 내쉰다. 다음 몇 차례 들숨을 쉬는 동안, 복부가 불룩해지고 하흉부에 이어 상흉부가 확장하는 것에 초점을 둔다. 준비가 되었으면, 힘을 덜 들이는 보다 자연스러운 호흡으로 되돌아가고 이러한 짧은 프라나야마 수행 후 어떠한 느낌이 드는지에 주목한다.

결론

심혈관계는 인체에서 환상적이고 필수적인 부분이다. 요가는 흔히 심장 중심적 수행이며, 요가를 수행할 때 우리가 심혈관계에 진정으로 유익한 뭔가를 하고 있다는 견해를 과학이 지지한다니 안심이 된다.

Chapter 5

LYMPHATIC AND IMMUNE SYSTEMS

림프 및 면역계

요가 지도자 및 수행자 사이에 요가의 수행이 면역 및 림프계를 증진시킨다는 일반적인 신념이 있다. 이 장에서는 생명 유지에 필수적인 이들 두 계통을 살펴보고 이러한 주장을 연구가 뒷받침하는지 알아본다.

림프 및 면역계는 서로 불가분하게 연관되어 있어 다른 쪽을 포함시키지 않은 채 한쪽을 완벽히 논의하기는 거의 불가능하다. 림프계는 그 주요 역할의 하나가 항원과 면역세포의 이동에 협조하는 것이므로 면역에 중요하다. 또한 림프계가 면역에서 추가 역할을 한다는 근거가 부상하고 있다.

림프계

림프계(lymphatic system)는 그 구조와 기능의 모호함 때문에 과거부터 과학계와 의학계에서 모두 다소 무시되어 왔다. 그래서 이 놀라운 계통은 이용 가능한 정보의 양이 부족하고 특히 심혈관계와 같은 계통들에 비해 그렇지만, 기타 어느 신체 계통 못지않게 중요하다.

림프계는 맥관, 세포와 기관으로 이루어진 선형적이고 단일방향인 계통으로, 혈액 순환계와 나란히 주행하고 엮여 있다. 림프계는 신체의 조직으로부터 여분의 체액을 혈류로 운반하고 신체의 면역 기능에 필수적인 역할을 한다. 또한 염증 과정에서 중요한 역할을 하고 장에서 흡수된 식이 지방과 지용성 비타민의 운반에 관여한다.

림프와 림프관

심혈관계의 모세혈관으로부터 혈장이 누출되어 사이질액(interstitial fluid)이 되며, 이 조직액은 주변 세포로 스며들어 세포에게 영양분과 산소를 공급하고 이산화탄소와 기타 노폐물을 수거한다. 인체의 혈장은 하루 평균 20L가 혈액 순환으로부터 누출되는 것으로 추산되고 있으며, 이 사이질액 중 대략 17L는 혈관에 의해 직접 재흡수 되지만 나머지 3L는 림프계를 통해 다시 체순환으로 운반된다(Levick and Michel, 2010). 따라서 림프계는 혈액의 보조 환류 통로 역할을 한다. 일단 사이질액이 림프계로 유입되면 림프가 된다.

모세림프관(lymphatic capillary)은 심혈관계의 세동맥 및 세정맥과 서로 엮여 있다. 모세림프관의 벽은 내피세포로 이루어진 하나의 층으로 되어 있고 부분적으로 서로 겹쳐져 있으며, 이렇게 겹쳐진 틈새를 통해 사이질액이 한 방향으로만 흘러 림프관으로 유입되므로 이러한 배열은 역학상 단일방향으로 림프의 배출을 통제하는 주요 판막의 기능을 한다. 모세림프관의 막은 꽤 성겨 거의 여과 장벽이 되지 않아(Pflicke and Sixt, 2009), 병원체와 이주 세포 같은 큰 고분자를 포함해 사이질액 함유물의 비선택적 흡수를 가능하게 한다.

모세림프관은 점점 더 큰 림프관(lymphatic vessel)으로 이어지며, 이러한 림프관은 3중막 구조로 되어 있어 정맥과 비슷하다. 이들 림프관은 림프를 일련의 림프절(lymph node)로 운반한다(그림 5-1). 일반적으로, 표재 림프관이라고 하는 피부조직의 림프관은 정맥과 동일한 경로를 따르지만 내장의 심부 림프관은 대개 동맥의 경로를 따른다.

표재 및 심부 림프관은 결국 합쳐져 림프관줄기(lymph trunk)를 형성한다. 좌우 4쌍의 림프관줄기가 신체의 중심부 주위에서 외측으로 분포되어 있으며, 아울러 짝이 없는 장림프관줄기(intestinal trunk)가 있다. 이들 림프관줄기는 2개의 집합관(collecting duct) 중 하나로 모이는데, 이와 같은 림프관(lymph duct)으로 우림프관(right lymph duct)과 흉관(thoracic duct)이 있다. 흥미롭게도 신체의 전반적인 배액은 비대칭인데, 우림프관은 신체의 상부 우측으로부터만 림프를 받는 반면 신체의 나머지 부위에서 오는 림프는 나머지 모든 림프관줄기를 통해 흉관을 거쳐 혈류로 유입된다. 우림프관은 우쇄골하정맥으로 배액하는 반면 흉관은 좌쇄골하정맥으로 배액하며, 둘 다 각각의 쇄골하정맥과 경정맥이 만나는 곳에서 배액한다. 쇄골하정맥과 경정맥은 모두 심부 목 정맥이다. 림프관이 쇄골하정맥으로 이어지는 부위에 있는 림프정맥 판막은 혈액이 흉관으로 역류해 상위 림프절 및 심지어 장과 같은 말초 조직에 이르지 못하도록 하는 중요한 역할을 하는데, 흉관에서보다 정맥에서 압력이 더 높기 때문이다(Hess 등, 2014).

림프관(lymphatic vessel)은 이전에는 존재한다고 생각되지 않던 기관에서 확인되고 있다. 예를 들어 림프관은 눈에서 안내압의 조절에 관여하며, 중추신경계에서는 뇌 사이질액, 뇌척수액, 고분자와 면역세포를 배출한다(Aspelund 등, 2016). 림프관을 가지고 있지 않는 것으로 생각되는 유일한 기관은 골수이다(Edwards 등, 2008).

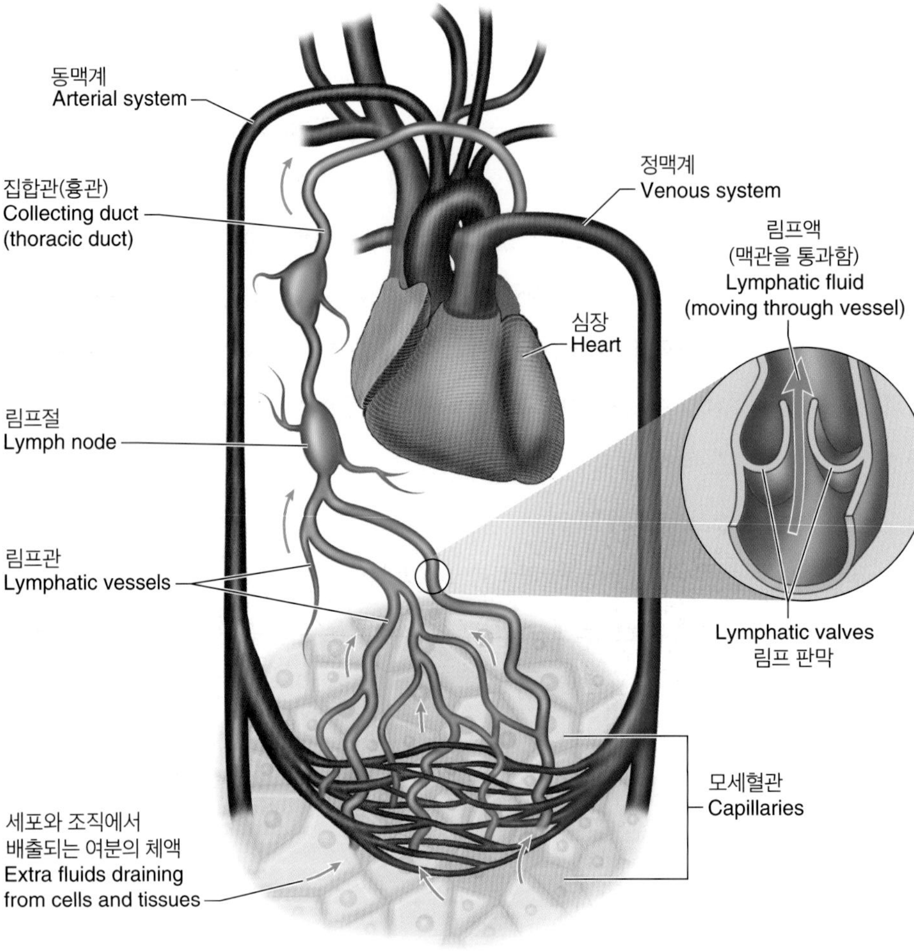

그림 5-1. 심혈관계와 나란히 주행하는 림프관.

림프 흐름

림프는 림프관 내에 단일방향 판막이 존재해 림프의 역류를 막지만 혈액과 달리 심장처럼 흐름의 지속을 돕는 펌프가 없다. 이러한 단일방향 판막은 서로 가까이 위치하며, 각각의 판막은 림프관을 불룩하게 만들어 림프관은 염주 같은 모습을 하고 있다.

1900년대 말 이래로 림프계의 생리학에 대한 지식이 더욱 완벽한 수준에 이르고 있다.

그러나 림프 운반의 기전과 조절을 적절히 설명하는 일반적으로 수용된 모델은 아직 없는 상태이다. 림프 흐름은 능동적 및 수동적 추진력의 복잡한 결합에 따른 결과일 가능성이 있다.

내인성 추진력은 능동적 펌프라고 하며, 림프관수축분절(lymphangion; 그림 5-2)에 의해 생성된다. 이는 림프관의 기능적 수축 단위로 인접하는 두 림프 판막 사이 부분을 말한다(Gashev and Zawieja, 2001). 림프관수축분절은 1961년에 미슬린(Mislin)이 처음으로 기술하였고 심장의 심실처럼 작용한다.

이들 부분의 조화로운 수축은 평활근 세포의 박동조율 활동에 의해 시작되고 림프관 벽에 걸친 압력 차이에 의해 조절된다(Gashev, 2002). 이와 같은 과정에 관한 우리의 이해는 다소 제한적인데, 림프관의 종축과 횡축을 따라 모두 수축을 일으키는 파형처럼 수축이 하나의 림프관수축분절에서 다음 분절로 확산한다고 생각되기는 한다(Margaris and Black, 2012). 이러한 수축은 연동운동이란 소화계의 율동적인 수축에 비유할 수 있다.

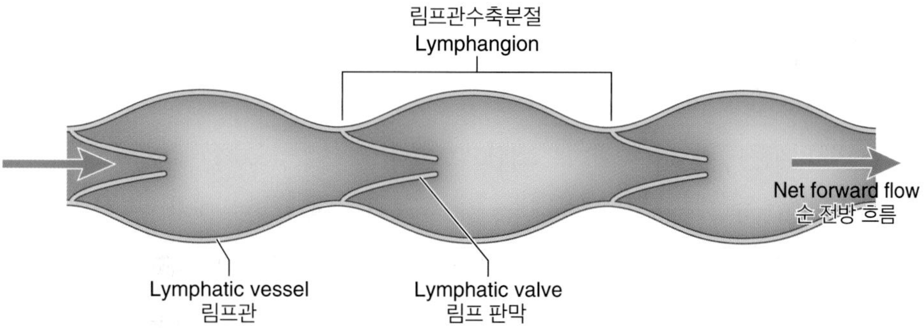

그림 5-2. 림프관수축분절

수동적 펌프라고 하는 외인성 추진력으로는 림프 형성, 동맥 맥동, 골격근 수축, 중심정맥압의 변동, 위장관 연동운동과 호흡이 있다. 이러한 힘들은 림프 망에서 수동적인 정수압(hydrostatic pressure) 차이를 일으키며, 이것이 림프를 효과적으로 추진할 수도 있다

(Gashev, 2002). 외인성 기전이 림프의 펌프에서 현저하거나 심지어 지배적인 역할을 할 수 있는지는 확실하지 않다. 연구자들은 안정 시 하지에서 림프 운반의 약 1/3이 골격근 수축에 의한 압박에 의해 일어나고 2/3는 집합관(collecting vessel; 모세림프관들이 모인 림프관) 망의 능동적 펌프에 의해 일어난다고 주장했다(Engeset 등, 1977).

운동은 림프관 주위의 근육 수축을 통해 림프 흐름의 증가를 돕는 것으로 생각된다(Cheville 등, 2003). 마사지와 같은 외부 힘은 더 큰 림프관의 펌프보다는 모세림프관의 충만에 영향을 미치는 것으로 나타났다(Auckland, 2005).

기타 신체 계통들처럼, 림프계도 신경 및 내분비계의 통제하에 있어 림프관 펌프는 신체에서 기타 부위의 생리학적 활동과 일치하게 된다.

림프절

림프절(lymph node; 그림 5-3)은 작고 강낭콩 모양을 한 선(샘)으로 림프계 전체에 걸쳐 분포한다. 인체에는 500~600개 사이의 림프절이 있을 수도 있으며, 목, 사타구니, 겨드랑이와 무릎 뒤에 집중되어 있지만 사실상 전신에 걸쳐 존재한다. 림프절은 치밀한 결합조직 낭으로 둘러싸여 있고 내부에 피질과 수질이 있으며, 여기에는 혈관과 면역계의 많은 세포가 들어 있다. 림프절은 림프로부터 죽거나 손상된 세포, 큰 단백질 분자, 독소와 병원체를 제거하는 역할 때문에 림프를 여과하는 기관으로 생각할 수 있다.

림프절은 여러 유입림프관(afferent lymphatic vessel)을 통해 림프를 받아들이며, 림프를 여과한 다음 한두 개의 유출림프관(efferent lymphatic vessel)을 통해 림프를 내보낸다. 림프절은 수분의 흡수를 통해 림프를 상당히 농축하므로 림프의 단백질 농도는 림프가 림프절을 나가는 시점에 본질적으로 2배가 된다(Adair 등, 1982). 림프절이 붓거나, 통증이 있거나, 혹은 단단하면 적극적 방어 반응의 징후일 수 있으며 림프절병증(lymphadenopathy)이라고 한다. 감기에 걸리면 턱 아래에 있는 임파선(림프절)이 붓는 경우는 이 때문이다. 면역계에서 림프절이 하는 역할에 대해서는 이 장에서 나중에 더 자세히 논의한다.

요가에서 횡격막 호흡과 자세 변화가 림프 배액을 개선하는가

어느 검색 엔진에서든 '요가와 림프 배액'이라고 치면, 요가가 림프계의 기능을 개선한다고 자신 있게 주장하는 수백 건의 글을 접하게 된다. 하지만 더 깊이 검색해도 이러한 주장을 지지하는 근거를 찾기는 훨씬 더 어렵다. 림프계 전반에 관한 과학 및 의학 정보는 희소하며, 구체적으로 요가, 호흡, 혹은 자세와 관련한 이 계통에 대한 정보는 한층 더 희소하다. 호흡의 단계들이 정맥혈 환류에 미치는 영향에 대해서는 확실성이 있지만, 그것이 림프계에 미치는 영향에 대해서는 불확실성이 상당히 크고 많은 서로 다른 견해가 있다(Piller 등, 2006). 지지형 어깨로 물구나무서기(Salamba Sarvangasana)와 머리로 물구나무서기(Sirsasana) 같은 자세에서 신체의 전도가 림프계에서 하는 역할에 대해서도 사정은 마찬가지이다. 일부 자료들(Cemal, Pusic, and Mehrara, 2011; Seki, 1979)은 자세 변화가 어떻게 림프의 흐름에 영향을 미칠 수 있는지를 논의한다. 그러나 신체의 전도가 림프 배액의 개선에 어느 정도 영향을 미칠 가능성이 있다고 말하는 것이 상식이겠지만, 사람들 대부분에서 림프계는 이미 매우 효과적으로 작용하고 있어 개선할 필요가 없다는 점을 알아야 한다.

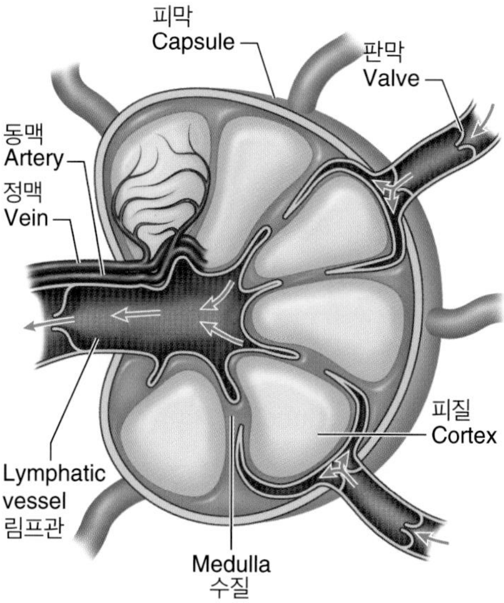

그림 5-3. 림프절

림프와 소화계

소장에는 융모라는 작은 손가락 모양의 돌기가 있고 이 융모 내에 암죽관(lacteal)이라는 모세림프관이 있는데, 유미관이라고도 하는 이 림프관은 식이 지방과 지용성 비타민을 혈류로 운반하는 중요한 역할을 한다. 이들 영양분은 암죽관으로 흡수되어 젖 또는 죽 같은 액체인 유미(乳糜, chyle)를 형성하며, 이러한 림프는 결국 흉관을 통해 정맥으로 운반되어 혈액과 섞인다. 공복 상태에서 장의 림프 생성은 비교적 적은 것으로 생각되지만 식사 후에는 현저히 증가할 것이다. 암죽관은 자율신경계에 의해 조절되는 주위 평활근 세포의 활동을 통해 수축한다고 시사되고 있다(Choe 등, 2015).

염증에서 림프계의 역할

염증은 병원체 또는 자극원에 대한 방어적인 반응이고 발적, 발열, 부기, 통증, 기능장애 등 5가지 대표적인 증상이 특징이다. 급성 염증은 면역 과정의 중요한 부분이지만, 지속성 염증이 심각한 건강 문제를 초래하는 경우가 많다. 류마티스 관절염 혹은 염증성 장 질환이 그 예이다. 림프계는 사이질액, 염증 매개물질과 백혈구의 배출에 영향을 미쳐 염증반응의 조절에 중요한 역할을 한다. 림프관은 염증 조직에서 현저히 확대되고 누출이 증가해 기능성의 감소를 시사한다. 그러나 림프계의 자극은 류마티스 관절염, 피부 염증 및 염증성 장 질환 모델에서 염증의 중증도를 감소시키는 것으로 나타났다. 이처럼 염증에서 림프계 활성화의 유익한 효과는 염증성 병리의 상황에서 유망한 치료법을 제시할 수도 있다(Schwager and Detmar, 2019).

심혈관 질환에서 림프계의 역할

최근의 연구에 따르면 림프계가 죽상경화증, 고혈압과 심근경색을 포함한 심혈관 질환에 관여하는 것으로 밝혀지고 있다(Aspelund 등, 2016). 심장에는 최적의 심장 기능을 보장하는 광범위한 모세림프관 망이 있다. 조직액 함량이 불과 2.5%만 증가해도 심박출량이 30~40% 감소할 수 있다(Dongaonkar 등, 2010). 심장 림프관이 증식하는 림프관신생(lymphangiogenesis)은 심장 근육의 손상(심근경색)에 반응해 일어나는 반면, 유도된 림프관 증식은 예후를 개선한다(Klotz 등, 2015). 콜레스테롤은 심혈관 질환의 주요 기저 요인인 죽상경화증의 발생에 매우 중요한 역할을 한다. 콜레스테롤 역수송(reverse cholesterol transport; RCT)은 여러 단계를 거치는 과정으로, 체내 말초 조직에 있는 콜레스테롤이 먼저 림프계로 유입되고 다음으로 혈류로 가는 과정을 통해 간으로 되돌아간다. 연구에 의하면 RCT는 림프관에 상당히 의존하고 정맥계로는 RCT의 지속에 충분하지 않다고 한다. 더욱이 림프관신생의 유도가 잠재적으로 RCT를 증진시키는 전략이 될 수 있다(Lim 등, 2013).

Try it yourself

간단한 호흡 운동

앉거나 누워 편안한 자세를 취해 시작한다. 일단 편안하면, 눈을 감거나 시선을 부드럽게 해서 자신의 앞쪽에 있는 고정된 물체에 초점을 맞춘다. 턱을 이완시키고, 입술과 이를 살짝 벌어지게 하며, 혀가 입천장에서 떨어지도록 한다. 잠시 시간을 내어 마음으로 몸을 훑어보며, 오늘 육체적으로 어떠한 느낌이 드는지를 관찰한다. 자신이 인식하는 감각을 판단하기 위해서가 아니라 그저 관찰하기 위해서 최선을 다한다. 이제 잠시 자신의 호흡을 관찰하기 시작하며, 호흡의 질에 주목한다. 호흡의 속도가 느린가 혹은 빠른가? 그것은 얕은가 혹은 깊은가? 숨을 들이쉬고 내쉬면서 신체의 어느 부분이 움직이는가? 이제 코로 부드럽게 숨을 들이쉬고 내쉬는 데 집중하기 시작한다. 양손을 하복부에 얹어 새끼손가락이 사타구니 주름에 놓이도록 한다. 복부가 숨을 들이쉬면서 부드럽게 불룩해지고 숨을 내쉬면서 다시 부드럽게 가라앉는 것에 주목하기 시작한다. 마음이 자연스레 산만해지기 시작할 때마다, 그저 주의를 호흡으로 되돌려 복부의 부드러운 오르내림에 집중한다. 이제 날숨에 주의를 집중하기 시작한다. 안간힘을 쓰지 않은 채, 각각의 날숨이 살짝 길어지게 한 다음 날숨의 종료 시에 잠시 숨을 멈춘다. 각각의 들숨이 힘을 주지 않은 채 자연스럽게 일어나도록 한 다음 다시 날숨에 집중한다. 이와 같은 수행을 몇 분간 반복한 다음 준비가 되면, 힘을 덜 준 채 다시 더 자연스럽게 호흡하기 시작한다. 이러한 짧은 프라나야마 수행 후 어떠한 느낌이 드는지를 되돌아본다.

림프계의 질환

여기서는 림프계에서 발생하는 2가지 주요 질환을 살펴보고 요가가 이들 질환의 관리에서 할 수 있는 역할을 논의한다.

림프부종

림프부종(lymphedema)은 조직 공간에 사이질액이 과도하게 고이는 질환이다. 이 질환은 피부 감염인 연조직염(cellulitis)과 림프관 감염인 림프관염(lymphangitis)의 위험을 증가시키고, 움직임을 매우 어렵게 하며, 피로, 수면 장애, 신체 이미지에 대한 우려와 삶의 질의 현저한 저하를 초래할 수 있다. 림프부종은 선천성(일차성) 또는 후천성(이차성)으로 분류된다. 일차성 림프부종은 림프관 발달에 관여하는 유전자의 결손으로 인해 발생하는 반면, 이차성 림프부종은 림프관 혹은 림프절의 손상이나 물리적 폐쇄에 기인한다. 이는 감염, 외상, 수술, 이식, 투약, 또는 정맥 질환의 결과일 수 있다(Margaris and Black, 2012). 유방 및 관련 액와 림프절의 수술적 제거와 방사선요법은 환자들의 6~30%에서 림프부종을 일으킨다(Petrek and Heelan, 1998).

림프 질환과 심혈관 질환의 치료에 대해 시행된 연구의 양 사이에는 현저한 차이가 있다. 무작위 대조 임상들을 대상으로 실시된 한 체계적 문헌고찰 및 메타분석에서 저자들은 현재의 근거가 림프부종의 예방 또는 치료에 도수 림프 배액의 사용을 지지하지 않는다고 결론을 내렸다(Huang 등, 2013). 또 다른 체계적 문헌고찰 및 메타분석에서 연구 결과는 상지 및 하지 암 관련 림프부종의 용적 감소에 압박 옷과 압박 붕대의 사용을 지지했다(McNeely 등, 2011). 유방암 특이적으로, 상지 림프부종의 용적을 감소시키기 위해 압박 요법에 도수 림프 배액 마사지를 추가하면 유익한 것으로 밝혀졌다.

요가가 림프부종의 개선을 도울 수 있는가?

연구자들이 6개월간 진행한 한 연구는 규칙적인 요가 수행이 림프부종 상태, 증상, 또는 전반적인 삶의 질 측면에서 유익할 수 있는지를 확인하려 했다(Douglass 등, 2012). 그들은 대조군과 통계적으로 유의한 차이가 없었지만 추세가 요가의 지속이 림프부종의 감소에 유익함을 시사하였고 향후 규모가 더 크고 기간이 더 긴 연구의 추가 실시가 필요함을 뒷받침하였다고 결론을 내렸다.

한 체계적 문헌고찰은 요가가 유방암 관련 림프부종의 관리 또는 방지에 효과적인 전략인 것으로 나타나지 않았다고 보고했다(Wanchai and Armer, 2020). 저자들은 관련 연구가 거의 없고, 연구 방법론이 질적으로 낮은 수준이며, 표본 크기가 작다고 지적했다. 희망컨대 향후에 이러한 중요한 주제를 살펴보기 위해 질 높은 연구가 추가로 실시되기를 기대해본다.

림프종

림프종(lymphoma)은 림프계에서 발생하는 일단의 암이며, 림프구의 분열이 조절되지 않아 비정상적으로 증식하는 것이 특징이다. 그 2가지 주요 유형이 호지킨(Hodgkin) 및 비호지킨(non-Hodgkin) 림프종이다. 호지킨 림프종은 1832년에 림프절을 침범한 암의 증상을 보인 사람들 여러 증례를 기술한 영국인 의사 토머스 호지킨의 이름을 딴 것이다. 비호지킨 림프종은 일반적으로 위, 장, 또는 피부와 같은 기관에 존재하는 림프절과 림프조직에서 발생하는 유형의 암이며, 일부 경우에 골수와 혈액을 침범할 수도 있다. 이 유형의 암은 온몸에 침범할 수 있고 어디로 진행할지 예측하기 어렵다.

요가가 암과 함께 살아가는 사람들을 위해 삶의 질을 개선하도록 도울 수 있는가?

한 체계적 문헌고찰 및 메타분석은 암 환자들 및 생존자들에서 요가의 신체적 및 심리사회적 효과를 살펴본 무작위 대조 임상들을 검토했다(Buffart 등, 2012). 13개의 무작위 대조 임상에 대한 16건의 발표 논문이 선정기준을 충족하였으며, 이들 중 하나는 림프종이 있는 환자들을 포함하였고 나머지는 유방암이 있는 환자들에 초점을 두었다. 이 문헌고찰은 요가가 고충, 불안과 우울에 상당히 유익한 효과를 보였고, 피로, 전반적인 건강 관련 삶의 질, 정서 기능과 사회 기능에 중등도의 유익한 효과를 보였으며, 수면과 신체 기능 및 증상에 작고 유의하지 않은 효과를 보였다고 밝혔다.

또 다른 체계적 문헌고찰은 암과 관련이 있는 심리 및 신체 요인에 대한 대체 및 보완 치료로서 요가를 살펴봤다(Sharma, Haider, and Knowlden; 2013). 13개의 연구가 선정기준을 충족하였으며, 그 중 6개가 무작위 대조 연구 설계를 사용했다. 저자들은 암에 대한 대체 및 보완 치료로서 요가의 유효성에 관한 근거는 대체적으로는 긍정적이었지만 혼합된 양상을 보였다고 결론을 내렸다. 그들은 선정된 연구들의 한계로 도구의 혼합 사용, 약한 정량적 설계, 작은 표본 크기와 이론 기반 연구의 부족을 지적했다.

한 무작위 대조 임상은 림프종이 있는 환자들에서 요가 중재가 심리적 적응과 수면에 미치는 효과를 살펴봤다(Cohen 등, 2004). 저자들은 요가 프로그램이 암이 있는 환자들에게 실행 가능하고 그러한 프로그램이 수면 관련 결과변수를 현저히 개선한다고 결론지었다. 그러나 기타 결과변수의 측면에서는 집단들 간에 유의한 차이가 없었다.

요가가 암을 치유하지 못할 것은 자명하다. 하지만 이들 연구가 보여주는 것은 암을 진단받은 사람에게 요가가 매우 유익한 추가 도구가 될 수 있다는 점이며, 요가는 삶의 질을 현저히 개선할 수 있다. 그것은 치유가 아니지만 여전히 매우 중요하다.

면역계

미생물(microbe)은 우리 환경의 도처에 존재하는 미세한 생물이다. 가장 흔한 유형이 세균, 바이러스, 진균과 원생동물(원충)이다. 대다수의 미생물은 우리에게 무해하며, 많은 미생물이 식물, 동물 및 인간 건강에서 필수적인 역할을 한다. 평균적으로 우리는 약 30조 개의 세포로 이루어져 있지만 비슷한 수의 세균을 보유하고 이들은 거의 장에 있다(Sender, Fuchs, and Milo; 2016). 병원체는 그 숙주에게 질환 혹은 사망을 일으킬 수 있는 미생물로 정의된다. 미생물 종 10억 개 중 하나꼴로만 인간 병원체이다. 사실 약 1,400개의 인간 병원체가 기술되어 있는 반면, 지구상에는 1조 개의 미생물 종이 존재하는 것으로 추산되고 그 중 대다수가 아직 규정되지 않은 상태이다(Balloux and van Dorp, 2017).

면역계(immune system)는 복잡한 방식으로 소통하여 병원체를 파괴하거나 중화하는 세포와 기관의 집합체이다. 그것은 항상성의 유지를 위해 진화해왔으며, 이물질과 자기를 식별할 정도로 정교하다. 그러나 이러한 특이성에 이상이 생기면 자가면역 반응 또는 질환이 발생한다.

능동 면역 대 수동 면역

후천성 면역에는 능동 면역(active immunity)과 수동 면역(passive immunity)이 있다. 능동 면역은 어떤 병원체에 대한 노출이 그 질환에 대한 항체를 생성하도록 면역계를 촉발하는 경우에 일어난다. 능동 면역에는 자연 또는 인공 면역(natural or artificial immunity)이 있다. 자연 능동 면역은 실제 질환에 감염되어 그 병원체에 노출되는 경우에 발생하는 반면, 인공 능동 면역은 백신접종으로 불활성화하거나 약독화한 유형의 병원체를 체내에 도입해 생기는 백신 유도 면역을 말한다. 면역이 생긴 사람이 향후 같은 병원체와 접촉하면 면역계가 그것을 인식해 즉각 그 질환의 퇴치에 필요한 항체를 생성하게 된다. 능동 면역은 발생에 수 주가 걸릴 수 있지만 오래 그리고 때로 평생 지속된다.

수동 면역은 자신의 면역계를 통해 항체를 생성하기보다는 다른 개체에서 이미 생성된 항체가 주어지는 경우에 일어난다. 태아는 태반을 통해 모체로부터 항체를 전달받아 수동 면역을 획득한다(자연 수동 면역). 모유에도 항체가 들어 있어 모유 수유를 받는 아기는 더 오랫동안 수동 면역을 보인다. 또한 사람은 항체가 들어 있는 혈액제제를 통해 수동 면역을 얻을 수 있으며(인공 수동 면역), 그러한 혈액제제는 특정 질환으로부터 즉각적인 보호를 받을 필요가 있을 때 투여될 수도 있다. 수동 면역은 면역이 즉각적이지만 수주나 수개월만 지속된다.

백혈구의 분류

백혈구(white blood cell 또는 leukocyte)는 면역계의 세포로 2가지 주요 범주로 나눌 수 있다: 과립구(granulocyte)와 무과립구(agranulocyte). 과립구는 작은 과립이 있는 백혈구로 3가지 유형이 있다: 호중구(neutrophil), 호산구(esinophil)와 호염기구(basophil). 과립에는 세균의 사멸을 돕는 단백질과 효소가 들어 있다. 반면 무과립구는 과립이 없는 백혈구로 2가지 유형이 있다: 림프구(lymphocyte)와 단핵구(monocyte). 림프구는 다시 3가지 유형으로 나눌 수 있다: T 림프구, B 림프구와 자연살해세포(natural killer cell). 단핵구는 백혈구 중에서 가장 크고 적혈구 크기의 3~4배에 달한다.

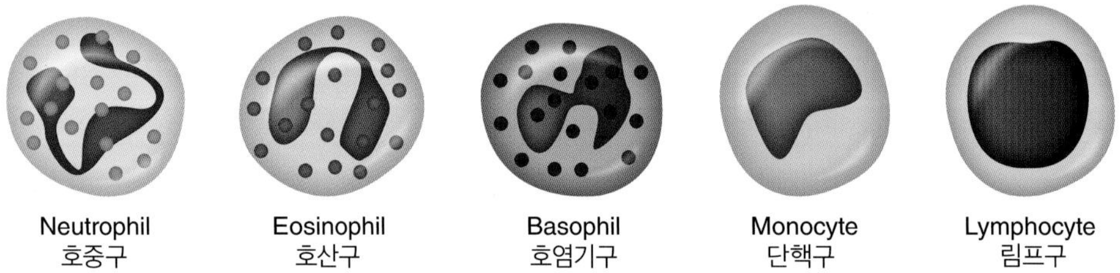

그림 5-4. 백혈구의 유형

추운 날씨가 면역계를 약화시킨다

우리는 모두 분명 다음과 같은 잔소리에 익숙하다. “코트 챙겨, 아니면 감기 걸려!” 그러나 이러한 주제에 관한 연구들을 대상으로 실시된 한 문헌고찰은 보통의 추위에 대한 노출이 인간 면역계에 해로운 영향을 미치지 않는다고 결론을 내렸다(Castellani, Brenner, and Rhind; 2003). 감기와 독감이 겨울에 더 유행하는 이유는 사람들이 실내에서 더 많은 시간을 보내면서 병원균을 옮길 수 있는 다른 사람들과 더 밀접히 접촉하기 때문이라고 시사되며, 독감 같은 바이러스는 공기가 차고 덜 습할 때 공중에 더 오래 머문다. 코로나19(COVID-19)의 전염을 살펴본 한 연구는 보다 따뜻한 온도와 중간 정도의 실외 자외선 노출이 전염을 소폭 감소시킬 수도 있다고 보고했다(Xu 등, 2020). 더욱이 추위 노출 훈련은 적응을 기르는 데 유익해 추운 환경에 대한 내성을 개선할 수 있으며, 이는 등반가들이 산행에 나서기 전에 흔히 사용하는 기법이다. 그러니 추운 날씨에 외출할 때에는 보온을 위해 옷을 따듯하게 챙겨 입어야 하나, 그렇게 함으로써 자신의 면역계를 어느 정도 보호할 것이라는 생각은 버려야 한다.

선천성 면역

선천성 면역(innate immunity)은 자연 면역이라고도 하며 흔히 우리의 제1선 방어로 병원체에 대항해 신체를 비특이적이지만 신속한 방식으로 방어한다. 선천성 면역의 예로 염증성 면역반응이 있으며, 이는 피부, 기도, 혹은 위장관을 통한 병원체의 유입을 차단한다. 이와 같은 신체 장벽은 비인두, 속눈썹 및 기타 체모와 아울러 이러한 작용에 정말로 중요한 역할을 한다. 점액, 담즙, 위산, 침, 눈물과 땀 같은 추가 방어 기전도 대단히 중요하다.

다음과 같은 많은 특정한 백혈구가 선천성 면역에서 중요한 역할을 한다.

- 호중구는 혈액에서 급성 염증의 부위로 가장 먼저 이동하는 백혈구이며, 그곳에서

식작용(phagocytosis)이란 과정을 통해 병원체를 포식해 분해한다. 호중구는 가장 흔한 유형의 백혈구로 전체 백혈구 수의 55~70%를 차지한다. 호중구는 수명이 현저히 짧아 순환 반감기가 6~8시간이므로 매일 500억 개에서 1,000억 개 사이의 속도로 생성된다(Summers 등, 2010).

- 호산구는 세균과 기생충을 사멸시키는 일련의 강한 독성을 띠는 단백질과 프리 라디칼(free radical)을 분비한다. 호산구는 흉선, 하부 위장관, 난소, 자궁, 비장과 림프절을 포함해 많은 부위에 존재한다.
- 호염기구는 과립구 내에 히스타민을 함유하는 유일한 순환 백혈구로, 많은 면에서 다음의 비만세포와 유사하다.
- 비만세포(mast cell)는 과립성 백혈구의 일종으로 골수에서 유래하고 완전히 성숙하지 않은 채 순환 혈액에서 조직으로 이동해 거기서 말기 분화를 거친다. 비만세포는 점막과 결합조직에 존재하고 상처 치유와 염증반응을 통한 병원체에 대한 방어에 중요하다. 비만세포가 활성화되면 과립구 내에서 히스타민 등 화학 분자가 분비되어 염증 연쇄반응을 일으킨다. 이러한 염증 매개물질은 혈관을 확장시켜 혈류와 염증 부위로의 세포 이동을 증가시킨다.
- 자연살해세포는 병원체를 직접 공격하지 않는 림프구이지만 감염의 확산을 멈추기 위해 감염된 숙주 세포를 파괴한다. 자연살해세포는 감염되거나 손상된 숙주 세포의 표면에 발현하는 특정 수용체를 감지해 이러한 세포를 인식하고 사멸시킨다.
- 단핵구는 순환하는 전구 세포로 이러한 미성숙 세포는 순환 혈액에서 빠져나와 조직 내에서 다음에 살펴보는 대식세포나 수지상세포로 분화하며, 이들 세포는 염증의 신호 분자에 의해 감염 부위로 신속히 모일 수 있다.
- 대식세포(macrophage)는 신체 내 거의 모든 조직에 분포하고 체내 구석구석을 아메바같이 움직이며 돌아다니면서 식작용을 통해 병원체를 포식한다. 또한 대식세포는 다른 세포에 신호해 병원체가 있는 부위로 끌어들이기 위해 '사이토카인(cytokine)'이란 특수 단백질을 분비할 수 있다. 아울러 병원체를 포식해 분해한 후 다른 림프구에 그 항원을 제시하기도 한다.

- 수지상세포(dendritic cell)는 가장 강력한 항원 제시 능력을 지닌 세포이다. 이들 세포는 피부와 코, 폐, 위 및 장 내부의 점막 같은 외부 환경과 접촉해 있는 조직에 분포한다. 수지상세포는 초기 감염에 흔히 노출되는 조직에 분포하므로, 항원 물질을 섭취하고 처리해 이를 세포 표면에 발현하여(항원 제시) 나머지 면역계에 알림으로써 적응성 면역을 개시한다. 따라서 이들은 선천성 면역과 적응성 면역을 연결해주는 전달자의 역할을 한다.

적응성 면역

적응성 면역(adaptive immunity)은 후천성 또는 획득 면역이라고도 하며 더 느리기는 하지만 보다 특이적이고 효과적인 방식으로 신체를 방어한다. 이러한 면역은 주로 B 및 T 림프구에 의해 조절된다. B 림프구가 특이 항원에 대한 항체를 생성하는 면역반응을 체액성 면역(humoral immunity)이라고 하며, T 림프구가 외부 병원체를 직접 공격해 파괴하는 면역반응을 세포성 면역(cellular immunity)이라고 한다.

B 림프구(B lymphocyte)는 주로 항체를 생성하는 기능을 하며, 이러한 항체는 항원이란 병원체의 특정한 분자 성분과 결합해 중화하는 단백질이다. 이 세포는 이렇게 항원의 자극을 받아 활성화되면 형질세포(plasma cell)로 분화해 항체를 생성한다. 어느 한 B 림프구가 생성하는 항체는 오직 하나의 항원만 인식할 수 있으며, 인간 면역계는 수십억 개나 되는 종류의 항체를 생성할 수 있다. 또한 B 림프구는 표면의 항체와 결합한 물질을 흡수해 분해하여 항원을 제시할 수 있다.

T 림프구(T lymphocyte)는 그 세포막에 T세포 수용체(T *cell* recepter; TCR)가 있어 특이 항원을 인식한다. T 림프구의 세포막에는 TCR 외에도 특수한 수용체가 있어 이 수용체의 종류에 따라 크게 도움 T세포(helper T cell)와 세포독성 T세포(cytotoxic T cell)로 나뉜다.

도움 T세포는 세포막에 CD4 수용체가 있어 TCR이 제시된 특이 항원을 인식하면 이들 수용체가 항원 제시 세포와 결합한다. 일단 결합되면 도움 T세포는 사이토카인을 분비하여 그 특이 항원에 대한 다른 면역세포의 반응을 돕는다.

감염된 세포는 활동적으로 바이러스 단백질을 만들고 그 단백질의 조각(항원)을 세포막

표면에 제시한다. 세포독성 T세포는 세포막에 CD8 수용체가 있어 TCR이 제시된 특이 항원을 인식하면 바로 감염된 세포의 사멸을 진행한다.

T 림프구는 항원의 자극을 받으면 효과기 T 림프구(effector T lymphocyte)로 분화하는데, 이들 중 일부가 생존해 기억 T세포(memory T cell)가 된다. 이러한 기억 T세포는 감염이 제거된 후에도 장기간 생존하고 동일 항원에 재차 노출되면 미접촉 T세포(naive T cell)에 비해 급속하고 강력한 증식을 개시해 대량의 효과기 T 림프구를 유도한다.

B 림프구는 적색골수에서 성숙하는 반면, T 림프구는 흉선에서 성숙한다. B 및 T 림프구는 모두 신체의 많은 부분에 존재하며, 혈류와 림프에서 순환하고 비장과 림프절을 포함해 2차 림프기관에 분포한다.

MYTH OR FACT

면역계는 증진될 수 있다

서로 다른 생활 습관 중재가 우리의 면역계를 증진시킨다는 주장이 많으나, 면역성을 증진시킨다는 개념은 실은 과학적으로 타당성이 거의 없다. 사실 체내에서 면역세포의 수를 증진시키는 것은 꼭 좋은 일만은 아니다. 만일 선천성 면역이 끊임없이 자극된다면, 사람은 콧물, 발열과 무기력으로 영원히 몸이 안 좋을 것이다. 또한 염증은 우울증과 연관되어 있다(Haapakoski 등, 2016). 다행히도 의도적으로 선천성 면역계를 증진시키는 방법은 없다. 아울러 대다수의 사람들에서 신체는 이미 사용할 수 있는 수준보다 훨씬 더 많은 림프구를 생성하며, 여분의 세포는 '세포자멸사'란 자연스러운 세포사 과정을 통해 스스로 제거된다. 대체로 우리의 면역계는 추가로 증진될 필요 없이, 질환을 유발하는 미생물에 대해 우리를 방어하는 놀라운 일을 이미 수행한다. 일부 생활 습관 중재가 일부 면역계 요소를 변화시키는 것으로 나타났지만, 현재로서는 그러한 중재가 사람이 감염과 질환에 대해 더 잘 보호받을 정도로 실제로 면역성을 증진시킨다는 근거는 없다.

중간 강도의 운동이 건강에 좋다는 점은 널리 받아들여지고 있다. 균형 잡힌 식사처럼, 운동도 전반적인 건강을 증진시키므로 건강한 면역계의 유지에 기여할 수 있다. 운동은 원활한 혈액 순환을 촉진하며, 이는 아울러 면역계가 최적으로 작용하도록 돕는다. 사실 운동은 그 면역조절 효과란 측면에서 가장 널리 연구된 행동적 중재의 하나이다. 연구들은 건강한 피험자들에서 신체 활동 부족과 저등급 전신성 염증 간에 연관성 있는 반면 규칙적인 운동이 만성 저등급 전신성 염증과 연관이 있는 질환을 방지한다는 점을 보여준다(Petersen and Pedersen, 2005). 한 연구는 중간 강도의 운동이 호흡기 바이러스 감염에 대한 면역반응을 개선한다고 시사했다(Martin, Pence, and Woods; 2009).

한 체계적 문헌고찰에서 저자들은 만성 염증성 질환이 있는 환자들에서 급격한 운동과 지속적인 운동이 다양한 염증 표지자에 미치는 영향을 연구했다(Ploeger 등, 2009). 그들은 훈련 프로그램이 일부 환자들에서 만성 염증을 감소시킬 수 있지만 한 번에 몰아서 하는 운동은 염증반응의 악화를 유발할 수도 있다고 보고했다. 그들은 운동 중재로 유도된 반응은 질환의 유형, 질환의 중증도와 운동 중재의 빈도, 지속시간 및 강도에 크게 의존하는 것으로 보인다고 주장했다. 또한 그들은 이 문헌고찰 연구의 결과는 만성 염증성 질환이 있는 환자들에게 안전하되 효과적인 운동에 대한 근거와 관련해 우리의 지식에 큰 틈이 존재함을 드러낸다고 지적했다. 또 다른 연구도 운동의 강도가 중요한 역할을 한다고 보고했다(Haaland 등, 2008). 저자들은 격렬한 운동이 급성 면역학적 변화(예로 자연살해세포 활동의 감소)를 일으켜 일부 사람들이 감염에 취약하게 할 수도 있다고 시사했다.

또한 영양실조인 사람들이 감염질환에 더 취약하다는 점은 과학계에서 널리 인정되어 있다. 그러나 영양실조가 면역계에 미치는 영향으로 인해 발병률의 증가하는지는 확실하지 않다. 영양이 인간의 면역계에 미치는 영향에 관한 연구는 아직 비교적 적다. 한 체계적 문헌고찰은 아이들에서 영양실조와 연관이 있는 면역학적 변화가 사망률의 증가를 촉진할 수도 있다고 결론을 내렸지만(Rytter 등, 2014), 그 기저의 기전은 아직 충분히 이해되고 있지 않다. 아울러 저자들은 영양실조의 유형이 다르면 면역학적 변화도 다르다고 지적했다. 그들은 면역학에 대한 현재의 이해에 근거하고 최신 방법을 사용해 더 잘 설계된 전향적 연구가 필요하다고 주장했다.

또 다른 체계적 문헌고찰 및 메타분석에서는 노인들에서 감염의 예방에 종합비타민제와 미네랄 보충제의 역할을 살펴본 무작위 대조 임상들을 선정해 검토했다(El-Kadiki and Sutton, 2005). 저자들은 노인들을 대상으로 감염을 감소시키기 위해 종합비타민제와 미네랄 보충제의 일상적 사용을 지지하는 근거는 약하고 상충한다고 결론지었다. 단지 8개의 임상만 그들의 선정기준을 충족시켰으며, 보고된 결과변수의 불일치로 인해 모든 임상이 각각의 메타분석에 포함될 수가 없었다. 우리가 종합비타민제와 미네랄 보충제가 여기서 하는 역할을 더 잘 이해하기 위해서는 질 좋은 연구가 훨씬 더 많이 필요하다. 영양소들의 권장량을 충족시키는 균형 잡힌 식사를 이미 하는 사람이라면 비타민 및 미네랄 보충제를 섭취할 필요가 없으며, 그렇게 해도 면역계를 증진시키지 못한다. 어떻게든 영양실조인 사람인 경우에 특정한 보충제를 섭취하면 영양소 권장량에 이르는 데 도움이 될 수도 있다.

중간 강도의 운동과 균형 잡힌 식사가 우리에게 좋다는 점을 재차 확인해두지만, 현재로서는 생활 습관 중재와 면역 기능 증진 간의 직접적인 연관성이 과학적으로 입증되어 있지 않다는 점도 되풀이해 말해둔다.

면역 기능과 림프계

많은 연구가 림프관이 면역세포를 위한 그저 수동적인 도관이 아니라 특정한 림프구들에 의해 매개되는 면역반응에 영향을 미치는 데 능동적으로 참여한다고 시사한다(Choi, Lee, and Hong; 2012). 또한 항체가 림프절에서 생성되며, 이는 동일한 유형의 병원체로 인한 재발성 감염을 예방한다.

1차 림프기관

골수와 흉선을 1차 림프기관(primary lymphoid organ)이라고 한다. 골수(그림 5-5)는 뼈의 중심 공간에 존재하고 황색 또는 적색으로 분류된다. 황색골수(yellow bone marrow)는 지방의 저장을 위한 세포들로 이루어져 있는 반면, 적색골수(red bone marrow)는 적혈구, 혈소판, 수지상세포와 B 림프구를 포함한 다양한 림프구 아형(subset)의 생산 장소이다. 성인에서 적색골수는 늑골, 쇄골, 견갑골, 골반과 추골에서, 아울러 흉골 그리고 대퇴골의 근위 말단에서 지속된다. 또한 T 림프구는 주변부로부터 골수로 유주하는 것으로 알려져 있다. 형질세포는 B 림프구에서 분화하고 항체를 생성하는 능력이 있으며 골수에서 오랫동안 생존할 수 있다.

흉선을 말하는 단어 thymus는 영혼이나 정신을 의미하는 그리스어 thymos에서 유래했다. 사실 수 세기 동안 영혼은 신체의 이 부위에 위치하는 것으로 믿어졌다. 흉선(그림 5-6)은 좌우 양엽으로 나뉘어 있는 기관으로 흉골과 심장의 대동맥 사이 공간에 위치한다. 바로 이 흉선 내에서 전구 세포가 만들어진 다음 성숙과 분화를 거쳐 성숙 T 림프구가 된다. 흉선은 신생아기부터 발육하고 사춘기에 크기가 정점에 달하였다가 그 후로 퇴화가 시작되어 평생 계속되면서 점차 사라져 지방으로 대체된다.

나이가 들면서 우리의 면역반응 능력은 감소해 결국 감염이 증가하고 암 발생 위험이 높아진다(Castelo-Branco and Soveral, 2014). 노화에 따라 면역계의 기능이 점진적으로 저하하는 현상을 '면역노화(immunosenescence)'라고 하며, 세계적으로 기대 수명이 계속해서 증가하면서 연령 관련 질환의 발생률도 마찬가지로 증가한다. 최근의 연구들에 따르면, 이러한 발병률의 증가는 T세포의 감소와 상관관계가 있으며, 이는 노화에 따라 흉선이 위축되고 감염을 퇴치하는 T세포를 덜 생성하는 데 기인할 가능성이 크다고 한다(Palmer 등, 2018). 흉선의 위축은 태어날 때에 시작되고 '흉선 퇴화(thymic involution)'라고 한다. 흉선의 T세포 생성의 속도가 나이가 들면서 기하급수적으로 감소해 반감기가 약 16년인 것으로 추산된다. 흉선 내피조직과 흉선세포의 완전 상실은 약 120세에 발생할 것으로 시사된다(Bodey, Siegel, and Kaiser; 2006). 따라서 이 연령이 건강한 인간 수명의 이론적 한계이다.

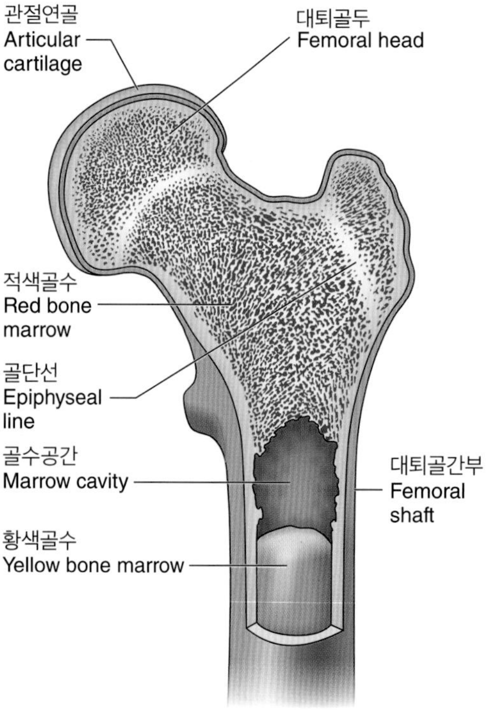

그림 5-5. 대퇴골의 골수

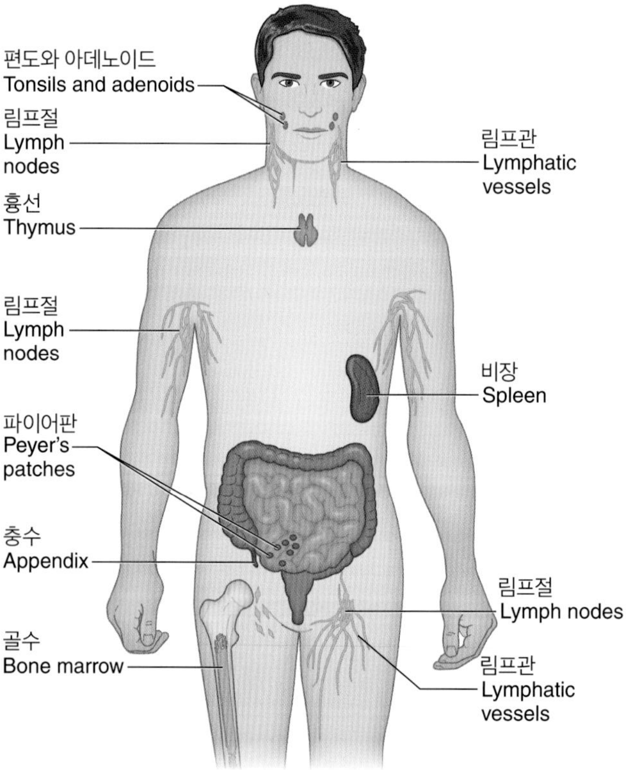

그림 5-6. 1차 및 2차 림프기관

2차 림프기관

림프구는 1차 림프기관에서 발생하고 성숙하는 반면, 2차 림프기관(secondary lymphoid organ)으로부터 면역반응을 보인다. 이러한 2차 림프기관은 비장(spleen), 림프소절(lymphoid nodule)과 림프조직(lymphoid tissue)으로 이루어져 있다.

비장. 비장(그림 5-6)은 가장 큰 림프기관이다. 이 기관은 흉곽 아래와 위 상부에서 상복부 왼쪽으로 위치한다. 과거에는 비장이 화(울화)의 근원으로 생각되었으며, 그래서 '화를 내다(vent one's spleen)'란 말이 있다. 비장은 림프구를 만들고 체액 균형의 유지에 중요한 기관이지만, 우리는 비장 없이도 살아갈 수 있다. 비장은 때로 '혈액 여과기'라고 하는데, 혈관이 많고 혈액에서 미생물과 노쇠한 적혈구 등 기타 물질을 제거하는 대식세포 및 수지상세포가 있기 때문이다. 비장에 특이적인 항원 제시 세포는 혈액에 있는 이들 항원 표적에 대한 T세포 및 B세포 반응을 조절한다. 언제라도 우리 림프구의 25% 정도는 비장에 저장되어 있는 것으로 생각된다.

편도. 편도(그림 5-6)는 흡입하거나 섭취한 병원체에 대해 면역을 일으키는 데 중요한 림프소절이다. 전문 용어로 신체에는 3가지 종류의 편도가 있다. 흔히 간단히 '편도'라고 말하는 구개편도(palatine tonsil)는 목젖의 양쪽에 위치하고, 흔히 '아데노이드(adenoid)'라고 알려진 인두편도(pharyngeal tonsil)는 비강의 뒤로 인두의 천정부에 존재하며, 설편도(lingual tonsil)는 혀의 기저부에 위치한다. 이들 각각의 편도는 림프절과 비슷한 조직으로 이루어져 있다. 편도절제술(tonsillectomy)은 구개편도를 수술로 제거하는 것으로 미국에서 아이들에게 시행되는 가장 흔한 수술의 하나이다. 수술 적응증으로는 재발성 인두염(recurrent pharyngitis)과 폐쇄성 수면 호흡 장애(obstructive sleep disordered breathing)가 있는데, 이 두 질환은 아이의 건강 상태와 삶의 질에 상당한 영향을 미칠 수 있다. 인두염에 있어 관찰 및 의학적 치료와 비교한 편도절제의 효과와 관련해서는 논란이 지속되고 있다(Mitchell 등, 2019).

기타 림프조직. 충수(appendix)는 좁고 한쪽 끝이 막힌 관이다. 소장의 말단 부위인 회장이 대장으로 이어지는 부위에 주머니처럼 부푼 대장 부위를 맹장이라고 하는데, 맹장의 한쪽 끝에 꼬리처럼 달려 있는 기관이 충수이다. 충수의 기능은 전통적으로 논란이 되어 온 주제이다. 그 점막에 있는 세포의 일부는 유기 화합물과 호르몬을 생성하여 다양한 생물학적 조절 기전을 돕는다. 그 림프조직은 B 림프구의 성숙과 항체의 생산에 특정적으로 관여한다(Deshmukh 등, 2014). 또한 충수는 공생 장내 미생물의 안식처라는 이론이 정립되어 있다(Randal Bollinger 등, 2007).

충수염(appendicitis)은 급성 중증 복통의 흔한 원인이다. 충수염의 원인은 연령에 따라 다르다. 젊은이들에서는 거의 림프조직 크기의 증가에 기인하며, 이는 내강을 폐쇄한다. 30세 이후로는 굳은 변, 기생충, 이물질 등으로 인해 내강이 폐쇄될 가능성이 크다. 충수를 수술로 제거하는 충수절제술(appendectomy)은 현재 면역계를 현저히 변화시키고 장의 병원성 염증성 면역반응을 변경시키는 것으로 시사된다(Sanders 등, 2013).

더욱이 연구들에 따르면 장에서 미생물의 충수절제술 관련 장애가 미생물 불균형을 초래하고 궤양성 결장염, 크론병, 클로스트리듐 디피실(clostridium difficile) 감염, 대장암, 류마티스 관절염, 심혈관 질환 등 다양한 질환을 유발할 수도 있다고 한다(Roblin 등, 2012; Sanders 등, 2013; Tzeng 등, 2015; Wu 등, 2015).

점막 관련 림프조직과 피부 관련 림프조직은 신체의 관들과 피부를 보호하기 위해 각각 점막 및 피부 반응을 보인다. 점막 관련 림프조직은 기관지, 비인두와 장에 존재한다.

요가가 염증의 감소에 도움이 될 수 있는가?

1990년대 초기 이래로 마음과 몸(심신) 간의 관련이 점차 증가해왔으며, 에이더와 코헨(Ader and Cohen)이 1975년에 '심리신경면역학(psychoneuroimmunology)'이란 용어를 만든 이래로 이러한 상호작용에 관한 근거의 양이 증가해왔다. 그러나 요가와 면역 기능을 특정해 살펴보는 연구 분야는 아직 초보적인 단계이며, 현재 가용한 근거의 양은 적다.

한 체계적 문헌고찰은 선정기준을 충족시킨 15개의 무작위 대조 임상을 대상으로 요가와 면역 기능 간의 관계를 살펴봤다(Falkenberg, Eising, and Peters; 2018). 저자들은 기존 근거가 전적으로 일관적이지는 않지만 드러난 일반적인 패턴이 요가가 친염증성 표지자들을 하향조절 할 수 있다는 점을 시사한다고 결론을 내렸다. 이와 같은 연구 결과는 요가가 염증성 요소가 있는 질환을 일으킬 위험이 있거나 이미 이러한 질환을 앓고 있는 사람들에게 보완적 중재로 실시될 수도 있다는 점을 시사한다고 주장했다. 저자들은 특히 순환하는 염증 표지자들에 관해 일관적인 효과를 성취하기 위해서는 더 긴 기간의 요가 수행이 요구된다고 가정했다.

한 메타분석은 심신 요법(태극권, 기공, 명상과 요가)이 면역계에 미치는 효과를 살펴봤다(Morgan 등, 2014). 39개 논문으로 발표된 34개의 연구가 선정기준을 충족시켰다. 저자들은 심신 요법이 단기적 및 장기적으로 모두 염증 표지자들을 감소시키고 백신접종에 대한 바이러스 특이적 면역반응에 영향을 미치는 것으로 보인다고 결론지었다. 비록 불완전하지만 이와 같은 면역조절 효과로 보건대 감염질환 및 염증 결과변수에 대한 이들 연구 결과의 임상적 암시를 알아보기 위해 방법론적으로 엄격한 연구의 추가 실시가 타당하다고 본다.

심리적 스트레스와 우울증은 항바이러스 면역반응을 저하시키고 교감신경계와 시상하부-뇌하수체-부신축 같은 효과기 경로를 통해 선천성 면역 또는 염증 표지자들을 활성화한다는 것은 잘 확립되어 있다(Morgan 등, 2014). 신경계를 다룬 제2장에서는 요가가 스트레스와 우울증의 퇴치에서 할 수 있는 역할을 한층 더 자세히 살펴보고 있다.

면역계의 질환

여기서는 면역계에서 발생하는 일부 주요 질환을 살펴보고 요가가 이러한 질환에서 할 수 있는 잠재적인 역할을 논의한다.

만성 염증 질환

만성 염증 질환은 류마티스 관절염, 천식, 만성 심부전, 만성 폐쇄성 폐질환, 낭포성 섬유증, 제1형 및 제2형 당뇨병, 염증성 장 질환(예로 크론병, 궤양성 결장염)과 다발성 경화증 같은 다양한 만성 질환을 포괄하는 용어이다. 전신성 염증이란 공통의 특성에도 불구하고, 이들 질환은 기저의 결손이 다양하면서도 정확한 원인과 기저의 생리학적 과정은 거의 알려져 있지 않다. 크론병, 다발성 경화증, 류마티스 관절염과 제1형 당뇨병에서 만성 전신성 염증은 신체의 면역계가 자신의 조직을 공격하는 기저 자가면역 질환과 관련이 있다. 최근의 연구는 스트레스 관련 질환이 후속 자가면역 질환의 위험과 현저히 연관되어 있다고 시사한다(Song 등, 2018).

인간 면역결핍 바이러스와 후천성 면역결핍 증후군

인간 면역결핍 바이러스(human immunodeficiency virus; HIV)는 신체의 면역계, 특히 도움 T세포를 공격하고 결핵 같은 감염과 일부 암에 대한 사람의 면역성을 약화시킨다. 사람의 도움 T세포 수치가 200 아래로 떨어지면 면역성이 심하게 저하되어 많은 감염에 더 취약한 상태에 처하게 된다. 도움 T세포 수치가 200 아래로 떨어진 사람 또는 하나 이상의 특정한 기회감염을 일으킨 사람은 후천성 면역결핍 증후군(acquired immunodeficiency syndrome; AIDS)에 걸린 것으로 진단된다. 2018년 말에 HIV에 감염된 채 살아가는 사람은 3,790만 명으로 추산됐다(WHO n.d.).

암

면역계는 암의 발생 및 그 치료와 모두 밀접히 관련되어 있다. 어떤 면에서 암은 면역성의 기능불량이 발현된 것으로 생각할 수 있는데, 악성 세포는 어떻게 해서든 면역계에 의한 인식과 제거를 회피하기 때문이다. 또한 제한된 면역반응을 동반하는 만성 감염 및 염증은 암 형성과 종양 진행의 시작을 촉진할 수 있다. 면역계가 어떻게 암 발생 및 진행에 영향을 미치는지를 이해하는 것은 면역학에서 가장 어려운 문제의 하나이다. 아울러 백혈병과 림프종을 포함해 면역계에서 발생하는 특정한 암도 있다. 앞서 이 장에서 우리는 암과 함께 살아가는 사람들을 위해 요가가 어떻게 삶의 질을 개선할 수 있는지를 살펴봤다.

요가가 HIV에 감염된 사람들에게 특이적으로 유익할 수 있는가?

한 체계적 문헌고찰 및 메타분석은 선정기준을 충족시킨 7개의 연구를 대상으로 해서 HIV/AIDS에 걸린 채 살아가는 사람들에게 요가가 유익한지를 살펴봤다(Dunne 등, 2019). 저자들은 요가가 스트레스 관리에 유망한 중재라고 결론을 내렸다. 이러한 연구 결과는 특히 중요한데, 스트레스는 HIV에 감염된 채 살아가는 사람들에서 질환 진행의 가속화와 연관되어 있기 때문이다(Ironson 등, 2015). 그러나 이 문헌고찰은 소수의 연구를 대상으로 해서 한계가 있는데, 저자들은 요가의 유익함을 추가로 평가하기 위해 HIV 관련 결과변수란 객관적 척도를 사용하는 무작위 대조 임상이 필요하다고 제안했다.

불면증, 면역 기능과 요가 사이의 연관성

수면 부족은 인지 기능과 대사, 심혈관, 면역 및 심리 건강에 상당히 해로운 결과를 초래하는 것으로 나타났다(Watson 등, 2017). 한 체계적 문헌고찰 및 메타분석은 불면증이 아마도 염증성 기전에 영향을 미치는 수면 장애에 의해 염증성 질환 위험 및 모든 원인 사망률과 연관이 있다는 점증하는 근거를 뒷받침하고 있다(Irwin, Olmstead, and Carroll; 2016). 흥미롭게도 이 연구와 추가로 이루어진 체계적 문헌고찰 및 메타분석(Cappuccio 등, 2010)은 긴 수면 지속시간(8시간이 넘는 밤잠)도 염증의 추가 행동 위험요인으로 여겨져야 한다는 데 동의한다.

또 다른 체계적 문헌고찰은 선정기준을 충족시킨 17개의 연구를 대상으로 태극권, 기공과 요가가 수면의 질에 미치는 효과를 살펴봤다(Wang 등, 2015). 저자들은 이들 수행이 일련의 수면 척도상 다양한 인구집단에게 유익한 효과를 보였다고 밝혔다. 대다수의 연구에서 수면의 질의 개선이 보고되었고 이는 흔히 삶의 질, 신체 수행 능력과 우울증의 개선을 동반했다. 그들은 태극권, 기공과 요가가 합병증이 없는 불면증과 기타 의학적 및 정신의학적 질환과 연관이 있는 불면증의 치료에 모두 유용할 수도 있다고 결론을 내렸다.

요가와 신경정신 질환을 살펴본 한 체계적 문헌고찰에서 저자들은 우울증과 수면 장애에 요가가 도움이 된다는 일반적인 신념을 지지하는 근거가 무작위 임상에서 부상하고 있다고 주장했다(Balasubramaniam, Telles, and Doraiswamy; 2013). 마음챙김 명상과 요가를 포함한 심신 요법이 불면증에 미치는 효과를 살펴본 또 다른 체계적 문헌고찰 및 메타분석에서 저자들은 심신 요법이 통계적으로 유의한 수면의 질의 개선 및 불면증 중증도의 감소를 가져왔다고 밝혔다(Wang 등, 2019). 그들은 이들 요법이 건강한 사람들과 임상 환자들에서 불면증의 치료와 수면의 질의 개선에 효과적일 수 있다고 결론지었다. 이 저자들이 연이어 발표한 체계적 문헌고찰 및 메타분석은 여성들에서 요가 중재가 수면 장애의 관리란 측면에서 아무 중재를 받지 않는 경우보다 더 유익할 수 있다는 점을 보여줬다(Wang 등, 2020).

이상과 같은 문헌고찰 각각에서 저자들은 현재까지의 연구들이 일반적으로 현저한 방법론적 한계를 안고 있다고 지적했다. 요가가 불면증에 미칠 수 있는 정확한 효과에 대해 더 나은 결론을 내리기 위해서는 더 철저한 연구가 필요하다.

결론

림프 및 면역계는 놀랍고 복잡하며 우리의 생리학에서 서로 엮여 있는 부분이다. 대다수의 사람들에서 이들 계통은 매일 완벽하게 기능한다는 점을 알아야 한다. 일부 중재가 일부 면역계 요소를 변화시키는 것으로 나타났지만, 현재로서는 그러한 중재가 실제로 사람이 감염과 질환으로부터 더 잘 보호받을 정도로 면역성을 증진시킨다는 근거는 없다. 요가는 림프 및 면역계가 계속 최적으로 작용하도록 하기 위해 건강한 생활 습관의 일부로 권장된다.

Chapter 6

ENDOCRINE SYSTEM

내분비계

내분비계(endocrine system)는 잘 작용하면 주로 배후에서 작용해 우리가 그것을 잘 인식하지 못하는 계통이다. 그러나 대사, 수면과 성기능을 조절하는 호르몬을 생성하는 내분비계가 균형을 잃으면 우리는 불안해지고 수면 부족에 시달리며 심지어 당뇨병이 생길 수 있다. 우리의 생각 혹은 호흡과 달리, 우리는 내분비계를 자발적으로 조절할 수 없다. 하지만 하타 요가와 같은 운동을 하면 내분비계의 생리학에 현저한 영향을 미칠 수 있다.

내분비계는 뇌하수체, 갑상선, 부갑상선, 부신, 췌장, 난소와 정소로 이루어져 있다(그림 6-1). 이들 내분비선은 무엇보다도 대사, 성장 및 발달, 조직 기능, 성기능, 생식, 수면과 기분을 조절하는 호르몬을 생성한다. 이 장에서는 구체적으로 코르티솔, 인슐린, 갑상선 호르몬, 엔도르핀과 도파민을 살펴본다.

호르몬이란?

우리는 호르몬이 없이는 살 수 없다. 호르몬은 화학전달물질(chemical messenger)로 생명에 필수적이고 우리가 어떻게 숨을 쉬는지, 우리가 이용 가능한 에너지를 얼마나 보유하는지, 우리가 세상을 어떻게 인식하는지, 우리가 어떻게 행복 혹은 위협을 느끼는지, 심지어 우리가 어떻게 움직이는지는 호르몬이 좌우한다(Neave, 2008; Shuster, 2014). 신경계는 신체의 전기 신호전달 계통이지만, 호르몬은 신체의 화학전달물질로 혈액에서 조직 또는 기관으로 이동하고 신경계의 전기 자극보다 더 천천히 작용한다.

뇌하수체는 바로 위에 있는 시상하부의 지배를 받아 신체에 중요한 호르몬들의 분비를 총괄하는 '주분비선(master gland)'으로, 뇌하수체에서 분비된 호르몬들은 췌장, 부신과 성선 같은 내분비계의 다른 다양한 기관들에 작용해 호르몬의 분비를 자극한다. 그러면 호르몬은 근육, 심장과 장 같은 다양한 조직의 수용체와 결합한다. 호르몬은 신경전달물질과 비슷하며, 일부 호르몬은 두 역할 다 한다. 하지만 호르몬은 내분비선에서 생성되고 혈류로 분비되어 기원 부위에서 어느 정도 거리에 있는 표적 부위에 작용하는 반면, 신경전달물질은 신경 종말에서 생성되고 두 신경세포 사이에 있는 시냅스 틈새로 분비된다.

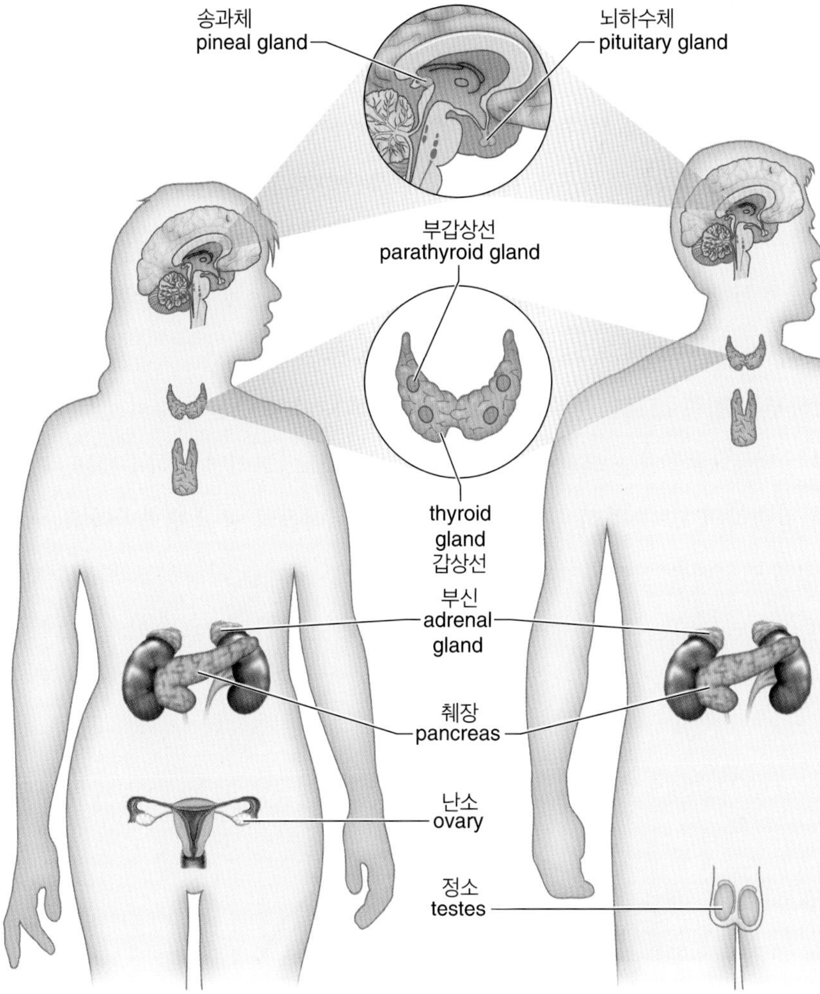
송과체
pineal gland
뇌하수체
pituitary gland
부갑상선
parathyroid gland
thyroid
gland
갑상선
부신
adrenal
gland
췌장
pancreas
난소
ovary
정소
testes

그림 6-1. 내분비계

코르티솔: 주호르몬

아마도 가장 유명한 호르몬의 하나(종종 요가 현장에서도 논의되는 호르몬)가 흔히 스트레스 호르몬이라고 하는 코르티솔(cortisol)이다. 사람이 불안하거나, 위협받거나, 혹은 심지어 우울하면 코르티솔 수치가 증가하는 것은 사실이지만, 코르티솔은 생명에 필수적이다. 코르티솔은 신장의 꼭대기에 놓여 있는 삼각형 모양의 기관인 부신에서 분비되는 스테로이드 호르몬으로, 그야말로 신체의 모든 기타 계통에 영향을 미친다.

뇌의 시상하부는 혈중 코르티솔 수치를 모니터링 한다. 이 호르몬의 수치가 너무 낮으면 시상하부는 바로 밑에 있는 뇌하수체에 신호를 전달하고, 그러면 뇌하수체는 부신으로 호르몬을 방출하며, 그에 따라 부신이 분비하는 코르티솔의 양이 변화한다(Herman 등, 2011). 이렇게 코르티솔 호르몬의 양을 조절하는 3부분 체계를 시상하부-뇌하수체-부신 축(hypothalamic-pituitary-adrenal axis; HPA axis)이라고 한다(그림 6-2).

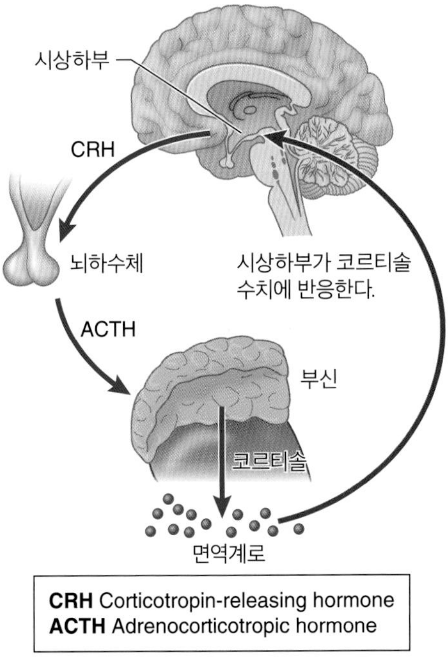

그림 6-2. 시상하부-뇌하수체-부신(HPA) 축과 스트레스 반응. (CRH는 코르티코트로핀 방출 호르몬, ACTH는 부신피질자극호르몬을 말한다.)

체내 세포 대부분에 있는 코르티솔 수용체는 서로 다른 방식으로 호르몬을 수용해 사용한다. 우리의 요구는 날마다 다르다. 예를 들어 신체가 고도의 경계 태세일 때에는 방해가 되는 기능을 코르티솔이 변화시키거나 폐쇄할 수 있다. 이러한 기능은 소화계 또는 생식계, 면역계 또는 심지어 성장 과정일 수도 있다.

코르티솔은 스트레스에 반응해 분비되지만, 뇌는 또한 일주기(日週期; 하루주기) 리듬(circadian rhythm)에 따라 코르티솔을 분비하라는 신호를 보낸다. 코르티솔은 아침에 절정에 달해, 저장된 에너지(지방과 포도당)를 동원하여 우리가 일어나고 움직이도록 하며 식사 후에는 치솟는 혈당 수치를 조절한다.

코르티솔은 체내에서 다른 중요한 역할을 한다. 혈당 수치의 조절을 돕는(이는 결국 근육 수축에 필요한 에너지를 제공한다) 외에, 코르티솔은 대사와 혈압을 조절하고, 수면의 질에 영향을 미치며, 성욕에 영향을 주고, 기억 형성을 도우며, 임신 중 태아 건강을 돕는다. 코르티솔은 항염 특성을 보이며, 이는 통증과 자극의 완화에 도움이 될 수 있다. 흥미롭게도, 감정이 차오르게 하는 사건에 관한 뉴스를 접할 때 아드레날린과 코르티솔이 뇌로 몰려 소위 '섬광기억(flashbulb memories)'을 만드는 것으로 생각된다. 섬광기억은 사회적으로 놀랍거나 충격적인 과거 사건이 생생하고 간결하게 오래 지속되는 기억으로, 개인이 처해 있던 상황이 이러한 사건과 결부되어 기억 속에 깊이 각인되기 때문이다. 예를 들어 당신은 아마도 2001년 9월 11일 뉴욕시에서 세계무역센터(WTC) 쌍둥이 빌딩이 무너져 내린 사건에 대한 뉴스를 접하였을 때 자신이 어디에 있었는지를 아주 자세히 기억할 것이다.

코르티솔은 매우 강력한 물질이라 생명을 구하는 약물이 될 수도 있다. 약물로 사용될 경우에는 하이드로코르티손(hydrocortisone)이라고 하며, 이 약물은 아나필락시스(예로 땅콩 혹은 조개류 알레르기)처럼 중증 알레르기 반응을 멈추도록 도와준다. 또한 이 약물은 습진과 건선처럼 발진 및 자극 증상의 치료에 도움이 될 수 있다. 관절통이 있는 환자들의 경우에 때로 코르티손 주사제가 투여되는데, 이러한 약물은 코르티코스테로이드(corticosteroid) 또는 하이드로코르티손으로 둘 다 코르티솔과 밀접한 관련이 있다.

이처럼 코르티솔이 체내에서 아주 많은 중요하고 유익한 역할을 함에도 왜 부정적인 암시를 던지는 경향이 있는가? 일상적 기능과 일주기 분비 외에, 코르티솔은 사람이 위협을 느낄 경우에도 발현된다. 아드레날린과 함께 분비되면 코르티솔은 투쟁-도피 기전을 활성화하여 사람이 위험한 상황에서 벗어나도록 도울 수 있는데, 사자가 자신에게 달려오는 상황, 아니면 현대 문화에 더 적합한 예로 버스가 자신 쪽으로 돌진하는 상황을 생각해보라. 그러한 상황에 처할 경우에는 신체가 가능한 한 신속히 반응하여 자신을 위험에서 벗어나도록 해야 한다.

보통 급성 호르몬으로 여겨지는 코르티솔 및 아드레날린의 수치는 일단 위협이 지나갔으면 내려가 심장, 혈압과 기타 신체 계통이 정상으로 되돌아가게, 즉 항상성을 되찾게 된다. 사실 혈액, 타액 및 소변 속의 코르티솔 수치는 측정할 수 있고 그 측정치를 사용하여 피검자가 얼마나 스트레스를 받고 있는지를 판단할 수 있다. 장기적으로 코르티솔 수치가 고조되어 있으면 불안, 우울, 두통, 심장질환, 기억력 및 집중력 장애, 소화 장애, 수면 장애, 체중 증가와 성욕 결핍을 포함해 많은 건강 문제를 일으킬 수 있다(미국심리학회[APA], 2018). 장기적인 코르티솔 수치 상승으로 인해 나타나는 일부 결과는 이 장에서 나중에 병리를 다루는 부분에서 살펴본다.

인슐린

인슐린(insulin)은 췌장에서 만들어지는 호르몬으로 신체가 음식에서 오는 포도당을 사용하도록 하고 나중에 사용하기 위해 그러한 포도당을 저장하도록 한다(췌장에 대한 정보를 좀 더 얻으려면 소화계를 다루는 제8장을 참조한다). 인슐린은 혈당이 너무 높아지거나(고혈당) 너무 낮아지지(저혈당) 않도록 작용한다. 모든 세포는 에너지의 생산을 위해 포도당이 필요하나, 포도당은 세포에 직접 들어갈 수 없으므로 인슐린이 포도당 통로를 여는 열쇠 역할을 해서 포도당이 세포로 유입되도록 한다(그림 6-3). 췌장에서 인슐린의 분비는 식사 후, 특히 탄수화물이 풍부한 식사를 한 후 증가한다.

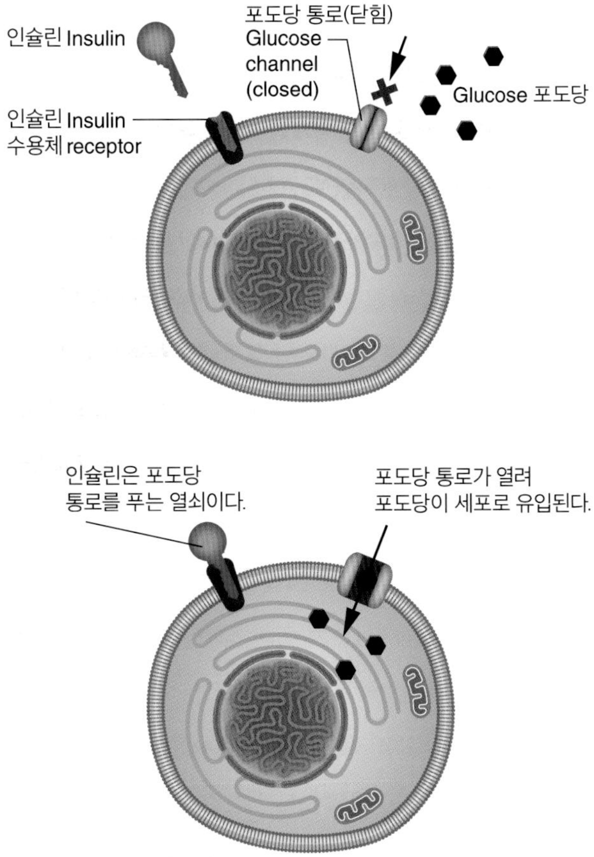

그림 6-3. 인슐린은 포도당이 세포로 유입되도록 하는 열쇠 역할을 한다.

하지만 인슐린은 꽤 똑똑해 혈액에 포도당이 현재 필요한 양보다 더 많으면 그 혈당을 나중에 사용하기 위해 간에 저장하도록 한다. 그래서 인슐린은 혈당 수치의 균형을 잡아 정상 범위 이내로 유지한다.

신체가 인슐린을 충분히 생성하지 못하거나 세포가 인슐린의 효과에 내성을 보이면 고혈당(hyperglycemia)을 일으킬 수 있다. 이것이 장기간에 걸쳐 일어나면 당뇨병을 포함해 합병증이 생길 수 있는데, 이는 이 장에서 나중에 논의한다.

갑상선 호르몬

갑상선(thyroid gland)은 목의 앞쪽 중앙에서 돌출된 부위(후두융기) 바로 아래에서 나비가 날개를 펼친 모양으로 기도의 주위를 감싸고 있는 내분비선이다. 갑상선은 트라이아이오도타이로닌(triiodothyronine; T3), 타이록신(thyroxine; T4), 칼시토닌(calcitonin) 등 3가지 호르몬을 분비한다. T3 및 T4 갑상선 호르몬은 대사율 및 단백질 합성과 아울러 아이의 성장 및 발달에 영향을 미치는 반면, 칼시토닌은 혈중 칼슘의 항상성을 유지한다. 기타 내분비선이 그렇듯이, 뇌의 시상하부가 화학전달물질을 뇌하수체로 보내고 그러면 뇌하수체가 화학전달물질을 갑상선으로 보내 T3 및 T4를 분비하게 한다.

갑상선 호르몬은 체내에서 다양한 역할을 한다. 이 호르몬은 무엇보다도 대사에 중요한 역할을 해서 기초대사율을 증가시키고 거의 모든 신체 조직에 영향을 미친다. 갑상선 호르몬은 식욕, 물질의 흡수와 음식을 소화하기 위한 장의 운동에 영향을 미쳐, 장에서 영양소의 흡수와 아울러 포도당의 생성, 세포에 의한 포도당의 흡수 및 분해를 증가시킨다. 이 호르몬은 지방의 분해를 촉진하고 유리 지방산의 수치를 증가시킨다. 유리 지방산을 증가시킴에도 불구하고 갑상선 호르몬은 콜레스테롤 수치를 감소시킨다.

갑상선 호르몬은 심혈관계에서도 역할을 해서 심박의 수와 강도를 증가시킨다. 이 호르몬은 호흡의 속도, 산소의 섭취와 소비, 그리고 미토콘드리아의 활동을 증가시킨다. 전체적으로 이들 요인은 혈류와 체온을 증가시킨다.

갑상선 호르몬은 어린이의 성장 속도를 증가시키므로 정상적인 발달에 매우 중요하다. 발달하는 뇌의 세포는 이 호르몬의 중요한 표적이다.

마지막으로, 갑상선 호르몬은 정상적인 성기능, 수면 및 사고 패턴을 유지하는 역할도 한다. 이 호르몬 수치의 증가는 사고 생성의 속도 증가와 연관이 있지만 집중력의 감소와 관련이 있다. 또한 성욕을 포함한 성기능과 정상적인 월경주기의 유지도 이 필수적인 호르몬의 영향을 받는다.

엔도르핀: 우리 몸의 모르핀

1970년대 초에 연구자들은 헤로인과 모르핀 같은 양귀비 유래 아편제제가 어떻게 뇌에 영향을 미치는지를 연구하고 있었다. 그들은 뇌에서 아편유사제(아편제제가 속하는 약물 계열로 마약성 진통제로 쓰임)만을 받아들이는 수용체를 발견했다. 우리의 뇌가 왜 아편유사제 수용체를 가질 수 있는지를 생각하면서, 연구자들은 우리의 몸이 모르핀과 헤로인 같은 물질을 천연으로 생성한다고 가정했다. 그들이 옳았던 것이다.

엔도르핀(endorphin)이란 용어는 내인성(endogenous; 체내에서 만들어진)과 모르핀(morphine)을 축약한 말이다. 모르핀은 마약성 진통제인 비코딘(Vicodin; 아편유사제인 hydrocodone과 비아편유사제 진통제인 acetaminophen의 복합 제재) 및 펜타닐(fentanyl; 아편유사제)과 아울러 마약인 헤로인에 사용된다. 또한 모르핀은 우리의 몸이 생성하는 엔도르핀과 화학적으로 비슷하다. 엔도르핀은 뇌하수체와 중추신경계에서 생성되므로, 그저 하나의 신체계통으로 쉽게 분류할 수 없다.

엔도르핀의 기능

엔도르핀은 호르몬과 신경전달물질로 모두 기능한다. 연구자들은 여전히 엔도르핀의 모든 역할을 이해하기 위해 애쓰고 있다. 엔도르핀은 통증을 조절하고 즐거움을 증진시키므로 전반적인 행복감을 촉진하는 데 중요하다고 여겨진다. 엔도르핀은 통증 조절에 중요한 역할을 한다. 유해 자극은 말초신경계에서 수용된다. 그러면 뇌는 그 시점에서 통증의 경험이 유용할 것인지를 결정한다. 뇌가 말초신경계로부터 통각수용의 메시지를 늦추는 방법의 하나는 세로토닌과 노르아드레날린을 신경전달물질로 하는 경로들을 따라 엔도르핀이 전달되도록 하는 것이다(Akil 등, 1984).

엔도르핀은 우울을 완화하고 불안과 스트레스 반응을 감소시키며 자존심을 증가시키고 체중을 감소시킬 수 있는 것으로 생각된다.

엔도르핀은 천연 보상 회로에 중요하고 식사, 음주, 체력 단련과 성교 같은 활동과 관련이 있다. 엔도르핀은 통증을 극소화하고 즐거움을 극대화하며, 이는 우리가 손상 혹은 스트레스에도 불구하고 계속해서 기능하도록 도와준다. 또한 엔도르핀은 섹스, 오르가슴, 음악 청취와 초콜릿 같은 일부 식품 섭취로 경험하는 행복한 상태의 유도를 담당하는 것으로 여겨진다(Chaudhry and Gossman, 2020). 아울러 일부 근거는 엔도르핀이 사회적 애착의 강화를 돕는다는 점을 보여준다(Machin and Dunbar, 2011). 사회적 유대가 강하면 분명 종의 생존에 도움이 된다. 마지막으로, 엔도르핀은 정말로 보람이 있지만 고통스러운 경험일 수 있는 출산을 돕는다. 임신부의 엔도르핀 수치는 정상 수치 이상으로 상승하며, 이는 임신 및 출산과 연관된 일부 증상의 완화에 도움이 될 수도 있다(Cahill, 1989).

엔도르핀이 러너스 하이를 일으키는가?

모든 호르몬 중에서도 엔도르핀이 운동과 가장 흔히 연관되는 호르몬이다. 잘 알려진 '러너스 하이(runner's high; 주자의 행복감)'는 장거리 주자들이 조사와 연구에서 언급하고 있는 불안의 감소와 행복감의 증가를 말한다. 1980년대에 운동 과학자들은 달리기 직후 사람들의 혈류에서 이 천연 진통제의 수치가 증가한 것을 관찰하고는 이러한 행복감이 엔도르핀에 기인한다고 보기 시작했다. 그러나 보다 최근의 연구에 따르면 운동 후 행복감은 다른 화합물인 엔도카나비노이드(endocannabinoid)에 기인할 가능성이 더 많다는 점이 밝혀지고 있다.

대마초(cannabis)의 주성분인 카나비노이드와 화학적 구조가 비슷하고 우리의 몸이 천연으로 만드는 엔도카나비노이드는 오르가슴처럼 유쾌한 활동 중에 그리고 달릴 때 그 수치가 증가한다. 처음엔 쥐에서 그리고 보다 최근엔 인간에서 엔도카나비노이드를 살펴본 연구자들은 노련한 남녀 주자 63명을 모집해 무작위 배정하여 절반은 엔도르핀을 포함하는 아편유사제의 흡수를 차단하는 약물인 날록손(naloxone)을 투여 받고 나머지 절반은 위약을 투여 받도록 하였다(Siebers 등, 2021). 그 결과 피험자들 대부분이 어느 약을 섭취하였던지 상관없이 러너스 하이를 경험했다고 보고하였고 모두가 혈중 엔도카나비노이드 수치의 증가를 보였다. 이 연구는 이전에 엔도르핀과 연관된 러너스 하이가 엔도카나비노이드와 상관관계가 있을 가능성이 더 많다는 강한 근거를 제시한다. 물론 이러한 연구 결과를 확인하기 위해 더 많은 연구가 필요하다. 이 연구는 심지어 최근인 2021년까지도 우리가 인간 생리학에 대해 완전히 이해하지 못한 것이 여전히 많다는 점과 우리가 이전에 사실로 여겼던 것이 그렇지 않을 수도 있다는 점을 보여준다.

엔도르핀은 중독성이 있는가?

엔도르핀은 아편유사제 수용체와 결합하면 효소에 의해 거의 즉시 분해되어 엔도르핀의 긍정적 효과를 제공하고 재활용되어 나중에 재사용될 수 있다. 그러나 화학적으로 다르지만 비슷한 모양을 한 아편제제도 동일한 수용체와 결합한다. 아편제제는 효소에 내성을 보이고 수용체를 끊임없이 재활성화해, 황홀감을 지속시키고 행복감을 증가시키며 아울러 그러한 감각에 중독될 가능성을 높인다.

또한 모르핀과 헤로인처럼 인공적으로 합성된 아편유사제를 장기간 사용하면 천연 엔도르핀 시스템에 영향을 미친다. 여러 연구에서 이들 약물의 장기적인 사용이 우리 몸 자체의 엔도르핀 생성을 감소시키는 것으로 나타났다. 기타 연구에서도 약물 사용자들에서 아편유사제 수용체의 수가 감소한다는 점과 그러한 수용체가 덜 효율화되고 덜 민감해져 장기적인 약물 사용자들이 동일한 황홀감을 느끼려면 더 많은 약물을 사용할 필요가 있다는 점이 밝혀졌다(Sprouse-Blum 등, 2010). 그러한 결과는 우리의 생리학에 입력된다.

엔도르핀 불균형

균형을 잃으면 엔도르핀은 정신 건강 문제에 관여할 수도 있다. 예를 들어 엔도르핀은 우리가 더 이상은 안 되는 때를 결정하도록 도울 수도 있는데, 강박장애가 있는 경우에 그럴 수 있듯이 누군가에게 엔도르핀이 충분하지 않으면 손을 씻는 행위처럼 어떤 행동을 멈추라는 정신적 신호를 결코 받지 못할 수도 있다.

또한 엔도르핀은 분노 혹은 불안의 고조 상태에 관여할 수도 있다. 엔도르핀이 과활동성을 보이거나 시상하부가 엔도르핀 신호를 잘못 읽으면 가장 미미한 위협이 있어도 투쟁-도피 반응 호르몬이 몸에 쇄도할 수 있다. 우리가 유익하다고 믿는 비활성 물질을 섭취한 후 건강하다고 느끼도록(다시 말해 플라시보 효과) 뇌를 속이는 것이 바로 엔도르핀일 수도 있다.

도파민

도파민(dopamine)은 내분비계의 또 다른 중요한 요소이다. 도파민은 호르몬과 신경전달물질로 모두 기능하고 뇌와 신체에서 많은 중요한 역할을 한다. 도파민은 대개 대중문화에서 즐거움의 화학물질로 인식되고 있다. 코카인과 같은 약물이 도파민 수치의 급등을 일으키는 것은 사실이지만, 도파민은 즐거움보다는 동기부여와 더 관련이 있다. 도파민은 결과가 본질적으로 바람직할 것인지 혹은 해로울 것인지를 신호하는 데 중요한 듯하며, 이는 결국 우리의 행동이 그러한 결과를 지향할 것인지 혹은 거기에서 멀어질 것인지를 안내하게 된다.

신경전달물질인 도파민은 신경세포 사이에 메시지의 전달에 사용되며, 생각하고 계획하는 인간의 독특한 능력에 중요한 역할을 해서 우리가 노력하고 집중하며 흥미로운 것들을 발견하도록 돕는다. 도파민은 학습, 동기부여, 기분 및 주의처럼 많은 행동 기능과 아울러 심박수, 혈관 기능, 통증 처리 및 움직임처럼 많은 신체 기능에 영향을 미친다. 도파민은 다면적이고 다기능적인 화학물질인 것이 거의 분명하다.

Try it yourself

자신의 생각을 관찰하라

알다시피 명상은 우리의 코르티솔 수치를 감소시키고 도파민과 엔도르핀 수치를 증진시키므로, 여기서 당신이 당장 시도하고 규칙적으로 수행할 수 있는 생각 관찰이란 기초 명상을 소개한다.

편안하고 몸을 똑바로 세운 자세로 앉는다. 눈을 감고 3차례 심호흡을 하되 코로 숨을 들이쉬고 입으로 천천히 숨을 내쉬면서 마치 거울에 김이 서리게 하듯이 부드럽게 '훠-' 소리를 낸다. 이처럼 3차례 호흡을 한 후, 호흡이 나름의 부드러운 리듬을 찾도록 한다. 심호흡을 강제하기보다는 몸이 호흡하는 최선의 방법을 알고 있다고 신뢰한다. 호흡에 맡기고 매번의 호흡과 함께 가슴과 배가 부드럽게 오르내리는 것을 관찰한다. 콧구멍의 공기가 어떻게 들어오면서 더 차갑고 나가면서 더 따듯한지를 관찰한다. 계속해서 호흡을 관찰한다. 생각이 일어나기 시작하면(그리고 생각은 일어날 것이다) 거기에 휘말리지 않으면서 그저 그러한 생각을 관찰한다. 마치 자신의 앞쪽에서 지나가는 구름인 것처럼 그 생각을 관찰한다고 여긴다(한 순간 나타나서 다음에 사라진다). 마치 자신이 생각이 되기보다는 생각을 목격하고 있는 것처럼 자신과 생각 사이에 어느 정도 거리를 두기 시작하며, 계속해서 호흡으로 의식을 되돌린다. 생각을 하는 것은 잘못이 아니라는 점을 알아야 하며, 명상은 생각을 멈추는 것으로 이루어지지 않는다. 대신 명상은 생각에 주목하는 것과 주의를 어디에 두어야 하는지를 선택하는 것으로 이루어진다. 이와 같은 명상을 5분 동안 수행한다. 그렇게 하면 당신의 내분비계에 많은 유익한 효과가 일어난다.

내분비계의 질환

내분비 질환은 복잡할 수 있다. 여기서는 코르티솔, 인슐린, 갑상선 호르몬, 엔도르핀 및 도파민과 관련된 질환을 살펴보고 아울러 요가가 도움이 될 수 있는지 알아본다.

코르티솔과 스트레스

몸은 끊임없이 다양한 자극을 받고 그에 반응해 항상성을 유지한다. 예를 들어 빛이 덜 밝은 방에서 더 밝은 방으로 이동하면 눈의 홍채가 수축하여 더 밝아진 빛에 적응한다. 자극이 더 강해지면 몸에서 스트레스 반응을 일으켜 코르티솔, 아드레날린과 노르아드레날린 같은 스트레스 호르몬을 분비할 수 있다. 그러나 자극이 스트레스 반응을 일으키는 수준은 사람마다 다양하며, 사람들은 자신의 스트레스 반응을 변화시킬 수 있는 잠재력을 지닌다. 더욱이 어느 정도의 스트레스는 유익할 수 있다. 여러 정의가 존재하지만, 스트레스는 대개 한 유기체가 정서적 또는 신체적 위협에 적절히 대응하지 못할 때 발생하는 생리적 반응을 말한다(Selye, 1956). 이러한 정의는 스트레스를 외부 자극보다는 내부 반응으로 본다는 점이 흥미롭다.

사람들은 대개 할 일은 너무 많은데 시간이 충분해 보이지 않을 때 스트레스를 느낀다. 또한 스트레스를 주는 상황에 실제로 처하는 경우보다 그러한 상황을 예상하는 경우가 더 나쁠 수 있는데, 사람들이 그것에 대해 끊임없이 되새겨 생각하고 그렇게 하면서 스트레스 호르몬을 분비하기 때문이다. 사람들은 모두 분명 실제의 사건 자체보다 사건으로 이어지는 기간이 더 스트레스를 주는 때를 생각해볼 수 있다.

스트레스 반응은 시상하부-뇌하수체-부신(HPA) 축의 활성화에 의해 코르티솔과 연쇄적으로 기타 스트레스 호르몬이 분비되어 생리적 변화가 일어나는 과정이다. 이들 호르몬은 투쟁-도피 반응이라고 하는 교감신경계의 급속한 활성화를 촉발할 수 있다. 생리적 변화로는 심박수, 호흡 속도, 혈압 및 활성화된 골격근으로 향하는 혈류의 증가, 근육에 더 많은 에너지를 공급하기 위한 혈당의 증가, 정신 활동의 증가와 위장관으로 향하는 혈류의 감소가 있다. 이 모든 변화의 전반적인 효과는 사람이 평소보다 더 격렬한 활동을 수행할 수 있다는 것이다(Chu, Marwaha, and Ayers; 2020).

스트레스 반응은 나쁜 일이 아니며, 위협에 대한 정상적이고 유리한 반응이다. 또한 다양한 강도의 운동이 신체에 다양한 스트레스 반응을 일으키고 이러한 반응은 훈련과 시합에서 모두 경기력의 개선을 도울 수 있다. 스트레스 반응은 심지어 동적 요가 수행에서 유익할 수 있는데, 혈액을 골격근으로 돌리기 때문이다. 아울러 요가 수행은 몸이 유리하게 적응할 수 있는 인장, 압축 및 체중부하 응력(stress)을 제공한다. 그러나 일단 스트레스 요인이 사라졌다면, 이상적으로는 스트레스 반응이 진정되어야 하고 몸은 항상성을 회복한다. 하지만 아마도 가정 학대와 같은 실제적인 위협을 받으며 살아가기 때문에, 혹은 불안과 외상후 스트레스 장애가 흔히 그렇듯이 세상으로부터 끊임없는 위협을 인지하기 때문에, 사람의 스트레스 반응이 진정되지 않는다면, 심각한 문제가 발생할 수 있다.

완화되지 않는 장기적 스트레스는 흥분, 불안, 우울, 두통, 불면, 소화 장애, 면역력 약화, 성기능 장애 등 많은 문제와 아울러 심장발작, 뇌졸중 및 제2형 당뇨병 위험의 증가와 연관이 있다(Chu, Marwaha, and Ayers, 2020; Pouwer, Kupper, and Adriannse, 2010). 다행히도 과활동성 스트레스 반응을 완화하기 위해 우리가 할 수 있는 일이 일부 있다.

요가와 스트레스에 관한 연구는 아직 초보적인 수준이나, 가용한 소수의 질 높은 연구들에서 요가가 스트레스의 감소에 유망한 중재(intervention)인 것으로 나타났다. 한 메타분석은 요가 아사나와 기타 운동이 스트레스 관련 생리적 결과변수에 미치는 효과를 비교한 무작위 대조 임상들 가운데 선정기준을 충족한 42개의 연구를 검토했다(Pascoe, Thompson, and Ski; 2017). 연구자들은 요가 아사나를 포함한 중재가 스트레스 반응과 관련이 있는 표지자들 가운데 무엇보다도 코르티솔, 혈압, 안정 시 심박수 및 공복 혈당의 감소와 연관이 있었다고 밝혔다. 저자들은 요가 아사나를 포함하는 수행이 다양한 인구집단에서 교감신경계 및 시상하부-뇌하수체-부신 축의 조절 개선과 연관이 있는 것으로 보인다고 결론을 내렸다.

심지어 요가를 단 한 차례만 수행해도 스트레스의 조절에 도움을 주는 듯하다. 한 연구는 건강한 성인 24명을 참여시켜 피험자들의 절반은 단일 세션의 비디오 지도 하타 요가를 수행하는 반면 나머지 절반(대조군)은 TV를 시청하도록 했다(Benvenutti 등, 2017). 그런 다음 두 그룹은 속셈을 하는 스트레스 과제를 수행하였는데, 답이 틀리면 연구 종결 시 받게 될 금액이 줄어들 것이라는 솔직한 얘기를 들었다. 그 결과 요가를 수행한 피험자들은 스트레스로 인한 혈압의 회복 가속화, 타액 중 코르티솔의 감소와 스트레스 과제 전후 자신감의 증가를 나타냈다. 이 연구는 처음으로 요가가 스트레스 반응에 급속한 개선 효과를 보인다는 점을 입증했다.

목적의식을 가지는 것도 스트레스 반응을 감소시킬 수 있다. 심리학에서 유디모니아(eudaemonia)는 자기 개발, 개인 성장과 목적의식 있는 삶에서 유래하는 행복감을 말하는데, 이들 자질은 흔히 요가 철학 및 수행에서 탐구되는 것이다. 노인 여성들을 표본으로 실시된 한 연구에서 유디모니아 행복감의 수치가 높은 사람들은 그 수치가 낮은 사람들에 비해 매일의 타액 중 코르티솔, 염증 표지자 및 심혈관 위험의 수치가 더 낮고 아울러 렘(REM) 수면 지속시간이 더 긴 것으로 밝혀졌다(Ryff, Singer, and Dienberg Love; 2004).

우리는 삶에서 마주하는 스트레스를 주는 모든 사건을 통제할 수는 없으나, 스트레스에 대한 반응을 조절하는 잠재력은 지니고 있다. 독수리 자세(Garudasana)에서 한쪽 발 머리 뒤로 놓는 자세(Eka Pada Sirsasana)까지와 그 사이의 모든 자세까지, 우리는 흔히 요가 아사나에서 자신을 어렵고 불편한 자세로 둔다. 그런 다음 우리는 마음과 호흡을 안정시켜 역경 속에서 차분한 감각을 찾는다. 이런 식으로 요가는 우리가 자신의 스트레스 반응을 더 잘 이해하고 조절하도록 가르칠 수 있다.

요가 수행 외로 스트레스를 해소하는 방식은 천천히 목욕하는 것에서 장기를 두는 것까지 다양한 유형을 띨 수 있다. 이와 같은 자기 관리 활동이 꼭 제멋대로 하는 행동은 아니며, 이 장에서 탐구하듯이 아마도 요가 혹은 목적의식 있는 삶을 통해 삶의 스트레스 요인에 대처하는 방식을 찾는 것은 사치가 아니라 장기적인 건강에 필수적이다.

갑상선 질환

갑상선 기능 항진증(hyperthyroidism)은 갑상선 호르몬이 과다 분비되는 과활동성 갑상선 질환으로, 가장 흔한 원인은 그레이브스병(Graves' disease)이란 자가면역 질환이다. 바제도병(Basedow's disease)이라고도 하는 이 질환은 흔히 체중 감소, 식욕 증가, 불면증, 내열성 감소, 떨림, 두근거림, 불안, 신경과민 등 다양한 비특이적 증상을 유발한다. 일부 경우에는 흉통, 설사, 탈모와 근육 약화를 유발할 수 있다.

갑상선 기능 저하증((hypothyroidism)은 갑상선 호르몬이 결핍되는 저활동성 갑상선 질환으로, 한 가지 흔한 원인은 세계 여러 지역에서 나타나는 요오드 결핍증이다. 이처럼 요오드 결핍증이 갑상선 기능 저하증을 초래하기 때문에, 일부 국가들에서는 소금과 기타 식품에 흔히 요오드(iodine)가 첨가된다. 따라서 요오드 결핍증에 따른 갑상선 기능 저하증은 요즘엔 훨씬 덜 흔하다. 요오드가 충분한 지역들에서 갑상선 기능 저하증의 가장 흔한 원인은 하시모토병(Hashimoto's disease)이다. 하시모토 갑상선염 또는 만성 림프구성 갑상선염이라고도 하는 이 질환은 갑상선이 점차 파괴되는 자가면역 질환으로, 시간이 흐르면서 갑상선이 비대해져 통증 없는 갑상선종을 형성할 수도 있다.

갑상선 기능이 저하되면 피로, 변비, 피부 건조 및 손발톱 취약, 아픔 및 통증, 기분 저하, 추위 불내성, 심박수 저하 등 일련의 증상을 유발한다. 갑상선 기능 저하증에 따른 증상은 기타 건강 문제에 기인한다고 오진하기가 매우 쉬울 수 있다.

갑상선 기증 저하증은 여성에서 더 흔해, 35세에서 65세 사이에서는 여성의 13% 정도가 저활동성 갑상선 질환을 앓고 이러한 유병률은 65세 이상 여성에서 20%로 상승한다(Harvard Health Publishing, 2021). 갑상선 기능 저하증 증상과 갑상선 질환 간의 연관성이 늘 명백하지는 않기 때문에(특히 노인에서), 많은 여성이 알지 못한 채 그리고 진단 또는 치료를 받지 못한 채 갑상선 기능 저하 상태로 살아갈 수 있다.

어깨로 물구나무서기가 갑상선을 자극한다

요가 수업에서 흔히 하는 말이 일부 자세가 일부 내분비선에 영향을 미친다는 것이며, 가장 흔한 말은 어깨로 물구나무서기(Sarvangasana)가 갑상선을 자극한다는 것이다. 이와 같은 어깨로 물구나무서기와 갑상선 간의 연관성은 너무 많이 반복해서 말해지고 있어 많은 사람이 그것을 사실이라고 여긴다. 이러한 현상은 인지 편향의 한 유형인 가용성 연쇄반응(availability cascade)인데, 이는 어떤 정보가 사람들에게 영향을 미치고 그러한 정보가 공개 담론을 통해 연쇄반응을 일으켜 하나의 집단적 믿음으로 확산되는 현상을 말한다. 그러나 어깨로 물구나무서기가 갑상선을 자극한다는 주장은 과학적으로 연구되지 않았고 순전히 추정에 근거한다(Pierce, 2011). 갑상선 질환과 요가 일반에 관해 실시된 연구는 일부 있지만, 저자로서 우리는 어깨로 물구나무서기가 갑상선에 어떠한 영향을 미칠 수 있는지를 특정해 살펴본 연구는 과학 문헌에서 전혀 찾아볼 수 없었다. 더욱이 이 자세가 갑상선을 자극할 수 있다는 견해는 생리학적으로 그리 타당하지 않다.

내분비계의 작용은 전도 자세로 압력을 가하여 변화를 일으킨다는 이러한 견해가 암시하는 것보다 훨씬 더 복잡하다. 내분비계는 분자 및 세포 과정을 통해 작용하며, 이러한 과정에서는 한 분자가 연쇄적인 사건을 개시하여 원하는 결과를 일으킨다. 뇌하수체는 기타 모든 내분비선을 지배하는 주분비선으로 시상하부의 지배를 받는다. 시상하부는 갑상선자극호르몬 방출 호르몬(thyrotropin-releasing hormone)을 분비하고, 이 호르몬의 자극을 받은 뇌하수체는 갑상선자극호르몬을 분비하며, 이 호르몬의 자극을 받은 갑상선은 결국 갑상선 호르몬을 생성한다. 종양이 존재할 경우에 그럴 수 있듯이 갑상선자극호르몬 방출 호르몬을 생성하는 시상하부의 능력이 저하된다면 혹은 갑상선자극호르몬을 생성하는 뇌하수체의 능력이 저하된다면, 어깨로 물구나무서기를 아무리 많이 수행한다고 해도 갑상선은 필요한 갑상선 호르몬을 생성할 수 없을 것이다. 마찬가지로 식사에서 요오드가 결핍된다면 어떤 아사나를 수행하든 갑상선은 갑상선 호르몬을 충분히 생성할 수 없을 것이다.

현실은 어깨로 물구나무서기가 갑상선 기능에 직접적인 영향을 미칠 수 있다는 생각을 지지하는 과학적 근거가 없다는 것이다. 더욱이 갑상선은 자극을 필요로 하는가? 그건 누군가에게 저활동성 대 과활동성 갑상선이 있는지에 달려 있지 않은가? 반면 어떤 주장을 지지하는 과학적 근거가 없다는 이유만으로 그 주장이 거짓이라고 할 수는 없다. 우리가 알고 있는 것은 중간 강도의 모든 운동이 갑상선을 포함해 내분비계에 어느 정도 긍정적 영향을 미치리라는 점이다. 운동 전반은 갑상선에 압력을 가할지라도 건강에 기적에 가까운 유익한 효과를 보인다. 또한 우리는 코르티솔의 상승이 갑상선에 부정적 영향을 미치므로 요가에서 하듯이 시간을 내어 이완하면 갑상선 기능에도 유익하다는 점을 알고 있다. 그저 움직이고 그러한 움직임과 이완의 균형을 취하는 것이 우리가 전반적인 건강을 위해 할 수 있는 최선의 일이고 다른 사람들에게 나누어줄 수 있는 최선의 자질 중 하나이다.

요가가 갑상선 질환에 미치는 효과에 관한 연구는 극소수가 존재한다. 한 연구는 갑상선 기능 저하증이 있는 여성 환자 20명을 대상으로 요가가 삶의 질에 미치는 효과를 살펴봤다(Singh 등, 2011). 매일 1시간씩 진행되는 요가 세션을 1개월간 지속한 후, 환자들에서 삶의 질의 점수가 개선되었으며 그들은 자신의 건강에 대한 인식이 현저히 개선되었다고 보고했다. 저자들은 요가가 갑상선 기능 저하증이 있는 환자들이 질환 관련 증상을 관리하도록 돕는 데 유용하며, 갑상선 기능 저하증의 치료를 위한 의학 치료와 함께 지지 요법으로 요가를 고려할 수도 있다고 결론을 내렸다. 이는 소규모 연구이고 대조군이 결여되어 있으나, 요가가 갑상선 질환이 있는 사람들에서 삶의 질에 유익할 수 있다는 가능성을 어느 정도 제시한다.

만성 스트레스도 갑상선 질환을 악화시키며, 요가는 사람들이 장기적인 스트레스에 대처하도록 돕는 것으로 알려져 있다(Pascoe, Thompson, and Ski; 2017). 요가가 갑상선 건강을 개선할 수 있는 주요 방식의 하나는 사람들이 스트레스를 다루도록 돕는 것이다.

갑상선 질환과 요가에 관한 연구는 희소하지만, 운동 전반이 갑상선 질환에 미치는 유익한 효과를 보여주는 문헌은 상당히 많다. 한 연구는 규칙적인 운동이 저활동성 갑상선 질환을 치료받는 사람들에게 미치는 효과를 비교했다(Bansal 등, 2015). 저자들은 갑상선 호르몬 T3 및 T4가 운동을 한 그룹에서 현저히 상승되었고 운동을 하지 않은 그룹에서는 그렇지 않았다고 밝혔으며, 운동이 약물의 복용과 함께 유용한 치료가 될 수 있다고 결론지었다.

또 다른 연구는 운동이 지적 장애가 있는 사춘기 청소년에서 갑상선 호르몬의 농도에 미치는 효과를 살펴봤다(Altaye 등, 2019). 저자들은 16주간의 운동 후 갑상선 호르몬(T3 및 T4)의 혈장 농도가 대조군 피험자들에 비해 운동을 한 피험자들에서 더 현저히 변화된 것으로 관찰되었다고 밝혔으며, 유산소 운동이 갑상선 호르몬에 긍정적 영향을 미친다고 결론을 내렸다.

운동 강도와 갑상선 호르몬의 수치를 살펴본 한 연구는 운동이 이 호르몬을 개선한다는 점과 최대 노력의 70%가 대부분의 결과를 제공하는 듯하다는 점을 밝혀냈다(Ciloglu 등, 2006). 그 이상으로는 한계효용 체감의 법칙이 작용한다. 운동이 갑상선 건강에 직접적인 영향을 미친다는 근거 외에, 우리는 운동의 이차 효과가 분명 갑상선 질환이 있는 사람들을 돕고 이러한 효과로는 기분 상승, 체중 감량 촉진과 에너지 증가가 있다는 점을 알고 있다.

당뇨병

당뇨병은 장기적인 고혈당이 특징인 질환으로 위험한 수준으로 흔해지고 있다. 내분비계의 대사질환인 당뇨병은 췌장이 인슐린을 충분히 생성하지 못하거나 신체의 표적 세포가 생성된 인슐린에 적절히 반응하지 못해 발생한다. 증상으로는 흔히 빈뇨, 갈증과 식욕 증가가 있다. 당뇨병에 따른 장기적인 합병증으로는 심혈관 질환, 뇌졸중, 신장질환, 족부 궤양, 신경 손상, 눈 손상과 인지장애가 있다. 때로 '당뇨 발작(diabetic attack)'이라고 하는 급성 합병증으로는 구토, 복통, 깊은 숨 헐떡임, 혼동과 간혹 의식상실이 있다.

당뇨병은 3가지 서로 다른 유형으로 나타난다. 한때 소아 당뇨병 또는 인슐린 의존성 당뇨병이라고 하였던 제1형 당뇨병(type 1 diabetes)의 경우에 췌장이 홀로 인슐린을 거의 또는 전혀 생성하지 못한다. 소아에서도 나타나기 시작하였을 때까지 공식적으로 성인 발병 당뇨병이라고 하였던 제2형 당뇨병(type 2 diabetes)은 더 흔하고 신체가 인슐린에 저항하거나 인슐린을 충분히 만들지 못할 때 발생한다. 제2형 당뇨병은 지난 30년에 걸쳐 모든 소득 수준의 국가들에서 현저히 상승하였고(Shaw, Sicree, and Zimmet; 2010) 좌식 생활 및 형편없는 식사와 연관이 있다고 생각된다. 그러나 코르티솔 수치의 증가는 인슐린 저항을 일으킨다고 알려져 있으므로, 비만과 당뇨병은 스트레스가 많은 삶에 대한 반응일 수도 있다. 마지막 유형인 임신성 당뇨병(gestational diabetes)은 당뇨병 병력이 없는 임신부가 고혈당 수치를 보이지만 당뇨병 수치 기준보다는 낮을 때 진단한다.

당뇨병은 세계적인 문제이다. 2019년 현재 세계적으로 4억 6,300만 명이 당뇨병을 앓고 있는 것으로 추산되며(이는 무려 성인 인구의 8.8%에 해당한다), 제2형 당뇨병이 약 90%를 차지한다. 현재의 추세는 이들 수치가 계속해서 상승할 것이라고 시사한다(International Diabetes Federation, 2019). 조기 사망 위험을 최소한 2배 증가시키고 세계적으로 주요 사망 원인 7위에 해당하므로, 당뇨병은 분명 현대의 문제이다. 그러나 요가를 포함해 운동이 현저한 도움을 줄 수 있다.

운동과 요가는 인슐린 호르몬에 대한 조직의 수용체 세포의 민감도를 증가시키는 데 도움을 줄 수 있으며, 이는 결국 혈당 수치를 조절하고 심지어 표적 조직에서 수용체 세포의 총 수치를 증가시키는 데 도움을 준다(Bird and Hawley, 2017). 요가가 특이적으로 도움이 될 수 있는가? 전통적인 운동은 당뇨병이 있는 사람들에게 유익한 것으로 알려져 있지만, 요가와 당뇨병에 관한 연구는 훨씬 더 적은 실정이다. 그러나 일부 연구들이 가능성을 보여주고 있다. 2008년에 고든(Gordon) 등은 신체 활동이 당뇨병 환자들에게 미치는 효과를 살펴봤다. 이 연구에 참여한 77명은 다음과 같이 3개 그룹으로 나뉘었다.

1. 한 그룹의 참여자들은 매주 2시간 진행되는 1번의 요가 세션에 참석하였고 집에서 주당 3번 또는 4번 요가를 수행하라는 권고를 받았다.
2. 또 한 그룹의 참여자들은 매주 2시간 진행되는 1번의 전통적인 신체 훈련 세션에 참석해 에어로빅 워킹, 에어로빅댄스, 유연성 운동 등을 하였고 집에서 주 당 3번 또는 4번 비슷한 구성으로 운동을 수행하라는 권고를 받았다.
3. 나머지 그룹(대조군)은 자신의 의사가 추천하는 치료 계획을 따랐을 뿐 어떠한 종류의 활동적 운동 중재에도 관여하지 않았다.

연구 결과는 매우 긍정적이었다.

알다시피 당뇨병은 혈당의 상승과 동일시되므로, 이 연구에서 공복 혈당 수치의 하락을 관찰한 것은 아주 유망한 연구 결과이다. 공복 혈당 수치는 요가를 수행한 그룹에서 29.48%, 전통적인 운동을 한 그룹에서 27.43% 감소한 데 비해 대조군에서는 7.48% 감소에 그쳤다. 또한 총콜레스테롤 수치가 요가 및 전통적인 운동 그룹에서 모두 감소한 반면 대조군에서는 증가했다. 아울러 변화가 유의한 수준에는 못 미치긴 하였지만, 마찬가지로 중성지방 수치가 두 운동 그룹에서 감소한 반면 대조군에서는 증가했다. 기타 유익한 결과들도 두 운동 그룹으로부터 기록됐다. 이 연구는 당뇨병성 합병증 및 조기 사망을 초래할 수 있는 생체표지자들의 개선에 요가가 전통적인 운동만큼 유익할 수 있다는 점을 보여준다.

그러나 무엇보다도 중요한 체계적 문헌고찰 및 메타분석이 중국 연구자들에 의해 실시됐다(Cui 등, 2017). 이들은 총 864명의 환자가 참여한 총 12개의 무작위 대조 임상을 선정해 제2형 당뇨병이 있는 성인들에서 요가의 유효성을 검토했다. 저자들은 근거 중심으로 요가는 제2형 당뇨병 환자들에서 공복 혈당 수치를 현저히 감소시키고 기타 중요한 임상 결과변수를 변화시킨다고 밝혔다. 이와 같은 데이터는 요가 중심 훈련이 제2형 당뇨병의 관리에 실행 가능한 대체 운동이라는 견해를 지지한다. 하지만 요가와 제2형 당뇨병에 관한 연구가 미미한 점에 비추어, 저자들은 대규모의 엄격한 무작위 대조 임상이 실시되어야 한다고 권장했다.

요가와 당뇨병이란 제목으로 인터넷을 검색해보면 "이들 5가지 요가 자세는 당신의 당뇨병을 치유할 것이다" 혹은 "이 운동 하나로도 당뇨병에 도움이 된다"와 같은 비디오가 나타날 것이다. 일부 요가 자세들이 당뇨병처럼 일부 질환들에 도움이 될 수도 있다고 생각하기 쉬우나, 실은 어느 신체 활동이라도 긍정적 효과를 가져올 것이다.

도파민 불균형

정신 건강 질환은 많은 원인에 기인하지만, 흔히 뇌의 서로 다른 부위에서 도파민의 결핍 또는 과다와 연관이 있다. 조현병(schizophrenia)의 일부 경우는 뇌의 특정한 부위에서 도파민의 과다에 기인하고 환각과 망상을 초래할 수 있지만, 다른 부위에서 도파민의 결핍은 동기부여와 의욕의 상실처럼 다른 증상을 일으킬 수 있다(Ayano, 2016). 도파민 수치는 성인기 초기부터 매 10년마다 약 10%씩 하락하고 인지 및 운동 수행의 감퇴와 연관되어 왔다(Peters, 2006).

아무도 주의력결핍과다활동장애(ADHD)의 원인을 확실히 알지 못하나, 일부 연구는 ADHD가 도파민의 부족에 기인할 수도 있다고 한다. ADHD 약물인 메틸페니데이트(methylphenidate)는 도파민을 증진시키는 작용을 한다. 코카인과 같은 약물은 뇌에서 도파민의 급증을 유발하며, 이는 천연 보상 시스템을 만족시킬 수 있다. 코카인의 투약 후 뇌에서 수용체와 결합된 도파민의 양은 자연스러운 활동과 관련된 양을 능가해 갈증 풀기 혹은 섹스 후의 경우보다 더 큰 쾌감을 일으킬 수 있다. 실제로 일부 실험실 동물은 선택이 주어지면 음식을 무시하고 굶주릴 때까지 계속해서 코카인을 섭취할 것이다. 그러나 약물을 반복해 사용하면 동일한 황홀감을 얻기 위한 역치가 올라가 동일한 느낌을 받기 위해 더 많은 약물을 사용해야 한다. 한편 약물은 몸이 도파민을 천연으로 생성하는 능력을 떨어트리며, 이는 기분 저하와 장기적으로 신경학적 문제를 초래할 수 있다(Enevoldson, 2004).

영상학적 연구들에 따르면 비만인 사람들은 천연 보상 시스템에 문제가 생길 수 있어 몸이 도파민과 세로토닌을 충분히 분비하지 못할 수도 있다고 시사한다. 이것이 사실이라면 그저 덜 먹으라는 단순한 조언은 비만의 복잡성을 설명하지 못한다(van Galen 등, 2018).

파킨슨병

파킨슨병은 1991년 불과 29세에 이 병을 진단받은 배우 마이클 폭스에 의해 세상의 주목을 받은 질환으로, 떨림과 운동 장애를 수반하는 장기적인 퇴행성 질환이다. 이 질환은 흑질(substantia nigra)이란 중뇌 부위에서 도파민을 분비하는 신경세포의 소실에 의해 유발된다. 도파민은 뇌의 신경세포가 소통하고 움직임을 조절할 수 있게 하는데, 파킨슨병에서는 뇌가 도파민을 덜 만든다. 이러한 화학물질 결핍은 떨림, 강직, 느린 자발적 움직임, 형편없는 균형과 협동 장애 같은 신체 증상을 유발한다. 그러나 약물과 함께, 운동, 요가와 명상이 이 질환의 진행을 늦추는 데 어느 정도 희망을 불러일으킬 수 있다.

여러 연구가 운동이 파킨슨병이 있는 사람들에서 삶의 질을 개선할 수 있다는 점을 보여준다. 균형 훈련은 놀랍지 않게도 파킨슨병 환자들에서 균형을 개선하고 중요하게도 낙상 발생률을 감소시키는 것으로 나타났는데, 후자와 같은 효과는 낙상이 파킨슨병이 있는 사람들 사이에 매우 흔하고 주요 문제를 초래할 수 있으므로 주목할 만하다. 또한 지속적인 태극권, 댄스 및 저항 훈련이 파킨슨병의 운동 증상을 완화하는 것으로 관찰되었으며, 이는 그러한 유형의 운동이 파킨슨병의 진행을 늦출 수 있다는 것을 시사한다(Mak and Wong-Yu, 2019). 다양한 기타 연구가 주 당 몇 번 하는 규칙적이고 강도 높은 운동이 파킨슨병이 있는 사람들에서 운동 제어를 현저히 개선한다는 점을 보여주고 있으며, 이는 도파민 시스템에 미치는 유익한 효과가 존재할 수도 있다는 것을 암시한다(Fisher 등, 2013; Petzinger 등, 2015).

요가는 도파민 수치의 조절을 도울 수 있는 듯하다. 한 연구는 매일 1시간 주 당 6일 수행하는 요가가 도파민 수치를 현저히 증가시켰다고 밝혔다(Pal 등, 2014). 마찬가지로 8명의 노련한 명상 지도자를 대상으로 실시된 또 다른 연구에서 1시간 동안의 명상 후 도파민의 생성이 65% 증가한 것으로 밝혀졌다(Kjaer 등, 2002). 그러나 초보 요가 수행자들이 비슷한 결과를 기대할 수 있을지는 확실하지 않다. 확실한 것은 운동, 요가 수행, 또는 명상에서는 그저 근육과 뼈를 움직이는 일이나 눈을 감고 이완하는 일 이상의 많은 일이 일어난다는 점이며, 연구할 대상이 아직 훨씬 더 많다.

우울증과 기타 정신 질환

우울증을 주제로 하는 대다수의 연구는 운동이 우울증이 있는 사람들에게 유익한 영향을 미친다는 점을 보여주며, 일부 연구자들은 이것이 적어도 부분적으로 운동이 내분비계에 영향을 주는 데 기인한다고 가정한다. 한 체계적 문헌고찰 및 메타분석은 요가가 정신 질환이 있는 사람들에서 우울 증상에 미치는 효과를 살펴봤다(Brinsley 등, 2020). 문헌고찰에는 19개의 연구가 선정되었으며, 13개의 연구가 메타분석을 위한 선정기준을 충족하였고 대상 질환은 우울증, 외상후 스트레스, 조현병, 불안증, 알코올 의존성과 양극성 장애였다. 그 결과 요가는 통상적인 치료군, 대기명부에 등재하는 대조군(환자들을 대기 명부에 올리지만 치료는 제공하지 않는 그룹) 및 주의를 기울이는 대조군(보건 교육, 사회적 지지 등을 제공하는 그룹)보다 더 큰 우울 증상의 감소를 보였다. 더욱이 사람들이 요가에 더 빈번히 참여할수록 우울 증상의 감소가 더 커지는 것으로 밝혀졌다(Brinsley 등, 2020).

또한 우리는 우울증이 있는 사람들과 아울러 기타 정신 질환이 있는 사람들이 건강한 사람들보다 일반적으로 운동을 덜 한다고 알고 있다. 한 체계적 문헌고찰 및 메타분석에서는 조현병, 양극성 장애와 주요우울장애가 있는 사람들이 매일 깨어서 좌식 생활로 보내는 평균 시간이 거의 8시간이고 매일 중간 강도의 또는 격렬한 신체 활동을 하면서 보내는 평균 시간이 그저 38.4분인 것으로 나타나, 이들은 건강한 대조군보다 현저히 더 앉아서 생활하고 현저히 덜 활동적인 것으로 밝혀졌다. 이와 같은 근거는 요가를 포함한 운동이 다양한 정신 질환의 치료에 중요한 요소라는 견해를 지지한다.

결론

코카인이 도파민에 영향을 미치고 모르핀과 기타 아편유사제가 엔도르핀과 유사하며 대마초의 주성분이 엔도카나비노이드와 비슷하므로, 우리의 뇌가 자체적으로 약상자를 갖추고 보상, 행복 및 진정의 감각을 제공하는 것이 분명하다. 스트레스 호르몬인 코르티솔을 포함해 이러한 많은 호르몬은 전반적인 건강에 중요한 강력한 물질이며, 우리의 몸은 이들 화학물질의 섬세한 균형을 유지하는 일을 통상적으로 잘한다. 50가지 이상으로 알려진 호르몬이 혈액 속에서 순환하며, 이 장에서 우리는 이들 중 몇몇만 개별적으로 살펴보면서 각각의 생리학과 아울러 각각의 불균형이 어떻게 해로운 영향을 미치고 심지어 정신 질환을 초래할 수 있는지를 검토했다. 그러나 이 모든 호르몬은 내분비계의 복잡한 체계 속에서 함께 기능한다는 점을 기억해야 한다. 우리의 뇌가 내분비계의 조절을 통제하지만, 우리가 몸을 어떻게 하는지가 중요하다. 기타 신체 계통에 관한 연구에 비해 운동이 내분비계에 어떠한 영향을 미치는지와 관련해 가용한 연구는 더 적지만, 아마도 요가를 포함한 운동이 이 계통에 아주 유익하다고 말해도 무방할 것이다. 운동은 우리 내부에서 생성되는 화학물질들의 균형을 도울 수 있다. 요가는 우울증 등 일부 내분비 관련 질환들의 치료에 효과적인 것 같다.

내분비계는 우리의 전반적인 행복과 건강에 중요한 역할을 하는 듯하다. 유전이 우리의 행복에서 주요 역할을 하는 것으로 이해되고 있으나, 생물학 및 건강 요인이 근본적인 행복에 중요하다(Dfarhud, Malmir, and Khanahmadi; 2014). 행복은 하나의 유전자 혹은 하나의 호르몬으로 추적해갈 수 없으며, 함께 작용하고 서로 다른 역할을 하는 코르티솔, 도파민, 세로토닌, 엔도르핀과 엔도카나비노이드 같은 많은 호르몬과 신경전달물질의 영향을 받는다. 우리는 자신이 물려받은 유전자를 변화시킬 수 없지만, 많은 신체 활동을 포함하는 건강한 생활 습관을 유지함으로써 호르몬들의 균형에 긍정적 영향을 미칠 수 있다.

Chapter 7

R E P R O D U C T I V E   S Y S T E M

생식계

많은 수행자가 임신 중에 건강한 심신을 유지하는 방편으로 그리고 마음을 좀 더 차분하게 가지면서 출산을 준비한다는 희망 속에 요가에 입문한다. 이 장에서는 요가가 예비 엄마에게 제공할 수 있는 유익한 효과를 살펴본다. 아울러 월경 중 신체를 전도시켜도 괜찮은지, 요가가 폐경기에 경험하는 흔한 증상의 관리에 도움이 될 수 있는지, 요가가 커플이 불임 치료의 스트레스를 관리하도록 도울 수 있는지 등 기타 많은 주제를 다룬다.

여성 생식계의 해부학

여성 생식계(그림 7-1)는 난자(ovum)의 미성숙형인 난모세포(oocyte)와 생식 호르몬을 생산하는 기능을 한다. 그것은 발달하는 태아를 지지해 외부 세상으로 보내는 필수적인 과제를 담당한다. 남성 생식계와 달리 여성 생식계는 주로 골반강 내부에 위치한다. 이제 그러한 생식계의 주요 기관을 보다 상세히 살펴본다.

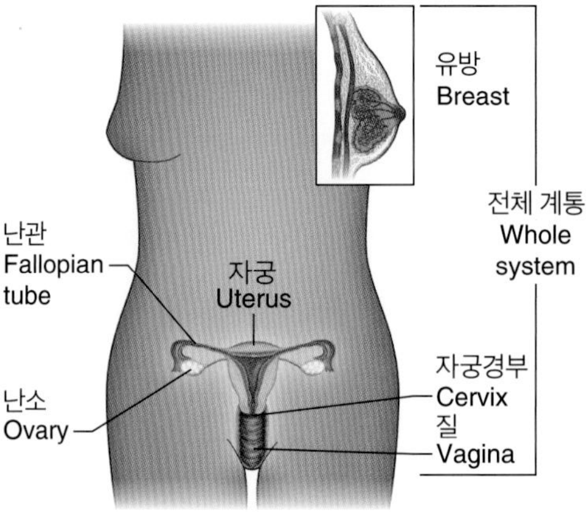

그림 7-1. 여성 생식계

외음부

여성 외부 생식기인 외음부(vulva)는 소음순(labia minora)과 대음순(labia majora)이란 2개의 피부 주름으로 이루어져 있다. 소음순은 여성의 요도와 질 입구를 보호하는 역할을 한다. 소음순의 상방 및 전방부는 합쳐져 음핵(clitoris)을 둘러싸는데, 음핵은 남성의 음경과 발생학적으로 유사한 기관으로 신경 종말이 집중되어 있어 성감과 오르가슴에 중요하다. 대음순은 내부의 보다 섬세하고 민감한 구조물들을 덮어 보호한다.

질

질(vagina)은 근육과 막으로 이루어진 관으로 자궁으로 들어가고 나오는 통로 역할을 한다. 질의 벽은 성교와 출산을 수용하도록 확장이 가능한 평활근으로 구성되어 있다. 질에는 정상적인 미생물군이 서식해 질에 침입할 수 있는 병원성 세균, 효모균, 또는 기타 미생물에 의한 감염으로부터 질을 보호하는 데 도움을 준다. 질의 상부에는 돌출한 자궁경부 옆으로 질의 제일 깊은 공간인 질원개(질천장, fornix)가 있다.

난소

짝을 이루고 있는 난소(ovary)는 각각 아몬드 크기 정도이고 난모세포를 생산한다. 난소여포(ovarian follicle; 난포)는 속에 난모세포가 들어 있고 그 지지 세포들이 대략 공 모양으로 집합체를 이루어 형성된 속이 액체로 채워져 있는 구조물이다. 난소주기의 과정은 이 장에서 나중에 자세히 살펴본다. 자신을 둘러싼 세포들과 함께 난소에서 나온(배란된) 성숙 난자는 난관의 섬모운동의 도움을 받아 난관으로 들어가 자궁 쪽으로 이동해간다. 배란 후 속이 빈 여포는 프로게스테론을 생성하는 황체(corpus luteum)로 전환된다.

자궁관

자궁관(uterine tube)은 흔히 난관(fallopian tube)이라고 말하며 난소에서 나온 난자를 자궁으로 옮기는 통로 역할을 한다. 배란기 즈음에는 에스트로겐의 농도가 높아져 자궁관을 따라 평활근의 수축을 유도하고 이는 조화로운 움직임을 일으킨다. 자궁관에서 이러한 근육 수축 운동과 연동운동이 자궁관의 섬모운동과 함께 일어나 배란된 난자는 관에서 내측으로 밀려간다. 수정이 일어날 때 정자는 보통 여전히 자궁관의 중간 부분을 통과해 움직이는 도중에 난자를 만난다. 그 난자가 정자에 의해 성공적으로 수정되면, 그러한 수정란은 자궁관의 나머지 길을 거쳐 자궁으로 나아가면서 분열하기 시작하고 자궁에 이르면 착상해 계속해서 성장한다.

자궁

자궁(uterus)은 근육으로 이루어진 기관으로 성장하는 배아에 영양분을 공급하고 지지한다. 자궁은 주로 두꺼운 층을 형성하는 평활근과 아울러 가장 안쪽에 있는 층인 자궁내막(endometrium)으로 구성되어 있다. 배아가 자궁관을 통해 이동해가면서, 자궁내막은 증식하고 형태가 변화하며 착상의 수용을 준비하고 배아에 호의적인 환경을 조성한다. 배란 후 수정란이 자궁내막에 착상할 수 있는 시한은 6일에서 10일 사이로 짧다. 배아가 자궁의 벽에 착상하면, 신호가 황체에 보내져 계속해서 프로게스테론을 분비하여 위와 같은 자궁내막을 유지해 임신이 지속되도록 한다.

자궁경부(cervix)는 자궁 하부의 협소한 부위로 질로 돌출되어 있다. 이 부위는 고농도 에스트로겐의 영향을 받아 얇고 미끌미끌한 점액을 분비하며, 이러한 분비는 생식관을 통한 정자의 움직임을 촉진할 수 있다.

유방

유방은 여성 생식계에서 부속기관으로 여겨지는데, 수유라는 과정에서 영아에게 젖을 공급하는 중요한 역할을 하기 때문이다. 젖은 유방 조직 내의 유선(mammary gland)에서 생성되며, 유선은 한선(땀샘)이 변형된 것이다. 월경주기에서 정상적인 호르몬 변동 중, 유방 조직은 에스트로겐과 프로게스테론의 수치 변화에 반응한다. 이는 일부 사람들에서 부기와 유방 압통을 초래할 수 있다. 임신을 하면 이들 호르몬의 증가는 추가로 유선 조직의 발달과 유방의 확대를 일으킨다.

모유 수유의 장·단기적인 의학적 및 신경발달학적 이점에 관한 문헌은 많으며, 미국소아과학회(AAP)의 한 논문(2012)에 잘 요약되어 있다. 이 논문에 따르면 모유 수유를 받은 영아들은 천식, 비만, 제1형 당뇨병, 중증 하기도 질환, 급성 중이염, 영아 돌연사 증후군 및 위장관 감염(설사와 구토)의 위험이 감소한다고 한다. 또한 3개월 이상 완전한 모유 수유를 받은 영아들은 지능 점수가 더 높은 것으로 나타났다. 아울러 모유 수유는 고혈압, 제2형 당뇨병, 난소암 및 유방암의 위험을 낮추도록 도울 수 있으므로 모체에도 유익한 것으로 보인다.

미국소아과학회는 약 6개월 동안 완전한 모유 수유를 한 다음 보완 음식을 도입하면서도 모유 수유를 지속하도록 권장해, 1년 이상의 모유 수유가 모체와 영아 상호에게 바람직하다는 입장이다. 모유 수유는 흔히 복잡하고 어려운 과정이다. 모체가 6개월 동안 내내 모유 수유를 할 수 없을지라도 없는 것보다는 조금이라도 있는 것이 나으며, 생후 첫 6주는 특히 중요하다. 모유 수유를 고심하는 어머니들은 흔히 상담을 이용할 수 있으며, 일부 국가에서는 모유 수유 상담 전화 서비스를 제공한다. 부모와 아기를 위한 요가 수업도 상당한 지지가 될 수 있다.

여성 생식계의 생리학

여기서는 난소주기, 월경, 임신, 폐경 등 여성 생식계의 생리학적 과정을 살펴본다.

난소주기

난소주기(ovarian cycle)는 여성의 난모세포와 난(소여)포에 있어 일련의 예측 가능한 변화이다. 여성의 생식 가능 기간 중 난소주기는 대략 28일이다. 이는 서로 관련되어 있는 2가지 과정, 즉 난자형성(oogenesis)과 난포성숙(folliculogenesis)을 포함한다(그림 7-2).

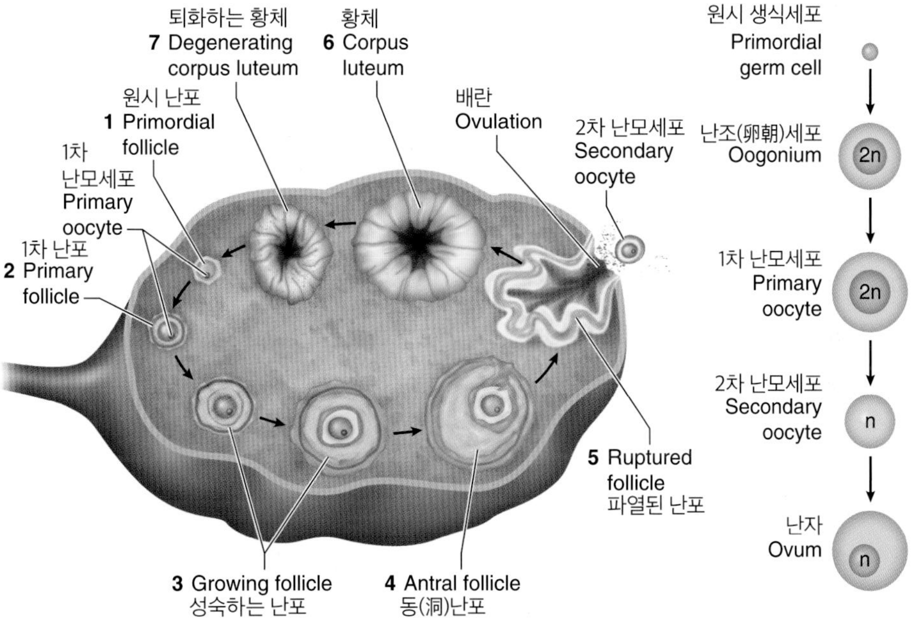

그림 7-2. 난자형성과 난포성숙

난자형성

1차 난모세포는 태어나기 이전부터 존재하지만 그 발달이 사춘기 때까지 정지되어 있다. 양쪽 난소에 존재하는 1차 난모세포의 수는 영아기에 100~200만 개에서 사춘기에 약 40

만 개로, 월경 종료기에는 0개로 하락한다. 사춘기 동안 그리고 여성의 생식 가능 기간 내내 황체형성호르몬(luteinizing hormone; LH)의 급증은 1차에서 2차 난모세포로의 전환을 개시한다. 그 후 난모세포가 난소에서 배출되는 것을 배란(ovulation)이라고 하며, 이는 28일마다 1번 일어난다. 배란의 시작은 여성에게 사춘기에서 생식적 성숙으로의 전환을 의미한다.

난포성숙

휴지기에 있는 난포는 원시 난포라고 하며, 갓난 여아의 난소 속에 들어 있다. 원시 난포에서는 지지 세포들이 단일의 편평한 층을 이루어 난모세포를 둘러싼다. 사춘기 후 매일 몇 개의 원시 난포가 1차 난포로 성장하기 시작하며, 그런 다음 2차 난포와 결국에는 3차 난포, 즉 동난포로 성숙한다. 초기 3차 난포는 뇌하수체 전엽에서 생성되는 난포자극호르몬(follicle-stimulating hormone; FSH)의 증가에 의해 자극을 받아 성장하며, 성장하는 난포의 지지 세포들은 황체형성호르몬(LH)에 의해 자극을 받아 에스트로겐의 한 유형인 에스트라디올을 생성한다.

혈중 에스트로겐의 수치가 충분히 높으면 시상하부를 통해 뇌하수체로 하여금 LH와 FSH의 생성을 감소시키도록 촉발하며, 그 결과 난소 속 3차 난포들은 대부분 사멸하게 된다. 하나의 난포, 대개 FSH 수용체가 가장 많은 난포가 이 기간에 생존하며 우성 난포(dominant follicle)라고 한다. 우성 난포는 에스트로겐을 아주 많이 생성해 뇌하수체로 하여금 LH와 FSH를 다량으로 분비하도록 촉발한다. LH의 급증은 배란을 유도한다.

배란 후 속이 빈 여포는 프로게스테론을 생성하는 황체로 전환된다. 프로게스테론은 임신의 성공과 유지에 중요한 호르몬이다.

월경

배아가 자궁내막에 착상하지 못하면 아무 신호도 황체로 보내지지 않으며, 황체는 퇴화하여 프로게스테론의 생성이 중단되고 그 난소주기는 종료된다. 프로게스테론이 없으면 자궁내막이 얇아지며 자궁내막의 나선동맥(spiral artery)이 수축하고 파열되어 산소화된 혈액이 자궁내막 조직에 이르지 못한다. 그 결과 자궁내막 조직이 탈락하고 혈액, 자궁내막 조직의 조각과 백혈구가 월경 중 질을 통해 배출된다.

월경의 첫 시작을 초경(menarche)이라고 한다. 한 연구는 미국에서 10% 미만의 소녀가 11세 이전에 월경을 시작하고 전체 소녀의 90%가 13.75세에 월경을 하고 있으며, 그 중위 연령은 12.43세라고 보고했다. 사춘기가 이제 많은 소녀에서 더 조기에 일어나고 있다는 일부 우려에도 불구하고, 이러한 미국 소녀의 초경 연령은 1973년에 보고된 것과 크게 다르지 않다.

월경주기

월경주기(그림 7-3)는 첫째 날(1일째)의 출혈과 함께 시작된다. 주기의 길이는 이어지는 두 주기에서 출혈의 시작 사이에 있는 날수를 세어 판단한다. 통상적으로 여성 월경주기의 평균 길이는 28일이며, 이는 주기에서 사건이 일어나는 시기를 확인하기 위해 사용되는 기간이다. 그러나 월경주기의 길이는 여성들 사이에 다양하며, 심지어 같은 여성에서도 한 주기에서 다음 주기까지가 보통 21에서 32일로 다양하다.

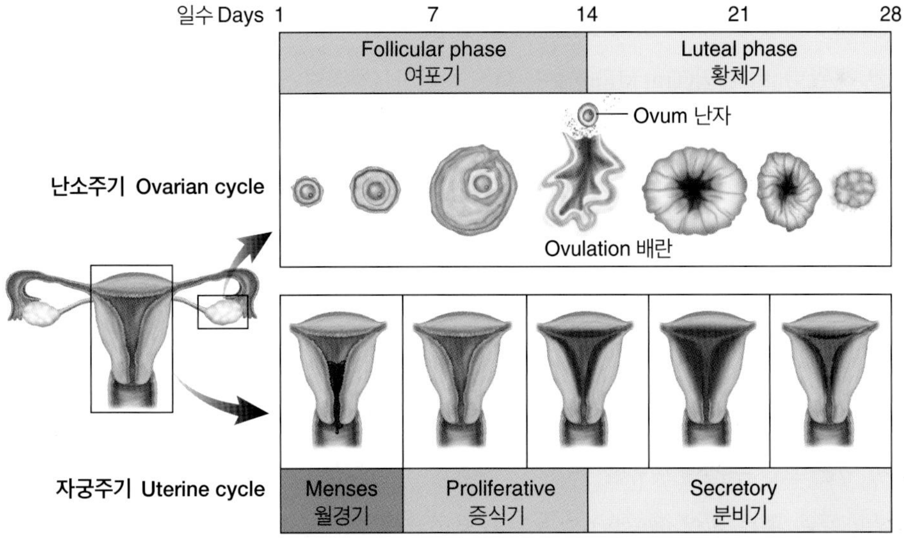

그림 7-3. 월경주기

난소의 세포들에 의해 생성된 호르몬들이 난소주기의 여포기와 황체기를 촉발하듯이, 이들 호르몬은 또한 월경기, 증식기, 분비기 등 월경주기의 3가지 뚜렷한 시기를 조절한다. 월경주기의 월경기는 자궁내막이 탈락하는, 즉 여성이 월경하는 시기이다. 월경기는 평균적으로 약 5일이지만 2일에서 7일, 혹은 그 이상까지 지속할 수 있다. 일단 월경이 중지하면, 자궁내막이 다시 증식하기 시작해 월경주기의 증식기가 개시된다. 자궁에서는 황체에서 분비되는 프로게스테론이 월경주기의 분비기를 개시하며, 이때 자궁내막은 가능한 착상에 대비한다.

음력 주기가 월경주기와 우리의 기초 생리학에 영향을 미치는가?

월경이란 용어 menstruation과 menses는 각각 월과 달을 의미하는 라틴어 및 그리스어 mensis와 mene에서 유래한다. 음력 주기와 평균 월경주기는 길이가 기본적으로 동일하지만, 연구에 따르면 달의 위상(lunar phase)은 월경에 영향을 미치지 않는다고 한다(Binkley, 1992). 클루(Clue)란 앱은 여성이 자신의 월경 및 배란 주기를 추적할 수 있도록 한다. 이곳의 데이터 사이언스 팀은 750만 개의 월경주기를 분석해 달의 위상과 월경주기 또는 월경 시작일 사이에 상관관계가 없는 것을 발견했다(Clue, 2019).

아쉬탕가 요가에서는 초하룻날과 보름날에 아사나 수행을 멈추고 휴식하는 것을 늘 전통으로 해왔다. 팀 밀러(Tim Miller)는 1979년 이래로 아쉬탕가 요가를 연구하고 지도하여 왔으며 인도 마이소르 주에 있는 아쉬탕가요가연구소로부터 지도자 자격증을 부여받은 최초의 미국인이었다. 밀러는 음력의 전통을 다음과 같이 설명한다.

> *달의 위상은 태양에 대한 달의 상대적 위치에 의해 결정된다. 보름달은 둘이 서로 반대로 위치할 때 그리고 초승달은 둘이 함께 위치할 때 생긴다. 태양과 달은 둘 다 중력으로 지구를 당긴다. 이들의 상대적 위치는 서로 다른 에너지 경험을 일으키며, 이는 호흡 주기에 비유할 수 있다. 보름달 에너지는 프라나의 힘이 최대가 되는 때인 들숨 종료 시에 해당한다. 이는 확장하고 상향으로 이동하는 힘으로 사람들에게 활동적이고 감성적인 느낌이 들도록 하지만 충분히 안정되어 있다는 느낌이*

들도록 하지는 않는다. 보름달이 뜰 때 사람들은 고집이 더 세지는 경향이 있다. 초승달 에너지는 아파나의 힘이 최대가 되는 때인 날숨의 종료 시에 해당한다. 아파나는 수축하고 하향 이동하는 힘으로 사람들에게 진정되고 안정된 느낌이 들도록 하나, 둔하게 하고 격렬한 신체 활동을 내키지 않도록 한다. 음력을 관찰하는 것은 자연의 리듬을 인식하고 존경해 그것과 훨씬 더 조화롭게 살 수 있는 하나의 방법이다. (Ashtanga Yoga Center, n.d., para. 2-4)

우리의 정신 건강과 기타 행동이 달의 위상에 의해 조절된다는 일반적인 신념에도 불구하고, 인간 생물학이 어떤 식으로든 음력 주기에 의해 조절된다는 확실한 근거는 없다. 달은 분명 바다의 조수에 영향을 미치지만, 인체는 차치하고라도 호수와 심지어 일부 바다 같은 더 작은 수역에서는 조수를 일으키지 않는다(Culver, Rotton, and Kelly; 1988). 연구자들은 조수를 일으키는 중력이 지구와 달 사이의 거리 및 달, 지구와 태양의 배열에 의존하지 달의 위상에 의존하지는 않는다고 한다(Foster and Roenneberg, 2008). 그러므로 보름달은 지구에 중력에 의한 특정한 영향을 미치지 않는다. 또한 동 저자들은 문헌고찰을 통해 달의 위상이 수정(체외 수정), 출산 횟수, 정신병, 우울, 불안, 폭력적 행동 또는 공격, 발작, 자살, 관상동맥 심부전, 혹은 자동차 사고에 영향을 미치지 않는다는 점을 확인했다.

그러나 한 연구에 따르면 음력 주기가 인간 수면 및 멜라토닌 리듬을 조절한다고 시사했다(Cajochen 등, 2013). 그들은 보름달이 뜰 즈음에 숙면 수준이 30% 감소하고, 잠들기까지의 시간이 5분 증가하며, 총수면 지속시간이 20분 감소한다고 밝혔다. 이와 같은 변화는 주관적인 수면의 질 감소 및 내인성 멜라토닌 수치의 하락과 연관이 있었다. 이는 시간 지시 없이 일주기(日週期) 실험실 연구계획서에 따라 고도로 통제된 조건 하에서 측정할 때 달의 리듬이 인간에서 수면의 구조를 조절할 수 있다는 신뢰할 만한 첫 근거이다.

월경 중 전도 자세가 혈류의 역류를 일으킨다

요가 지도자 및 수행자 사이에 지지형 어깨로 물구나무서기(Salamba Sarvangasana)와 머리로 물구나무서기(Sirsasana) 같은 전도 자세는 월경 중에 수행해서는 안 된다는 일반적인 신념이 있다. 이러한 신념의 배경이 되는 추론은 사람들이 인식하고 있는 전신에 걸친 에너지의 흐름과 관련이 있는 경우가 흔하다. 에너지 수준에서 월경은 본질적으로 아파나(수축하고 하향 이동하는 힘)와 연관이 있으므로, 신체를 전도시키면 이 힘의 방향이 역전되리라고 믿게 된다. 추론의 또 다른 부분은 존 샘슨(John Sampson)이란 의사가 주창한 역류월경설(retrograde menstruation theory)에서 유래한다. 1927년 샘슨은 월경 조직이 난관을 통해 역류하고 골반 장기에 침착해 자궁내막증(endometriosis; 자궁내막 세포가 자궁 외에서 비정상적으로 증식하는 현상)을 일으킬 수 있다고 제안했다.

그러나 자궁내막 세포가 이런 식으로 행동한다는 근거는 거의 없다. 보다 최근에 연구자들은 여성들의 최대 90%가 어쨌든 월경 역류를 보인다고 밝혔으나(Sasson and Taylor, 2008), 생식 가능한 연령의 여성들 중 10%만이 자궁내막증을 일으키므로(Olive and Schwartz, 1993) 자궁내막증의 원인은 이보다 훨씬 더 복잡하다는 결론이 내려졌다. 또한 샘슨의 이론은 반박되었는데, 자궁내막증이 사춘기 전 소녀, 신생아, 자궁절제술을 받은 여성과 장기적인 호르몬 치료를 받아온 남성에서 간혹 발생하는 현상을 설명할 수 없기 때문이다. 2012년에 여성 우주비행사에 대한 글에서 워트링(Wotring)은 무중력이 역류월경을 유발해 혈액이 복부에 축적되어 감염을 일으킬 것이라는 믿음은 근거 없는 것으로 나타났다고 보고했다. 사람이 지면으로 향하는 방향보다는 자궁의 수축이 월경혈의 흐름을 유발하는 것으로 이해되고 있다(Bulletti 등, 2000).

또한 자궁은 전형적인 요가 수행에서 내내 많이 전도된다는 점을 알아야 한다. 예를 들어 서서 전방 굴곡(Uttanasana), 얼굴 아래로 향한 개 자세(Adho Mukha Svanasana), 지지형 브리지 자세(Setu Bandha Sarvangasana)와 기타 자세에서 그런데, 그렇지만 이들 자세는 거의 전도 자세로 분류되지 않는다. 따라서 자궁을 전도시키는 것이 이들 자세에서는 적절하지만 지지형 어깨로 물구나무서기에서는 적절하지 않다고 하는 견해에는 타당성이 거의 없다. 모든 수련생에게 효과적인 단일의 지시는 거의 없다. 요가 수행자는 각각의 순간에 자신에게 적절하다는 느낌이 드는 것을 일으키고 요가 지도자는 그들이 그렇게 하도록 선택지를 주고 허용하는 것이 중요하다.

임신

만기 임신은 수정에서 출산까지 약 38주(266일) 지속되지만, 실제로 수정일은 알기 어려우므로 월경일을 기준으로 출산일을 계산한다. 출산 예정일은 보통 마지막 월경 시작일(last menstrual period; LMP)로부터 약 40주(280일)가 되는 날이다. 이는 월경주기가 28일이며 월경을 시작하고 2주 후에 수정이 이루어진다고 가정하는 셈이다. 임신기간 40주는 대개 3개의 삼분기(trimester)로 나뉘며(그림 7-4), 각각의 삼분기(임신 초기, 중기 및 후기)는 약 13주로 이루어진다.

태반은 발달하면서 퇴화하는 황체로부터 점차 임신의 내분비 기관으로서의 책임을 떠맡는다. 에스트로겐은 임신을 유지하고 태아 생존력을 촉진하며 모체와 발생하는 태아에서 조직 성장을 증진시킨다. 프로게스테론은 새 난포의 성장을 막고 분만 때까지 자궁 수축력을 억제한다. 릴랙신(relaxin)이란 호르몬은 임신의 성립을 담당하는 자궁내막에 유익한 영향을 미친다. 또한 이 호르몬은 자궁내막의 탈락막화(decidualizaion)를 촉진하는데, 이는 임신을 위한 준비에서 그리고 임신 중에 자궁내막 세포에 현저한 변화를 일으켜 착상 및 태반 형성 등에 중요한 역할을 한다. 이와 같은 변화로는 자궁내막 세포의 형태학적 및 기능적 변화, 백혈구의 존재와 모체 동맥의 혈관 변화가 있다(Goldsmith and Weiss, 2009).

임신 중기 및 후기는 모체 해부학 및 생리학의 현저한 변화를 동반한다. 임신의 가장 분명한 해부학적 징후는 물론 복부의 확대이며, 아울러 모체의 체중 증가이다. 이러한 체중 증가는 태아 성장과 아울러 자궁 확대, 양수 및 태반에 기인한다. 또한 유방 조직의 증가와 혈액량의 현저한 증가도 일어난다.

임신 중 구역과 구토는 통상적으로 임신부의 80% 정도에서 마지막 월경 시작일 후 4~7

주째 사이에 시작되고 대부분 12~14주째에 해소되지만 이들 여성의 10%에서는 20주째까지 계속된다(Gadsby, Barnie-Adshead, and Jagger; 1993). 임신 중 구역과 구토의 원인은 알려져 있지 않은 상태이나, 장 연동운동의 감소, 임신 관련 호르몬의 순환 증가, 만성 장내 세균 감염 등 많은 가능한 원인이 연구되어 왔다(Quinlan and Ashley Hill, 2003). 임신 중 기타 흔한 부작용으로는 커지는 자궁이 위쪽으로 위를 바짝 죄는 압력으로 인한 위산역류(흉부 작열감), 장 연동운동의 감소로 인한 변비, 자궁에 의한 방광 압박으로 인한 빈뇨, 생성되는 총 소변량의 증가 등이 있다.

혈액량은 최대 30% 증가할 수 있으며, 이는 또한 심박수와 혈압의 증가를 초래한다. 정맥혈 환류가 종종 영향을 받으며, 정맥류 혹은 치핵을 일으킬 수 있다. 또한 커지는 태아가 횡격막에 가하는 압력으로 인해 흡기량이 제한되고 호흡곤란을 일으킬 수 있다.

한편 임신은 많은 유익한 효과를 가져올 가능성이 있다는 점도 알아야 한다. 많은 여성이 특히 임신 중기 및 후기에 자신의 외모에 매우 활력적이고 긍정적인 느낌을 받는다고 보고한다. 자신감이 향상될 수 있고, 감각이 고조될 수 있으며, 많은 여성이 임신을 완전한 기쁨으로 여긴다.

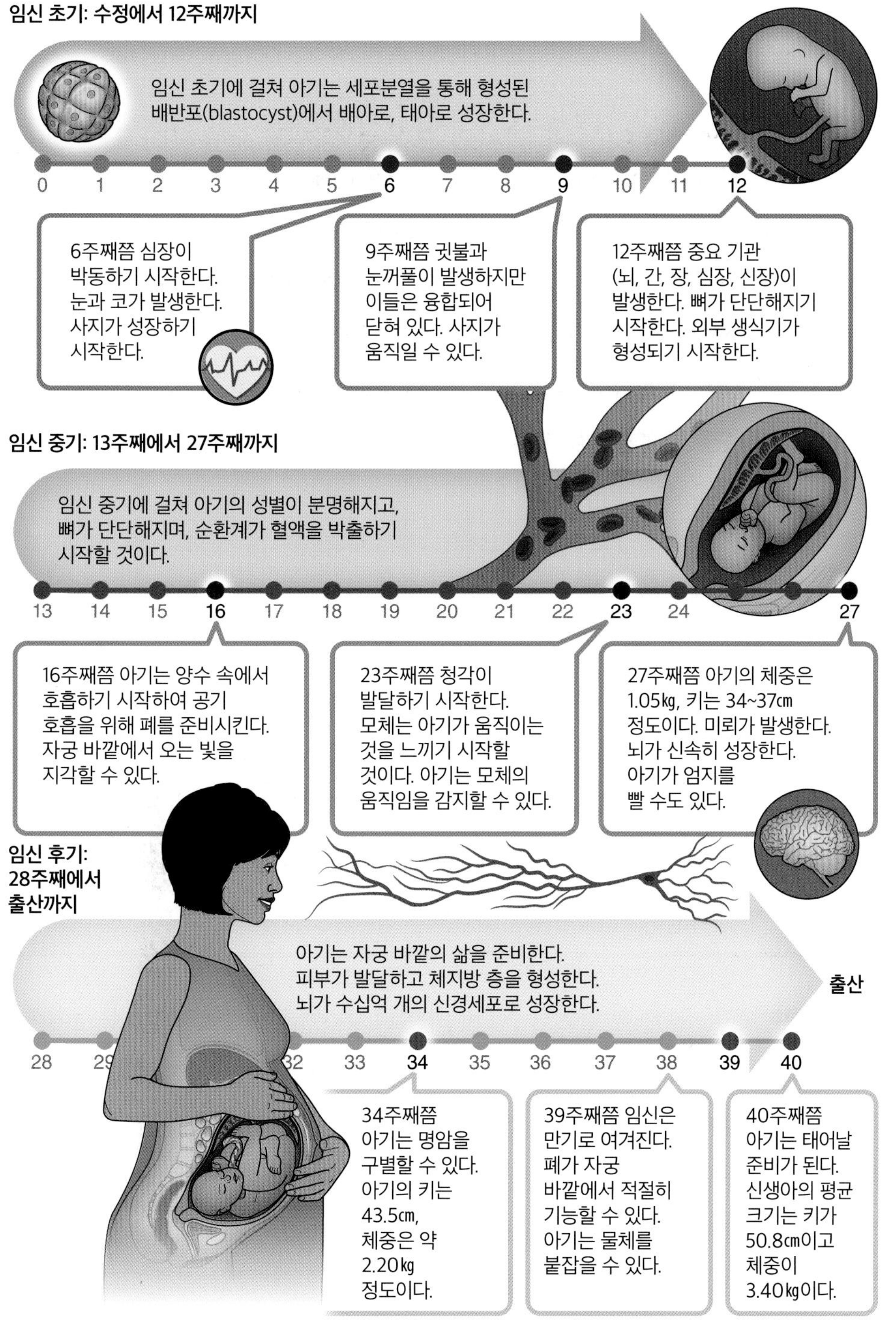

그림 7-4. 임신 초기, 중기 및 후기와 태아 발달

릴랙신이 임신 중 전신의 유연성 증가를 유발한다

관절 이완(joint laxity)이 임신 중 증가한다는 일반적인 의견 일치가 문헌에 존재하며, 이는 다양한 근골격계 질환을 동반하는 것으로 알려져 있다. 중수수지(손허리손가락 관절과 관련됨) 및 전신 이완이 임신 중기에 상당히 증가하는 것으로 생각된다(Cherni 등, 2019). 전체 임신부의 45% 정도와 전체 분만 후 여성의 25% 정도가 임신 관련 골반대 통증과 임신 관련 요통을 겪는다(Wu 등, 2004). 또한 연구자들에 따르면 요통은 임신 중기에 더 빈번하다고 한다(Carvalho 등, 2017). 손과 손목의 통증은 임신 중 두 번째로 흔한 근골격계 증상이다(Nygaard 등, 1989).

그러나 여기서 임신 호르몬이 어떤 역할을 하는지는 그리 명확하지 않다. 릴랙신이 근골격계에 미치는 영향을 살펴본 한 문헌고찰 연구는 릴랙신이 관절 이완의 증가에서 하는 역할과 관련해 상충하는 근거를 제시했다(Dehghan 등, 2014). 이 연구는 이 호르몬이 인간 치골결합(pubic symphysis; 골반의 앞쪽에서 두 볼기뼈 사이를 이어주는 부위)에서 하는 역할이 알려져 있지 않다고 했다. 또 다른 체계적 문헌고찰은 임신부들에서 높은 수치의 릴랙신과 골반 가동성 및 주변 관절 가동성의 증가 간에 직접적인 관계는 입증되지 않았다고 했다(Aldabe 등, 2012). 연구자들은 주변 관절 이완이 임신 중 증가하지만 이러한 변화와 모체의 에스트로겐, 프로게스테론, 또는 릴랙신 수치 간에 상관관계가 강하지 않다고 했다(Marnach 등, 2003).

각각의 임신은 독특하지만 임신 중 요가의 수행과 관련해 전문가들이 대부분 동의하는 일반 규칙이 있다. 수련생이 임신 전에 요가를 수행한 경험이 없거나 아주 적으면 임신 중 산전 요가만 수행하도록 추천한다. 임신 전에 이미 요가를 수행한 경험이 상당한 수련생이라면 특히 임신 초기 후에 변형을 가해 자신의 전형적인 수행을 지속할 수도 있다. 많은 요가 스튜디오 및 요가 지도자는 임신 초기의 임신부에게 이 기간에 더 높은 유산 위험으로 인해 휴식하도록 권유한다. 그러나 한 체계적 문헌고찰 및 메타분석에서 저자들은 산전 운동이 유산 가능성의 증가 또는 사산 및 생후 첫 주 사망의 수와 연관되어 있지 않다고 결론을 내렸다(Davenport 등, 2019). 다시 말해 이는 요가를 포함한 운동이 태아에게 안전하다는 점을 시사한다. 하지만 임신 중에는 수많은 해부학적 및 생리학적 변화가 일어나기 때문에, 임신부에게 요가를 가르치고자 하는 지도자라면 전문적인 산전 및 산후 훈련이 필수적이다.

요가가 임신, 분만 및 출산 결과에 영향을 미칠 수 있는가?

임신부를 위한 요가를 살펴본 한 체계적 문헌고찰에서 저자들은 6개의 임상, 즉 3개의 무작위 대조 임상과 3개의 대조 임상을 선정해 검토했다(Curtis, Weinrib, and Katz; 2012). 그들은 요가가 임신부에게 충분히 적응증이 되고 다양한 임신, 분만 및 출산 결과변수의 개선을 가져온다고 결론을 내렸다. 저자들은 요가의 유형 또는 사용하는 특정한 자세에 상관없이 지나친 노력, 태아가 받는 스트레스와 조산을 방지하기 위해 개별 여성의 구체적인 요구에 따라 변경이 가해져야 한다고 지적했다. 그들은 요가가 신체에 충격이 적고 쉽게 변경할 수 있으며 마음을 챙기는 활동이라고 언급하였으며, 임신부에게 안전하고 지속 가능한 활동이라고 여겼다. 또한 저자들은 임신을 위한 요가 중재의 유용성에 관한 정보를 더 많이 제공하기 위해 무작위 대조 임상의 추가 실시가 필요하다고 했다.

또 하나의 체계적 문헌고찰은 산전 요가가 출산 결과에 미치는 효과를 살펴봤다(Riley and Drake, 2013). 저자들은 연구의 양이 제한된 관계로 대조 및 질적 연구를 모두 선정하였으며, 모든 연구에서 산전 요가가 유의한 효과를 나타냈고 이상반응은 보고되지 않았다고 결론지었다. 무작위 연구들에서 나온 유의한 결과로는 요가 수행자들 사이에서 영아 출산 체중의 증가, 임신 합병증 발생률의 저하, 분만 지속시간의 단축과 통증의 감소가 있다. 비무작위 및 질적 연구들에서 나온 유의한 결과로는 요가를 수행한 임신부들 사이에서 통증의 감소, 수면의 질 개선, 모체 자신감의 증가와 대인 관계의 개선이 있다.

또 다른 문헌고찰은 임신 관련 요통 및 골반통에 대한 신체 활동과 요가 중심 접근법의 효과를 알아본 15개의 연구를 살펴봤다(Kinser 등, 2017). 비록 추가 연구가 요구되지만, 저자들은 가벼운 신체 활동과 요가 중심 중재처럼 비약리학적 치료 대안이 임신 관련 요통 및 골반통과 관련 증상에 권장될 수 있다고 제안했다.

이와 같은 효과 외에, 335명의 임신부를 대상으로 요가가 임신 결과에 미치는 유효성을 살펴본 연구가 있다(Narendran 등, 2005). 저자들은 임신 중 요가에 대한 통합적 접근법이 단독으로나 임신 유발 고혈압과 관련해 발생하는 자궁내 성장 지연을 줄이고 합병증의 증가는 동반하지 않는다고 결론을 내렸다.

비록 과거의 중재 연구들이 요가가 수면에 미치는 효과를 살펴보았지만, 임신부들에서 마음챙김 중심 중재가 수면의 질에 미치는 효과를 입증한 최초의 유일한 대조 연구가 이루어졌다(Beddoe 등, 2010). 저자들은 요가 중재로 유의한 수면 개선이 나타나지 않았다고 밝혔다. 그러나 임신 중기에 요가 중재를 시작한 여성들은 임신 후기에 중재를 시작한 여성들에 비해 밤에 깨는 횟수와 깨어 있는 시간이 더 적었다.

중심부 체온의 상승은 선천성 결손 위험의 증가와 연관이 있기 때문에 핫 요가는 임신 중 어느 시기에도 권장되지 않는다는 점을 알아야 한다(Duong 등, 2011)

폐경

폐경(menopause)은 난소 기능의 영원한 중지로 정의되므로 여성에서 생식 가능 기간의 종료이다(Sherman, 2005). 폐경은 50세 즈음에 시작되고 최소한 12개월간의 무월경으로 규정된다(Gracia 등, 2005). 폐경은 모든 여성의 삶에서 불가피한 부분이지만, 여성 4명 중 3명 꼴로 폐경 중 호소 증상을 경험한다. 가장 흔한 증상으로 홍조, 야간 발한, 피로, 통증, 성욕 감소와 기분 변화가 있다. 이와 같은 증상은 흔히 폐경 후 수년 동안 지속된다(Cramer 등, 2012).

폐경 이행기에는 에스트로겐이 떨어져 골 흡수가 골 형성보다 더 많아지며, 이는 골다공증을 초래할 수 있다. 골다공증은 골량의 감소와 골조직의 미세구조적 악화로 뼈의 취약성과 골절 위험이 증가하는 것이 특징인 전신성 골격계 질환이다(미국 보건부, 2004). 골다공증의 주요 건강 위협은 골다공증성 골절이다. 골다공증 및 관련 골절의 유병률은 폐경 후 여성에서 증가한다(Ji and Yu, 2015). 또한 폐경은 심혈관 질환의 위험요인이기도 한데, 에스트로겐의 쇠퇴가 심혈관 기능과 대사에 해로운 영향을 미치기 때문이다(Rosano 등,

2007).

서로 다른 대륙에 걸쳐 폐경을 바라보는 관점을 논의한 논문에서 베이버(Baber)는 다음과 같이 적고 있다(2014).

> *폐경 증상은 독특하게 서구적인 현상이지 다른 지역 출신 및 특히 아시아 출신 여성이 경험하는 것이 아니라는 관점이 존재한다. 아시아에서는 식사, 사회 및 문화 요인이 그 지역에서 사는 여성에게 보호를 제공하였다고 주장되어왔다. 보다 최근에 아시아인 사회들에서는 물론 서구 국가들에 있는 다인종 사회들에서 시행된 연구들은 폐경과 그 결과는 세계적으로 비슷하다고 밝히고 있다. 아시아 내에서의 민족 차이가 내인성 호르몬 수치와 폐경 연령에 있어 아시아 및 서구 여성 간에 작은 차이를 가져오며, 폐경 증상의 유형과 그 발현율 역시 이들 두 사회 간에 다르다. 그러나 서구에서처럼 그리고 아마도 서구의 영향 때문에, 심혈관 질환, 골다공증과 유방암을 포함해 폐경 후 여성의 장기적인 건강 문제는 21세기에 아시아 여성 및 공공의료 서비스에 매우 중요하다. (23페이지)*

요가가 폐경 증상을 개선할 수 있는가?

요가가 폐경의 다양한 증상을 개선할 수 있는지를 주제로 실시된 문헌고찰들에서 나온 보고들은 상충된다. 한 체계적 문헌고찰은 요가가 심리적 증상을 포함해 어느 폐경 증상의 완화에도 효과적이지 않다고 결론을 내렸다(Lee 등, 2009). 또 하나의 체계적 문헌고찰 및 메타분석은 폐경 여성들에서 심리적 증상에 대한 요가의 단기적 효과와 관련해 중간 수준의 근거를 발견했다(Cramer 등, 2012). 그러나 신체, 혈관운동, 비뇨생식, 또는 전체 폐경 증상과 관련해서는 개선의 근거가 발견되지 않았다. 더욱이 요가를 운동과 비교할 때 그룹 간 차이가 없었다. 심신 중재를 살펴본 한 질적 체계적 문헌고찰에서는 요가가 혈관운동 및 심리 증상을 포함해 흔한 폐경 증상을 완화할 수도 있다는 중간 수준의 근거가 존재한다는 결론이 나왔다(Innes, Selfe, and Vishnu; 2010). 가장 최근의 체계적 문헌고찰 및 메타분석은 요가가 심리, 신체, 혈관운동 및 비뇨생식기 폐경 증상의 감소에 효과적이고 안전한 듯하다고 보고했다(Cramer, Peng, and Lauche; 2018). 또한 저자들은 그러한 효과가 기타 운동 중재의 경우와 비슷하다고 지적했다. 그래서 지난 10년에 걸쳐 이를 주제로 실시된 연구의 양이 서서히 증가해오면서 폐경 증상을 위한 요가의 수행과 관련한 효과가 더 분명해지고 있는 것으로 보인다.

남성 생식계

남성 생식계(그림 7-5)의 구조물로는 고환, 음경, 그리고 정액을 생성하고 옮기는 내분비선과 관이 있다.

고환(testis; 정소라고도 함)은 남성 생식 기관으로 정자와 테스토스테론의 생산을 담당한다. 고환의 위치가 골반에서 떨어져 있는 것은 중요한데, 정자 생산은 중심부 체온보다 더 낮은 온도에서 더 효율적으로 일어나기 때문이다. 매일 약 1~3억 개의 정자가 생산된다.

정자는 고환의 뒤에 있고 매우 구불구불한 관의 뭉치인 부고환(epididymis)으로 전달되며, 여기서 정자가 성숙한다. 정자가 부고환의 꼬인 관을 따라 통과하려면 수일이 소요될 수 있으며, 마침내 사정 중 정관(ductus[or vas] deferens)을 통해 나간다. 정자는 최종 정액량의 5%만 차지한다. 정액(semen)은 남성이 사출하는 걸쭉한 유백색의 액체로, 정자에 정낭(seminal vesicle)과 전립선에서 분비된 액체가 더해져 정액이 만들어진다.

남성 생식계에 독특한 전립선(prostate gland)은 직장 앞과 방광 밑에 자리하고 요도를 둘러싼다. 전립선은 통상적으로 성인기에 호두만한 크기이고 근육조직과 선조직으로 형성되어 있다. 전립선은 알칼리성의 유백색 액체를 분비하는데, 이 액체는 우선 정액의 응고와 다음으로 사정 후 정액의 탈응고에 중요하다. 전립선은 사춘기에 크기가 보통 2배로 커지며, 25세쯤에 점차 다시 커지기 시작한다.

남성이 성적으로 흥분하면 사정 전에 요도구선(尿道球腺, bulbourethral gland; 구요도선 또는 망울요도샘이라고도 함)에서 끈적끈적하고 투명한 액체인 요도구선액이 분비되는데, 이를 흔히 쿠퍼액(Cowper's fluid)이라고 한다. 이 점액은 음경 요도에 남아 있는 소변을 씻어내고 요도의 끝부분과 질을 윤활하는 역할을 한다.

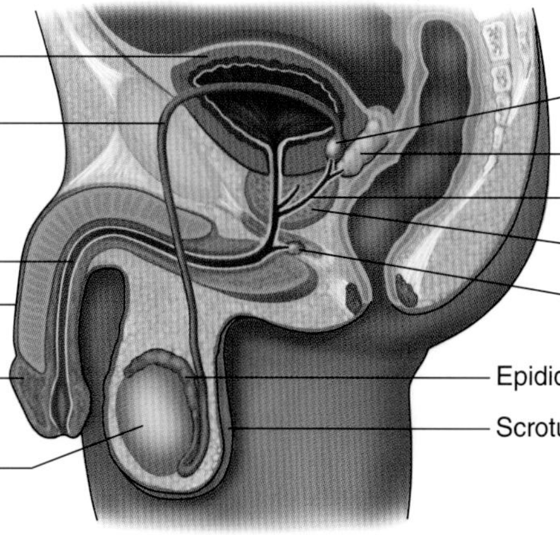

그림 7-5. 남성 생식계

음경은 남성의 성교 기관으로 3개의 발기조직 기둥, 즉 좌우 2개의 음경해면체(corpus cavernosum)와 그 아래 1개의 요도해면체(corpus spongiosum)로 이루어져 있다. 이들 해면체는 성적 흥분이 음경의 혈관에서 혈관확장을 활성화하면 혈액으로 채워져 발기가 된다.

생식계의 질환

여기서는 남녀 생식계에서 발생하는 일부 가장 흔한 질환을 논의하고 가능하다면 요가가 이들 질환에 미칠 수 있는 효과를 살펴본다.

월경 전 증후군

월경 전 증후군(premenstrual syndrome; PMS)은 신체적, 심리적 및 행동적 변화를 특징으로 하며 가임기 여성들의 75%에서 발생하는 것으로 생각된다(Zaafrane 등 2007). 연구자들은 월경주기의 황체기 후기 중 자율신경계의 기능이 변화하고 이것이 월경 전 기간 중 나타나는 다양한 정신신체적 및 행동적 증상과 연관이 있을 수 있다고 한다(Matsumoto 등, 2007)

월경통

일차성 월경통(primary dysmenorrhea 또는 menstrual cramp)은 가장 흔한 부인과 질환의 하나로 젊은 여성들의 67~90%에서 발생하는 것으로 추산된다(Ju, Jones, and Mishra; 2014). 월경 전에나 중에 발생하는 월경통은 하복부, 등, 또는 넓적다리에서 느껴지는 찌르는 듯한, 경련성, 혹은 쥐어짜는 듯한 통증으로 묘사되며 수 시간에서 며칠까지 지속된다. 일차성 월경통은 기저 병리와 연관되어 있지 않으나(Dawood, 2006), 해당 여성들은 통증, 전반적인 건강 상태와 신체적 및 사회적 기능 때문에 삶의 질이 현저히 더 낮다고 보고한다(Iacovides, Avidon, and Baker; 2015).

요가가 월경 전 증후군을 완화할 수 있는가?

한 연구는 건강한 여성들을 대상으로 월경주기의 월경 전 및 월경 후 시기에 요가가 자율신경 기능과 심리 상태에 미치는 효과를 살펴봤다(Kanojia 등, 2013). 18세에서 20세 사이의 참여자 50명이 두 그룹으로 무작위 배정되었다. 한 그룹은 요가를 매일 35~40분, 주 당 6번, 월경주기가 3차례 지속되는 동안 수행한 피험자들로 이루어졌다. 다른 그룹은 대조군 피험자들의 역할을 했다. 저자들은 요가의 규칙적인 수행이 부교감신경 활동을 개선하고 마음의 평정을 가져와 월경 전 시기에 유익한 영향을 미쳤다고 보고했다. 이러한 흥미로운 통찰력을 확대하기 위해서는 기간이 더 길고 표본 크기가 더 큰 추가 연구가 요구된다.

또 다른 무작위 대조 임상의 결과도 요가가 월경 전 증후군의 증상을 유의하게 감소시켜 이 증후군의 치료를 위해 처방할 수 있다는 점을 보여준다(Kamalifard 등, 2017). 또 하나의 무작위 대조 임상에서 저자들은 요가가 월경 전 증후군이 있는 여성들에서 우울증과 혈압에 긍정적 영향을 미쳤다고 밝혔다(Ghaffarilaleh, Ghaffarilaleh, Sanamno, and Kamalifard; 2019). 이 연구팀(저자 Alibaf가 추가됨; 2019)은 요가가 월경 전 증후군이 있는 여성들에서 수면의 질에 미치는 효과를 살펴봤다. 그들은 요가가 이들 여성에서 수면 장애를 감소시켰으며, 그에 따라 수면의 효율성이 개선되었다고 결론을 내렸다. 그러므로 요가를 월경 전 증후군이 있는 여성들에서 수면 장애의 개선을 위해 처방할 수 있다는 것이다.

요가가 월경통의 증상을 완화할 수 있는가?

한 체계적 문헌고찰은 요가가 월경통에 미치는 효과를 살펴봤다(Ko, Le, and Kim; 2016). 이 연구 당시에는 단 2개의 무작위 대조 임상으로부터 요가 중재가 월경통에 효과적일 수도 있다고 하는 근거만 있었다. 그러므로 요가가 월경통 및 이와 연관된 증상을 완화한다는 가설을 검증하기 위해, 또 월경통에서 표준화된 요가 프로그램의 효과를 확증하고 좀 더 이해하기 위해 추가로 질 높은 무작위 대조 임상이 요구된다. 또 다른 체계적 문헌고찰도 14개의 연구를 선정해 살펴본 결과 요가가 일차성 월경통의 통증을 완화하고 그러한 증상과 연관된 사회적 및 심리적 고통을 감소시키며 부작용 없이 잠재적으로 삶의 질을 개선하는 방법으로 기능할 수 있다고 보고했다(McGovern and Cheung, 2018). 저자들은 요가의 임상적 중요성의 정도를 확인하기 위해서는 향후 방법론적으로 질 높은 더 큰 규모의 무작위 대조 임상이 필요하다고 했다. 한 메타분석은 요가가 일차성 월경통에서 통증에 미치는 효과를 살펴본 4개의 무작위 대조 임상을 선정해 검토한 결과 요가가 이들 여성에서 월경통의 완화에 효과적인 중재라고 결론을 내렸다(Kim, 2019).

요가가 잠재적으로 삶의 질을 개선하는 기저의 기전은 충분히 이해되지 않고 있다. 그러나 근거가 시사하는 바에 따르면 그러한 효과는 요가 수행에의 참여에 따른 생리적, 행동적 및 심리적 변화와 관련이 있을 수 있다. 예를 들어 엔도르핀의 분비, 부교감신경계 활동의 증가, 교감신경계와 시상하부-뇌하수체-부신 축의 하향조절 등이 있다(McGovern and Cheung, 2018; 제2장과 제6장 참조).

불임

여성 불임(infertility)은 일반적으로 피임하지 않는 성관계를 1년 또는 그 이상 해도 임신이 될 수 없는 상태로 정의된다. 미국 국립보건통계센터(NCHS, 2019)는 미국에서 15~49세 여성의 약 9%가 불임이라고 보고했다. 불임 증례의 약 1/3은 여성의 생식능력 문제에, 또 다른 1/3은 남성의 생식능력 문제에 기인한다. 나머지 증례는 남녀 생식능력 문제의 결부로 혹은 확인 불가능한 문제로 인해 발생한다.

가장 흔한 불임 치료 중 2가지는 자궁 내 정액주입(intrauterine insemination; 인공 수정)과 체외 수정(in vitro fertilization)이다. 자궁 내 정액주입은 정액을 받아 특수 처리하여 건강한 정자만 골라 배란기에 가느다란 관을 통해 자궁 속에 직접 주입하는 시술이다. 체외 수정은 난소에서 난자를 채취하여 시험관 내에서 정자와 수정시키고 배아를 다시 자궁 속으로 이식하는 시술이다.

불임 치료는 벅차고 스트레스를 받는 경험일 수 있다. 요가는 잠재적으로 남녀 모두의 생리적 및 심리적 상태를 개선해 불임을 극복하고 불임 치료의 성공률을 증가시키도록 도울 수 있다. 불임 치료에서 보완 및 대체 의학의 사용을 위한 근거를 살펴본 한 문헌고찰에서 저자들은 요가가 불임 치료 결과변수에 미치는 효과를 알아본 3개의 연구를 선정했다(Miner 등, 2018). 그들은 3개의 연구가 모두 정신 건강 결과변수의 개선을 나타냈으며, 이는 불임 치료 중 탈락률의 감소로 해석될 수도 있다고 밝혔다. 한 전향적 연구에서 저자들은 체외 수정 시술을 기다리는 여성들에서 6주간 진행된 요가 프로그램에의 참여와 관련해 시간이 흐르면서 불안, 우울과 불임 특이적 삶의 질이 개선을 보였다고 했다(Oron 등, 2015). 또 다른 문헌고찰은 12개의 연구를 선정해 마음챙김 중심 중재, 요가 등 심신 중재가 불임 여성들에서 심리 및 임신 결과변수에 미치는 효과를 살펴봤다(Gaitzsch 등, 2020). 저자들은 이 문헌고찰이 불임 여성들에서 불안 상태와 우울의 감소에 심신 중재가 효과적이라는 근거와 임신율의 향상 가능성을 제시한다고 결론을 내렸다.

이상과 같은 연구 결과가 보여주는 효과 외에, 요가는 커플로 수행할 경우에 심적으로 진이 다 빠질 수 있는 불임 치료 중 두 파트너가 유대감을 갖는 중요한 시간을 어느 정도 제공할 수 있다고 봐도 무방할 것이다.

스스로 해보기: 마음챙김 명상

마음챙김(mindfulness)은 그저 주어진 순간에 완전히 존재하는 것이며, 자신이 어디에 있고 무엇을 하고 있는지를 인식하는 것이다. 마음챙김은 정식의 명상 수행일 수 있거나, 아니면 우리가 매일 내내 수행하는 간단한 일에 통합할 수 있다. 우리가 자신의 행동에 대해 마음을 챙기면 자신의 감각, 생각 및 감정을 더 알게 된다.

수행하기에 편안하고 주의를 산만하게 하지 않는 장소를 찾는 것으로 시작한 다음, 어느 자세든 편안한 자세(앉거나 누워)를 취한다. 스스로 공간에 자리 잡도록 한다. 눈을 감는 것이 무리가 없다고 생각되면 그렇게 하고, 그렇지 않으면 시선을 부드럽게 해서 자신의 앞쪽 아래에 있는 고정된 물체에 초점을 맞춘다. 턱을 이완시키고, 입술과 이를 살짝 벌어지게 하며, 혀가 입천장에서 떨어지도록 한다. 코로 숨을 들이쉬고 내쉬면서 부드러운 호흡을 몇 차례 하기 시작하며, 숨을 들이쉬고 내쉬면서 자연스럽게 움직이는 신체의 부위에 주목한다. 콧구멍을 통해 움직이는 공기에 주의를 기울인다. 각각의 호흡에서 당신은 숨을 들이쉬고 내쉬는 것에 마음으로 주목할 수 있다. 마음이 산만해지는 것을 불가피하게 인식하면, 그저 주의를 호흡으로 되돌린다. 이를 위해 자신을 판단하는 대신, 반응할 필요 없이 관찰하는 연습을 한다. 자세에 어떠한 신체적 조정을 가하기 전에, 잠시 멈춘 다음, 의도를 가지고 해야 할 움직임을 일으킨다. 이러한 수행은 기본적으로 그저 가만히 있으면서 판단이나 기대 없이 일어나는 것에 주의를 기울이는 것이다. 이는 간단하게 들릴지도 모르지만, 정말로 어려울 수 있고 시간과 인내를 많이 요한다. 수행을 마감할 준비가 되었으면, 천천히 눈을 뜨거나 시선을 부드럽게 올린다. 당신의 주위 환경에서 나는 소리와 신체가 지금 어떻게 느껴지는지에 주목한다. 당신의 생각, 느낌 및 감정에 주목한다. 당신은 이제 잠시 시간을 내어 남은 하루를 위해 각오를 해도 된다.

산전 및 산후 우울증

우울증은 임신부들의 10~15% 정도에서 발생하는 것으로 추산되고 있지만, 분만 후 기간에 특정하면 20%에 가까운 여성들이 출산 후 3개월 이내에 주요우울증 또는 경우울증의 진단기준을 충족한다(Gavin 등, 2005). 산전 우울증은 정서, 행동 및 인지 장애가 있는 자식을 낳을 위험의 증가와 연관이 있다. 한편 산후 우울증은 엄마의 건강, 육아와 아기 발달에 위험을 증가시킨다(Stein 등, 2014).

산전 우울증에 대한 요가의 효과를 살펴본 체계적 문헌고찰 및 메타분석에서 저자들은 임신부들에서 산전 요가 중재가 우울 증상의 부분적 감소에 효과적일 수도 있다고 결론을 내렸다(Gong 등, 2015). 한 무작위 대조 임상에서는 분만 후 요가를 수행한 여성들의 78%가 임상적으로 유의한 우울 증상의 변화를 경험했다(Buttner 등, 2015).

남성 생식 건강과 요가

정자의 DNA 손상은 남성 불임, 재발성 자연 유산, 재발성 착상 실패와 선천성 기형의 흔한 근본 원인이다(Gautam 등, 2018). 불임 남성의 60% 정도(특히 정자가 정상인 사람들)가 정액 중 프리 라디칼(free radical)의 수치가 높고 항산화물질의 수치가 낮다. 이는 이제 정자 기능 결손의 주요 원인으로 생각된다. 요가와 명상 수행은 표준 정자 지표를 개선할 수 있으며, 또한 산화 스트레스와 산화 DNA 손상의 치료에 이상적이다(Dhawan 등, 2019). 이러한 전략은 고환의 노화를 역전시킬 뿐만 아니라 불임 남성과 다음 세대의 건강 및 삶의 질을 전반적으로 개선할 수도 있다. 아울러 요가는 산화 DNA 손상의 현저한 감소와 정자 전사물(sperm transcript) 수치의 정상화를 촉진하도록 도울 수도 있다. 이는 임신 결과를 향상시킬 뿐만 아니라 후세의 건강 전망을 개선할 수도 있다(Dhawan 등, 2018).

과민성 남성 증후군

농담처럼 들릴 수도 있지만, 과민성 남성 증후군(irritable male syndrome)은 심리치료사이자 작가인 제드 다이아몬드(Jed Diamond)가 남성의 호르몬 변동과 그로 인한 증상을 기술하기 위해 2004년에 만든 용어이다. 다이아몬드의 이론은 숫양을 연구한 링컨의 동물 연구(Lincoln, 2002)에 기초하였다. 다이아몬드는 과민성 남성 증후군의 증상이 월경 전 증후군에서 여성이 경험하는 증상의 일부와 비슷하다고 했다. 그러나 이러한 증후군의 의학적 근거는 없으며, 그것은 인정된 의학적 진단이 아니다.

결론

요가가 여성 및 남성 생식계에 긍정적 영향을 미쳐, 다양한 임신, 분만 및 출산 결과를 개선하고 잠재적으로 월경 전 증후군 및 폐경의 증상을 개선할 수 있다니 안심이 된다. 또한 요가는 불임 치료 중 스트레스, 불안과 우울의 관리에 중요한 역할을 할 수 있다.

Chapter 8

D I G E S T I V E S Y S T E M

소화계

소화를 통해 우리는 외부 세계를 흡수한다. 장을 통해 우리 외부에 있는 것은 우리가 된다. 우리의 몸은 적절히 작용하고 건강을 유지하기 위해 음식과 음료로부터 영양분을 얻는다. 소화 과정을 통해 신체는 단백질, 지방, 탄수화물, 비타민, 미네랄과 수분을 흡수한다. 소화계는 영양분을 작은 부분으로 분해하여 이들이 혈액에 의해 운반되어 신체의 모든 세포에서 에너지, 성장과 복구에 사용되도록 한다. 단백질은 아미노산으로, 지방은 글리세롤과 지방산으로, 그리고 탄수화물은 단순당으로 분해된다. 우리가 섭취하는 음식은 우리가 어떻게 느끼고 행하며 존재하는지에 지대한 영향을 미칠 수 있다. 요가와 같은 운동을 하려 하는 것은 선택 사항이지만, 음식을 섭취하는 것은 생명에 필수적이다.

요가는 식사 및 소화계와 특별한 관계에 있다. 많은 요가 전통이 특정한 식이요법을 처방하지만, 요가가 소화계에 불을 지피거나 스펀지처럼 내장을 짜고 적시며 몸통비틀기가 간 해독을 돕는다고 종종 주장한다. 그런데 이러한 주장에 조금이라도 진실이 담겨 있는가? 우선 우리는 소화계의 구조와 기능에 대해 조금은 알아야 한다.

소화계의 해부학과 생리학

소화계(digestive system; 그림 8-1)는 위장관(소화관) 그리고 간, 췌장과 담낭(쓸개)으로 구성되어 있다. 위장관(gastrointestinal tract)은 입에서 항문까지 길고 꾸불꾸불한 관으로 이어져 있는 일련의 속이 빈 기관들로 이루어져 있으며, 성인에서 길이가 최대 9m를 상회할 수 있다. 위장관을 이루는 기관들은 구강, 식도, 위, 소장, 대장과 항문이다. 간, 췌장과 담낭은 분비물을 추가하여 소화를 돕는다. 이 모든 기관은 우리가 섭취하는 음식과 음료를 분해하여 에너지와 영양분을 얻는 역할을 한다. 이들 기관은 함께 섭취, 분비, 추진, 소화, 흡수, 배변 등 6가지 과제를 수행한다.

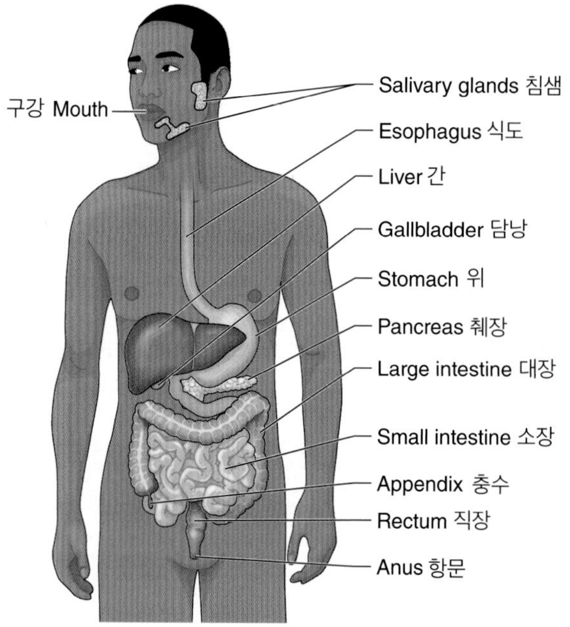

그림 8-1. 소화계

구강과 식도

소화의 과정은 음식이 기계적으로 분쇄되고 침(타액)과 섞이는 구강에서 시작되며, 이러한 침에는 소화를 돕는 효소들이 함유되어 있다. 그러한 소화 효소의 하나가 침 속의 아밀라아제(amylase)로, 이 효소는 복합 탄수화물인 녹말을 단순당으로 분해한다. 이에 따라 팝콘 또는 감자처럼 녹말이 많은 식품을 씹으면 약 30초 후에 단맛이 나기 시작하는데, 침 속의 아밀라아제가 녹말을 당으로 전환하기 때문이다. 구강에서 분비되는 다른 소화 효소는 리파아제(lipase)로, 이 효소는 지방을 지방산으로 분해한다. 따라서 식당 메뉴판을 읽거나 음식 냄새를 맡자마자 군침이 도는 것은 신체의 소화를 준비하기 위해 침의 생성을 증가시키는 생리적 반응이다.

맛, 즉 미각(gustation)은 화학수용(화학물질의 감지)의 한 유형이다. 미뢰(맛봉오리, taste bud) 내에 들어 있는 특수한 미각 수용체는 음식의 화학물질에 의해 자극을 받아 메시지를 뇌로 보낸다. 그러면 뇌는 그 맛이 유쾌한지 혹은 해로운지를 분간해 맛의 지각을 일으킨다. 미뢰는 주로 혀의 표면에 위치하지만 연구개, 후두개 등에도 존재한다.

뇌는 짠맛, 신맛, 쓴맛, 단맛, 감칠맛(umami) 등 5가지 기본 맛으로 음식의 많은 화학 성질을 구별할 수 있다. 짠맛의 감지는 신체가 필수 영양소인 나트륨을 적절한 수준으로 보유하도록 돕는다. 단맛은 에너지를 공급해줄 식품으로 우리를 유도하며, 따라서 단맛을 애호하는 아주 흔한 현상은 생물학적으로 주도되고 한때는 인간이 생존에 충분한 에너지를 확보할 수 있도록 해줘 대단히 유익했다. 신맛은 식품의 산성으로 인한 결과이다. 쓴맛은 흔히 독성 화합물에 의해 유발되므로 보통 많은 사람이 싫어하는 불쾌한 맛을 일으킨다. 쓴맛의 지각은 독성 물질의 섭취를 방지하도록 돕는데, 상한 음식에 들어 있는 물질을 포함해 많은 독소가 쓰기 때문이다. 한편 쓴맛을 내는 많은 식품이 우리에게 아주 좋은데, 예를 들어 짙은 녹색 잎채소, 감귤류의 일부, 베리, 커피, 차와 코코아가 있다. 마지막으로, 감칠맛은 고단백 식품임을 암시하는 것으로 생각된다.

후각도 미각에 중요한 역할을 한다. 1991년에 발견되어 처음으로 기술된 후각 수용기는 미각 수용기처럼 화학수용기이다. 코의 세포 표면에 위치한 후각 수용기는 냄새의 감지를 가능하게 하는 화학물질과 결합한다. 후각 저하는 미각 상실로 나타난다(Pinto, 2011). 아마도 감기로 인해 코가 막힌 상태에서 식사해본 사람이라면 누구든지 이를 경험하였을 것이다. 불가피한 감기를 넘어, 연구자들은 흡연이 후각 기능의 장애 위험을 현저히 증가시킨다고 밝혔다(Vennemann, Hummel, and Berger; 2008). 미국 성인들에 대한 대규모 조사에서 연구자들은 화학감각 장애(다시 말해 후각 및 미각 능력의 감소)의 유병률이 나이가 들면서 증가한다는 점을 발견했다(Hoffman, Ishii, and MacTurk; 1998). 이는 그저 음식에서 풍미를 덜 느끼는 것보다 파급 효과가 컸다. 연구자들은 화학감각 장애가 기능 제한(서거나 굽히기가 어려운 것 등), 우울증, 공포증과 기타 여러 건강 관련 특성을 동반하였다고 밝혔다. 사실 미각은 우리를 서로 연결된 복잡한 유기체로 만드는 퍼즐의 또 다른 부분이다.

식사하면서 요가를 수행하는 방법

마음챙김 식사(mindful eating)는 요가의 마음챙김과 식사 행위 사이의 교차라고 말할 수 있다. 마음챙김 식사는 식사할 때 자신의 경험, 갈망 및 신체 신호에 완전한 주의를 기울이는 수행이다. 마음챙김 식사에서는 천천히 식사하고, 주의를 산만하게 하지 않으며, 육체적으로 배가 고픈 신호에 귀를 기울이고 배부를 때까지만 식사하며, 식사에 대한 진정한 허기 및 비허기 유발요인을 구별하고, 아울러 색깔, 냄새, 소리, 질감과 맛에 주목해 감각을 동원한다. 또한 마음챙김 식사는 식탁을 벗어나 식후에 음식이 자신에게 어떠한 느낌을 주는지의 효과에도 주목한다. 이와 같은 많은 수행은 상식처럼 들리지만, 미국인들은 이전 수십 년 동안에서보다 식사에 시간을 덜 소비하고(Zeballos and Restrepo, 2018), 가족들은 소비하는 식사 시간 중 거의 절반을 기술 또는 기타 것들에 빼앗기며(Saltzman 등, 2019), 비만은 유행병 수준으로 널리 퍼지고 있다. 그러나 마음챙김은 자동적인 사고 및 반응을 보다 의식적이고 더 건강한 반응으로 대체할 수 있도록 한다(Sears and Kraus, 2009). 사실 마음챙김 식사를 수행하는 사람들은 식사 당 칼로리를 덜 섭취하고 더 건강한 음식을 선택하는 것으로 관찰되고 있다(Jordan 등, 2014). 마음챙김 식사의 수행은 요가 수행을 식탁으로 가져가는 훌륭한 방법일 수도 있다.

사람이 음식의 맛을 보고 뇌가 섭취하기로 하였으면, 혀가 음식을 목구멍으로 밀어 넣는다. 음식을 삼키면 후두개(epiglottis)라는 연골성 구조물이 후두 입구를 뚜껑처럼 덮고 있어 음식이 후두와 기관으로 들어가지 않도록 하며, 음식은 구강을 위로 연결하는 근육성 관인 식도로 들어간다(그림 8-2). 식도의 근육은 수축과 이완을 통한 연동운동(peristalsis)으로 음식을 밀어내려 식도로 들어가게 한다. 식도의 끝에는 식도 괄약근(esophageal sphincter)이란 고리 모양의 근육이 있어 아래에 있는 위로 음식의 통과를 조절한다. 식도와 이 괄약근의 움직임은 조화가 잘 이루어지기 때문에, 권장되지는 않지만 전도 자세에서도 식사를 할 수 있다. 식도 괄약근이 잘못된 시기에 이완되면 위산이 식도로 올라와 위산 역류, 즉 흉부 작열감(heartburn)을 일으킬 수 있다. 횡격막은 식도에 압력을 가해 위산 역류를 방지하는 역할을 한다. 식사하면서 몸을 앞으로 수그리면 이러한 현상을 촉진할 수 있다. 마찬가지로 위산 역류는 자궁이 위를 밀어 올리는 임신 후기에 매우 흔하다.

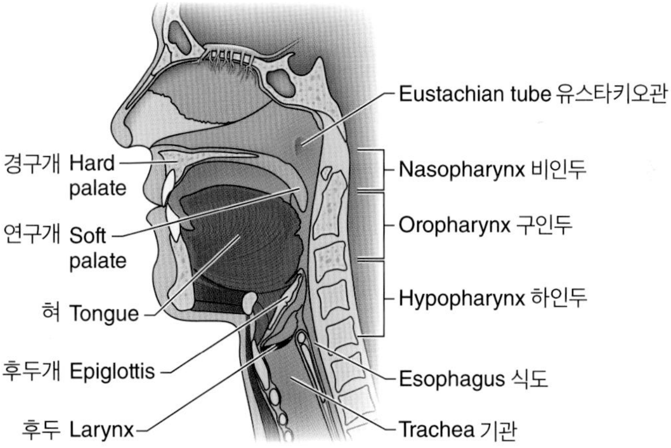

그림 8-2. 구강, 혀, 후두개, 기관과 식도

위

위는 그 내용물에 따라 확장할 수 있는 확장성 기관으로, 위벽의 많은 주름으로 인해 약 1L의 음식을 보유할 수 있다. 그러나 신생아의 위는 성인보다 33배나 적은 약 30mL만 보유하도록 확장할 수 있으므로 빈번한 급식이 필요하다. 위는 음식을 액화하고 염산이 주성분인 소화성 산을 첨가한다. 위 점막의 벽 세포(parietal cell)에서 분비되는 산은 산도가 높아(pH 1~3) 피부에 닿는다면 화학적 작열감을 일으킬 것이다. 그러나 위벽은 자신을 보호하는 점막층을 생성해 자신의 소화를 방지한다. 위산은 지방을 글리세롤과 지방산으로, 단백질을 아미노산으로 분해한다. 아울러 많은 미생물이 산성 환경에서 억제되거나 파괴되어 감염이나 발병이 예방된다.

장

음식물이 위에서 소화되어 죽 상태로 된 물질인 미즙(糜汁, chyme)이 유문 괄약근(날문 조임근, pyloric sphincter)에서 소장의 첫 부분인 십이지장(duodenum)으로 들어오며, 여기서 미즙은 췌장에서 분비되는 소화 효소와 추가로 혼합된 다음, 계속 소장의 중간 부분인 공장(空腸, jejunum)을 거쳐 마지막 부분인 회장(回腸, ileum)으로 간다. 소장의 점막에는 작은 손가락처럼 삐죽삐죽 돌출한 미세한 융모(villus) 수백만 개가 내벽을 덮고 있어 연동운동을 통해 이동하는 내용물로부터 영양분을 흡수한다. 이들 융모는 소장 내벽의 표면적을 60~120배 증가시키는 역할을 하므로 영양분을 흡수하는 소장의 능력을 증대시킨다. 연구자들은 평균적인 소장의 총 표면적을 배드민턴 코트의 절반 크기 정도라고 추산하고 있다 (Helander and Fändriks, 2014). 또한 간, 췌장과 담낭으로부터 분비물이 소장에 유입되어 소화 과정을 돕는다. 미즙이 그 구성성분으로 완전히 분해되어 융모를 통해 흡수된 영양소 중 포도당과 아미노산 같은 수용성 성분은 모세혈관으로, 지방산과 글리세롤 같은 지용성 성분은 림프관으로 흡수된다. 영양소 흡수의 95% 정도가 소장에서 일어난다.

거의 6m에 이르는 소장을 통해 이동한 후, 흡수되지 않은 물질은 대장으로 들어가고 이곳에서 나머지 액체(수분)와 염분(전해질이라고도 함)이 흡수된다. 대장은 맹장(cecum), 결장 (colon) 및 직장(rectum)과 맹장의 한쪽 끝에 꼬리처럼 달려 있는 기관인 충수(appendix)로 구성되어 있다. 대장 내에서는 세균이 소화되지 않은 물질을 추가로 분해하며, 이러한 물질은 계속해서 고형화해서 결국 대변으로 장운동에 의하여 직장과 항문을 통해 체외로 배출된다. 또한 대장에서는 결장의 장내 미생물군 세균에 의해 생성된 비오틴과 비타민 K 같은 일부 비타민이 흡수되기도 한다.

인간의 내부 생태계

지금까지 거론한 기관들 외에 우리의 소화계에는 또 다른 중요한 요소가 있다. 우리가 안팎의 모든 인간 및 외부 세포를 세어보면, 우리의 신체는 인간적이기보다는 외부적이다. 평균적으로 우리의 신체는 약 43%의 인간 세포와 57%의 미생물로 이루어져 있다(Sender, Fuchs, and Milo; 2016). 이러한 수치는 물론 평균이므로, 한 사람은 이의 절반에 해당하는 미생물군을 보유할 수도 있는 반면 다른 사람은 이의 두 배에 해당하는 미생물군을 보유할 수도 있다. 우리가 그저 우리의 DNA 코드로부터 만들어진 세포들이 아니라 많은 미생물의 숙주이기도 하다는 점은 분명하며, 이러한 미생물의 일부는 우리의 건강에 필수적이다.

인간 미생물군(microbiome 또는 microbiota)은 우리의 모든 조직, 기관 및 체액 상에 또는 내에 사는 모든 미생물의 집합체이다. 이러한 미생물군은 피부, 폐, 타액, 눈, 담도(간 포함), 정액, 태반, 자궁과 난소여포에서 살고 번성한다. 하지만 현재까지는 위장관에 최대 수치의 세균이 있고 최대 수치의 종이 있어 그야말로 언제라도 수조 개의 세균이 있다고 추산된다.

우리의 전신 미생물군은 우리가 자궁에서 태아일 적에 모체의 장 및 자궁 미생물군에 노출될 때 형성되기 시작한다(Younge 등, 2019). 출산 중 질관을 따라 아래로 이동하는 아기는 모체의 많은 유익한 미생물군에 노출되어 이러한 미생물군이 신생아에서 급속히 위장관에 대량 서식하고 면역성을 강화한다.

연구자들은 제왕절개로 태어난 아기들에서 모체로부터 받는 유익한 세균의 수치가 저하되어 원내 기회감염 병원체의 수치가 더 높다고 밝혔다(Shao 등, 2019). 또한 이와 같은 결과는 정도는 덜해도 자연분만으로 태어났지만 모체가 항생제를 복용하였던 아기들에서,

그리고 출산 직후 모유 수유를 받지 않은 아기들에서 관찰됐다. 아울러 그런 유형으로는 최대 규모인 위 연구는 아마도 직관에 반하게도 자연분만으로 태어난 아기들의 미생물군이 모체의 질 세균이 아니라 장내 세균에서 유래한다는 사실을 밝혀냈다. 이러한 미생물군의 차이가 나중에 사람들의 삶에 영향을 미치는지는 알려져 있지 않으나, 연구자들은 자연분만 및 제왕절개로 태어난 아기들 사이에 장내 세균의 차이는 주로 돌 때쯤에 균등해진다고 밝혔다. 초기의 차이가 나중의 건강 결과에 영향을 미치는지를 판단하기 위해서는 더 큰 규모의 추적연구가 필요하다. 이 연구가 보여주는 바는 인간 미생물군의 복잡성과 그것에 대한 우리의 이해 수준이 얼마나 낮은가이다. 저자들은 제왕절개가 흔히 생명을 구하는 시술이므로 이 연구로 인한 제왕절개에 대한 견해로 여성에게 시술을 연기해서는 안 된다고 지적했다.

성인은 일반적으로 아기보다 미생물군의 다양성이 더 크지만, 개인 간 차이는 성인에서보다 아기에서 더 크다(Yatsunenko 등, 2012). 미생물군은 거의 생후 3년 사이에 성인과 비슷한 구성으로 성숙한다(Yatsunenko).

많은 세균이 인간 숙주와 공생관계를 가지며, 이는 그들이 숙주에게 유해하지도, 우리가 알고 있는 한 유익하지도 않고 그저 장에 존재하면서 그 속의 물질을 먹고 산다는 의미이다. 하지만 일부 세균은 서로에게 유익한 상리 공생관계를 가진다. 예를 들어 일부 세균은 대장에서 식이 섬유를 발효시켜 단쇄지방산(짧은사슬 지방산)을 생성하며, 이는 대장 점막에서 숙주에 의해 흡수될 수 있다. 또한 장내 세균은 비타민 B 및 비타민 K의 합성과 아울러 답즙산처럼 소화 부산물, 스테롤(예로 콜레스테롤) 및 생체이물(xenobiotic; 예로 오염물질과 약물)의 대사에 중요한 역할을 한다.

이런 식으로 장내 미생물군(gut flora)은 신체의 또 다른 장기처럼 기능하는 것으로 보이며, 장내 미생물군 불균형(dysbiosis)은 다양한 염증 및 자가면역 질환과 상관관계가 있다. 궤양성 결장염과 크론병으로 이루어지는 염증성 장 질환은 이러한 장내 미생물군 불균형, 즉 장내 미생물군의 붕괴와 연관이 있다. 이런 장내 미생물군 불균형은 장내 미생물의 다양성이 감소한 형태로 나타나고 숙주 유전자의 결손과 상관관계가 있으므로 사람들에서 자연(선천성) 면역반응을 변화시킨다(Hold 등, 2014). 장내 미생물군 불균형은 심지어 자폐증과 파킨슨병 같은 신경질환과 연관되어 있다.

연구자들은 장기적인 심리적 스트레스가 장내 미생물군 불균형과 연관이 있다고 밝혔다(Qin 등, 2014). 또한 일부 연구자들은 장내 미생물군의 변화가 엄격한 위생, 가공식품의 섭취 증가 및 항생제의 광범위한 사용과 관련이 있다고 가정했다. 엄격한 위생과 항생제는 나름의 용도가 있고 생명을 구할 수 있지만, 이 모든 요인이 선진국들에서 인간 미생물군의 유전적 다양성의 감소를 촉진할 수도 있다.

아마존의 오지 마을에서 격리된 채 사는 작은 부족인 야노마미족(Yanomami) 사람들은 여태까지 어느 인간보다도 가장 다양한 미생물군을 보유한 것으로 나타났다. 연구자들이 34명의 야노마미족에서 채취한 구강, 대변 및 피부 샘플에서 미생물 DNA를 분석한 결과, 그들의 평균 미생물군이 미국에서 보통 사람의 경우보다 2배나 더 많은 유전자를 보유한 것으로 밝혀졌다(Clemente 등, 2015). 야노마미족의 미생물군은 아프리카의 토착 부족들의 경우보다 훨씬 더 다양하다. 그러나 장내 미생물군을 제대로 이해하고 이들의 다양성 저하가 어떠한 영향을 미칠 수 있는지를 적절히 이해하기 위해서는 더 많은 연구가 필요하다.

우리는 모두 독특하게 섞여 있는 장내 미생물군을 보유하며, 이러한 혼합은 그 무슨 변수보다도 우리의 유전자, 식사, 연령, 스트레스 수준 및 환경 요인의 영향을 받아 장내 지문과 같은 것을 만든다(그림 8-3). 이는 두 사람이 같은 음식을 먹어도 소화 경험이 다를 수 있는 이유의 하나일지도 모른다.

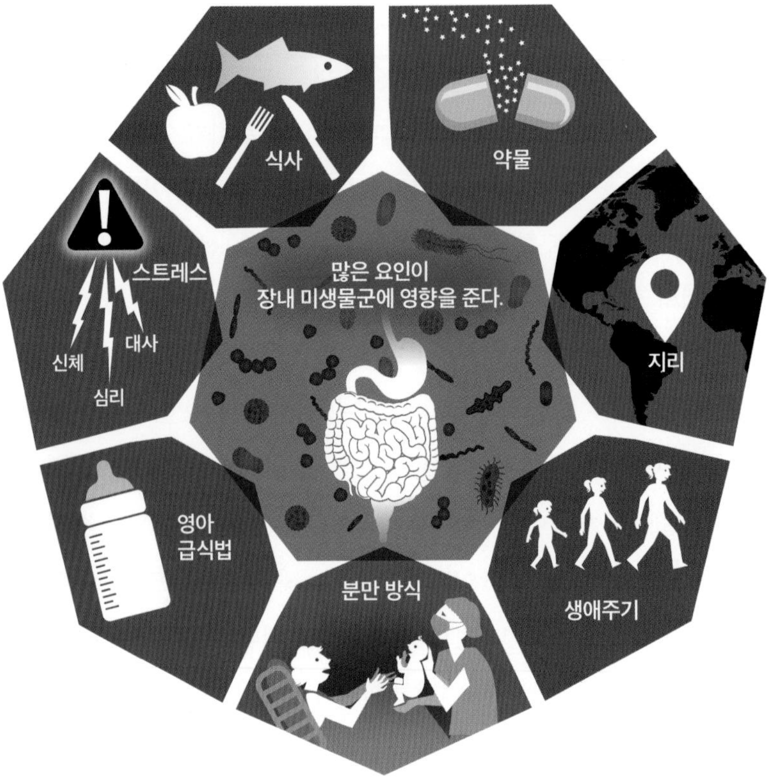

그림 8-3. 장내 미생물군에 영향을 미치는 요인으로는 유전자, 연령, 분만 방식, 항생제 혹은 약물 사용, 식사와 운동이 있다.

장내 미생물군에 영향을 미치는 듯한 또 하나의 요인은 운동이다. 연구자들은 자발적 바퀴 달리기의 형태로 운동한 쥐들에서 지방산인 낙산염(butyrate)을 생성하는 세균의 증식이 증가하였다고 밝혔다(Matsumoto 등, 2008). 낙산염은 장벽의 복구를 촉진하고 염증을 감소시킬 수 있어, 잠재적으로 염증성 장 질환 같은 질환과 당뇨병을 초래할 수 있는 인슐린 저항을 예방한다. 인간에 미치는 효과는 쥐의 경우와 다를 수도 있지만, 둘 다 같은 DNA를 상당 부분 공유하는 포유동물이므로 쥐 실험은 인간에서 역시 무슨 일이 벌어지고 있는지를 암시할 수 있다.

또한 운동은 비만을 방지하고 대사 기능을 개선하는 미생물군 변화를 일으킬 수 있다.

적당한 신체 활동을 통한 운동 요법조차 미생물에 영향을 미칠 수 있다. 연구자들은 활발한 보행 혹은 수영처럼 가벼운 운동을 주 당 최소한 3시간 수행한 여성들에서 염증을 감소시키거나 대사를 개선해 건강을 촉진하는 특정한 유형의 세균 3종의 수치가 증가하였지만 좌식 생활을 한 피험자들은 미생물군의 종 풍부도(species richness) 저하를 동반하였다고 밝혔다(Bressa 등, 2017). 아울러 운동선수들은 좌식 생활을 하는 비슷한 연령 및 성별의 사람들에 비해 미생물군 구성이 매우 다르다. 운동선수들은 일반적으로 미생물군이 더 다양하고 위에서 언급한 유익한 세균 3종이 더 풍부하다(Mohr 등, 2020). 요가가 미생물군에 미치는 효과에 대해 발표된 연구는 없지만, 요가가 한 유형으로 속한 운동은 장내 미생물군에 긍정적 방식으로 영향을 미치는 듯하다.

분명한 것은 장내 미생물군의 건강이 우리의 전체 소화계 및 전체 유기체의 건강에 중요한 요인이라는 것이다. 또한 우리가 자신을 돌보는 것은 우리의 미생물군을 돌보는 것을 함축한다. 장내 미생물군에 대해서는 알아야 할 내용이 훨씬 더 많지만, 우리가 이러한 미생물군이 우리를 형성한다는 점을 과소평가해서는 안 된다.

간

간은 피부 다음으로 신체에서 가장 큰 장기의 하나로 다수의 대사 작용을 한다. 간은 횡격막 바로 아래 우상복부에 위치하며, 반구형으로 융기된 윗부분은 오른쪽 횡격막 밑에 부착되어 있다. 간은 위의 오른쪽으로 있고 담낭 위에 놓여 있다.

간은 많은 서로 다른 기능을 한다. 간은 단백질을 합성하고, 소화에 필요한 생화학물질을 생성하며, 음식에 존재하거나 이미 혈류에 있는 포도당으로부터 자신이 형성하는 글리코겐의 저장을 조절하므로 혈당 수치의 조절을 돕는다.

신체는 끊임없이 에너지를 필요로 하지만 우리는 끊임없이 먹지 않는다. 우리가 식사를 하면 간은 음식으로부터 포도당을 흡수해 글리코겐으로 저장한다. 그런 다음 간은 저장된 포도당을 동원하여 세포에서 에너지의 생성을 위해 사용되도록 한다. 혈당이 과도해질 경우에는 간이 다시 포도당을 흡수해 나중에 사용하게 된다. 이런 식으로 간은 혈당을 일정한 수치로 조절하는 데 매우 중요한 역할을 한다.

그러나 간은 그 해독 기능으로 가장 널리 알려져 있으며, 다양한 대사산물(젖산처럼 체내에서 생성된 것들과 알코올처럼 섭취한 것들 모두)을 분해한다.

MYTH OR FACTS

몸통비틀기가 간 해독에 도움이 되는가?

아헹가(B.K.S. Iyengar)는 티루말라이 크리쉬나마차리아(Tirumalai Krishnamacharya)의 제자이자 아헹가 요가(Iyengar yoga)의 창시자로, 자신의 수업에서 깊은 몸통비틀기가 신체, 특히 추간판과 내부 장기에 짜고 적시는 효과(squeeze-and-soak effect)를 일으킨다고 주장한 것으로 유명하다. 아헹가가 이러한 이론을 처음으로 주창하였는지 혹은 그것이 그에 앞서 누군가로부터 시작되었는지 간에, 몸통비틀기가 신체를 해독한다는 견해는 분명 보편화되었고 많은 요가 수행자의 마음에 확실히 뿌리를 내린 상태이다. 2008년에 <요가 저널>에 발표된 글은 아헹가의 견해를 다음과 같이 설명하려 한다.

> *본 이론은 스펀지가 짜면 더러운 물을 내보낸 다음 새로운 물을 흡수해 다시 부풀어지는 것과 흡사한 방식으로 몸통비틀기가 내부 장기를 씻어낸다는 것이다. 이러한 견해는 몸통을 비틀면 스펀지를 짜는 것과 비슷한 작용을 일으켜 탁한 혈액을 제거하고 신선하게 산소화된 혈액이 흘러들어오도록 한다는 것이다. (Rizopoulos, 2017, para. 2)*

2014년에 신부전으로 사망한 아헹가는 해독의 생리학에 대해 선의의 주장을 하였을 수도 있지만, 짜고 적시는 이론은 부정확하고 과학적 근거가 없다. 우리가 잠을 자든 혹은 깨어 있든 매일 매초 신체는 끊임없이 스스로 해독하며, 이러한 해독은 세포 과정이지 내부 장기를 비틀거나, 짜거나, 혹은 부풀리는 작용을 요하는 기계적 과정이 아니다.

신체는 독소, 즉 생명체가 생성하는 독성 물질에 빈번히 노출되며, 이러한 물질로는 젖산처럼 신체 자체에서 생성되는 것들과 장에서 생성되는 미생물의 노폐물이 있다. 신체는 간, 대변과 소변을 통해 이런 독소를 제거한다. 간은 특히 독성 물질을 화학적으로 변경해 무해하게 만들어 배출을 준비한다.

신체가 통합된 해독 시스템을 구비하고 있기는 해도, 여전히 이러한 과정을 통해 쉽게 제거될 수 없는 일부 화학물질이 있다. 예를 들면 잔류성 유기 오염물질(persistent organic pollutant; 살충제에 존재), 프탈레이트(수백 종의 플라스틱 제품에 존재), 비스페놀 A(많은 식품용기와 위생용품에 존재)와 중금속(농업계, 의료계와 공업계에 존재)이 있다. 체내에 축적되는 것으로 알려져 있고 제거에 아주 오랜 시간, 잠재적으로 수년이 걸리는 이들 화학물질은 천식, 암, 자폐증, 주의력결핍과다활동장애 등 다양한 만성 질환과 연관될 수도 있다(Sears and Genuis, 2012).

특정한 요가 자세, 특정한 식사, 혹은 특정한 제품이 이처럼 집요한 독소를 신체로부터 제거할 수 있다는 견해는 솔깃하게 들린다. 그러나 하나의 움직임, 식사, 혹은 제품이 그렇게 할 수 있다는 근거는 없거나 거의 없다. 현재까지 해독 식이요법의 유효성을 살펴본 모든 연구를 대상으로 실시된 한 문헌고찰에서 저자들은 호황을 누리는 해독 업계와 대담하지만 입증되지 않은 주장을 하는 제품 포장에도 불구하고 해독 식이요법의 사용을 지지하는 임상적 근거는 아주 적다고 밝혔다(Klein and Kiat, 2015). 소수의 연구에서 시중 해독 식이요법이 간 해독을 증진시키고 잔류성 유기 오염물질을 제거할 수도 있는 것으로 밝혀졌지만, 이들 연구는 방법론적 결함이 있고 표본 크기가 작으므로 과학적 신뢰성이 떨어진다. 위 저자들은 다음과 같이 결론을 내렸다.

> *우리가 알기로는 인간을 대상으로 시중 해독 식이요법의 효과를 평가하기 위해 실시된 무작위 대조 임상은 없었다. 이는 소비자들이 해독 프로그램의 잠재적인 유익 및 위험에 관한 정보를 알 수 있도록 관심을 가질 가치가 있는 분야이다.* (2015, p. 1)

요가의 경우에 그것이 신체의 천연 해독계를 개선한다는 점을 보여주는 연구는 없었다.

이는 우리의 신체가 이미 자체적으로 해독하는 일을 환상적으로 하기 때문일 수도 있다. 만일 당신이 신체로부터 독소를 제거할 수 없다면, 수많은 증상이 발생하고 심지어는 치명적인 증상이 생길 수도 있다.

이는 요가(또는 운동 전반)가 해독하는 신체의 능력에 영향을 미치지 않는다고 말하는 것은 아니며, 그 효과는 염증을 감소시키고 혈관분포를 증가시키는 운동의 능력에서 유래할 가능성이 있다는 것이다. 어느 정도의 염증은 상처 또는 감염으로부터 회복하는 데 필요하지만, 만성 염증은 신체에 무리를 가하고 많은 계통을 약화시킨다. 장기적인 염증은 심혈관 질환과 당뇨병을 포함한 많은 중증 질환의 기저에 자리하며, 한편 암, 비만, 골다공증, 알츠하이머병 및 심혈관 질환은 모두 염증 생체표지자의 증가와 연관되어 있다(Tabas and Glass, 2013).

운동이 체내에서 항염 반응(운동의 가장 강력한 효과 중 하나)을 일으킨다는 점은 잘 확립되어 있다(Flynn, McFarlin, and Markofski; 2007). 염증이 감소하면 소화계와 해독계를 포함해 신체의 모든 계통이 더 효율적으로 작용할 수 있다. 운동과 관련해 잘 알려진 또 다른 효과는 혈액 순환의 증가이므로, 필수 영양소와 산소를 함유하는 더 많은 혈액이 소화와 해독에 이용 가능하다. 무엇보다도 이런 식의 효과로 운동은 분명 신체의 해독 과정을 최적화하도록 도울 수 있다.

요가와 염증을 살펴본 연구로 요가에도 같은 항염 효과가 있다고 시사한 연구는 거의 없다(Pullen 등, 2008; Pullen 등, 2010). 요가에 관한 연구는 훨씬 더 희소하지만, 신체적 요가 수행이 염증의 감소와 혈액 순환의 증가처럼 운동과 동일한 많은 효과를 제공하리라고 추정하는 것은 타당하다. 사람이 런지를 하고 있으면 신체는 그가 요가 수업 혹은 개인 훈련 세션에 참여하는지를 알지 못하며, 그 생리적 효과는 주로 동일할 것이다. 흥미롭게도 한 소규모 연구에서 비신체적인 마음챙김 수행조차 염증을 감소시키는 것으로 밝혀졌다(Ng 등, 2020).

그렇다면 요가가 신체를 해독하는가? 그러한 방식은 아니라고 아헹가(Iyengar)는 암시했다. 몸통비틀기가 신체를 해독하지는 못한다. 요가도 식이요법도 신체가 자체적으로 할 수 없는 어떤 일도 하지 못한다. 그럼에도 요가는 몸통비틀기와 같은 하나의 특정한 자세를 통해서가 아니라 염증을 감소시키고 혈액 순환을 증가시키는 이미 알려진 운동의 강력한 효과를 통해 신체의 천연 해독계를 최적화할 수 있다. 신체가 독소와 기타 원치 않는 물질을 처리하도록 완비되어 있다고 신뢰하라.

해독 과정을 개선하기 위해 우리가 할 수 있는 또 다른 일은 그저 독소에 대한 노출을 감소시키는 것이다. 해독 식이요법은 흔히 광고하는 방식으로 작용하지 않지만, 거의 모든 식이요법이 건강에 좋은 균형 잡힌 식사를 권유하며, 이는 정크 푸드에 들어 있는 인공 성분을 포함해 유해 물질에 대한 노출을 감소시킨다. 또한 유기농 식품을 섭취하면 잔류성 유기 오염물질에 대한 노출을 줄일 수 있다. 아울러 알코올을 적당량으로만 섭취하면 간에 가해지는 부담을 감소시킬 수 있다. 마지막으로, 중간 강도의 운동, 요가 또는 기타로 활동적인 삶을 유지하면 신체가 자신이 제일 잘하는 일을 하도록 도울 것이다.

담낭과 담즙

담낭(gallbladder; 쓸개)은 간 바로 밑에 자리하는 가지 모양의 주머니로 간에서 생성되는 담즙(bile; 쓸개즙)을 농축하고 저장한다. 담낭에 저장된 담즙은 음식을 섭취하면 소장의 십이지장으로 분비된다.

담즙은 소화 과정에 중요한 화학물질로 음식을 섭취하면 십이지장으로 배출되어 주로 지방의 소화를 돕는다. 성질이 서로 다른 두 화합물의 한쪽을 미립자로 만들어 다른 화합물 중에 잘 분산되도록 하는 과정을 유화(乳化, emulsification)라고 하는데, 담즙은 지방을 유화하여 미즙과 잘 섞이도록 해서 지방의 소화를 도와준다. 또한 담즙은 유화제인 계면활성제의 역할도 해서 두 화합물 사이에 작용하는 계면장력을 낮춤으로써 두 물질이 잘 분산되고 혼합되도록 한다. 일단 지방이 담즙에 의해 분산되면, 지방은 표면적이 증가함으로써 췌장에서 분비되는 지방분해효소인 리파아제(lipase)의 작용을 촉진해 지방산과 모노글리세라이드로 분해되며, 그러면 이들 영양소는 소장 전체의 점막에 분포하는 융모에 의해 흡수될 수 있다. 아울러 소장은 담즙을 흡수해 간으로 되돌려 재사용되도록 한다. 또한 담즙은 음식 속의 비타민 K를 흡수하는 역할을 하는데, 비타민 K는 적절한 혈액 응고 및 상처 치유에 필요한 영양소이다.

담석(gallstone)은 담낭의 흔한 병리이다. 담석은 담즙에 콜레스테롤 또는 빌리루빈이 너무 많거나, 혹은 담낭이 적절히 비워지지 않으면 형성될 수 있다. 담석이 있는 사람들은 대부분 전혀 아무 증상을 보이지 않고 결석이 있다는 사실조차 모르지만, 담석은 매우 고통스러울 수 있다. 담석의 예방을 위한 권장지침은 당연히 신선한 과일 및 채소와 전곡이 풍부한 건강하고 균형 잡힌 식사를 하는 것이다. 일부 근거는 땅콩 또는 캐슈너트와 같은 견과류를 자주 섭취하거나 알코올을 소량으로 섭취하면 담석 발생 위험의 감소에 도움이 될 수 있다고 한다. 대부분이 그렇듯이 비결은 절제이다.

췌장

췌장(pancreas)은 위의 뒤 및 아래에 위치한 장기로, 호르몬을 분비하는 내분비선인 동시에 소화 효소를 분비하는 외분비선이기도 하다. 혈당이 높아지면 췌장은 인슐린(insulin)을 분비하며, 이 호르몬은 혈액으로부터 포도당을 근육과 기타 조직으로 유입시켜 저장하고 에너지원으로 사용되도록 한다. 반대로 혈당이 낮아지면 췌장은 글루카곤(glucagon)을 분비하며, 이 호르몬은 저장된 글리코겐(glycogen)이 간에 의해 포도당으로 분해되도록 하여 혈당 수치의 균형을 다시 맞춘다. 췌장은 중탄산염(bicarbonate)을 생성하고 십이지장으로 분비하여 위에서 내려온 산성의 미즙을 중화한다. 마지막으로, 췌장은 지방과 단백질을 분해하는 소화 효소의 주요 공급원이다. 반면 다당류, 즉 탄수화물을 분해하는 소화 효소는 주로 소장의 내벽에서 생성된다.

장신경계

신경계를 생각할 때 우리는 대개 뇌 그리고 전신에 분포하면서 정보를 전달하는 온갖 신경을 생각한다. 위장관을 지배하는 장신경계(enteric nervous system; ENS)는 흔히 '제2의 뇌'라고 한다. 장신경계는 자율신경계의 주요 부분 중 하나이며, 자율신경계는 또한 심박수, 혈압과 호흡 속도 같은 기타 불수의 기능을 조절한다. 수억 개의 신경세포로 이루어진 광대한 망이지만, 장신경계는 식도에서 항문까지 소화관의 건강을 끊임없이 모니터링 해서 중추신경계와 소통하여 내내 균형을 유지한다.

장신경계와 중추신경계는 규칙적으로 소통하고 서로 영향을 주고받지만, 장신경계는 아주 복잡하고 광범위하기 때문에 중추신경계와는 별도로 작동할 수 있다. 장신경계는 중추신경계와의 주요 소통 통로인 미주신경이 절단된 상태에서도 작동 가능한 것으로 관찰되었다(Li and Owyang, 2003). 장신경계는 소화계의 운동 기능과 위장관 효소의 분비를 조절한다. 장신경계의 신경세포들은 아세틸콜린, 도파민, 세로토닌 등 중추신경계와 비슷한 많은 신경전달물질을 통해 소통한다. 사실 행복을 느끼게 해주는 것으로 생각되는 신경전달물질인 세로토닌은 신체에서 90% 이상이 장에서 생성되어 장내에 존재한다고 추산되며(Camilleri, 2009), 세로토닌의 수치 변화는 과민성 장 증후군, 심혈관 질환, 골다공증 등의 질환과 연관되어 있다. 아울러 신체에서 도파민의 50% 정도가 장내에 존재한다. 세로토닌과 도파민의 위장관내 대량 존재는 현재 신경위장병학자들의 주요 연구 분야이다.

위장관을 통한 음식물의 이동과 소화액의 생성을 조절하는 외에, 장신경계는 또한 뇌와의 소통에 중요한 역할을 한다. 장내 신경세포, 호르몬과 화학 신경전달물질로 이루어진 복잡한 망은 위장관의 상태에 대한 메시지를 뇌로 보내며, 그러한 망은 뇌로부터 정보를 받아 장 환경에 직접적인 영향을 미친다. 중추신경계는 음식물이 이동하는 속도와 장 내막에 존재하는 점액의 양을 제어할 수 있으며, 이는 장내 미생물군이 경험하는 환경 조건에 직접적인 영향을 미칠 수 있다. 이런 식으로 중추신경계와 장신경계는 우리가 얼마나 배고픈지, 우리가 스트레스를 경험하고 있는지, 또는 우리가 질환을 유발하는 미생물을 섭취하였는지에 대해 끊임없이 소통한다. 장내 미생물군은 행복을 일깨우는 강력한 신경전달물질인 세로토닌의 체내 수치에 영향을 미친다. 불안과 우울의 치료에 처방되는 대부분의 약물 중 일부는 세로토닌의 수치를 조절하는 작용을 한다. 세로토닌은 아마도 장내 미생물군의 영향을 받고 우리의 기분과 행동에 영향을 미치는 많은 생화학전달물질의 하나에 불과할 것이다. 그래서 우리의 감정 상태와 스트레스는 우리의 소화에 직접적인 영향을 미칠 수 있다. 이와 같은 장-뇌 연결(이는 직관[gut feeling]이란 생각과 연관이 있을 수도 있다)은 신경계를 다룬 제2장에서도 논의되어 있다.

식이요법과 소화계

소화계는 체내 기타 계통과 달리 식이요법에 의해 직접적인 영향을 받는다. 흔히 요가와 관련이 있는 일부 식이요법이 간헐적 단식(intermittent fasting) 그리고 아유르베다 식이요법(Ayurvedic diet) 등의 요가 식이요법이다. 이들 식이요법은 무엇이며, 어떠한 효과가 있는가?

간헐적 단식

단식은 최근 식이요법의 한 추세가 되어 있지만, 적어도 기원전 5세기에 의학의 아버지로 여겨지는 그리스 의사 히포크라테스가 특정한 증상이 있는 환자들에게 권장한 이래 치료적으로 사용되어 왔다. 단식은 세계적으로 많은 문화에서 흔하고 종종 종교적 혹은 영적 믿음과 연관되어 수천 년 동안 수행되어 왔다. 힌두교와 자이나교에서 추종자들은 음력 주기의 11일째 날에 격주로 에카다시(Ekadasi)라고 하는 부분적 단식을 수행한다. 많은 요가 전통이 단식을 권장하며, 단식은 아유르베다 의학(Ayurvedic medicine)의 중요한 부분으로 여겨진다. 그렇다면 왜 이 식이요법 추세가 새롭지 않음에도 최근에 인기를 끌고 있으며, 그건 실제로 유익한 효과를 제공하는가?

'간헐적 단식'이란 용어는 특정한 주기에 걸쳐 교대로 단식(또는 칼로리 제한) 및 비단식 기간을 가지는 것을 말한다. 단식은 실은 금식을 의미하지만, 인기 있는 많은 간헐적 단식 수행이 어느 정도 음식을 허용하므로 좀 더 정확히 표현하자면 '칼로리 제한 식이요법'이다.

간헐적 단식에는 3가지 흔한 방식이 있다. 월 5일 접근법은 매달 연속으로 5일 동안 700~1,000칼로리로 식사하는 방식이다. 인기 있는 5:2 계획은 주 당 2일 칼로리를 낮춘 식사를 하는 방식이다. 단식 일들에는 하루 종일 500칼로리를 섭취하고 비단식 일들에는 여전히 건강한 식단을 따르되 칼로리 제한은 없다. 셋째 유형의 단식은 저녁과 다음날 오후 2시 사이에 금식하는 방식이다. 이 방식은 그저 자연스러운 야간 공복을 연장해 공복의 중단(breaking of the fast; 이는 breakfast란 단어의 어원이다)을 나중으로 이동하는 것이므로 수행하기에 무리가 없는 유형이다.

단식의 유익한 효과

간헐적 단식은 사람들이 매일 예측 가능한 칼로리 수치가 없던 때에 수렵채집인이 한 식사와 비슷하다고들 하는데, 그들의 식사는 일부 날들에는 더 풍성하였지만 다른 날들에는 더 빈약했다. 이러한 식이요법은 우리의 신체가 지속적인 과다급식보다는 산발적인 칼로리 섭취에 맞도록 고안되어 있다는 생각에서 비롯되며, 과식이 많은 만성 질환과 연관이 있는 것은 사실이다.

과학자 20명 이상이 실시해 발표한 한 실험 연구에 따르면, 4일간의 단식이 쥐에서 여러 기관 및 계통의 크기를 감소시킨 다음 재급식 후 줄기세포에 의한 여러 계통의 재생을 가져온 것으로 나타났다(Brandhorst 등, 2015). 더욱이 쥐에서 격월의 단식 주기는 수명을 연장하고, 내장 지방을 낮추며, 암 발생률과 피부 병소를 감소시키고, 면역계의 활기를 회복하며, 골밀도의 소실을 늦췄다. 늙은 쥐에서 단식은 뇌의 해마에서 새 신경세포의 생성을 촉진하고 인지 수행을 개선했다. 또한 위 저자들이 이상과 같은 효과가 인간에게도 나타나는지를 알아보기 위해 소규모의 예비 연구를 진행한 결과, 3차례의 단식 주기가 노화, 당뇨병, 심혈관 질환 및 암 위험요인을 감소시키면서 주요 부작용은 일으키지 않았다. 그들은 더 많은 연구가 필요하지만 이와 같은 효과는 건강 수명의 촉진에 단식의 사용을 지지하는 유망한 결과라고 결론을 내렸다.

또한 간헐적 단식은 대사 유연성(metabolic flexibility)을 개선할 수도 있는데, 이는 에너지원으로 탄수화물과 지방 사이를 전환해 사용하는 신체의 능력이다. 쥐를 대상으로 실시된 한 연구는 간헐적 단식이 대사 유연성과 연관된 특정한 생체표지자의 증가를 가져왔다고 밝혔다(Karbowska and Kochan, 2012). 이 실험에서 쥐들은 아무 먹이도 먹지 않는 날들의 주기를 반복하는 금식을 했다. 영양소의 가용성과 신체에 가해지는 생리학적 부담에 따라 에너지원으로 탄수화물과 지방 사이를 효율적으로 그리고 신속하게 전환해 사용하는 능력은 최적이라고 여겨진다(Muoio, 2014). 반대 현상(대사 비유연성)이 과다급식시킨 개체들에서 발생하고 이들은 에너지원으로 지방과 탄수화물 사이를 쉽게 전환해 사용하지 못한다. 대사 비유연성은 당뇨병을 초래하는 인슐린 저항의 원인으로 생각된다(Muoio, 2014).

이상과 같은 단식이 가져오는 유익한 효과의 배경이 되는 기전 가운데 하나가 자가포식(autophagy)일 수도 있다. 그리스어로 '스스로를 먹는다'를 의미하는 자가포식은 신체가 손상된 세포를 청소 및 재활용하는 방식이고 우리의 전반적인 건강에 유익하다. 신체는 손상되거나 기능장애가 있는 세포, 세포소기관, 단백질 등을 색출하고 작은 단위로 분해해 얻는 성분을 세포 복구 및 청소에 재활용한다. 자가포식은 잘못 접힌 또는 응집된 단백질(misfolded or aggregated protein)을 제거하고 손상된 세포 부분을 청소하며 세포 내 병원체를 제거하는 세포 청소부 역할을 한다(Glick, Barth, and Macleod; 2010). 자가포식은 신체의 모든 세포에서 항상 일어나는 정상적인 세포 청소 과정으로, 이러한 과정은 세포에 스트레스가 가해지면 가속화될 수 있고 간헐적 단식에 의한 칼로리 제한은 자가포식을 가속화하는 가장 일반적인 스트레스 요인으로 알려져 있다.

자가포식은 면역계에 의한 최적의 항암 감시를 위해 요구되며, 적어도 일부 경우에 암은 자가포식의 일시적 억제와 함께 진행된다(Pietrocola 등, 2017). 자가포식은 체내에서 항상 일어나지만 감소되거나 비정상적인 자가포식은 통제되지 않는 세포의 증식이나 성장인 암의 발생을 초래한다(Yun and Lee, 2018). 간헐적 단식이 항암 치료에 미치는 효과를 살펴본 문헌을 고찰한 연구에서 저자들은 간헐적 단식(금식 형태로)과 칼로리 제한이 모두 자가포식을 증가시키고 종양 성장을 억제한다는 근거가 어느 정도 있다고 지적하였는데(Caccialanza 등, 2018), 이는 단식의 유익한 효과를 얻기 위해 금식까지 필요하지는 않을 수도 있다는 점을 시사한다. 그러나 매우 중요하게도 그들은 자가포식이 건강한 세포에서 종양을 억제하지만 암세포에서 악성을 촉진할 수도 있어 이미 암을 진단받은 사람에게 주요 우려 사항이라고 지적했다. 분명 간헐적 단식 또는 칼로리 제한을 항암 치료법으로 표명하기에 앞서 훨씬 더 많은 연구가 필요하며, 저자들은 조심스러운 접근을 조언했다.

또한 간헐적 단식은 뇌에 유익할 수도 있다. 간헐적 단식이 체내에서 자가포식을 유도한다는 점은 잘 알려져 있으나, 동일한 현상이 뇌에서 일어난다는 것이 밝혀진 시점은 2010년 이후였다. 연구자들은 단기적인 단식이 쥐에서 현저한 신경세포 자가포식을 유도한다고 밝혔다(Alirezaei 등, 2010). 신경세포에서 적절한 자가포식이 없으면 알츠하이머병처럼 신경퇴행성 질환이 진행될 수 있다. 하지만 기타 간헐적 단식 연구들처럼 위 저자들의 실험은 쥐를 대상으로 실시되었으며, 세포 및 동물 모델에서 단식으로 얻은 연구 결과가 인간으로 이행될 수 있을지는 아직 확정되지 않고 있다. 현재로선 인간 연구들이 제공하는 근거가 매우 제한적이다.

의학으로서의 단식?

언젠가 의사가 환자를 대상으로 다양한 질환의 치료에 단식을 처방하는 일이 가능할까? 불가능하지는 않겠지만, 단식은 처방하기가 어려운 일일 수 있다. 간헐적 단식 연구의 목표 중 하나는 단식이 자가포식을 증진시키는 능력의 배경이 되는 기전을 밝혀내 그 기전의 핵심을 의학에 이용할 수 있도록 하는 것이나, 아직은 그러한 가능성과는 거리가 멀다. 그래서 당분간 간헐적 단식의 유익한 효과를 경험하는 유일한 방법은 그것을 수행하는 것이며, 이에 따라 그것의 처방은 매우 비정통적인 방법이 된다. 암의 조기 징후를 보이는 사람이 모두 덜 먹으라는 조언에 긍정적으로 반응하지는 않을 것이며, 게다가 간헐적 단식이 심지어 악성을 유도하는 것으로 관찰되었다는 점을 고려하면, 간헐적 단식에 관한 연구가 훨씬 더 많이 필요하다. 암처럼 심각한 질환에 직면하면 환자들은 대개 자신이 최첨단의 의술과 가장 효과적인 치료를 받고 있다는 점을 알고 싶어 한다. 그러나 여기에 요가가 개입할 여지가 있다.

환자가 의사로부터 단식하라는 조언을 받으면 덜 반가울 수도 있지만, 요가의 수행은 단식을 개인의 삶에 도입하는 다른 방식을 제시한다. 요가의 정수는 도전을 극복하고 자기 의지를 기르는 것이다. 요가 수업에 나가는 것만도 소파가 당기는 유혹을 극복해야만 가능하며, 이는 매일 의지력을 수행하는 것이다. 그러면 간헐적 단식이 규칙적인 요가 및 움직임 수행을 자연스럽게 보완하는 것이 될 수 있다.

단식은 누구나에게 적합한가?

단식은 아무 주요 부작용을 동반하지 않는 듯하지만, 간헐적 단식 또는 칼로리 제한이 생소한 사람들은 그러한 요법을 시작할 때 흔히 피로, 기면, 어지럼과 두통을 경험한다. 하지만 이러한 증상들은 신체가 그런 요법에 적응하면서 대개 완화된다. 의식적으로 단식을 하려는 것과 일이 너무 바빠 점심을 거르는 것 간에는 미세한 차이가 있다는 점을 알아야 한다. 단식으로 많은 유익한 효과를 볼 수 있지만, 압박 하에 일하는 스트레스는 의식적으로 단식을 하는 것의 유익한 효과를 제거할 수도 있다.

단식은 누구에게나 적합하지는 않을 수도 있고 심지어 일부 사람들은 피해야 한다. 임신부이거나 모유 수유 여성, 어린이와 수술에서 회복 중인 사람은 간헐적 단식을 시도하지 말아야 한다. 또한 섭식 장애의 병력이 있는 사람은 간헐적 단식을 아예 피해야 하는데, 식욕부진이 건강에 유익한 수행을 한다는 미명 아래 쉽게 가려질 수 있기 때문이다. 더욱이 균형이 잘 잡히지 않으면 간헐적 단식은 쉽게 영양실조 그리고 심지어 근량의 소실을 보이는 근감소증(sarcopenia)을 초래할 수 있다. 아울러 저체중이거나 골다공증이 있는 사람은 간헐적 단식 요법을 시작하기 전에 의사와 상담해야 한다.

마지막으로, 간헐적 단식의 많은 유익한 효과를 얻는 또 다른 방법으로 요가를 포함한 운동이 있다. 간헐적 단식의 많은 유익한 효과는 운동에서도 관찰된다. 운동은 체내에서 대사 유연성을 개선하는 것으로(Goodpaster and Sparks, 2017) 또 자기포식을 증진시키는 것으로(Drake, Wilson, and Yan; 2016) 알려져 있다. 다시 말하지만, 요가와 자기포식에 직접 초점을 둔 연구는 없지만 런지는 런지이고 규칙적인 움직임 수행은 건강한 생활 습관의 필수적인 부분이다.

요가 식이요법

요가에 관한 고대 문헌 《파탄잘리의 요가 수트라(Yoga Sutras of Patanjali)》와 《바가바드 기타(Bhagavad Gita)》는 앉은 명상 자세 이외의 아사나에 대한 언급이 없다. 마찬가지로 두 문헌은 요가 식이요법의 내용이 무엇인지에 관해 침묵하고 있다. 요가 식이요법에 대한 정의가 존재하지는 않지만, 요가는 흔히 채식주의 및 아유르베다(Ayurveda)와 연관되어 있다. 여기서는 이 두 개념을 살펴본다.

요가 수행자가 되려면 채식주의자가 되어야 하는가?

시바난다 요가(Sivananda yoga)의 창시자 스와미 시바난다(Swami Sivananda)는 유채식주의자 식이요법(lacto-vegetarian diet)을 주창하였으며, 육류 섭취자는 '도살된 동물의 공포와 고통'을 흡수한다고 주장했다(Sivananda Yoga Europe, n.d.). 또한 서양에 쿤달리니 요가(kundalini yoga)를 소개한 것으로 일컬어지는 요기 바잔(Yogi Bhajan)도 유채식주의자 식이요법을 추천하였고 '당신은 먹는 음식대로 된다!(You are what you eat!)'라는 격언을 언급하면서 "당신의 몸을 쓰레기장 혹은 폐품처리장으로 만들지 말라"고 말했다(Kaur, n.d., para. 6). 그러나 지바묵티 요가(Jivamukti yoga)의 공동창시자 데이비드 라이프(David Life)는 유제품을 식이요법에 포함시키는 것에 동의하지 않는다. 1970년대 이래로 채식주의자(vegetarian)였고 1987년 이래로는 완전 채식주의자(vegan)인 라이프는 요가 수행자에게 아힘사(ahimsa), 즉 비폭력을 존중해 완전 채식주의자가 되라고 적극 권유한다. 지바묵티 지도자 교육에 참석하는 사람들은 미국의 일부 축산업 현장에서 벌어지는 잔인한 관행을 보여주는 기록영화를 시청하도록 요구받아온 것으로 유명하다(Hagen, 2019).

반면 《요가 저널》에 실린 글에 따르면, 라사 요가(Rasa yoga)의 창시자 시아나 셔먼(Sianna Sherman)은 생선과 우유를 포함하는 식사를 한다. 포레스트 요가(Forrest yoga)의 창시자 애나 포레스트(Ana Forrest)는 오직 야생 사냥감이긴 하지만 육류를 먹는다고 말한다. 마지막으로, 아유르베다 교육자이자 요가 지도자인 스콧 블로섬(Scott Blossom)은 자신의 특이 체질에 적합한 의학 처방으로 여기는 적색육을 간혹 먹지만, 그 외로는 주로 채식주의자 식이요법을 따른다(Macy, 2017).

우리의 소화와 장내 미생물군은 지문처럼 개인별로 독특하며, 우리의 식사 요구는 개인별로 삶의 변동에 따라 다양할 수 있다. 아마도 적합한 요가 식이요법을 찾는 일은 개인별 식품 선택의 윤리를 포함해 개인에게 가장 효과적인 요법을 찾는 일일 것이다. 오직 자신만이 어떤 요가 식이요법이 자신의 소화에 가장 효과적인지를 정말로 알 수 있는데, 자신이 체내에서 요가를 경험하는 유일한 사람인 것과 마찬가지 방식으로 자신의 몸을 경험하는 유일한 사람이기 때문이다. 따라서 개인이 자신의 요구에 맞는 요가를 선택해야 한다. 어느 종교의 성전도 그것이 어느 것인지를 말해줄 수 없다.

아유르베다 식이요법

수천 년 동안 존재해온 아유르베다는 과학적인 의학과 대조되는 의학의 전통적인 체계이다. 아유르베다는 신체에서 서로 다른 유형의 에너지 간에 균형을 잡고 자연 내에서 균형을 찾는 원리에 기초하며, 이는 건강을 개선한다고 생각된다. 아유르베다의 중심 원리는 치료는 그것이 음식, 의학, 혹은 기타이든지 간에 개인의 에너지 유형에 맞춤화된다는 것이며, 이는 의학의 기타 식이요법 또는 체계와 차별화되는 점이다.

아유르베다에 따르면, 우주는 바유(Vayu, 공기), 잘라(Jala, 물), 아카쉬(Akash, 공간), 테자(Teja, 불), 프리트비(Prithvi, 흙) 등 5가지 원소로 구성되어 있다. 이들 원소는 결합해 3가지 서로 다른 도샤(dosha, 에너지)를 형성하며, 이들 에너지는 체내에서 순환하고 특정한 생리적 기능을 담당한다. 예를 들어 피타(Pitta) 도샤는 허기, 갈증과 체온을 조절하고, 바타(Vata) 도샤는 전해질 균형 및 이동을 유지하며, 카파(Kapha) 도샤는 관절 기능을 촉진한다고 한다(Jaiswal and Williams, 2016).

아유르베다 식이요법의 중요한 측면은 개인별로 우세한 도샤를 평가하는 것이며, 그런 다음 개인별로 우세한 도샤에 따라 3가지 도샤 사이에 균형을 촉진하기 위해 언제, 어떻게, 그리고 무엇을 먹어야 하는지와 관련한 지침을 따르는 것이다. 각 도샤의 주요 특성을 살펴보면 다음과 같다.

- **피타(불 + 물)**. 총명하고 재치 있으며 단호함. 피타가 우세한 사람은 대개 체격이 중간이고 성미가 급하며, 과식하기 쉬울 수도 있다. 피타 불균형은 흔히 신체에서 감염, 염증, 발진, 궤양, 흉부 작열감 및 발열 증상으로 나타난다.
- **바타(공기 + 공간)**. 창의적이고 활기차며 활동적임. 바타가 우세한 사람은 대개 체격이 호리호리하며 가볍고 소화 문제, 피로, 불안, 피부 건조, 혹은 변비를 일으키기 쉬울 수도 있다.
- **카파(흙 + 물)**. 천성적으로 차분하고 안정적이며 충실함. 카파 도샤가 있는 사람들은 흔히 체격이 건장하고 체중 증가, 천식, 우울증, 혹은 당뇨병이 문제가 될 수도 있다. 심리적으로, 카파 불균형에서 애착과 차분함을 보이는 성향은 기면, 집착과 우울증으로 변형될 수 있다.

아유르베다 식이요법에 따르면, 개인별로 도샤들의 균형을 잡도록 도와주는 음식을 먹어야 한다. 예를 들어 피타가 우세한 사람은 열을 내리고 활기를 북돋우는 음식에 역점을 두고 양념, 견과류와 씨앗을 제한해야 한다. 바타가 우세한 사람은 따듯하고 촉촉하며 안정시키는 음식을 먹고 건조한 과일, 쓴 나물과 생야채를 제한해야 한다. 마지막으로, 카파가 우세한 사람은 견과류, 씨앗과 기름 같은 소화가 잘 안 되는 음식을 제한하고 과일, 채소와 콩류를 선호해야 한다. 3가지 도샤를 위해 아유르베다 식이요법은 적색육, 인공 감미료와 가공 성분을 감소시키면서 건강에 좋은 자연식품을 증가시키도록 추천하는데, 이는 누구에게나 좋은 식사 지침이다.

서양 의학은 질환의 치료에 역점을 두지만 아유르베다는 개인의 치료에 초점을 둔다. 서양 의학에서는 약물이 더 복잡한 원료에서 분리되고 질환의 치료를 위한 이상적인 용량을 찾으려 한다. 예를 들어 항생제 페니실린은 페니실륨(penicillium)이란 일부 흔한 곰팡이에서 유래한다. 반면 아유르베다는 다른 접근법을 적용해 주요 초점이 질환보다는 개인이다. 두 방법은 나름의 장점이 있다. 과학적 방법은 보통 기타 변수들을 통제하면서 단일의 치료 또는 중재에 주목하므로, 과학적 방법을 아유르베다의 개별화된 특성에 적용하기가 어렵다. 한편 아유르베다를 특별하게 하는 것(개별화된 치료)은 이를 일반 인구에 적용할 수 없게 한다.

그럼에도 불구하고 아유르베다 식이요법은 누구에게나 쉽게 적용할 수 있는 몇몇 타당한 원칙을 주창한다. 즉 자연식품의 섭취를 격려하고, 가공식품의 섭취를 삼가도록 하며, 마음챙김 식사를 촉구한다.

아유르베다 식이요법을 따르면, 모든 사람이 자신의 우세한 도샤가 무엇이든지 상관없이 과일, 채소, 곡물과 콩류 같은 영양소가 농축된 자연식품을 먹도록 권장된다. 이들 식품처럼 섬유질이 풍부한 자연식품을 먹으면 체중 감량에 도움이 될 수도 있다. 몇몇 소규모 연구에서 비만인 사람들이 아유르베다 식이요법(Sharma 등, 2009) 또는 식사 변화와 요가 수업을 포함하는 아유르베다 기반 생활 습관 변경 프로그램(Rioux, Thomson, and Howerter; 2014)을 따른 후 체중을 감소시킬 수 있었던 것으로 나타났다. 아마도 이러한 연구 결과는 거의 모든 식이요법이 체중 감량에 효과를 보이는 것 같다는 점을 감안하면 그리 놀랍지 않을 것이다. 요체는 그렇게 감량된 체중을 유지하는 것이다.

또한 아유르베다 식이요법은 흔히 섬유질과 중요한 비타민 및 미네랄이 결핍되어 있는 가공식품을 삼가도록 한다. 일부 연구는 고도로 가공된 식품이 심장질환 및 암(Srour 등, 2019) 그리고 심지어 수명 단축(Schnabel 등, 2019)과 연관이 있다고 한다.

아유르베다 식이요법은 '무엇을 먹는지'뿐만 아니라 그것을 '어떻게 먹는지'에도 관심을 가진다. 마음챙김(mindfulness)은 현재의 순간에 자신이 어떻게 느끼는지에 세심한 주의를 기울이는 것이다. 그렇다면 마음챙김 식사(mindful eating)는 식사 중 주의산만을 최소화하고 대신 음식의 맛, 식감 및 냄새 그리고 그 음식이 자신에게 어떠한 느낌이 들게 하는지에 집중하는 것이다. 예비 연구들에서는 마음챙김 식사가 체중, 우울증, 스트레스와 과식을 감소시키며(Dalen 등, 2010), 아울러 자제력을 증진시키고 음식과의 건강한 관계를 촉진하는(Kristeller and Jordan, 2018) 것으로 나타났다. 자신의 우세한 도샤를 알고 있는지 여부에 상관없이, 우리는 모두 분명 아유르베다 식이요법의 기본 원칙으로부터 유익한 효과를 볼 수 있다.

소화계의 질환

소화 문제는 아주 흔한데, 아마도 우리의 소화계가 날마다 매우 다양할 수 있는 식사와 생활 습관에 의해 현저한 영향을 받기 때문일 것이다. 여기서는 염증성 장 질환과 과민성 장 증후군을 논의한다.

염증성 장 질환

염증성 장 질환(inflammatory bowel disease; IBD)은 위장관의 만성 염증을 특징으로 하는 2가지 질환, 즉 크론병(Crohn's disease)과 궤양성 결장염(ulcerative colitis)을 말하는 용어이다. IBD의 정확한 원인은 완전히 이해되지 않은 상태이지만, 유전, 면역계와 환경 요인의 결합인 것으로 알려져 있다. 면역계는 보통 세균, 바이러스, 진균과 기타 미생물 같은 외부 병원체를 공격하고 사멸시킨다. IBD에서는 면역계가 장관에 대해 부적절한 반응을 조성해 염증을 일으킨다. 식품 또는 정서적 스트레스처럼 일부 환경 요인이 장에서 해로운 면역반응을 유발할 수 있다.

IBD를 과민성 장 증후군(irritable bowel syndrome; IBS)과 혼동해서는 안 된다. IBS가 있는 사람들이 IBD와 비슷한 일부 증상을 경험할 수도 있지만, 두 질환은 아주 다르다. IBS는 염증에 의해 유발되지 않으며, IBD의 경우처럼 장의 조직이 손상되지 않는다.

현저한 비율로 IBD 환자들은 우울, 불안, 혹은 두 증상을 모두 겪거나 보고한다. 또한 피로와 수면 장애가 IBD가 있는 사람들에서 꽤 흔하며, 스트레스는 IBD의 높은 재발률과 연관이 있다. IBD에서 수면 장애의 유병률은 44~66% 사이로, 이는 건강한 대조군 피험자들에서의 27~55% 및 IBS가 있는 사람들에서의 67~73%와 대비된다. 이들 합병증은 사회적 기능 및 삶의 질에 영향을 미치고 불안 또는 우울, 질환 활동성 지표, 신체 활동 감소, 약물 사용 및 빈혈과 연관이 있다(Torres 등, 2019).

위 저자들은 2019년에 IBD의 치료를 위한 보완 요법에 관한 모든 문헌을 고찰했다. 그들은 IBD 환자들의 최대 절반이 질환의 경과 중 어느 시점에서 다양한 유형의 보완 및 대체 의학을 사용함으로써 이러한 환자들의 보완 및 대체 의학에 대한 의존도가 증가하고 있다고 지적했다. 저자들은 대마초 등 허브 및 식이 보충제, 요가와 명상 등 심신 요법, 그리고 침술, 카이로프랙틱과 정골요법 등 신체 중심 중재를 살펴본 연구들을 선정했다. 요가와 관련해 저자들은 근거가 제한적이긴 하지만 요가가 IBD 증상들의 감소에 효과적일 수 있다는 근거가 존재한다고 결론을 내렸다. 아울러 그들은 요가가 IBD 환자들에서 삶의 질을 개선하며, 이는 증상이 여전히 존재할 수 있지만 전반적인 행복이 개선된다는 것을 의미한다고 밝혔다.

과민성 장 증후군

미국인들의 최대 1/5이 과민성 장 증후군(irritable bowel syndrome; IBS)의 증상들을 경험하나, 이 질환은 남성보다 여성에서 더 많이 발생한다(Grundmann and Yoon, 2010). 이들 증상은 일부 사람들에게는 꽤 경미할 수 있지만, 다른 일부에게는 삶에 상당한 지장을 초래할 수 있다. IBS는 대개 함께 나타나는 일단의 위장관 증상들이다. 증상들은 사람마다 다양할 수 있지만, 이들 증상이 최소한 월 3일 그리고 최소한 3개월 지속하면 IBS로 진단한다.

IBS는 통증을 일으킬 수 있지만, 대개 장 손상을 유발하지는 않는다. 증상들로는 경련, 복통, 더부룩함과 가스 참, 변비, 그리고 설사가 있다. 그리고 IBS가 있는 사람에서 변비와 설사 두 증상이 함께 나타날 가능성도 있다.

IBS의 원인은 사람마다 다양할 수 있으나, IBS는 스트레스에 민감한 질환이다(Qin 등, 2014). 여성은 월경 시기 즈음에 증상들이 나타날 수도 있으며, 아니면 이 시기에 증상들이 증가할 수도 있다. 폐경 여성은 아직 월경을 하는 여성보다 증상들이 더 적다. 또한 일부 여성은 임신 중에 일부 증상들이 증가한다고 보고한 바 있다. 남성에서 IBS의 증상들은 여성의 경우와 동일하지만, 증상들을 보고하고 치료를 모색하는 남성은 상당히 더 적다.

한 문헌고찰에서 연구자들은 요가가 IBS를 치유할 수 없으므로 기본적 중재로 권장될 수는 없지만 요가는 IBS가 있는 사람들에게 실행 가능하고 안전한 보조적 치료가 될 수 있다고 밝혔다(Schumann 등, 2016).

결론

소화계는 많은 장기와 미생물군으로 이루어진 복잡하고 복합적인 계통으로, 외부 세계에서 들어오는 물질들을 흡수할 수 있도록 해서 우리가 일상생활에서 하는 모든 활동에 요구되는 에너지를 제공한다. 우리 자신의 인간 세포와 비슷한 수치로 존재하는 장내 미생물군은 우리의 전반적인 건강에 현저한 영향을 미치며, 장내 미생물군 불균형은 파킨슨병과 자폐증 같은 신경질환과 연관되어 있다.

마음챙김 식사는 우리가 먹는 음식을 더 잘 즐기도록 할 뿐만 아니라 우리가 선택하는 음식이 우리에게 어떠한 느낌이 들게 하는지를 생각하도록 도울 수 있다. 간헐적 단식에 관한 연구는 그것이 대사 유연성과 자가포식을 개선할 수 있지만 누구나에게 적합한 것은 아닐 수도 있다고 시사하며, 운동은 비슷한 유익한 효과를 많이 제공할 수 있다. 요가 식이요법에 관한 하나의 정의는 존재하지 않으나, 아유르베다 식이요법의 원칙은 균형 잡힌 식사를 위한 타당한 지침을 제시하고 수행자에게 개인 체질을 되돌아보도록 요청한다.

요가는 염증성 장 질환 또는 과민성 장 증후군을 치유할 수는 없지만, 문헌은 요가가 증상들을 개선할 수 있다고 시사한다. 소화계는 신체의 기타 모든 계통과 영향을 주고받으므로, 소화계의 건강을 보살피는 것은 전신의 최적 관리에 중요한 측면이다.

이 장에서 제시한 과학적 근거에 기초하는 다음과 같은 지침은 아마도 사람들 대부분에게 좋은 조언이 될 것이다.

1. 시간을 가지고 식사한다.
2. 감정을 느낄 때에는 식사를 피한다.
3. 자연식품을 섭취하고 가공식품의 섭취를 감소시킨다.
4. 건강한 사람이 균형 잡힌 식사를 한다면 보충제는 아마도 필요하지 않을 것이다.
5. 알코올 섭취는 적당히 하면 건강에 유익할 수도 있지만, 과음은 피한다.
6. 계속해서 움직이고 운동한다. 물론 요가는 아주 좋다.

이상과 같은 일반적인 조언을 따르는 외에, 자기 나름의 독특한 소화계의 미묘한 차이를 이해한다면 대단히 유익할 수 있다. 자기의 소화에 대해 고려해보아야 할 일부 질문을 제시하면 다음과 같다.

1. 나는 과일과 채소를 포함해 자연식품을 충분히 섭취하는가?
2. 양념을 많이 한 음식의 섭취가 나의 소화에 영향을 미치는가?
3. 내가 식사하기에 이상적인 시간은 어떤가?
4. 늦은 식사가 나의 소화와 전반적인 건강에 영향을 미치는가?
5. 내가 즐기지만 내게 좋지 않다고 알고 있는 일부 식품은 무엇인가? 나는 그러한 식품을 내게 더 잘 맞는 뭔가로 대체할 수 있는가?

6. 스트레스가 나의 소화에 어떻게 영향을 미치는가?
7. 나는 휴식과 이완을 위해 시간을 내는가?
8. 나는 시간을 가지고 음식의 풍미를 맛보는가?
9. 나는 요가 또는 운동을 적당한 양으로 수행하는가?

각자의 요가 수행이 독특하듯이 우리의 소화계도 마찬가지이다. 요가를 통해 우리는 자신을 알게 된다. 그러한 자아 탐구 과정을 우리가 무엇을 먹는지와 우리가 어떻게 먹는지에 동일하게 적용하면 우리의 전반적인 건강에 심오한 영향을 미칠 수 있다.

Chapter 9

PRACTICE WITH CONFIDENCE

요가 수행

이 책에서 우리는 과학 문헌을 통해 요가가 신체의 많은 계통에 어떠한 영향을 미치는지 살펴봤다. 요가의 효과에 대한 일부 주장은 근거 없는 믿음인 것으로 보이지만, 전반적으로 요가는 많은 효과를 제공한다. 지지형 어깨로 물구나무서기(Salamba Sarvangasana)가 갑상선을 자극하거나 몸통비틀기가 간을 해독할 것 같지는 않지만, 요가의 많은 효과 중 일부를 예로 들면 이완 반응을 일으키는 방식으로 중추신경계를 진정시키는 것, 심혈관 질환의 위험을 감소시키는 것, 신체의 개인별 요구와 차이를 이해하고 인식하는 것이 있다.

이 장에서는 다음과 같은 4가지 서로 다른 스타일의 요가 수행을 소개한다: 강한 동적 수행, 느린 하타 수행, 의자 요가 수행과 회복 요가 수행. 이와 같은 수행을 보여주는 비디오는 온라인(www.thephysiologyofyoga.com)에서 무료로 이용할 수 있다. 한 가지 스타일의 요가가 또 다른 스타일보다 더 나은지를 궁금해 한 적이 있는 사람이라면, 한 체계적 문헌고찰이 그 궁금증에 대한 답을 제시하고 있다(Cramer 등, 2016). 저자들은 서로 다른 요가 스타일을 살펴본 연구들에서 긍정적 결과에 도달할 가능성 면에서 서로 차이가 없는 것으로 나타나, 개별 요가 스타일은 개인별 선호 및 이용 가능성에 기초해 선택하면 된다고 결론을 내렸다. 이 장에서 소개하는 각각의 수행은 앞선 장들에서 살펴본 일부 생리학적 원리를 포함한다. 명심해야 할 것은 자신의 몸을 주관하는 사람은 자신이므로 자신이 수행할 요가를 필요에 따라 변경해야 한다는 점이다.

부상에서 회복 중이거나 기존 질환이 있는 사람이라면, 위와 같은 수행을 하기 전에 안전하게 수행할 수 있는지와 관련해 의료 전문인으로부터 확인을 받도록 한다. 움직임을 제어해 신중하게 움직이며, 통증을 일으키지 않는 범위 이내로 움직인다. 늘 자신에게는 일으키는 움직임의 크기를 줄이거나, 수행을 늦추거나, 혹은 언제라도 휴식을 취하는 대안이 있다는 점을 명심한다.

강한 동적 수행

강한 동적 수행(strong, dynamic practice)에서는 텐세그리티(tensegrity), 능동적 대 수동적 가동범위, 근력을 기르기 위한 신장성 훈련의 사용 등 이전 장들에서 설명한 일부 개념을 살펴본다. 요가는 균형이 관건이라는 점을 고려해, 우리는 요가 수행에서 모든 순서가 늘 오른쪽으로 시작하도록 되어 있는 상황과 균형을 맞추기 위해 수행을 왼쪽으로 주도해 실시하도록 했다.

수행에 앞서 앉아 수행할 내용을 잘 읽어보아 무엇을 기대해야 하는지를 숙지한 다음 그림을 참조해 동작을 따라하도록 한다. 이 수행을 위해서는 요가 브릭(brick) 및 스트랩(strap)이 필요하다. 이러한 요가용 소품이 집에 없다면 머리를 써서 견고한 상자와 허리띠 같은 생활용품을 사용해도 된다. 수행을 준비하기 위해 스트랩으로 고리를 만들고 요가 브릭을 매트의 앞쪽 가까이 둔다.

호흡 명상
Breath Meditation

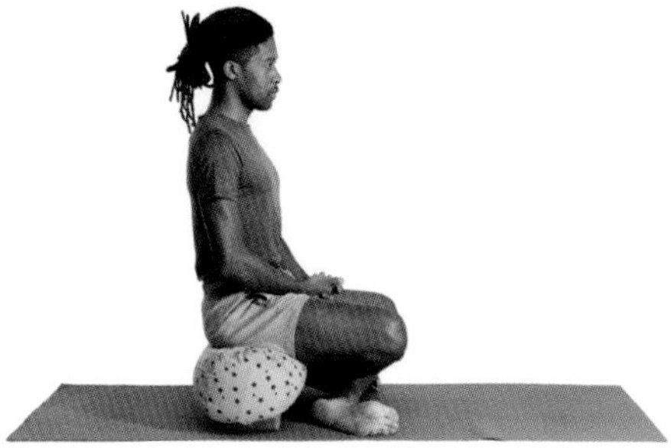

a

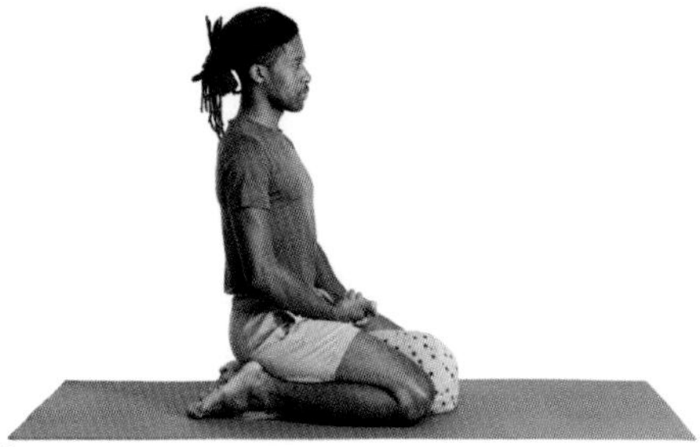

b

그림 9-1. 호흡 명상: (a) 책상다리 자세와 (b) 영웅 자세.

편안히 앉은 자세에서 시작해 앉아 책상다리 자세(Seated Cross-Legged Pose, Sukhasana; 그림 9-1a)로부터 영웅 자세(Hero Pose, Virasana; 그림 9-1b)로 진행하되, 필요에 따라 브릭 또는 베개를 앉을 자리에 받친다. 호흡을 의식해 그저 들숨과 날숨을 관찰한다. 그런 다음 각각의 호흡 주기를 늘이기 시작해 들숨과 날숨을 길게 하되, 긴장이 느껴질 정도까지는 가지 않도록 한다. 다음으로 들숨의 정점에서 짧은 호흡 멈춤을 추가하고는 천천히 숨을 내쉬며, 이를 1분 또는 2분간 실시한다. 호흡을 늦추는 것이 어떠한 느낌이 들게 하는지에 주목한다.

카팔라바티
Kapalabhati

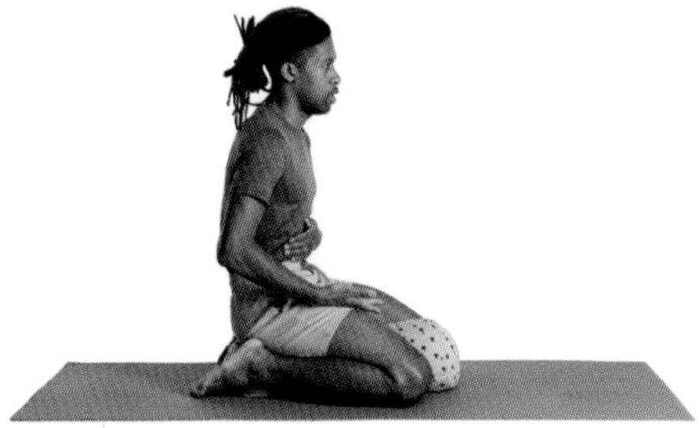

그림 9-2. 카팔라바티

카팔라바티(그림 9-2)가 노화 과정은 멈추지 못하겠지만(좀 더 자세한 내용은 제3장 참조), 그것은 활력을 불어넣을 수도 있다. 강하고 힘찬 날숨에 역점을 두고 들숨을 쉬면서 이완한다. 작은 깃털이 윗입술에 내려앉아 있고 코로 재빨리 숨을 내쉬어 그것을 불어 내려 한다고 상상해볼 수도 있다. 숨을 내쉬면서 복근은 안쪽으로 수축해야 한다. 이러한 움직임을 느껴보기 위해 손을 배에 얹어도 된다.

우선 편안히 앉은 자세를 취한다. 원한다면 눈을 감으며, 길고 느린 호흡을 몇 차례 한다. 그런 다음 꽤 큰 들숨을 쉬고 힘찬 날숨을 시작한다. 초 당 한 번의 날숨 정도로 느린 속도를 따른다. 30번의 호흡 주기 후 큰 풀무 호흡(bellows breath; bhastrika)을 3차례 한다. 다음으로 호흡량의 3/4 정도로 들숨을 쉬고 감내할 수 있다면 30초간 호흡을 멈춘다(breath retention; kumbhaka).

이상의 전체 과정을 한두 세트 더 반복하면서, 날숨의 속도와 원한다면 세트 당 호흡 주기의 수를 점차 증가시킨다.

태양 경배
Sun Salutation (Surya Namaskar)

매트의 맨 앞에서 산 자세(Mountain Pose; Tadasana)를 취하며, 양발을 모으고 양손을 가슴의 앞쪽에 기도 자세로 둔 채 똑바로 선다. 성대를 가볍게 수축시켜 부드럽게 '훠-' 소리를 내어 우자이 호흡을 가다듬기 시작하는데, 이는 마음을 호흡으로 집중시키도록 돕고 복강 내압의 정도를 안정적으로 유지하게 도와준다(좀 더 자세한 내용은 제3장 참조).

우자이 호흡의 사용을 탐색하여 수행 중 언제는 효과적이고 언제는 그렇지 않은지를 알아보며, 그것을 전체 수행을 위한 의무적인 과정으로 생각하지 않도록 한다. 일부 움직임 또는 아사나는 다른 일부보다 우자이 호흡에 더 적합할 수도 있다. 지금으로선 태양 경배를 시작하기 전에 산 자세에서 느린 우자이 호흡을 5차례 하는 데 집중한다.

손을 모아 기도하는 산 자세로부터, 숨을 들이쉬면서 양팔을 위로 뻗어 손 위로 향한 경배 자세(Upward Salute; Urdhva Hastasana; 그림 9-3a)를 취한다. 숨을 내쉬면서 서서 전방 굴곡(Standing Forward Bend; Uttanasana; 그림 9-3b)을 한다. 숨을 들이쉬면서 척추를 앞쪽으로 신전시키고 앞을 보는 서서 반 전방 굴곡(Standing Half Forward Bend; Ardha Uttanasana; 그림 9-3c)을 한다. 숨을 내쉬면서 왼발을 뒤로 뻗는다(그림 9-3d). 숨을 들이쉬면서 양팔을 위로 뻗어 하이 런지(High Lunge; Ashta Chandrasana; 그림 9-3e) 자세를 취하되 손바닥을 모은다. 숨을 내쉬면서 양손으로 바닥을 짚고 앞쪽 발을 뒤로 뻗은 다음, 숨을 들이쉬면서 플랭크(Plank; Phalakasana; 그림 9-3f) 자세를 취한다. 숨을 내쉬면서 몸을 내려 로우 플랭크(Low Plank; Chaturanga Dandasana; 그림 9-3g) 자세를 취하되 팔꿈치를 늑골 가까이 둔다. 필요하다면 몸을 내리면서 무릎을 바닥에 댄다. 발가락으로 몸을 밀어내고 숨을 들이쉬면서 얼굴 위로 향한 개 자세(Upward-Facing Dog Pose; Urdhva Mukha Svanasana; 그림 9-3h)를 취하되, 대신 코브라 자세(Cobra Pose; Bhujangasana) 혹은 심지어 양손에 체중이 거의 또는 전혀 실리지 않는 로우 코브라 자세를 취해도 무방하다. 숨을 내쉬면서 얼굴 아래로 향한 개 자세(Downward-Facing Dog Pose; Adho Mukha Svanasana; 그림 9-3i)를 취한다. 느린 호흡을 3차례 하면서 이러한 자세를 유지한다. 그런 다음 숨을 들이쉬면서 왼쪽 다리를 들어 올려 외다리 얼굴 아래로 향한 개 자세(Downward Dog Splits; Eka Pada Adho Mukha Svanasana; 그림 9-3j)를 취한다. 숨을 내쉬면서 왼발을 양손 사이로 내딛는다(그림 9-3k). 숨을 들이쉬면서 오른발을 앞쪽으로 내딛고 몸을 서서 반 전방 굴곡(그림 9-3l)으로 들어 올린다. 숨을 내쉬면서 상체를 서서 전방 굴곡(그림 9-3m)으로 늘어뜨린다. 숨을 들이쉬면서 양팔을 위로 뻗고(그림 9-3n), 마지막으로 숨을 내쉬면서 손을 모아 기도하는 산 자세로 되돌아간다(그림 9-3o).

이상과 같은 연속 동작을 마쳤으면 오른쪽 다리로 시작해 전 과정을 반복한다. 그러면 한 라운드를 완료한 셈이다. 각각의 측면으로 두 라운드 더 실시해 총 세 라운드를 완료한다.

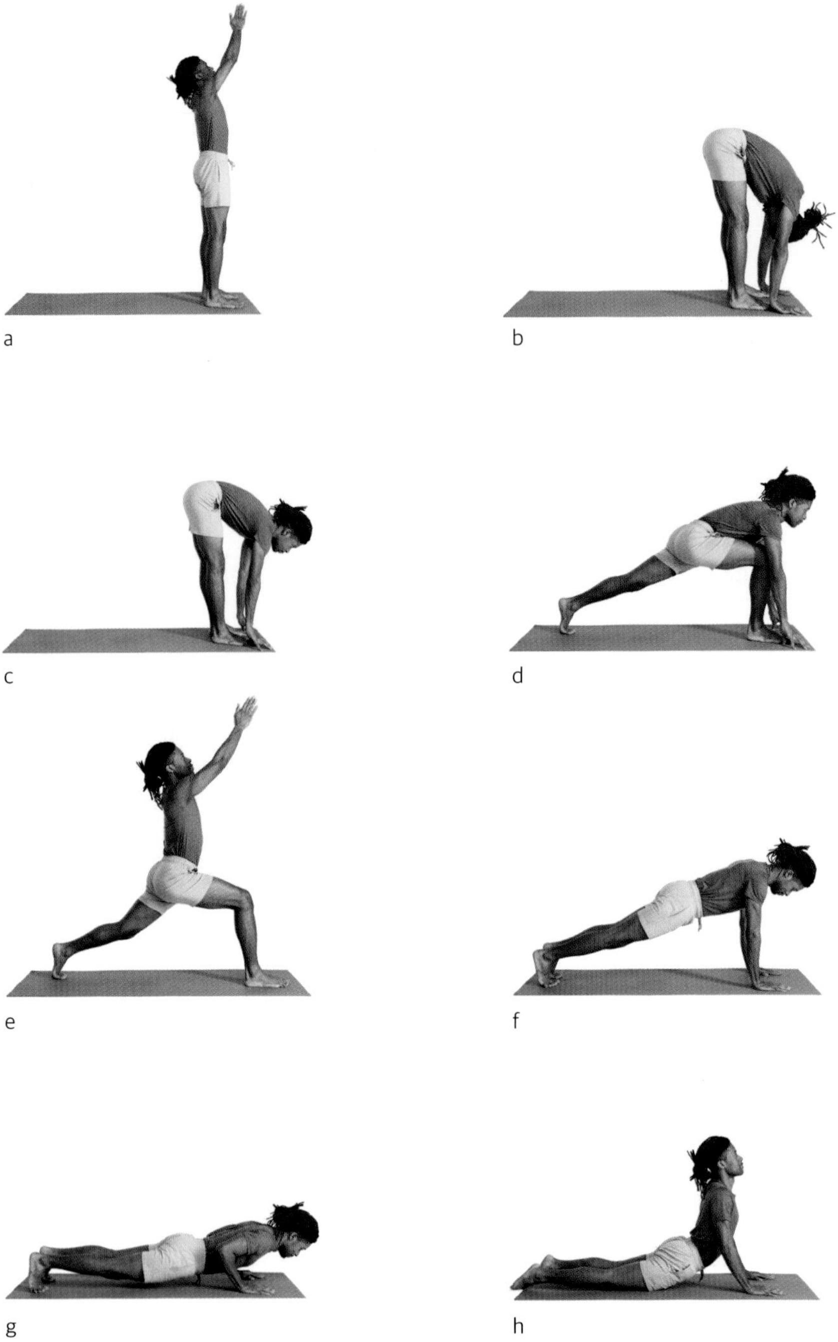

그림 9-3. 태양 경배: (a) 손 위로 향한 경배 자세(Upward Salute); (b) 서서 전방 굴곡(Standing Forward Bend); (c) 서서 반 전방 굴곡(Standing Half Forward Bend); (d) 왼발 뒤로 뻗기; (e) 하이 런지(High Lunge); (f) 플랭크(Plank); (g) 로우 플랭크(Low Plank); (h) 얼굴 위로 향한 개 자세(Upward-Facing Dog Pose); (i) 얼굴 아래로 향한 개 자세

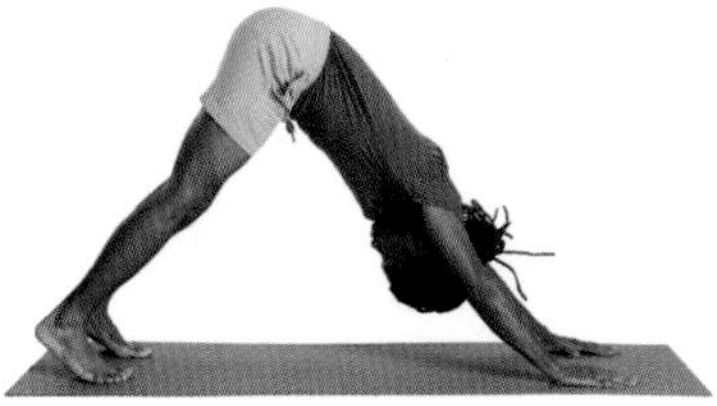

i

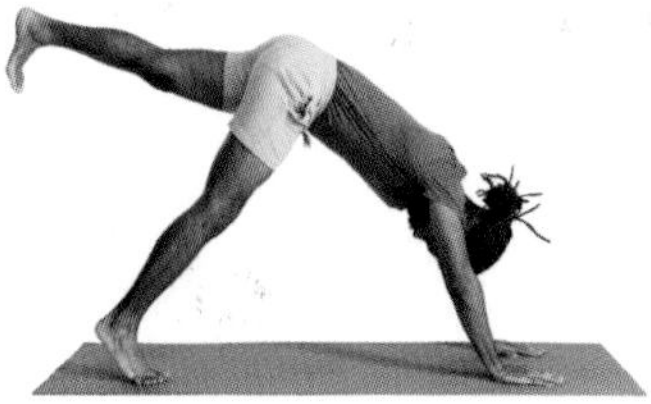

j

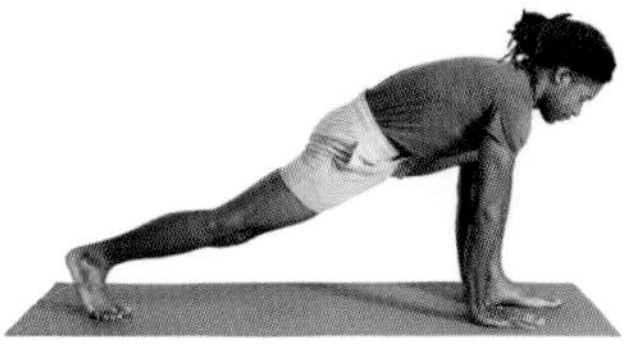

k

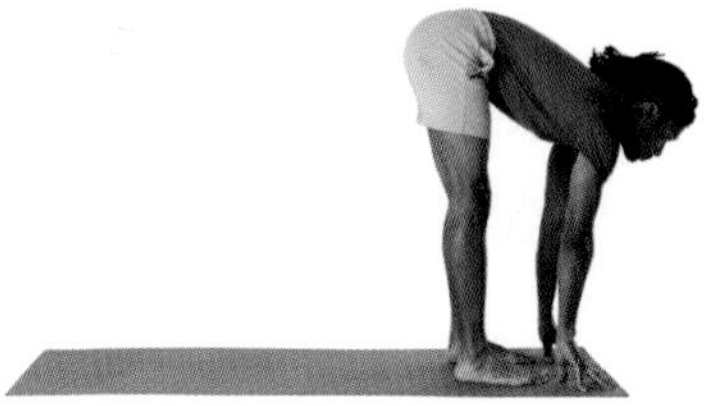

l

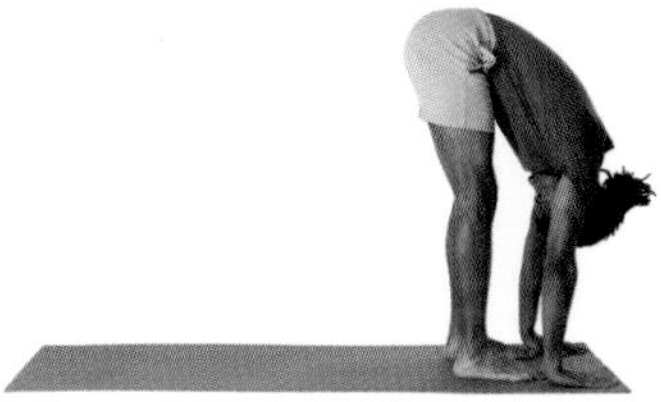

m

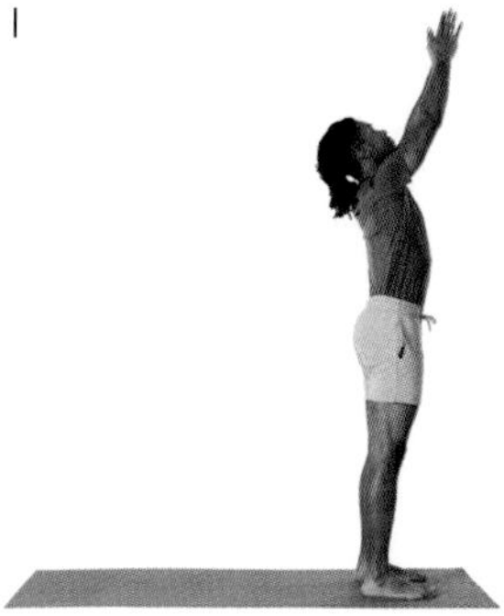

n

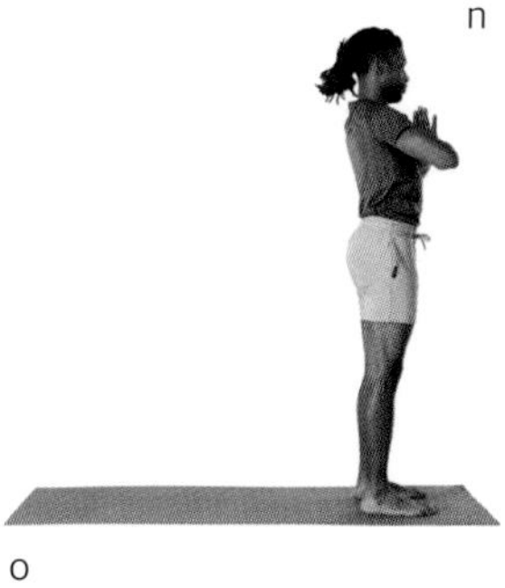

o

(Downward-Facing Dog Pose); (j) 외다리 얼굴 아래로 향한 개 자세(Downward Dog Splits); (k) 왼발 앞쪽으로 내딛기; (l) 서서 반 전방 굴곡; (m) 서서 전방 굴곡; (n) 손 위로 향한 경배 자세; (o) 기도하는 산 자세(Mountain Pose).

의자 자세와 빈야사
Chair Pose (Utkatasana) and Vinyasa

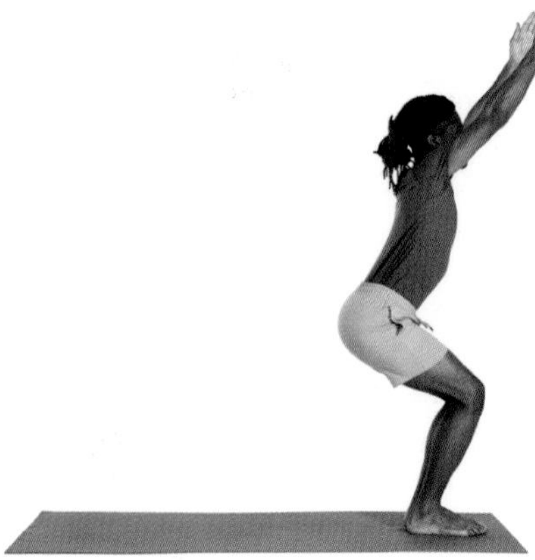
그림 9-4. 의자 자세

양발을 모은 채 산 자세로 시작한다. 그런 다음 양 무릎을 구부리면서 양팔을 머리 위로 들어 올리는데, 마치 체중을 발뒤꿈치로 유지하면서 보이지 않는 의자에 앉듯이 말이다(그림 9-4). 이 자세를 유지하는 데 필요한, 대항하는 에너지들에 주목한다. 양팔을 위로 뻗으면 앞쪽 늑골들이 앞쪽으로 펼쳐져야 해서 동시에 복근을 동원하게 된다. 넓적다리가 몸을 안정되게 유지하기 위해 힘써 작용하는 가운데, 이렇게 대결하는 에너지들을 즐기도록 한다. 웃카타(utkata)가 '격렬한' 혹은 '어색한'을 의미한다는 점은 놀랄 일이 아니다. 호흡을 5차례 하면서 이 자세를 유지하면 격렬하고 어색한 느낌을 모두 느낄 수도 있다. 다음으로 서서 전방 굴곡을 하고 빈야사를 통해 흐름을 이어가며, 얼굴 아래로 향한 개 자세로 종료한다.

몸통 회전시킨 하이 런지 연속 동작
Revolved High Lunge Sequence

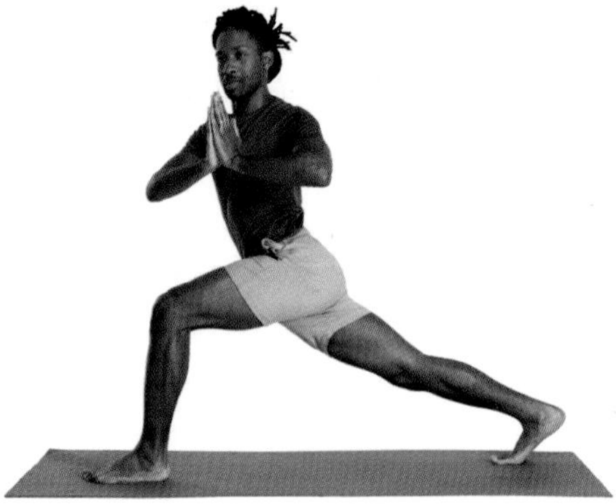
그림 9-5. 몸통 회전시킨 하이 런지

선 자세는 신체의 열을 올리고 근력을 기르는 데 아주 좋다. 여기서는 몸통 회전시킨 하이 런지 연속 동작과 넓은 다리 연속 동작(wide-legged sequence)을 모색한다.

몸통 회전시킨 하이 런지는 가동성 및 유연성 또는 능동적 및 수동적 가동범위의 개념을 탐색하여 하나가 다른 하나에 어떠한 영향을 미칠 수 있는지를 알아보는 기회를 제공한다. 하이 런지(그림 9-5)를 수행하는 동안 내내 골반이 앞쪽으로 향하고 척추와 함께 회전하지 않도록 해서 순전히 척추 회전을 탐색해볼 수 있게 한다.

능동적 몸통 회전시킨 하이 런지
Active Revolved High Lunge

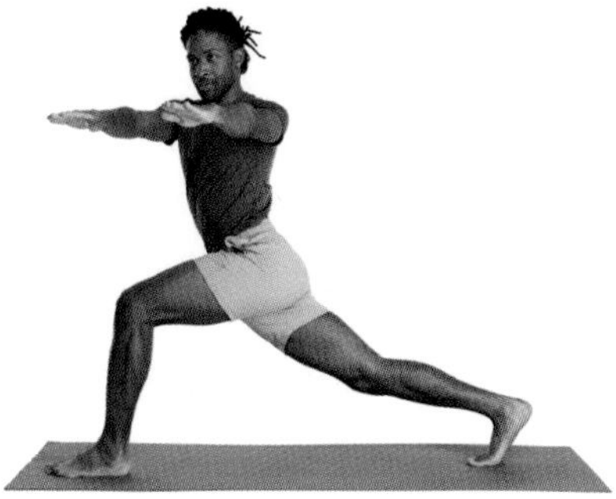

그림 9-6. 능동적 몸통 회전시킨 하이 런지

얼굴 아래로 향한 개 자세로부터, 왼발을 앞쪽으로 내딛고 하이 런지 자세를 취한다. 숨을 내쉬면서 양팔을 바닥과 평행하게 한 채 몸통을 왼쪽으로 회전시킨다(그림 9-6). 여기서 수행자는 얼마나 몸통을 비틀 수 있는지(몸통 근육의 수축에서 오는 비틀기)에 주목하고 그러한 근육을 어느 정도 동원해야 하는지에 주목한다. 이 수행에서는 뭔가를 이용해 몸통의 회전력을 생성하지 않고 있으므로, 이러한 척추 회전은 능동적 가동범위 또는 일부 사람들이 말하듯이 가동성이라고 여길 수 있다.

보조적 몸통 회전시킨 하이 런지
Assisted Revolved High Lunge

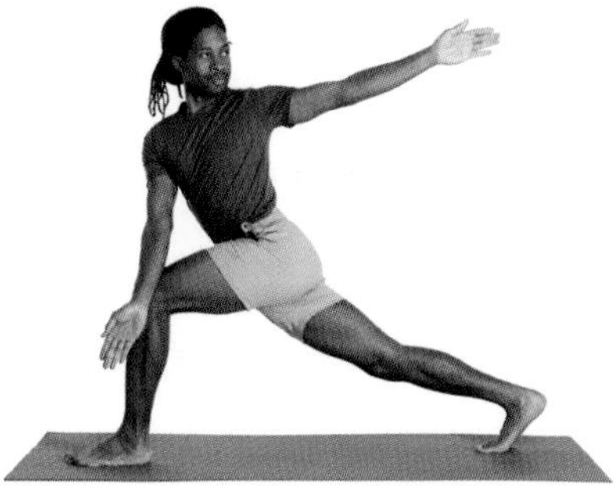

그림 9-7. 보조적 몸통 회전시킨 하이 런지

오른손을 왼쪽 무릎의 바깥쪽에 대고 그 손을 이용하여 척추 회전을 심화시킨다(그림 9-7). 손을 무릎에 대어 생성되는 이러한 외회전력을 통해 수행자는 척추 회전에서 수동적 가동범위, 즉 유연성을 탐색해볼 수 있다.

능동적 몸통 회전시킨 하이 런지
Active Revolved High Lunge (다시)

오른팔을 수평으로 되돌리고, 가용한 작은 범위의 수동적 척추 회전을 탐색한 것이 능동적 가동성에 영향을 미쳤는지에 주목한다. 마지막으로, 자세를 풀고 왼발을 뒤로 물려 얼굴 아래로 향한 개 자세로 되돌아간다.

☯ 선택적 빈야사와 반대 측 수행

빈야사에서 수행자에게 요청하고 있다면, 그 요청에 따라 진행해 흐름을 이어간다. 그러고는 얼굴 아래로 향한 개 자세에서 호흡을 몇 차례 한 후, 런지 연속 동작 전체를 반대 측에서 반복한다.

넓은 다리 전방 굴곡
Wide-Legged Forward Bend (Prasarita Padottanasana)

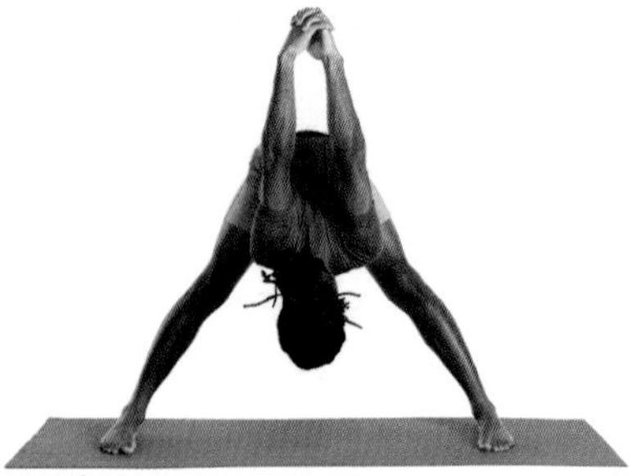
그림 9-8. 넓은 다리 전방 굴곡

이번과 다음 자세에서는 가동범위의 끝으로 가는 것과 그 끝에서 약간 물리는 것 사이의 차이를 탐색한다.

얼굴 아래로 향한 개 자세로부터, 왼쪽 다리를 몸의 뒤쪽 공중으로 든 다음 왼발을 양손 사이로 살짝 내딛는다. 몸을 오른쪽으로 90도 틀어 양발이 매트의 앞쪽이 아니라 나란히 옆쪽을 향하도록 하면서 넓은 다리 전방 굴곡을 준비한다. 몸의 뒤로 손가락을 깍지끼고 전방 굴곡을 한다(그림 9-8). 이 스트레칭에서는 가동범위의 끝으로 가고 호흡을 5차례 하면서 이 자세를 유지한다. 그런 다음 몸통을 2.5cm 정도 올려 최대 스트레칭의 90%를 목표로 하고 호흡을 5차례 하면서 이 자세를 유지한다. 가동범위의 끝에서 몸통을 약간 물릴 때에는 스트레칭 된 근육이 동원되어 몸의 안정화를 도와야 한다(제1장에서 과가동성이 있는 사람들에게 추천한 수행). 가동범위의 끝에서 몸통을 단순히 조금 물릴 때 자세가 어떻게 느껴지는지에 주목한다.

사이드 런지
Side Lunge (Skandasana)

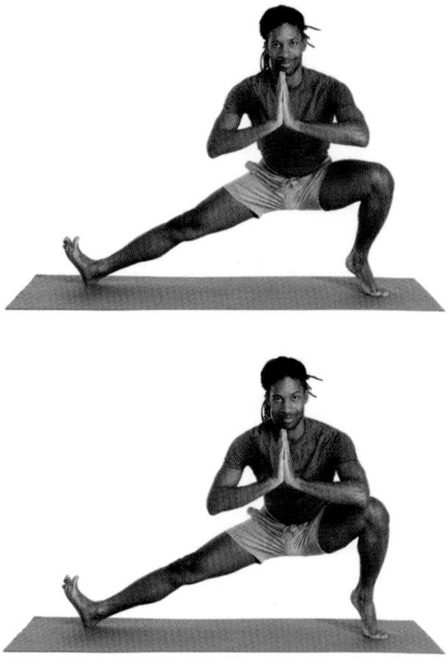

그림 9-9. 사이드 런지: (a) 완전 무릎 굴곡의 80%로 수행; (b) 완전 무릎 굴곡 혹은 그에 가까운 수행.

앞의 넓은 다리 전방 굴곡으로부터 줄곧 몸통을 세운다. 그런 다음 몸을 내려 왼쪽으로 사이드 런지(그림 9-9a)를 하되 최대 무릎 굴곡의 80% 정도에서 멈춘다. 이러한 자세를 유지하려면 넓적다리 주위의 많은 근육을 동원해야 한다. 호흡을 5차례 하면서 이 자세를 유지한다.

몸을 더욱 내려 둔부가 왼쪽 발뒤꿈치에 얹히거나 거기에 가능한 한 가까워지도록 한다(그림 9-9b). 이와 같은 자세 접근법은 수동적 유연성에 역점을 둔다. 호흡을 5차례 하면서 이러한 자세를 유지한 후 몸을 올리도록 한다. 단축성 단계(몸 올리기)가 신장성 단계(몸 내리기)보다 수행하기가 한층 더 힘들다는 점에 주목한다. 움직임을 제어해 반복해서 몸을 바닥으로 내리면(그러고는 양손으로 바닥을 짚어 몸 올리기를 보조하면) 근력을 기르는 좋은 방법이 될 수 있어 언젠가는 쉽게 몸을 올리 수 있을 것이다. 마지막으로, 발을 뒤로 물려 얼굴 아래로 향한 개 자세로 되돌아간다.

☯ 선택적 빈야사와 반대 측 수행

빈야사에서 수행자에게 요청하고 있다면, 그 요청에 따라 진행해 흐름을 이어간다. 그러고는 얼굴 아래로 향한 개 자세에서 호흡을 몇 차례 한 후, 넓은 다리 전방 굴곡 및 사이드 런지 연속 동작 전체를 반대 측에서 반복한다.

무용수 자세
Dancer's Pose (Natarajasana)

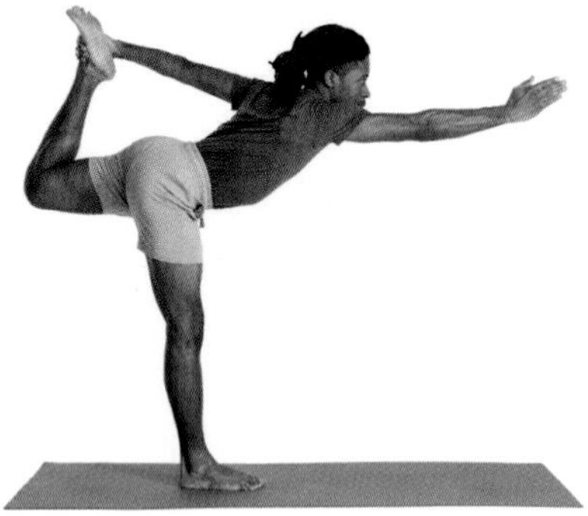

그림 9-10. 무용수 자세

균형 잡는 자세는 마음을 집중하는 기회를 제공하며, 균형을 잘 잡아야 낙상을 방지할 수 있다. 여기서는 무용수 자세와 그 응용자세를 탐색한다.

얼굴 아래로 향한 개 자세로부터, 양손을 바닥에 댄 채 매트의 앞쪽으로 점프하거나 걸어간다. 그런 다음 몸통을 줄곧 올려 마침내 산 자세를 잡는다. 양발을 통해 골고루 내리누르고 시선은 앞으로 향하게 한다. 왼발의 바깥쪽(혹은 선호한다면 안쪽)을 붙잡아 무용수 자세를 취한다. 가슴을 앞과 위로 내밀면서 왼발을 뒤로 뻗는다. 왼쪽 다리가 팔을 뒤로 당기도록 하고(그림 9-10) 나직한 호흡을 5차례 하면서 이러한 자세를 유지한 다음, 산 자세로 되돌아간다.

무용수 왕 자세 (나타라자아사나 응용자세)
King Dancer's Pose (Variation of Natarajasana)

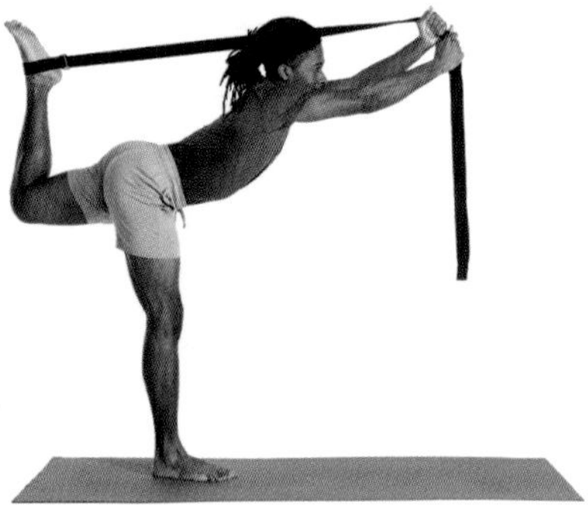

그림 9-11. 무용수 왕 자세 (스트랩 사용)

많은 자세에 텐세그리티의 요소들이 있지만, 특히 이 응용자세는 텐세그리티, 즉 장력 통합성(tensional integrity; 제1장에서 논의함)이란 개념을 구현하는 것처럼 느껴진다.

대단히 유연한 소수를 제외한 사람들은 이러한 무용수 왕 자세에서 걸칠 스트랩이 필요할 것이다. 스트랩을 왼발에 두르고 머리 위에서 양손으로 끈을 붙잡으면서 왼발을 뒤로 뻗는다. 양손이 번갈아 끈을 타고 왼발 쪽으로 내려가게 하고, 팔꿈치가 위쪽으로 향하게 하며, 왼발을 높이 들어 올리도록 한다. 장력과 압박력의 요소들이 함께 작용하여 자세에 안정성을 가져오는 것에 주목한다. 호흡을 5차례(혹은 가능하다면 10차례) 하면서 이러한 자세를 유지한 다음, 움직임을 제어해 자세를 풀고 산 자세로 되돌아간다.

☯ 두 자세의 반대 측 수행

두 자세를 반대 측(오른발)에서 수행한다. 그런 다음 태양 경배를 한 번 수행하되 얼굴 아래로 향한 개 자세에서 종료하거나 태양 경배를 건너뛰어 그저 얼굴 아래로 향한 개 자세로 되돌아간다.

활 자세

Bow Pose (Dhanurasana)

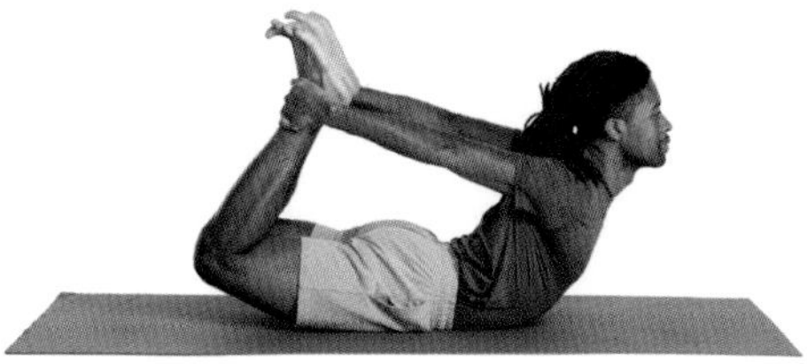

그림 9-12. 활 자세

척추 신근의 강화는 여러 효과를 동반한다. 이 연속 동작은 이러한 중요한 근육군의 가동화와 강화를 도울 수 있다.

얼굴 아래로 향한 개 자세로부터, 엎드려 누운 자세, 즉 배를 대고 누운 자세로 전환한다. 그런 다음 양 무릎을 구부리고 각각의 발목 또는 발을 손으로 붙잡는다. 숨을 들이쉬면서 양발을 뒤로 뻗고, 가슴, 무릎과 넓적다리를 바닥에서 들어 올린다(그림 9-12). 무릎을 엉덩이 너비로 벌린 상태를 유지하고 발가락을 세울 수 있는지 알아본다. 앞쪽 또는 목에 편안한 지점을 바라보고 호흡을 5차례 하면서 이러한 자세를 유지한다. 다음으로 천천히 자세를 풀고 발을 놓아준다. 양손으로 베개를 만들고 머리를 왼쪽으로 돌려 몇 초간 휴식해도 된다.

자세를 두 번째 반복한 후 머리를 오른쪽으로 돌려 잠깐 휴식한다.

메뚜기 자세
Locust Pose (Salabhasana)

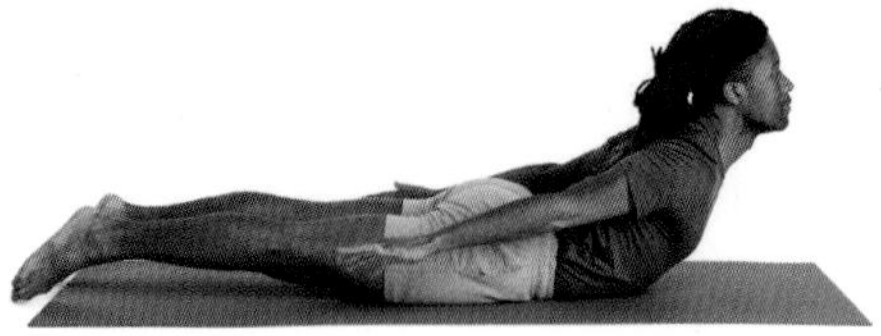

그림 9-13. 메뚜기 자세

여전히 배를 대고 누워 다리는 뒤로 쭉 펴고 발끝은 바닥에 댄 채, 팔은 몸의 양옆으로 두고 손바닥은 바닥으로 향하게 한 채, 이마를 살짝 매트에 댄다. 숨을 들이쉬면서 머리, 가슴과 팔을 바닥에서 들어 올리며, 발끝을 바닥으로 밀면서 손가락을 뻗고 몸의 앞쪽으로 수십 센티미터 거리에 부드럽게 시선을 맞춘다(그림 9-13). 호흡을 5차례 하면서 이러한 자세를 유지한 다음, 머리를 왼쪽으로 돌려 휴식한다. 원한다면 양손으로 베개를 만들고 여기서 몇 초간 머문다.

자세를 두 번째 반복한 후 머리를 오른쪽으로 돌려 잠깐 휴식하고, 마지막으로 얼굴 아래로 향한 개 자세로 되돌아간다.

보트 자세
Boat Pose (Paripurna Navasana)

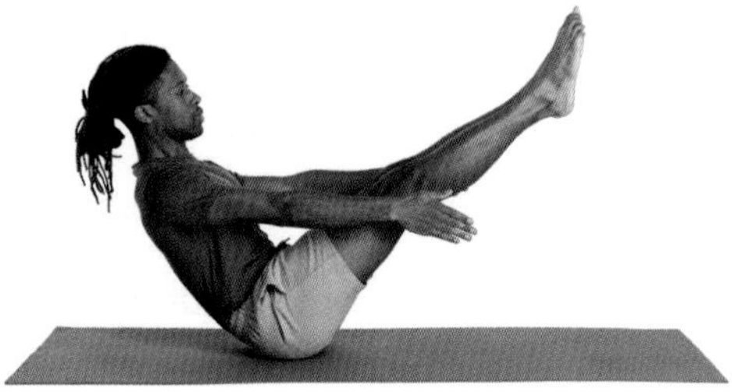

그림 9-14. 보트 자세

척추는 보트 자세에서 신전되지 않지만, 척추 신근은 여전히 작용하여 중립 척추를 유지해야 한다. 얼굴 아래로 향한 개 자세로부터, 양손을 바닥에 댄 채 매트의 앞쪽으로 점프하거나 걸어가 앉은 자세를 취하되 양쪽 다리를 구부리고 양발을 몸의 앞쪽으로 바닥에 둔다. 숨을 들이쉬면서 보트 자세를 취한다(그림 9-14). 가슴을 들어 올리고 어깨를 뒤와 아래로 당기면서 무릎을 신전시킨다. 동시에 양팔을 앞쪽으로 뻗어 바닥과 평행하게 한다. 호흡을 5차례 하면서 이러한 자세를 유지한다. 다리를 놓인 지점으로 유지할 수 있는지 알아본 다음 천천히 몸통을 바닥으로 기울여 내린다.

쇼울더 브리지
Shoulder Bridge (Setu Bandhasana)

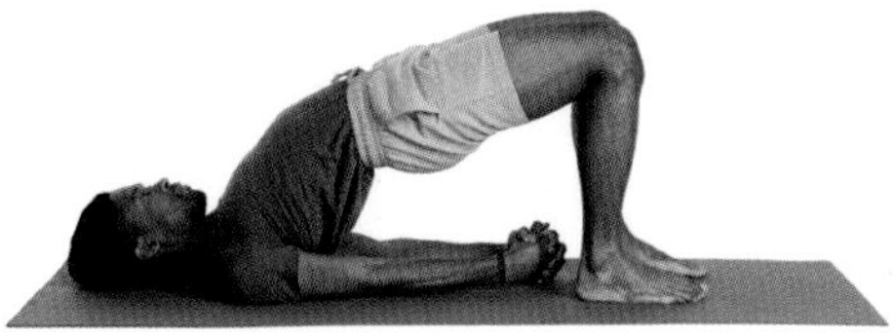
그림 9-15. 쇼울더 브리지

바로 누워 양 무릎을 구부리고 양발을 좌골결절 가까이 가져가되 대략 엉덩이 너비로 벌린 상태를 유지한다. 팔은 몸의 양옆으로 두고 손바닥은 아래로 향하게 하며 손가락은 발뒤꿈치에 살짝 닿게 한다. 숨을 들이쉬면서 발과 견갑골을 바닥으로 눌러 엉덩이를 위로 들어 올린다. 손가락을 몸의 아래로 깍지끼고 어깨를 늑골 아래로 기어들이도록 한다(그림 9-15). 팔, 어깨와 손을 바닥으로 강하게 내리누른다. 호흡을 5차례 하면서 이러한 자세를 유지한 다음 천천히 몸을 바닥으로 내린다.

수레바퀴 자세
Wheel Pose (Urdhva Dhanurasana)

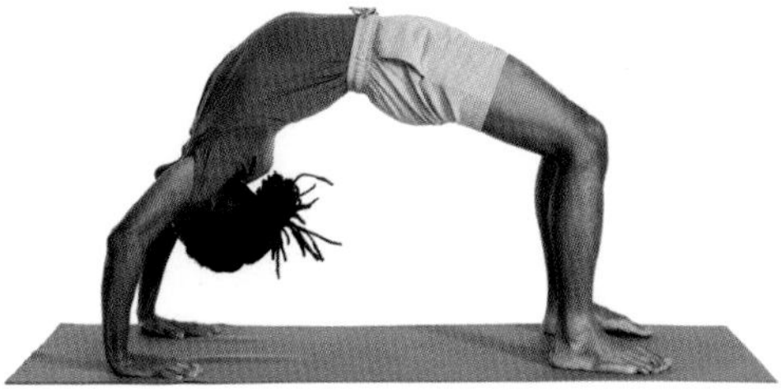
그림 9-16. 수레바퀴 자세

바로 누워 양 무릎을 구부리고 양발을 좌골결절 가까이 가져가되 대략 엉덩이 너비로 벌린 상태를 유지한다. 팔꿈치를 구부려 양손의 손바닥을 머리 옆으로 두고 손가락 끝이 자신의 어깨를 향하게 한다. 양발을 나란히 하고 무릎을 발과 정렬한 상태를 유지할 수 있는지 알아본다. 숨을 들이쉬면서 손과 발을 바닥으로 단단히 눌러 엉덩이, 어깨와 머리를 바닥에서 들어 올린다(그림 9-16). 가능하다면 호흡을 5차례 하면서 이러한 자세를 유지한 다음, 숨을 내쉬면서 턱을 가슴으로 당기고 움직임을 제어해 몸을 내린다.

여력이 있다면 수레바퀴 자세를 한 번 더 반복한 다음, 양 무릎을 가슴으로 가져가 몸을 좌우로 흔든다.

도마뱀 또는 비둘기 자세
Lizard or Pigeon Pose (Eka Pada Rajakapotasana)

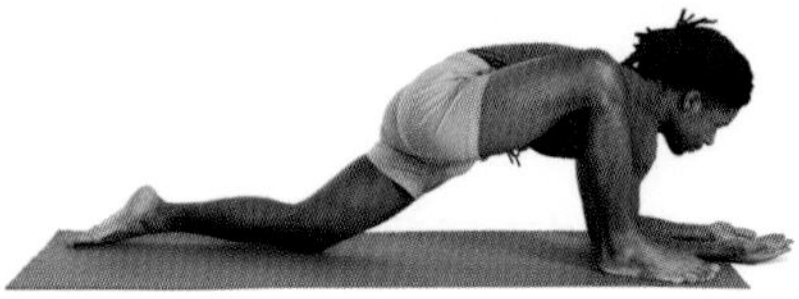

그림 9-17. 도마뱀 자세

이제 우리는 수업의 정점에 이르렀기 때문에, 수행의 내리막길을 즐길 시점이므로 일부 심화 스트레칭을 수행한 다음 최종적인 이완 자세(송장 자세)로 들어간다.

얼굴 아래로 향한 개 자세로부터, 숨을 들이쉬면서 오른쪽 다리를 올린다. 숨을 내쉬면서 오른발을 오른손의 바깥쪽에 두고 오른쪽 다리를 외회전시켜 발가락이 바깥쪽을 향하도록 한다. 왼쪽 무릎을 바닥으로 내리고 양쪽 전완을 바닥 또는 브릭으로 가져간다(그림 9-17). 느린 호흡을 10차례 하면서 이러한 자세를 유지한다.

비둘기 자세
Pigeon Pose (Eka Pada Rajakapotasana)

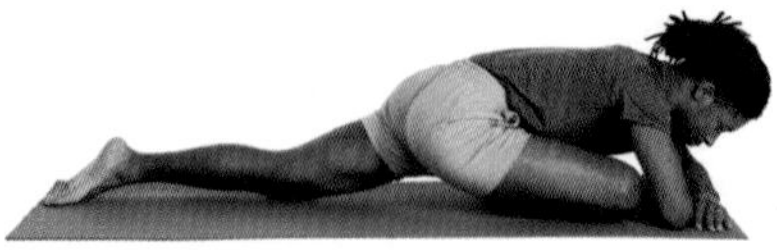

그림 9-18. 비둘기 자세

도마뱀 자세로부터, 오른발을 매트의 왼쪽 가장자리로 조금씩 움직여 오른쪽 발목이 왼쪽 손목의 뒤에 있도록 한다. 숨을 들이쉬면서 가슴을 들어 올린다. 숨을 내쉬면서 오른쪽 고관절을 접어 몸통을 내린다(그림 9-18). 브릭 혹은 손을 머리 받침대로 사용하는 것을 고려해본다. 호흡을 10차례 하면서 이러한 자세를 유지한 다음 얼굴 아래로 향한 개 자세로 되돌아간다.

도마뱀 및 비둘기 자세를 반대 측에서 반복한다.

송장 자세

Corpse Pose (Savasana)

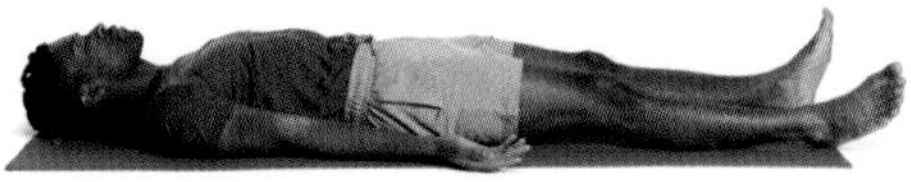

그림 9-19. 송장 자세

가장 흔한 송장 자세는 팔과 다리를 편 채 바로 눕는 것이다(그림 9-19). 그러나 이는 최종적인 이완을 위한 유일한 대안이 아니다. 예를 들어 수행자는 양 무릎을 구부려 발바닥을 바닥에 대고 양손을 배에 얹을 수 있다. 또한 양발을 근처에 있는 소파 혹은 의자에 얹거나, 아니면 그저 무릎 아래에 받침대를 괼 수 있다. 가장 중요한 것은 수행자가 충분히 이완할 수 있는 자세를 취하는 것이다.

코로 길고 느린 호흡을 몇 차례 한다. 신체에서 바닥과 접촉하는 부위들에 주목한다. 자신을 그러한 접촉 부위들로 더욱 이완하도록 해서 바닥에 부드럽게 닿게 한다. 모든 긴장이 풀리도록 한다. 완전히 내맡기고 완전히 이완하도록 자신을 허용한다. 송장 자세를 5~10분간 혹은 원한다면 그 이상 유지한다.

천천히 송장 자세에서 나온다. 수행자는 천천히 손가락과 발가락을 조금씩 움직인 다음 양팔을 뒤로 뻗어 긴 전신 스트레칭을 할 수도 있다. 천천히 몸을 이완시켜 편안히 앉은 자세를 취한다. 잠시 시간을 내어 수행 후 자신이 어떠한 느낌이 드는지 되돌아본다. 잠시 자신의 호흡을 관찰한다. 이제 가슴의 앞쪽에 손을 모아 기도 자세를 취한다. 깊은 들숨을 쉬고, 숨을 내쉬면서 머리를 기도하는 손으로 숙여 요가 수행에 경의를 표한다.

느린 하타 수행

'하타(hatha)'는 일반적으로 태양과 달의 합일(合一)이라고 설명되지만, 이와 같은 설명은 이 말을 보다 현대적으로 해석한 것이다(Birch, 2011). 산스크리트어로 하타는 힘을 의미하며, 하타 요가란 용어는 이러한 의미에 의해 영감을 받았을 가능성이 더 크다(Birch, 2011; Mallinson, 2011). 현대의 요가 수행자들은 요가를 힘과 연관시키지 않을지도 모르지만, 이는 그 효과를 일으키는 데 요구되는 노력을 가리키거나(Mallinson, 2011) 쿤달리니(kundalini), 아파나(apana)와 빈두(bindu)란 미묘하고 내밀한 에너지가 중심 통로에서 위로 향하는 힘찬 움직임을 가리킬(Birch, 2011) 가능성이 있다. 형이상학적 에너지론은 이 책의 범위를 벗어나지만, 저자인 우리는 요가에 입문하는 사람들이 자신이 기대하고 있었던 60분간의 이완보다는 수행이 훨씬 더 어렵거나 힘들다고 말하는 경우가 흔하다는 점을 알고 있다. 정말로 그들이 기대하였던 것보다는 더 많은 힘이 요구되었다.

느린 하타 수행(slow hatha practice)은 어려울 수도 있고 분명 노력이 요구될 것이나, 수행자는 수행의 강도를 낮추거나, 자세를 변형하거나, 혹은 그저 필요에 따라 휴식해 자기 나름의 수준에 맞게 수행을 조절할 수 있다. 보다 동적인 수행과 대조적으로, 하타는 자세들을 약간 더 길게 유지하여 이들 자세를 더 깊이 탐색하고 등척성 정지를 통해 근력을 기르는 것이 관건이다. 이번 수행은 지침이 흔히 그렇듯이 오른쪽 다리로 시작한다.

누워 호흡 명상

Reclining Breath Meditation

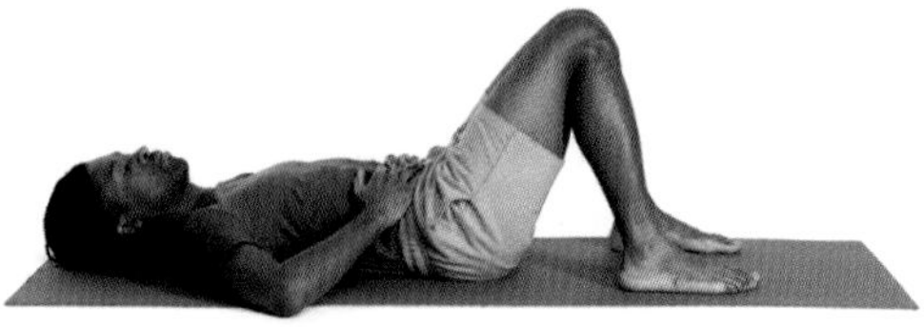

그림 9-20. 누워 호흡 명상

바로 누워 양 무릎을 구부리고 발바닥을 바닥에 댄다. 무릎을 안으로 기울여 서로 맞대도록 한다. 그런 다음 양 손을 배와 흉곽에 얹는다(그림 9-20). 큰 호흡을 하고 멈추며, 배와 늑골이 어떻게 바깥쪽으로 확장하는지에 주목한다. 다음으로 아주 천천히 숨을 내쉬며, 몸통이 힘들이지 않고 부드러워지는 것을 관찰한다. 호흡이 3차원 방식으로 이루어지는 모습, 즉 폐가 전후, 상하 및 좌우로 확장하는 모습을 마음속에 그려본다. 계속해서 호흡을 관찰하고 마음이 한 가지 것에 안착하도록 하는 이 소중한 순간을 즐긴다. 아무도 지금 당장 당신의 주의를 요하지 않는다. 아무것도 당장 할 필요가 없다. 그저 존재하는 이 순간을 즐긴다.

일단 이완되고 존재하는 것을 느끼면, 천천히 몸을 움직이기 시작해 결국 방금 깬 것처럼 팔은 뒤로 그리고 다리는 앞으로 뻗는다.

누워 손으로 발가락 잡기 자세 A

Reclining Hand-to-Toe Pose A (Supta Padangusthasana A)

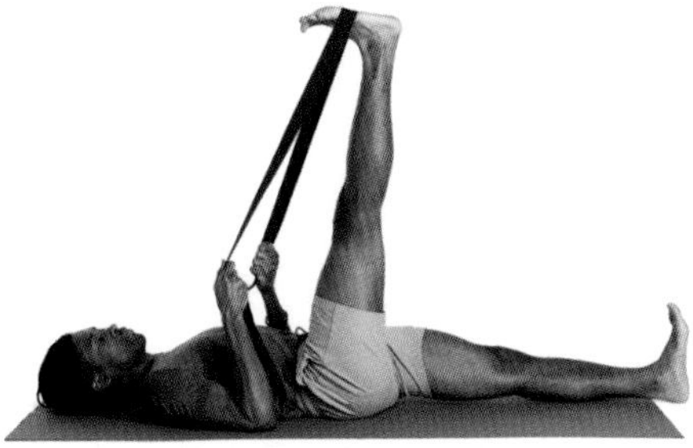

그림 9-21. 누워 손으로 발가락 잡기 자세 A

바로 누운 자세는 천천히 수행에 들어가기에 아주 좋은 방법이며, 특히 태양 경배로 시작하는 것이 썩 내키지 않을 경우에 그렇다. 엎드려 누운 자세도 요통이 있는 사람인 경우에 수행을 시작하기에 좋은 방법일 수 있다.

요가 스트랩의 중간을 오른발의 족궁에 두른다. 각각의 손으로 스트랩의 한쪽 끝을 붙잡고 햄스트링에서 스트레칭을 느낄 때까지 천천히 무릎을 신전시킨다(그림 9-21). 사람에 따라 무릎이 완전히 신전되지 않을 수도 있고 무릎에서 약간의 굴곡 유지를 선호할 수도 있다. 중요한 것은 넓적다리의 뒤쪽에서 스트레칭 감각을 느끼는 것이다. 오른발의 꼭대기를 뒤의 몸통 쪽으로 당기면서 오른발의 발뒤꿈치를 몸통 반대쪽으로 가볍게 민다. 여기서 수행자는 왼쪽 무릎을 구부려 발을 바닥에 평평하게 댄 상태를 유지하거나 혹은 왼쪽 다리를 매트에서 앞쪽으로 펴내는 대안이 있다. 길고 느린 호흡을 몇 차례 한 후 제1장에서(51페이지 참조) 설명한 고유수용감각 신경근육 촉진 스트레칭이란 스트레칭 기법을 시도한다.

스트레칭을 유지하면서 움직이지 않은 채 햄스트링을 동원하는데(등척성 수축), 10초간 실제로 움직이지 않으면서 스트레칭에 대항해 가볍게 미는 방법으로 수행한다. 그런 다음 다시 수동적 스트레칭으로 10초간 이완시킨다. 이러한 패턴을 두 번 더 반복한다.

누워 손으로 발가락 잡기 자세 B
Reclining Hand-to-Toe Pose B (Supta Padangusthasana B)

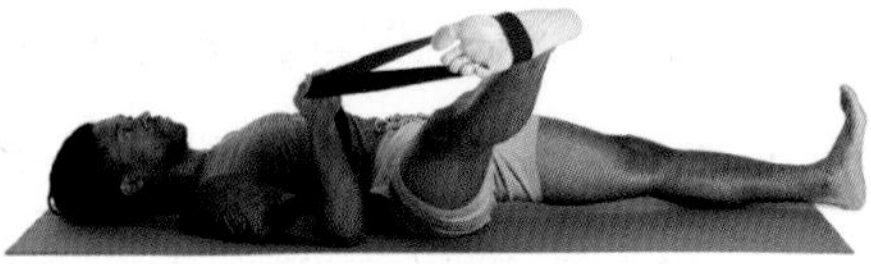

그림 9-22. 누워 손으로 발가락 잡기 자세 B

오른손으로 스트랩의 양 끝을 붙잡고 천천히 오른쪽 다리를 우측으로 내리되 왼쪽 둔부가 어느 정도 지면에 닿아 있는 상태를 유지한다(그림 9-22). 움직임의 한계 지점에서 멈추고는 느린 호흡을 5차례 하며, 어느 부위에서 스트레칭을 느끼는지에 주목한다. 마지막으로, 오른쪽 다리를 중앙으로 되돌린다.

누워 손으로 발가락 잡기 자세 C
Reclining Hand-to-Toe Pose C (Supta Padangusthasana C)

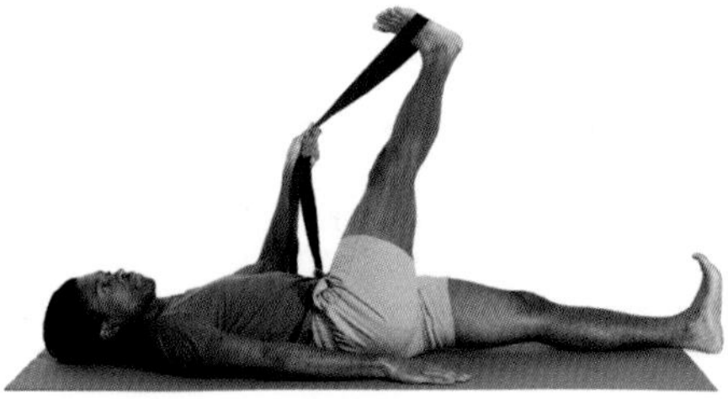

그림 9-23. 누워 손으로 발가락 잡기 자세 C

오른쪽 다리를 매트의 왼쪽으로 줄곧 기울여 척추 비틀기 자세를 취한다(그림 9-23). 양쪽 엉덩이를 매트의 중앙으로 끌어 옮겨 왼쪽 엉덩이가 매트의 정중선에 놓이도록 한다. 오른쪽 다리 밑에 받침용으로 브릭을 괴어도 무방하다. 호흡을 5차례 하면서 이러한 자세를 유지하며, 각각의 들숨 및 날숨과 아울러 이 아사나를 수행하면서 신체에서 일어나는 서로 다른 감각을 인식한다. 마지막으로, 다리를 중앙으로 되돌린다.

☯ 반대 측 수행

양팔을 뒤로 뻗으면서 천천히 오른쪽 다리를 매트로 내리고 양쪽 다리를 매트에서 앞쪽으로 길게 뻗어 내며, 양쪽 다리가 어떻게 느껴지는지에 주목한다. 준비가 되면 반대 측에서 연속 동작을 반복한다.

고양이-소 자세
Cat-Cow Pose (Marjaryasana-Bitilasana)

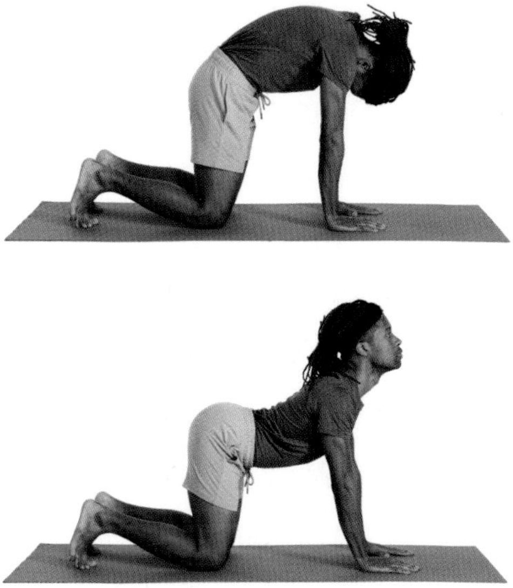

그림 9-24. 고양이-소 자세: (a) 고양이 자세와 (b) 소 자세.

태양 경배로 움직이기 전에, 작은 척추 움직임을 사용하여 태양 경배의 큰 움직임에 대비한다.

엎드려 누운 자세로부터, 천천히 몸을 올려 기어가는 자세를 취한다. 천천히 등이 구부러지게 하고 아치를 이루게 한다. 고양이가 천장을 향해 위쪽으로 등을 구부리는 모습(굴곡; 그림 9-24a)과 소에서 등이 어깨와 엉덩이 아래로 내려가 있는 모습(신전; 그림 9-24b)을 상상한다. 작은 척추 움직임으로 시작해 점점 더 큰 움직임으로 키워간다. 척추의 어느 부위가 다른 부위보다 더 쉽게 움직이는 듯한지에 주목한다. 목은 척추의 일부라고 기억하며, 목이 척추의 나머지 부위와 함께 움직이도록 한다.

얼굴 아래로 향한 개 자세

Downward-Facing Dog Pose (Adho Mukha Svanasana)

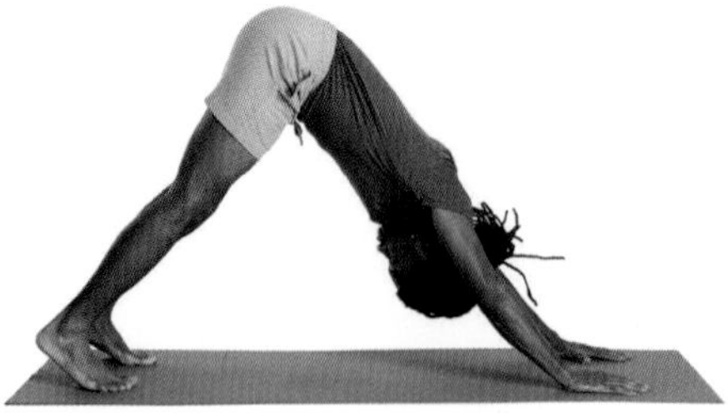

그림 9-25. 얼굴 아래로 향한 개 자세

기어가는 자세로부터, 엉덩이를 들어 올려 얼굴 아래로 향한 개 자세를 취한다(그림 9-25). 더 편안한 얼굴 아래로 향한 개 자세를 찾기 위해 양발을 조금씩 뒤로 몇 센티미터 움직일 필요가 있을 수도 있다. 이 자세에서 등이 구부러져 있다면 무릎을 다소 구부려 중립 척추를 유지할 수 있는지 알아본다. 실내 자전거에서 페달을 밟듯이 양발을 움직이거나 엉덩이를 좌우로 씰룩씰룩 움직여 좀 더 워밍업을 해도 무방하다. 그런 다음 움직이지 말고 느린 호흡을 몇 차례 한다. 매트의 앞쪽으로 발로 걸어가 천천히 일어선다.

태양 경배

Sun Salutation (Surya Namaskar)

산 자세로부터, 가슴의 앞쪽에 손을 모아 기도하는 자세를 취한다. 숨을 들이쉬면서 양팔을 위로 뻗고 손바닥이 서로 닿게 해서 손 위로 향한 경배자세(Upward Salute; Urdhva Hastasana; 그림 9-26a)를 취한다. 숨을 내쉬면서 고관절을 부드럽게 접고 손을 바닥으로 뻗어 서서 전방 굴곡(Standing Forward Bend; Uttanasana; 그림 9-26b)을 한다. 숨을 들이쉬면서 척추를 앞쪽으로 신전시키고 앞을 보아 서서 반 전방 굴곡(Standing Half Forward Bend; Ardha Uttanasana; 그림 9-26c)을 한다. 숨을 내쉬면서 오른발을 뒤로 뻗고 오른쪽 무릎을 바닥에 대며, 숨을 들이쉬면서 양팔을 위로 뻗어 로우 런지(Low Lunge; Anjaneyasana; 그림 9-26d) 자세를 취한다. 숨을 내쉬면서 양손으로 바닥을 짚고 앞쪽 발을 뒤로 뻗은 다음, 숨을 들이쉬면서 플랭크(Plank; Phalakasana; 그림 9-26e) 자세를 취한다. 숨을 내쉬면서 무릎, 가슴과 턱을 바닥에 대고(Knees-Chest-Chin; Ashtanga Namaskar; 9-26f), 숨을 들이쉬면서 코브라 자세(Cobra Pose; Bhujangasana; 그림 9-26g)를 취한다. 숨을 내쉬면서 얼굴 아래로 향한 개 자세(Downward-Facing Dog Pose; Adho Mukha Svanasana; 그림 9-26h)를 취한다. 호흡을 3차례 하면서 이러한 자세를 유지한다. 그런 다음 숨을 들이쉬면서 오른쪽 다리를 위로 들어 올리고, 숨을 내쉬면서 오른발을 양손 사이로 내딛는다. 숨을 들이쉬면서 왼발을 앞쪽으로 내딛으며 척추를 앞쪽으로 신전시키고 앞을 보아 서서 반 전방 굴곡(그림 9-26i)을 한다. 숨을 내쉬면서 서서 전방 굴곡을 한다(그림 9-26j). 숨을 들이쉬면서 몸통을 줄곧 올리고 양팔을 위로 뻗는다(그림 9-26k). 숨을 내쉬면서 손을 모아 기도하는 산 자세로 되돌아간다(그림 9-26l).

왼쪽 다리로 반복한다(한 라운드 완료). 그런 다음 각각의 측면으로 두 라운드 더 실시한다.

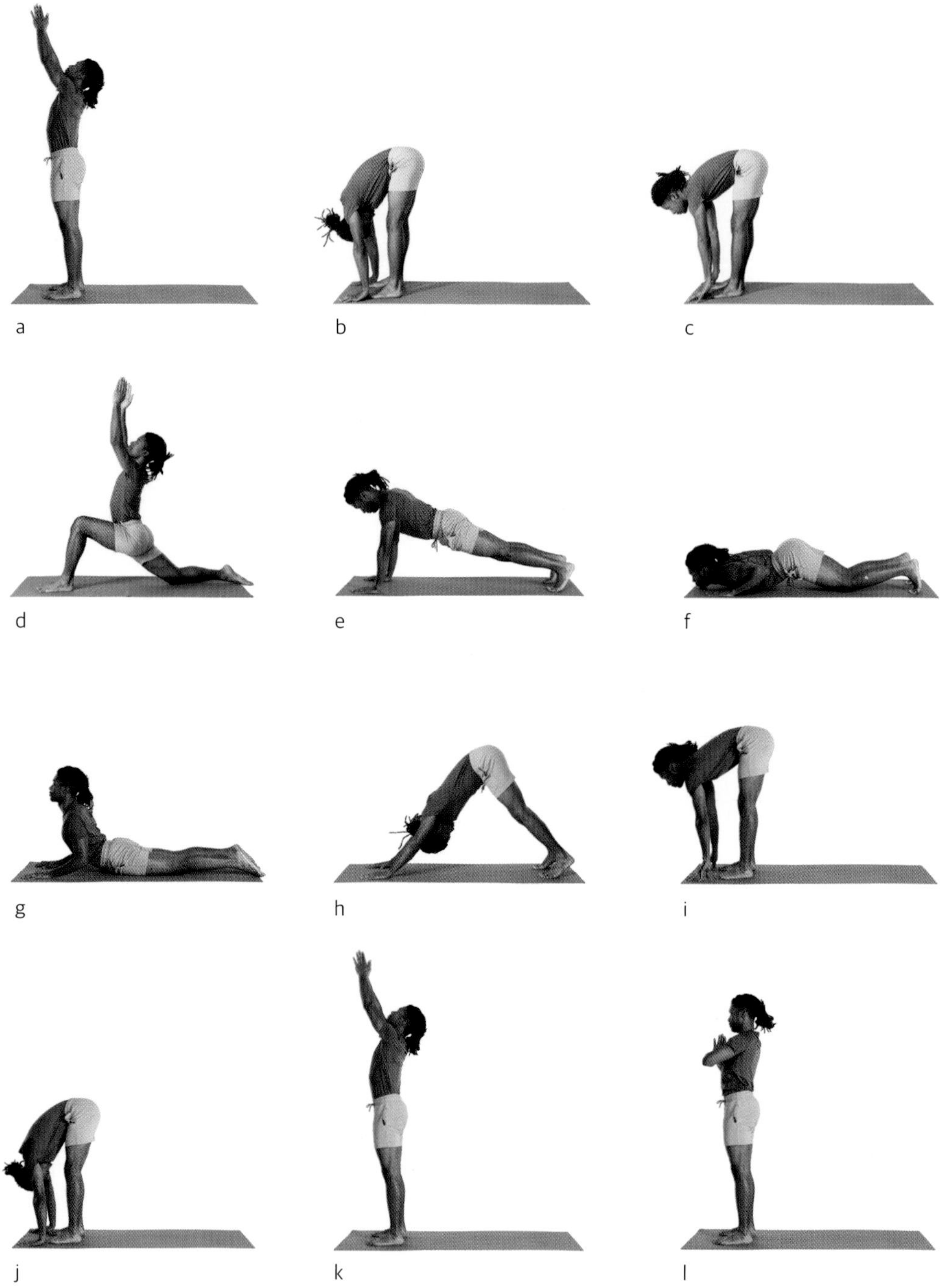

그림 9-26. 태양 경배: (a) 손 위로 향한 경배 자세(Upward Salute); (b) 서서 전방 굴곡(Standing Forward Bend); (c) 서서 반 전방 굴곡(Standing Half Forward Bend); (d) 로우 런지(Low Lunge); (e) 플랭크(Plank); (f) 무릎, 가슴과 턱을 바닥에 대기(Knees-Chest-Chin); (g) 코브라 자세(Cobra Pose); (h) 얼굴 아래로 향한 개 자세(Downward-Facing Dog Pose); (i) 서서 반 전방 굴곡; (j) 서서 전방 굴곡; (k) 손 위로 향한 경배 자세; (l) 기도하는 산 자세(Mountain Pose).

삼각형 자세

Triangle Pose (Utthita Trikonasana)

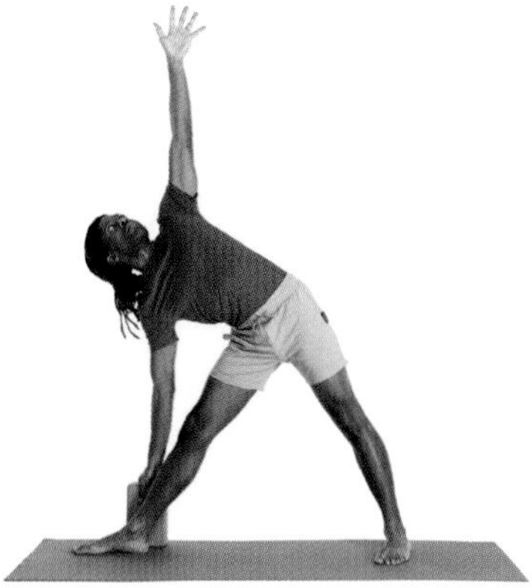
그림 9-27. 삼각형 자세

이제 태양 경배로 워밍업이 되었으므로, 삼각형 자세와 이어지는 몸통 회전시킨 삼각형 자세의 차이를 탐색한다.

산 자세로부터, 왼발을 크게 뒤로 내딛고 바깥으로 약 45도 돌리며, 오른발은 매트의 앞쪽을 향하게 하고 엉덩이와 가슴은 매트의 옆쪽을 향하게 한다. 숨을 들이쉬면서 양팔을 넓게 뻗어 바닥과 평행하게 한다. 숨을 내쉬면서 상체를 매트의 앞쪽으로 기울이고 왼팔을 위로 뻗으면서 오른손을 오른쪽 정강이 혹은 그 옆에 둔 브릭에 살짝 댄다(그림 9-27). 왼손을 향해 올려다보고 왼쪽 어깨가 오른쪽 어깨 위로 올라가게 한다. 일단 안정이 되면, 호흡을 5차례 하면서 이러한 자세를 유지한다. 그런 다음 숨을 들이쉬면서 상체를 세운다.

몸통 회전시킨 삼각형 자세

Revolved Triangle Pose (Parivrtta Trikonasana)

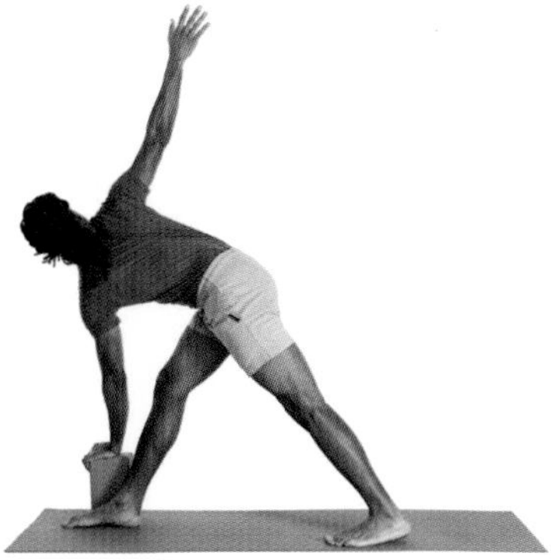
그림 9-28. 몸통 회전시킨 삼각형 자세

엉덩이를 회전시켜 매트의 앞쪽을 향하게 하고 필요에 따라 뒤쪽 발을 회전축으로 하되, 여전히 왼발은 매트를 따라 중간 정도 뒤로 있도록 한다. 숨을 들이쉬면서 오른손을 엉덩이에 얹고 왼팔을 위로 뻗는다. 숨을 내쉬면서 오른쪽 고관절을 접고 왼손을 오른발의 안쪽 바닥 혹은 브릭에 댄다(그림 9-28). 그런 다음 오른팔을 위로 들어 올려 편안하게 올릴 수 있는 한에서 수직이 되거나 수직에 가깝도록 한다. 양쪽 엉덩이가 수평으로 서로 높이가 같은 상태를 유지하도록 한다. 양발을 단단히 디디고 오른쪽 어깨가 왼쪽 어깨 위로 올라가게 한다. 호흡을 5차례 하면서 이러한 자세를 유지한다. 숨을 들이쉬면서 상체를 줄곧 세우고, 뒤쪽 발을 앞쪽으로 내딛어 산 자세로 되돌아간다.

☯ 반대 측 수행

이상의 두 삼각형 자세 연속 동작 전체를 반대 측에서 수행한다.

반달 자세

Half-Moon Pose (Ardha Chandrasana)

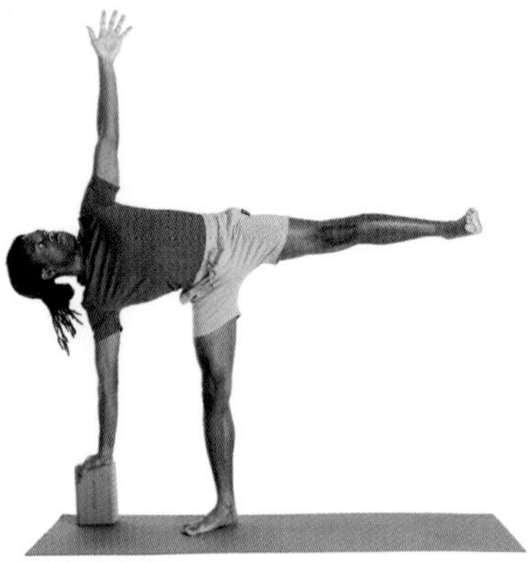

그림 9-29. 반달 자세

삼각형 자세 연속 동작과 비슷하게, 이번에는 반달 자세와 이어지는 몸통 회전시킨 반달 자세를 탐색한다.

산 자세로부터, 왼팔과 왼쪽 다리를 가능한 한 높이 공중으로 들면서 오른손을 내려 브릭으로 가져가고, 왼쪽 엉덩이를 오른쪽 엉덩이 위로 얹도록 한다(그림 9-29). 마치 무거운 물건을 왼쪽 다리로 몸에서 밀어내려 하는 것처럼, 왼발을 뻗으면서 오른발을 바닥으로 단단히 누른다. 가능하다면 위쪽을 쳐다보고 중심부에서 에너지가 발산해 별처럼 사방으로 흩어지는 것을 생각한다. 호흡을 5차례 하면서 이러한 자세를 유지한 다음, 곧장 몸통 회전시킨 반달 자세로 들어간다.

몸통 회전시킨 반달 자세
Revolved Half-Moon Pose (Parivrtta Ardha Chandrasana)

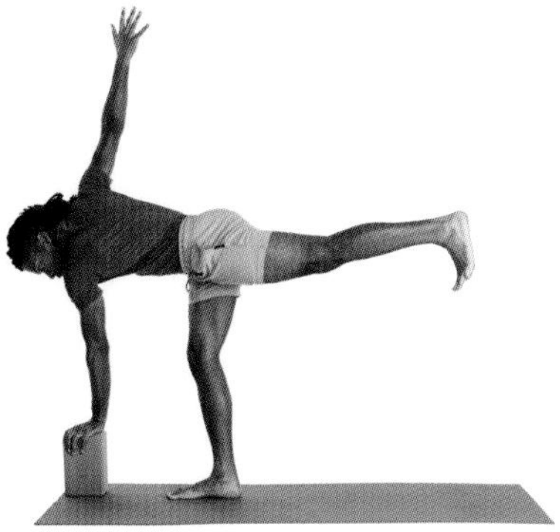
그림 9-30. 몸통 회전시킨 반달 자세

반달 자세로부터, 왼손을 내려 브릭으로 가져간다. 숨을 들이쉬면서 몸통을 오른쪽으로 회전시키고 오른팔을 공중으로 올린다(그림 9-30). 가능하다면 오른손을 향해 올려다본다. 몸통 회전시킨 삼각형 자세에서처럼, 양쪽 엉덩이가 수평으로 서로 높이가 같은 상태를 유지한다. 호흡을 5차례 하면서 이러한 자세를 유지한다. 그런 다음 왼발을 오른발 옆에 두고 서서 전방 굴곡을 해서 꿀맛 같은 휴식을 취한다.

☯ 반대 측 수행
이상의 두 반달 자세 연속 동작 전체를 반대 측에서 수행한다.

얼굴 아래로 향한 개 자세와 코브라 빈야사
Downward-Facing Dog Pose (Adho Mukha Svanasana) and Cobra Vinyasa

이제 태양 경배의 일부를 거쳐 얼굴 아래로 향한 개 자세로 되돌아간다. 산 자세로부터, 숨을 들이쉬면서 양팔을 위로 뻗어 손바닥이 서로 닿게 한다. 숨을 내쉬면서 고관절을 부드럽게 접고 손을 바닥으로 뻗어 서서 전방 굴곡을 한다. 숨을 들이쉬면서 척추를 앞쪽으로 신전시키고 앞을 보아 서서 반 전방 굴곡을 한다. 숨을 내쉬면서 양발을 뒤로 내딛어 얼굴 아래로 향한 개 자세를 취한다.

코브라 자세

Cobra Pose (Bhujangasana)

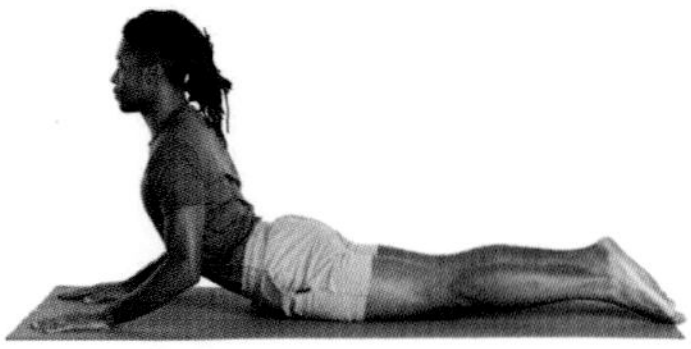

그림 9-31. 코브라 자세

후방 굴곡은 상당히 활력을 불어넣을 수 있고 요가에서 중요한 요소이다.

얼굴 아래로 향한 개 자세로부터, 몸을 앞쪽으로 내밀어 배를 대고 눕고 양쪽 다리를 뒤로 뻗으며 양발의 끝을 바닥에 댄다. 숨을 들이쉬면서 양손을 바닥으로 밀어 몸통을 들어 올려 코브라 자세를 취하되(그림 9-31), 팔꿈치에서 약간의 굴곡을 유지한다. 가슴을 위쪽으로 펴면서 발끝과 넓적다리를 바닥으로 단단히 민다. 시선은 선호에 따라 위쪽 혹은 앞쪽을 향하게 한다. 호흡을 5차례 하면서 이러한 자세를 유지한 다음 몸통을 내리고 잠시 휴식한다.

준비가 되면 둘째 라운드의 코브라 자세로 들어가 호흡을 5차례 하면서 이러한 자세를 유지한 다음 다시 잠시 휴식한다.

낙타 자세

Camel Pose (Ustrasana)

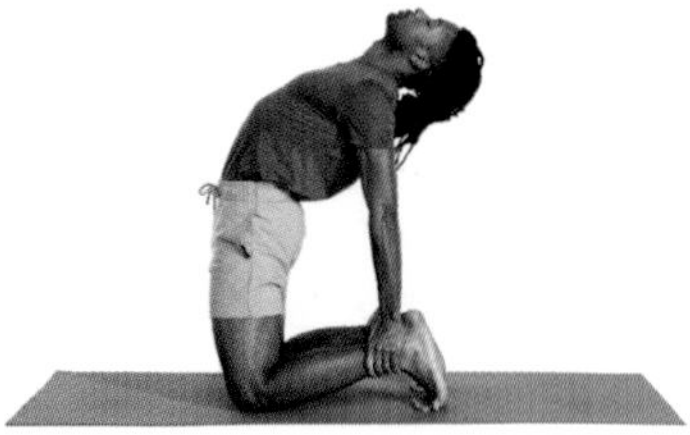

그림 9-32. 낙타 자세

몸을 밀어 올려 무릎 꿇은 자세를 취하고 엉덩이를 무릎 위로 올린다. 양손을 천골 또는 등 하부에 두고 척추를 높이 세운다. 숨을 내쉬면서 양손을 한 번에 하나씩 뒤의 발뒤꿈치로 뻗는다(그림 9-32). 바닥에 댄 발의 끝으로 발뒤꿈치를 올릴 수 없다면, 발가락을 발밑으로 밀어 넣는다. 양쪽 발뒤꿈치를 붙잡을 수 없다면, 당장은 그저 오른팔을 뒤로 뻗는다. 목은 척추와 정렬한 상태를 유지하거나, 아니면 목이 편안한 한 움직임을 제어해 줄곧 머리를 뒤로 이완시킨다. 혀를 구강의 위쪽 경구개와 연결하도록 한다. 엉덩이를 앞쪽으로 조금 더 이동시키고 가슴을 불룩하게 할 수 있는지 알아본 다음, 호흡을 5차례 하면서 자세를 유지한다. 중심부를 사용하여 몸통을 일으킨 다음 무릎 꿇고 앉는 영웅 자세(Hero Pose; Virasana) 또는 더 나아가 이마를 바닥으로 가져가는 아기 자세(Child's Pose; Balasana)를 취해 잠시 휴식한다.

준비가 되면 낙타 자세의 둘째 라운드로 들어가고 다시 잠시 휴식한다.

요가 스쿼트

Yogic Squat (Malasana)

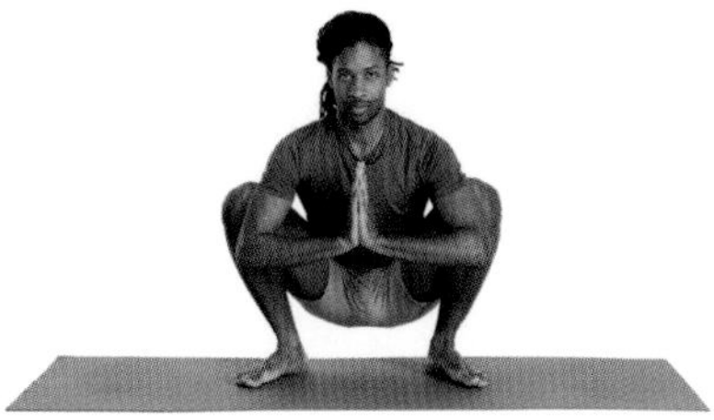

그림 9-33. 요가 스쿼트: 화환 자세(Garland Pose)라고도 함.

이어지는 3가지 자세는 단계적으로 손으로 균형을 잡는 두루미 자세로 이끈다.

영웅 자세로부터, 요가 스쿼트로 이행한다. 발뒤꿈치가 바닥에 닿지 않는다면, 요가 브릭 혹은 접은 담요를 발뒤꿈치 밑에 괴는 것을 고려해본다. 가슴의 앞쪽에 손을 모아 기도 자세를 취하고 상완을 무릎의 안쪽에 댄다(그림 9-33). 흉곽을 골반으로부터 위로 들어 올린다고 상상한다. 자신의 앞쪽에 있는 한 지점에 시선을 맞추고 호흡을 5차례 하면서 자세를 안정되게 유지한다.

서서 전방 굴곡

Standing Forward Bend (Uttanasana)

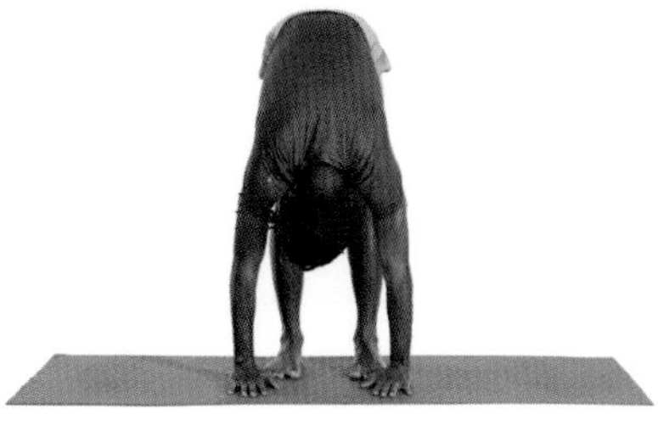

그림 9-34. 서서 전방 굴곡

요가 스쿼트 자세로부터, 양손을 매트에 대고 두 다리를 펴며 양발을 서로 평행하게 하면서 서서 전방 굴곡을 한다(그림 9-34). 체중을 중족골(metatarsals; 발볼)로 옮겨 엉덩이가 무릎 위로 놓이도록 한다. 목을 이완시켜 머리가 묵직이 늘어지도록 하고 호흡을 5차례 하면서 이러한 자세를 유지한다.

두루미 자세

Crane Pose (Bakasana)

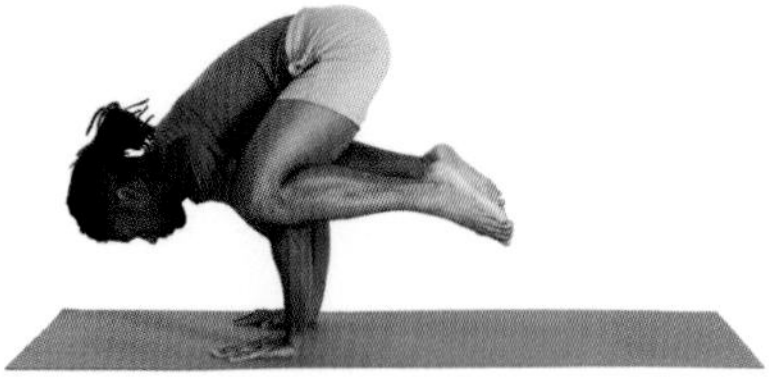

그림 9-35. 두루미 자세

서서 전방 굴곡으로부터, 손을 조금 앞쪽으로 옮기고 무릎을 구부린다. 손바닥으로 바닥을 단단히 짚고 손가락을 넓게 펼치며, 마치 흙더미를 움켜쥐는 것처럼 손가락 끝으로 바닥을 붙잡는다. 발뒤꿈치를 들어 올리고 무릎을 겨드랑이 바로 아래에 둔다. 앞을 보고 체중을 앞쪽으로 가져가 발가락 끝으로 옮긴 다음, 한쪽 발을 바닥에서 들어 올린 후 다른 쪽을 올려 체중 전체를 손으로 옮긴다(그림 9-35). 발을 좌골결절 쪽으로 가져가고 계속해서 앞을 본다. 계속해서 손을 바닥으로 밀어 내리고 중심부를 들어 올리는 데 집중한다.

이 아사나는 인상적인 자세처럼 보이지만 여전히 뼈 쌓기(bone stacking)의 요소가 있는데, 이는 이 자세가 상당한 근력을 요구하지 않는다는 의미이다. 균형을 잡기 위해서는 발에 체중이 실리지 않을 때까지 무게중심을 앞쪽으로 이동시켜야 한다. 이 자세에서 균형을 잡지 못하는 사람들은 대부분 그저 무게중심을 앞쪽으로 충분히 멀리 이동시키지 못한다. 자신의 체중 전체를 앞쪽으로 가져가 손으로 옮기면서 불안해하는 사람들이 많다. 그런 경우라면 만약을 위한 완충 장치로 받침대 혹은 쿠션을 얼굴의 앞쪽에 두는 것을 고려한다. 오랫동안 시도한 후 마침내 바로 균형을 잡게 되면 사람들은 종종 흥분해서 박수를 칠 수밖에 없다. 그러한 작은 승리를 축하하라. 아마도 당신은 1/4초간, 그런 다음 1/2초간 균형을 잡을 것이다. 계속해서 연습하면 그렇게 균형을 잡는 시간이 늘어날 것이다.

마지막으로, 얼굴 아래로 향한 개 자세로 되돌아간다.

반 다리 찢기
Half-Splits (Ardha Hanumanasana)

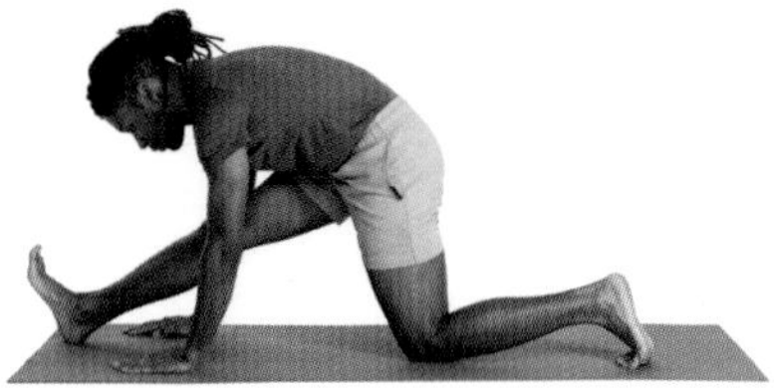

그림 9-36. 반 다리 찢기

이제 바닥에서 하는 일부 자세를 수행한 후 최종적인 이완 자세(송장 자세)로 넘어간다.

얼굴 아래로 향한 개 자세로부터, 숨을 들이쉬면서 오른쪽 다리를 들어 올리고 숨을 내쉬면서 이 다리를 양손 사이로 내뻗는다. 오른발을 굴곡시키고 오른쪽 다리를 앞쪽으로 더 멀리 매트의 끝을 향해 내민다(그림 9-36). 숨을 들이쉬면서 왼쪽 무릎을 내리고 앞을 보며, 호흡을 5차례 하면서 편평한 등을 유지한다. 호흡을 5차례 더 하면서 몸을 부드럽게 해서 자세를 취하고 등이 자연스럽게 구부러지도록 한다. 자세에서 나오기 위해 오른발을 뒤로 물려 얼굴 아래로 향한 개 자세로 되돌아간다. 반대 측에서 반복한다.

앉아 척추 비틀기
Seated Spinal Twist (Ardha Matsyendrasana)

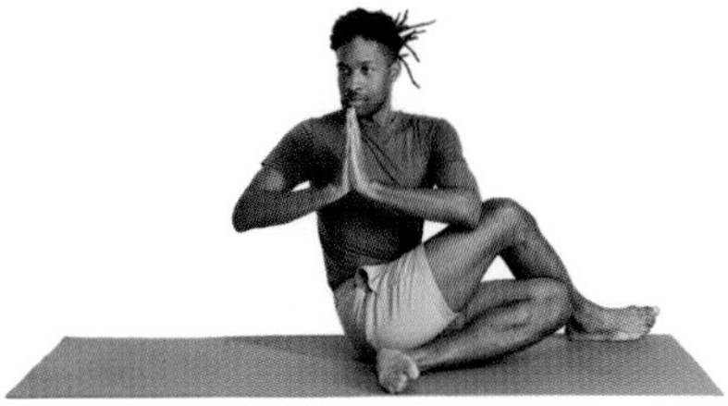

그림 9-37. 앉아 척추 비틀기

얼굴 아래로 향한 개 자세로부터, 다리를 몸의 앞쪽에 둔 채 앉은 자세를 취하고 오른쪽 무릎을 구부려 오른발을 왼쪽 무릎의 바깥쪽에 둔다. 선택 사항이지만, 왼쪽 무릎을 구부려 왼발이 오른쪽 둔부의 바깥쪽에 있도록 한다. 왼팔을 구부린 오른쪽 무릎의 바깥쪽에 걸고 앉아 척추 비틀기를 하되(그림 9-37), 양쪽 엉덩이가 수평으로 서로 높이가 같은 상태를 유지한다. 숨을 들이쉬면서 정수리를 통해 뻗어 올린다(실제로 척추를 신장시키는 것은 아니지만 키가 더 커지는 것처럼 느껴질 것이다). 숨을 내쉬면서 조금 더 멀리 회전시킬 수 있는지를 알아본다. 호흡을 5~10차례 하면서 이러한 자세를 유지한다. 두 다리를 앞쪽으로 펴고 왼쪽 무릎을 구부려 왼발을 오른쪽 무릎의 바깥쪽에 둔다. 마지막으로, 오른팔을 구부린 왼쪽 무릎의 바깥쪽에 걸고 더 멀리 비튼다. 호흡을 5~10차례 하면서 이러한 자세를 유지하고 천천히 자세를 풀어 바로 누운 자세를 취한다.

송장 자세
Corpse Pose (Savasana)

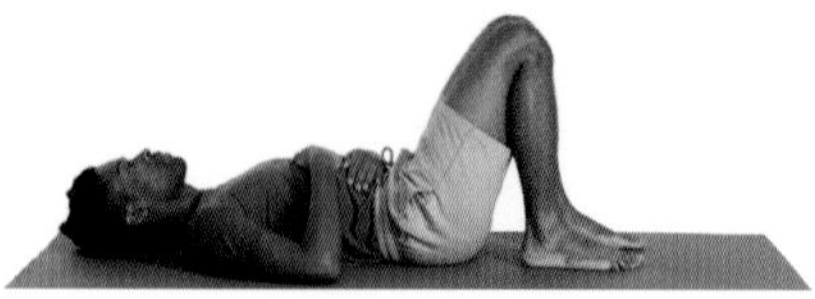

그림 9-38. 송장 자세 (무릎을 구부림)

가장 흔한 송장 자세는 팔과 다리를 편 채 바로 눕는 것이다. 그러나 이는 최종적인 이완을 위한 유일한 대안이 아니다. 예를 들어 수행자는 양 무릎을 구부려 발바닥을 바닥에 대고 양손을 배에 얹을 수 있다. 또한 양발을 근처에 있는 소파 혹은 의자에 얹거나, 아니면 그저 무릎 아래에 받침대를 괼 수 있다. 가장 중요한 것은 수행자가 충분히 이완할 수 있는 자세를 취하는 것이다.

코로 길고 느린 호흡을 몇 차례 한다. 신체에서 바닥과 접촉하는 부위들에 주목한다. 자신을 그러한 접촉 부위들로 더욱 이완하도록 해서 바닥에 부드럽게 닿게 한다. 모든 긴장이 풀리도록 한다. 완전히 내맡기고 완전히 이완하도록 자신을 허용한다. 송장 자세를 5~10분간 혹은 원한다면 그 이상 유지한다.

천천히 송장 자세에서 나온다. 수행자는 천천히 손가락과 발가락을 조금씩 움직인 다음 양팔을 뒤로 뻗어 긴 전신 스트레칭을 할 수도 있다. 천천히 몸을 이완시켜 편안히 앉은 자세를 취한다. 잠시 시간을 내어 수행 후 자신이 어떠한 느낌이 드는지 되돌아본다. 잠시 자신의 호흡을 관찰한다. 이제 가슴의 앞쪽에 손을 모아 기도 자세를 취한다. 깊은 들숨을 쉬고, 숨을 내쉬면서 머리를 기도하는 손으로 숙여 요가 수행에 경의를 표한다.

의자 요가 수행

의자 요가(chair yoga)는 이용하기 쉬운 스타일의 요가로, 의자에서 바닥으로 그리고 그 반대로 이동하기 어려운 수련생들에게 아주 좋을 뿐만 아니라 사무실 환경과 심지어 장거리 비행에서도 쉽게 수행할 수 있다. 이용하기 쉽다고 수행하기 쉬운 것은 아니다. 의자 요가는 여전히 어려울 수 있고 가동성, 근력과 균형을 단련하는 훌륭한 기회를 제공한다. 요가는 스타일에 상관없이 비슷한 효과를 제공할 수 있다는 점을 명심한다.

의자 요가의 수행을 위해서는 요가 매트, 견고한 의자(가급적 팔걸이가 없는), 요가 스트랩, 담요 또는 수건, 받침대 또는 쿠션, 그리고 2개의 폼 브릭이 필요할 것이다. 요가용 소품에 관한 한 늘 머리를 써서 대체품으로 생활용품을 사용해도 된다. 의자를 요가 매트에 두면 수행자가 움직이는 동안 의자가 바닥에서 밀리는 것을 방지한다.

앉아 명상
Seated Contemplation

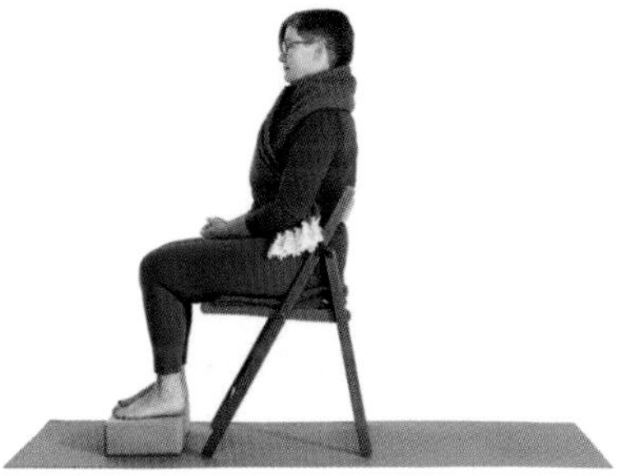

그림 9-39. 앉아 명상

양발을 대략 엉덩이 너비로 벌려 무릎 아래에 둔다. 수행자는 추가로 지지를 받을 필요가 있다는 생각이 들면 언제라도 양발을 앞쪽으로 약간 더 멀리 내딛는 대안이 늘 있다. 더 편안하다는 생각이 들면 담요 혹은 얇은 쿠션을 깔고 앉으며, 의자에 등받이가 있다면 기대도 된다. 얇은 담요를 목의 뒤쪽에 살짝 두르고 가슴에서 교차시키며 팔꿈치를 허리의 양옆으로 밀어 넣어 담요의 양 끝을 고정시킨다(그림 9-39). 이렇게 하면 머리와 목에 대한 지지가 어느 정도 증가할 것이다.

일단 편안하면, 눈을 감거나 그저 시선을 부드럽게 해서 약간 내려다본다. 턱을 이완시키고 입술과 이를 살짝 벌어지게 한다. 혀가 입천장에서 떨어지도록 한다. 잠시 시간을 내어 마음으로 몸을 훑어보며, 오늘 육체적으로 어떠한 느낌이 드는지를 관찰한다. 자신이 인식하는 감각을 판단하기 위해서가 아니라 그저 관찰하기 위해서 최선을 다한다. 잠시 자신의 호흡을 관찰하며, 호흡의 질에 주목한다. 호흡의 속도가 느린가 혹은 빠른가? 그것은 얕은가 혹은 깊은가? 숨을 들이쉬고 내쉬면서 신체의 어느 부분이 움직이는가? 이제 코로 부드럽게 숨을 들이쉬고 내쉬는 데 집중한다. 일단 안정된 느낌이 들면, 눈을 감았다면 깜박거려 뜨고 목에 두른 담요를 제거한다.

목 가동성
Neck Mobility

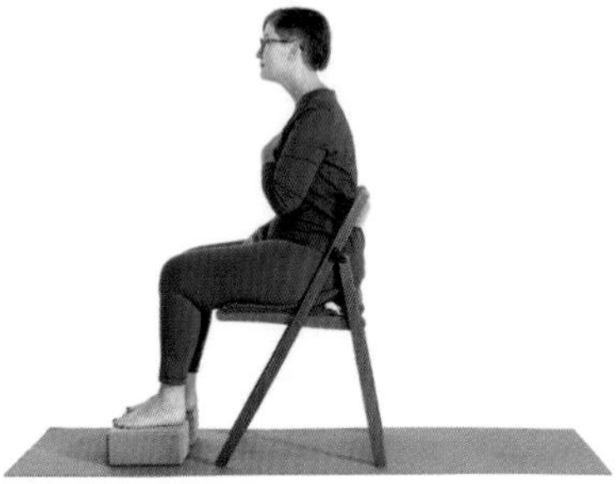

a

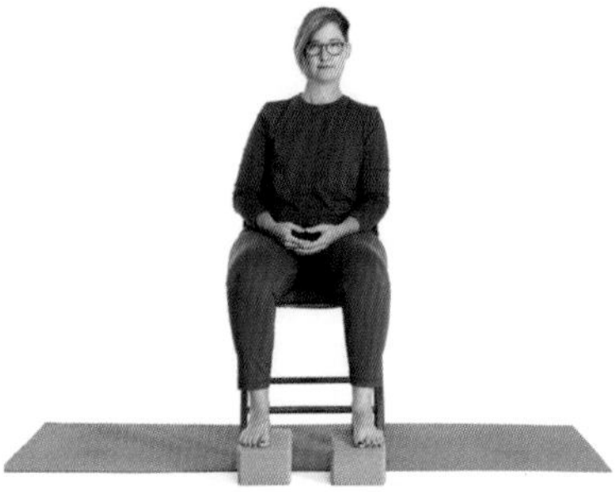

b

그림 9-40. 목 가동성: (a) 머리를 전방으로 이동시키는 움직임과 (b) 머리를 측방으로 이동시키는 움직임.

천천히 턱을 가슴 쪽으로 내린 다음 부드럽게 턱을 위로 들어 올린다. 이를 천천히 몇 차례, 아마도 5번 반복한다. 천천히 머리를 오른쪽으로 돌린 다음 왼쪽으로 돌리는 움직임을 5차례 정도 반복한다. 부드럽게 한쪽 귀를 그쪽 어깨 방향으로 내린다. 움직임을 제어해 머리를 다시 중앙으로 올린 다음 반대 측에서 반복한다. 이를 몇 차례 반복하며, 한쪽이 다른 쪽에 비해 어떻게 느껴지는지에 주목한다. 이제 수행자는 천천히 머리를 원을 그리며 돌려 이상의 모든 움직임을 통합하는 대안이 있다. 몇 차례 반복한 후, 반대 방향으로 반복한다.

한쪽 손을 흉골(복장뼈)에 얹어 흉추를 안정화해서 다음과 같은 목 움직임의 분리가 더 쉬워지도록 한다. 천천히 머리를 수평면에서 앞쪽(그림 9-40a) 및 뒤쪽으로 이동시킨다. 즉 턱을 내리거나 들어 올리지 않은 채 머리를 전후방으로 움직인다. 몇 차례 반복한 후 중립 자세로 되돌아간다. 이제 양쪽 검지를 바로 눈의 앞쪽에 둔다. 머리를 좌우로 회전시키지 않은 채 천천히 머리를 수평면에서 오른쪽으로 이동시킨 다음 왼쪽으로 이동시킨다. 또한 이는 양손을 넓적다리에 둔 채 해도 된다(그림 9-40b). 몇 차례 반복한 후 중립 자세로 휴식한다. 검지를 눈의 앞쪽에 두면 그저 목 움직임의 분리에 집중하면서 상체를 안정화하는 데 도움이 된다. 이와 같은 움직임은 처음엔 조금 낯설고 부자연스럽게 느껴질 수도 있지만 연습하다 보면 곧 더 부드러워지고 잘 제어될 것이다. 이제 수행자는 이들 4가지 움직임을 모두 통합해도 된다. 한쪽 손을 다시 흉골에 얹고는 천천히 머리를 앞쪽으로 이동시킨 다음 오른쪽으로, 뒤쪽으로, 그리고 왼쪽으로 이동시킨다. 이러한 타원형 움직임을 몇 차례 반복한 다음, 이를 반대 방향으로 반복한다. 휴식하고 잠시 시간을 내어 목이 어떻게 느껴지는지에 주목한다.

척추 가동성
Spinal Mobility

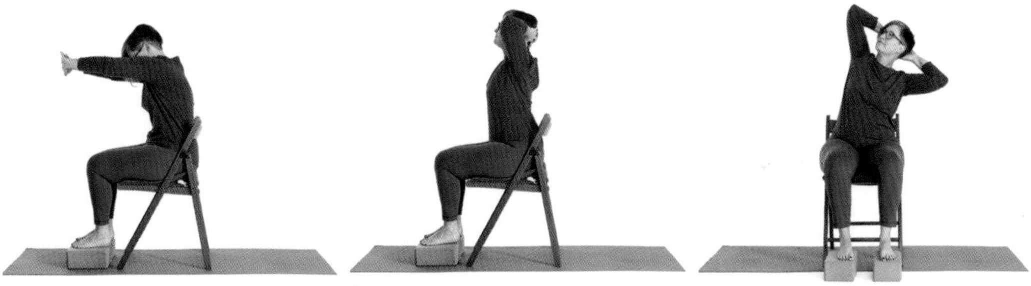

a b c

그림 9-41. 척추 가동성: (a) 팔을 함께 움직이는 앉아 고양이 자세, (b) 팔을 함께 움직이는 앉아 소 자세와 (c) 앉아 측면 굴곡.

양손을 넓적다리에 둔 채 천천히 가슴의 뒤쪽을 들어 올려 가벼운 후방 굴곡을 한다. 그런 다음 부드럽게 척추를 반대 방향으로 감으며, 배꼽을 척추 쪽으로 당겨 들이고 등을 구부린다. 여기서 수행자는 조화로운 팔 움직임을 포함시키는 대안이 있다. 즉 척추를 앞쪽으로 굴곡시키면서 양손을 깍지끼고 손바닥을 앞쪽으로 뻗으며(그림 9-41a), 척추를 뒤쪽으로 신전시키면서 양팔을 위와 바깥으로 뻗는다(그림 9-41b). 이와 같은 앉아 고양이-소 자세를 몇 라운드 한 후, 중립 자세로 휴식하고 잠시 시간을 내어 척추가 어떻게 느껴지는지에 주목한다.

머리 뒤로 손가락을 깍지끼거나 손을 어깨에 얹고 천천히 각각의 방향으로 측면 굴곡을 하며, 겨드랑이와 팔꿈치를 위로 뻗는다(그림 9-41c). 몇 차례 반복한 후 휴식하고 천천히 척추를 오른쪽으로 비튼 다음 왼쪽으로 비트는 움직임을 몇 차례 반복하며, 이 움직임을 흉곽으로 주도한다.

요추에 초점을 두면서, 천천히 골반을 앞뒤로 흔든다. 그런 다음 이러한 움직임에 골반을 앞쪽으로, 오른쪽으로, 뒤쪽으로, 그리고 왼쪽으로 흔드는 움직임을 추가한다. 몇 차례 반복한 후 방향을 바꾼다. 마지막으로, 중립 자세로 움직임을 멈추고 요추가 어떻게 느껴지는지에 주목한다.

어깨 굴리기
Shoulder Rolls

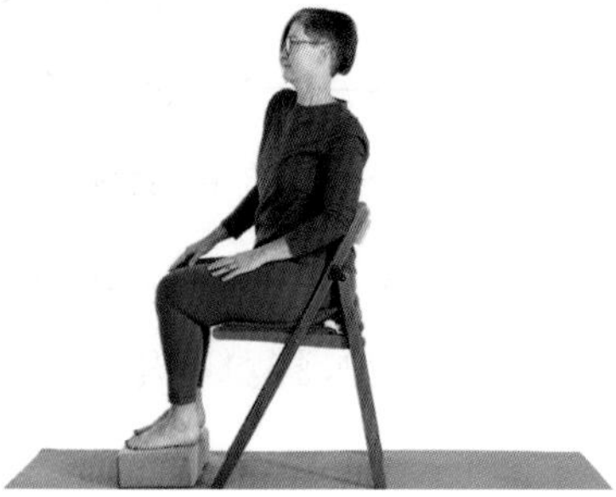

그림 9-42. 어깨 굴리기

팔을 몸의 양옆에 둔 채 천천히 한 번에 한쪽 어깨를 뒤쪽으로 굴리되(그림 9-42), 먼저 한 방향으로 그리고 다음엔 반대 방향으로 한다. 그런 다음 양쪽 어깨를 함께 뒤쪽으로 굴린다. 몇 차례 반복한 후 양쪽 어깨를 함께 앞쪽으로 굴린다.

팔로 원 그리기
Arm Circles

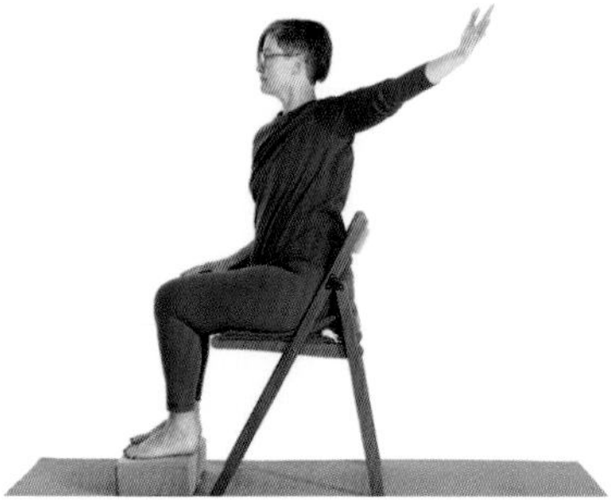

그림 9-43. 팔로 원 그리기

천천히 왼팔을 사용해 한 방향으로 원을 그린 다음(그림 9-43) 방향을 바꾼다. 가능하다면 점차 원을 더 크게 그린다. 수행자는 오른손으로 왼쪽 겨드랑이 아래를 감싸는 대안이 있는데, 이렇게 하면 움직임을 조금 더 어깨관절로 분리할 수 있다.

이제 오른팔로 이러한 움직임을 반복하며, 이쪽이 왼쪽에 비해 어떻게 느껴지는지에 주목한다. 또한 수행자는 양팔을 동시에 움직이는 대안도 있다.

견갑대 가동성

Shoulder Girdle Mobility

상체를 곧추세우고 앉아, 이러한 척추 자세를 유지하면서 복부를 가볍게 긴장시키고 양팔을 앞쪽으로 뻗는다. 또는 양손 사이에 폼 브릭을 두어 조여도 된다. 천천히 견갑골을 위의 귀 쪽으로 들어 올린다(상승[elevation]; 그림 9-44a). 견갑골이 상승한 상태를 유지하면서, 견갑골을 척추 쪽으로 당겨 모은다(후인[뒤로 당기기, retraction]; 그림 9-44b).

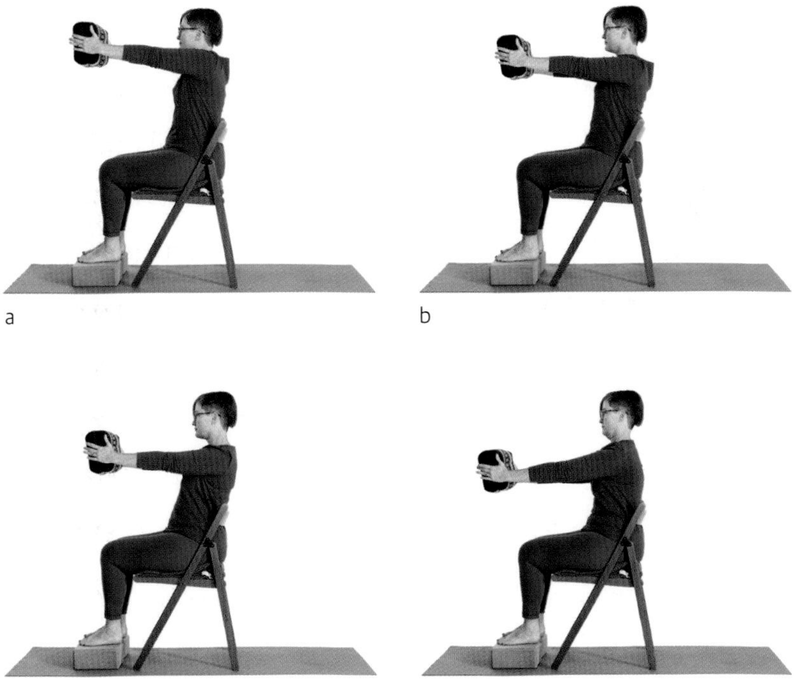

a b c d

그림 9-44. 견갑대 가동성: (a) 상승, (b) 후인, (c) 하강과 (d) 전인.

이러한 후인 자세를 유지하면서, 천천히 견갑골을 귀의 반대쪽으로 당겨 내린다(하강[depression]; 그림 9-44c). 견갑골이 하강한 상태를 유지하면서, 천천히 견갑골을 척추로부터 멀리 당겨 벌린다(전인[앞으로 내밀기, protraction]; 그림 9-44d).

양팔을 이완시킨 채 잠시 휴식한 다음, 새로 견갑골의 후인, 상승, 전인 및 하강 순으로 이어지는 연속 동작을 반복한다. 다음 차례에는 각각의 방향으로 움직이지 못하도록 하는 힘이 존재한다고 상상함으로써 어느 정도의 내부 저항을 추가하기 시작해도 된다. 또한 약간 더 무거운 뭔가를 양손 사이에 들어도 된다. 특히 어렵게 혹은 특히 경직되거나 긴장되게 느껴지는 움직임에 주목한다.

손목 가동성
Wrist Mobility

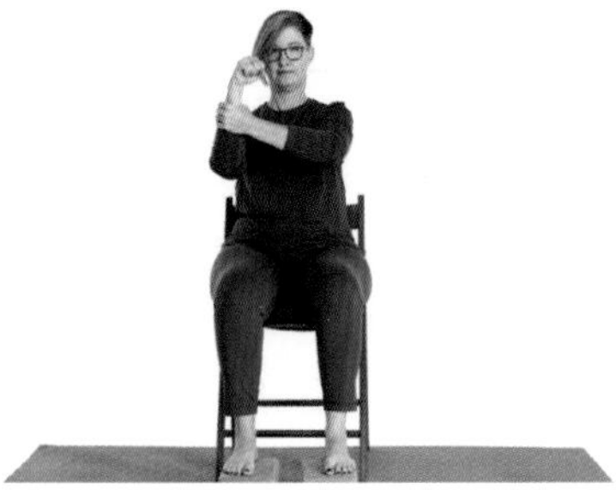

그림 9-45. 손목 가동성

주먹을 쥐고 손을 원을 그리면서 천천히 제어해 한 방향으로 움직인 다음(그림 9-45) 반대 방향으로 움직인다. 이러한 움직임을 촉진하기 위해 전완의 뼈들이 또한 얼마나 움직이는지에 주목한다. 이런 움직임을 반복하되 다른 쪽 손으로 전완을 붙잡아 움직임이 손목관절로 분리되도록 한다. 마지막으로, 전완을 이완시켜 전완의 뼈들을 움직이지 않으면서 주먹 쥔 손을 움직일 수 있는지를 알아보는 도전을 자신에게 제기해본다. 이를 다른 쪽 손으로 반복하고 오른쪽과 왼쪽 사이의 차이에 주목한다.

앉아 종아리 올리기
Seated Calf Raises

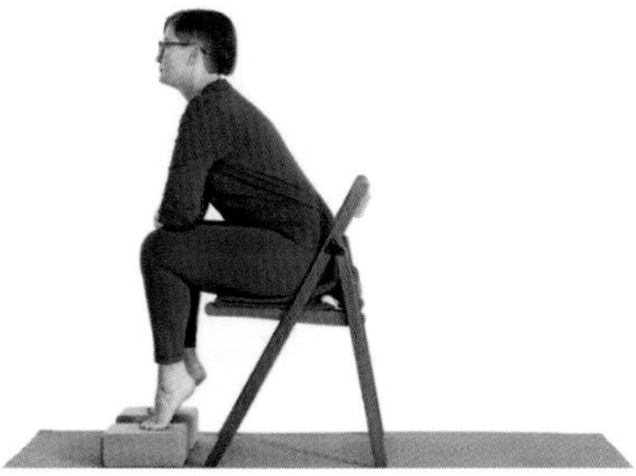

그림 9-46. 앉아 종아리 올리기

발을 대략 무릎 아래에 둔 채 천천히 발뒤꿈치를 들어 올린 다음 내리되(그림 9-46), 발가락이 이완되고 매트 또는 폼 브릭에 닿은 상태를 유지한다. 이를 몇 차례 반복한 다음 휴식한다. 이제 수행자는 몸통을 앞쪽의 넓적다리로 기울이고 이러한 움직임을 반복함으로써 어느 정도의 체중 저항을 추가하는 대안이 있다.

고관절로 원 그리기
Hip Circles

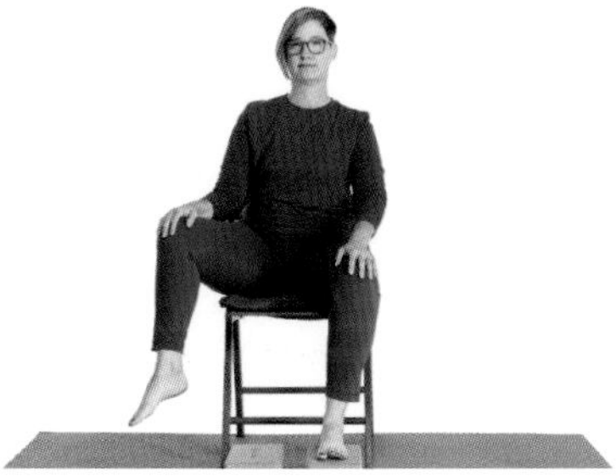

그림 9-47. 고관절로 원 그리기

체중을 약간 왼쪽 다리로 옮기며, 오른발을 들어 올리고 오른쪽 고관절에서 원을 그리는 움직임을 시작한다(그림 9-47). 수행자는 오른손으로 이러한 움직임을 보조하거나 그에 저항하는 것을 선택할 수 있다. 고관절로 원을 그리면서 무릎을 구부리고 펴기 시작한다. 다섯 차례 반복한 후 휴식한 다음 반대 방향으로 움직인다. 이러한 움직임을 왼쪽에서 반복한다.

고관절 내회전
Internal Hip Rotation

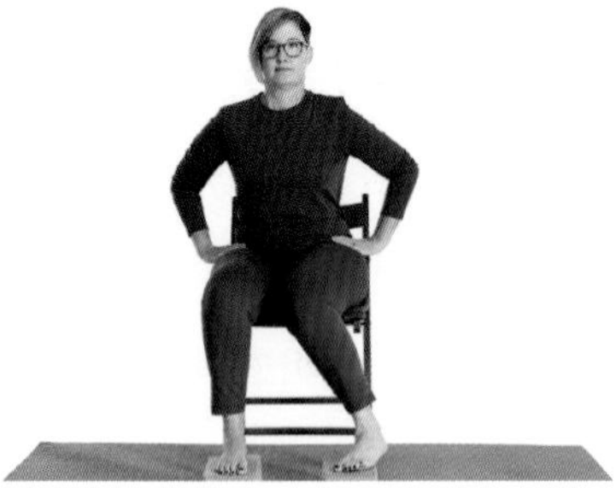
그림 9-48. 고관절 내회전

의자에서 약간 더 앞쪽으로 앉되 여전히 지지받고 안정된 느낌이 들도록 한다. 양손을 엉덩이에 얹거나 양팔을 자신의 앞쪽으로 뻗어낸다. 양발을 엉덩이 너비보다 약간 더 넓게 벌린다. 오른쪽 다리 및 골반을 고정시킨 상태를 유지한 채 천천히 왼쪽 넓적다리를 내회전시켜 왼쪽 무릎이 오른쪽 다리 쪽으로 이동하도록 한다(그림 9-48). 왼쪽 발가락을 펼쳐 왼쪽 발 및 발목이 활성화된 상태를 유지한다. 천천히 왼쪽 다리를 다시 중립 자세로 움직이고, 이러한 움직임을 오른쪽 다리로 반복한다. 다섯 차례 반복한 다음 휴식한다.

저항 고관절 굴곡
Resisted Hip Flexion

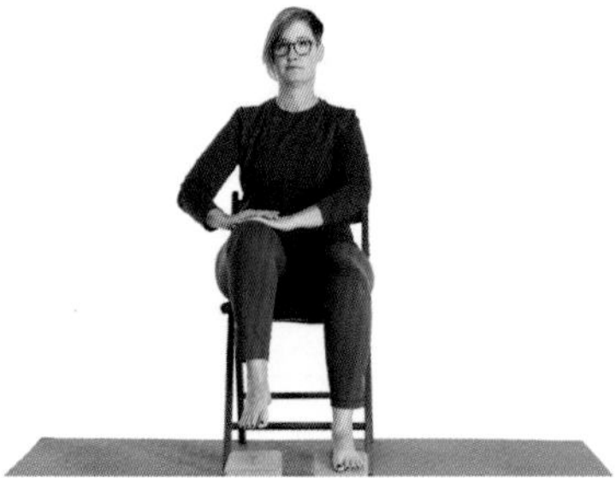
그림 9-49. 저항 고관절 굴곡

의자에 기대앉아 양발을 대략 엉덩이 너비로 벌린다. 오른쪽 무릎을 구부린 상태를 유지하면서, 오른쪽 다리를 위로 몇 센티미터 들어 올린 다음 양손으로 오른쪽 넓적다리를 살짝 눌러내려 다리가 들리는 움직임에 저항한다(그림 9-49). 계속해서 오른쪽 넓적다리를 손에 대항해 밀어 올린다. 이러한 자세를 잠시 유지한 다음 천천히 오른발을 다시 바닥 혹은 폼 브릭으로 내린다. 왼쪽 다리로 반복한다.

햄스트링 강화
Hamstring Strengthening

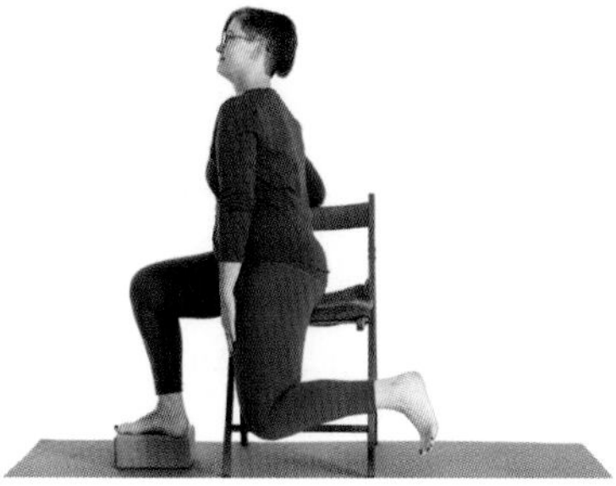

그림 9-50. 햄스트링 강화

전신을 오른쪽으로 돌려 신체의 좌측이 전면으로 향하게 한 채 의자에 옆으로 앉도록 한다. 왼손이나 요가 스트랩 혹은 담요를 사용해 왼쪽 발뒤꿈치를 왼쪽 둔부 쪽으로 당긴다. 발의 지지를 풀되 이 자세로 잠시 발을 붙잡도록 한다(그림 9-50). 넓적다리의 뒤쪽을 따라 햄스트링에서 경련을 경험하는 것은 여기서 아주 정상이다. 호흡과의 연결을 유지하고 천천히 왼발을 바닥으로 내린다. 잠시 시간을 내어 휴식한 다음 의자에서 몸을 돌려 반대 방향을 향해 이 운동을 오른쪽 다리로 반복할 수 있도록 한다.

햄스트링 스트레칭
Hamstring Stretching

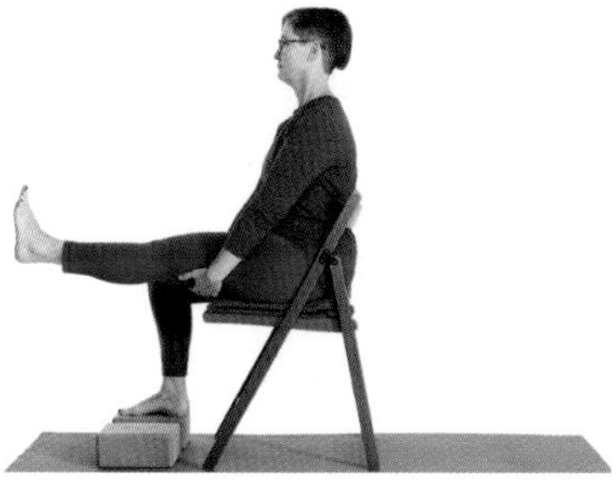

그림 9-51. 햄스트링 스트레칭

다시 몸을 돌려 의자에서 다시 앞쪽을 향해 앉는다. 왼쪽 다리를 펴고 왼쪽 넓적다리 밑에서 깍지낀 양손의 지지를 받거나 요가 스트랩을 왼발의 발바닥에 둘러 왼쪽 다리를 바닥에서 위로 들어 올린다. 왼쪽 발뒤꿈치를 앞쪽으로 뻗고 왼발의 꼭대기를 뒤의 몸 쪽으로 가볍게 당긴다(그림 9-51). 잠시 후 천천히 왼발을 내린 다음 오른쪽 다리로 반복한다.

앉아 비둘기 자세

Seated Pigeon Pose (Kapotasana)

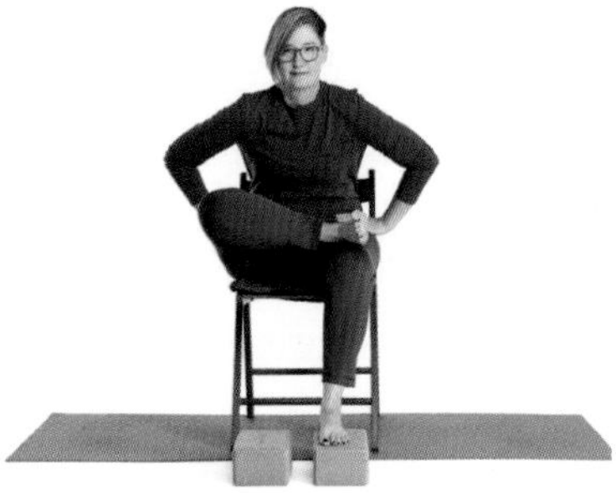

그림 9-52. 앉아 비둘기 자세

오른쪽 무릎을 가슴 쪽으로 구부려 들인 다음 오른발의 바깥쪽 측면을 왼쪽 넓적다리에 댄다(그림 9-52). 수행자는 왼쪽 넓적다리의 높이를 낮추기 위해 왼발을 약간 앞쪽으로 내딛는 대안이 있다. 오른쪽 발가락을 부드럽게 펼치고 오른발 엄지발가락의 가장자리를 왼쪽으로 더 민다. 또한 수행자는 고관절을 접어 몸통을 다리 쪽으로 기울이는 대안도 있다. 심호흡을 몇 차례 하고 앞쪽으로 기울였다면 천천히 몸통을 다시 위로 올린다. 오른발을 왼쪽 넓적다리에서 떼어 잠시 위로 들어 올리는 도전을 해본 다음 오른발을 바닥으로 놓아준다. 이를 왼쪽 다리로 반복하며, 왼쪽이 오른쪽에 비해 어떻게 느껴지는지에 주목한다.

발목 가동성

Ankle Mobility

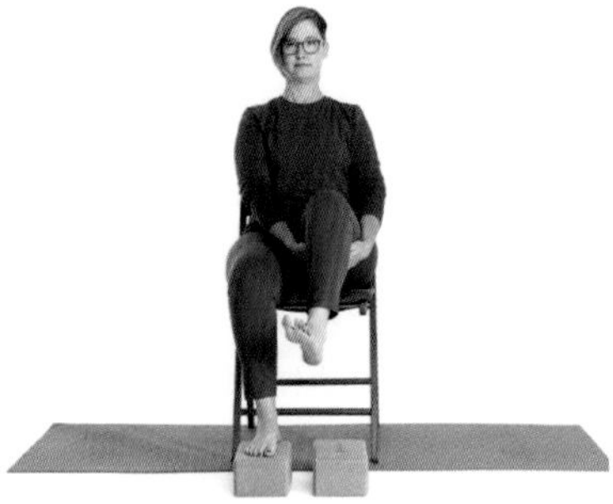

그림 9-53. 발목 가동성

왼쪽 무릎을 가슴으로 가져가고 양손으로 왼쪽 다리를 지지한다. 천천히 왼쪽 발목 및 발로 원을 그리며(그림 9-53), 엄지발가락으로 큰 타원형을 그리는 모습을 상상한다. 몇 차례 반복한 후 움직임의 방향을 바꾼 다음, 이러한 움직임을 오른쪽 무릎, 발 및 발목으로 반복한다.

태양 경배

Sun Salutation (Surya Namaskar)

가슴의 앞쪽에 손을 모아 기도 자세를 취한다. 숨을 들이쉬면서 양팔을 위로 뻗고 올려다본다(그림 9-54a). 숨을 내쉬면서 부드럽게 고관절을 접고 양손을 바닥 쪽으로 뻗는다(그림 9-54b). 숨을 들이쉬면서 척추를 앞쪽으로 신전시키고 앞을 본다(그림 9-54c). 숨을 내쉬면서 몸통을 세우고 활발히 양팔을 앞쪽으로 뻗으며(그림 9-54d), 손바닥을 자신의 앞쪽에 있는 벽으로 민다고 상상한다. 충만한 들숨을 쉬고, 숨을 내쉬면서 천천히 팔꿈치를 구부리며 뒤로 당겨 허리의 양옆으로 놓이게 한다(그림 9-54e). 숨을 들이쉬면서 양손을 넓적다리로 밀어 내리고 가슴의 뒤쪽을 들어 올리며, 천장 쪽을 바라본다(그림 9-54f). 숨을 내쉬면서 다리를 펴고 발을 바닥에서 위로 들어 올리며, 천천히 팔을 몸의 앞쪽 위로 올린다(그림 9-54g). 여기서 호흡을 몇 차례 한다. 숨을 들이쉬면서 발을 다시 무릎 아래로 내리고 고관절을 접으며 척추를 앞쪽으로 신전시킨다(그림 9-54h). 숨을 내쉬면서 고관절을 더욱 접고 손을 바닥으로 늘어뜨린다(그림 9-54i). 숨을 들이쉬면서 발을 바닥 또는 폼 브릭으로 밀어 내리며 몸통을 다시 세우고 팔을 머리 위로 올린다(그림 9-54j). 숨을 내쉬면서 손을 다시 가슴의 앞쪽으로 내려 기도 자세를 취한다(그림 9-54k).

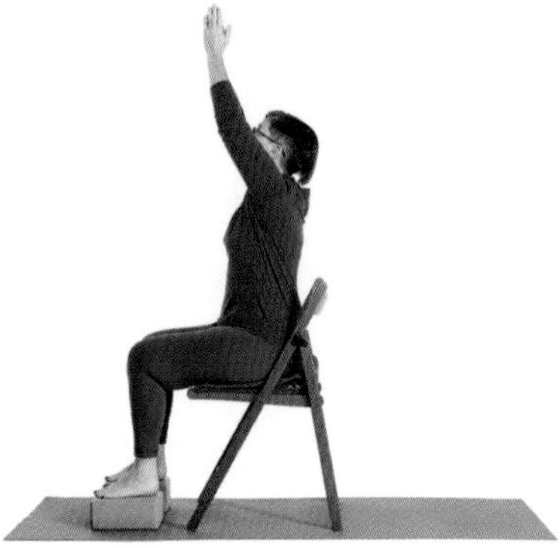

a

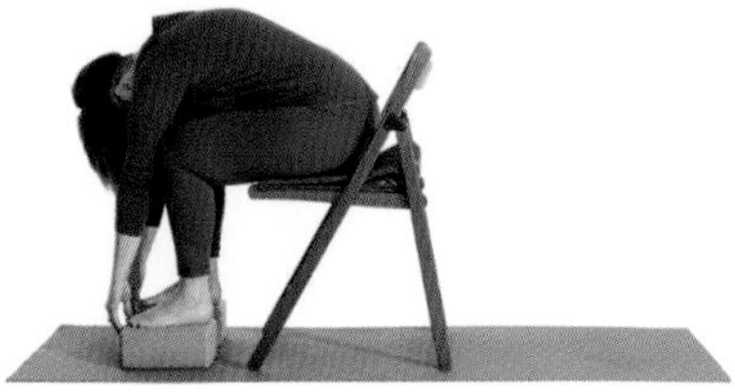

b

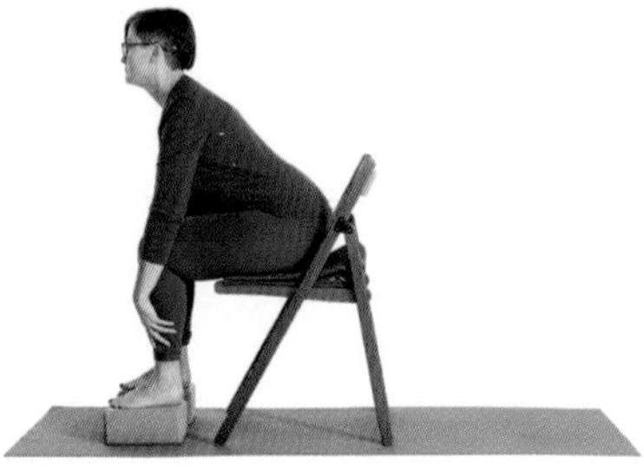

c

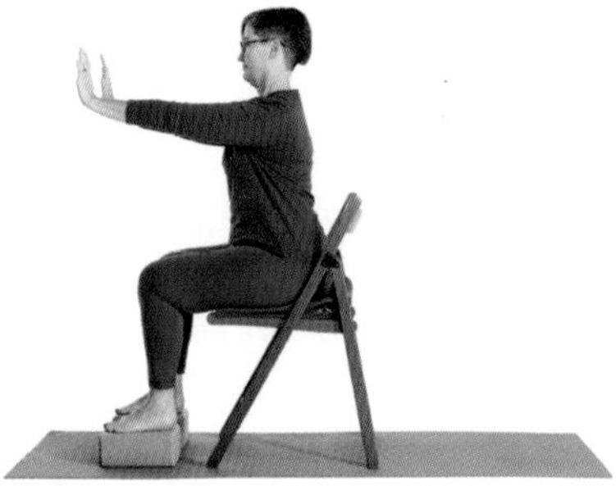

d

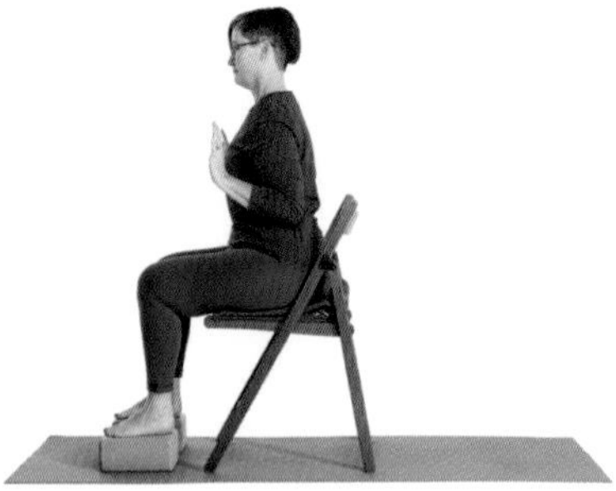

e

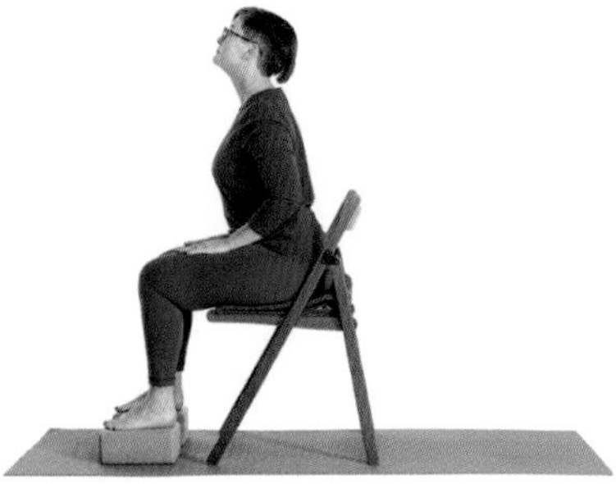

f

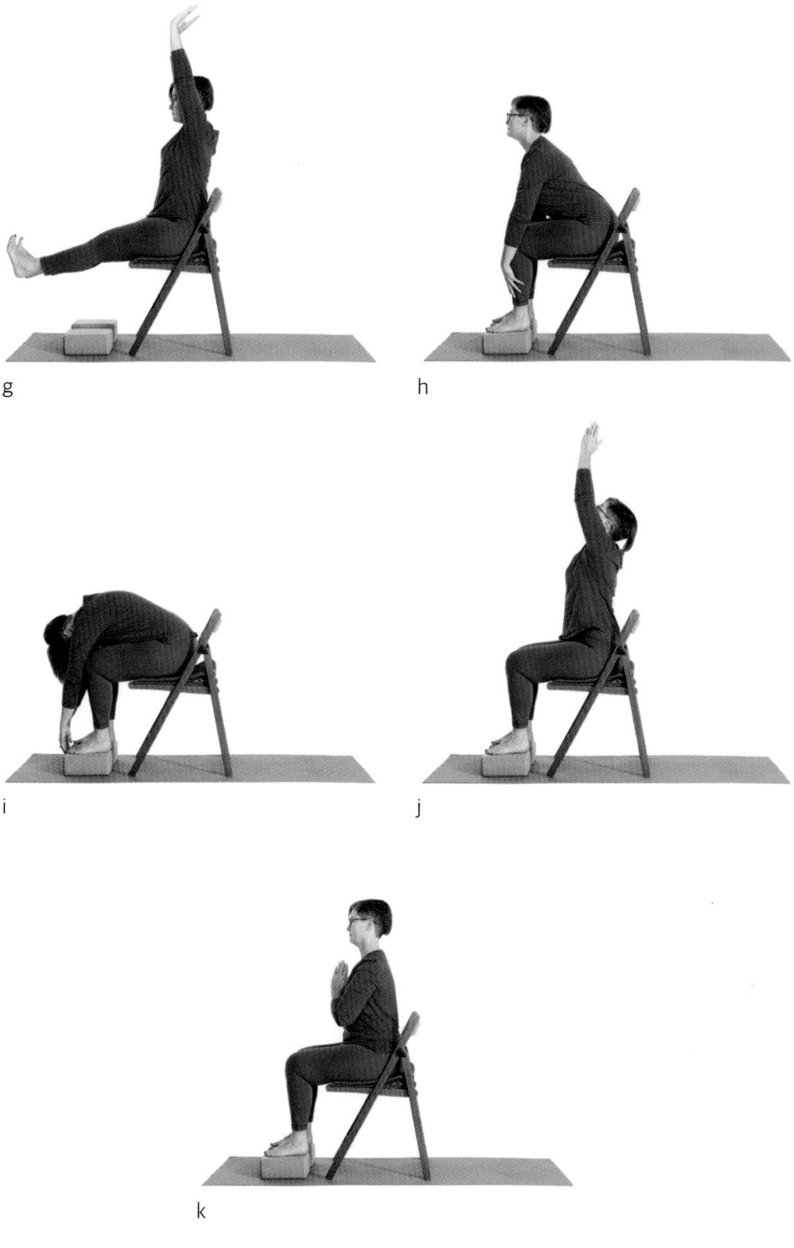

그림 9-54. 태양 경배: (a) 팔 위로 뻗기; (b) 앉아 전방 굴곡; (c) 척추 전방 신전; (d) 앉아 플랭크; (e) 앉아 로우 플랭크; (f) 앉아 얼굴 위로 향한 개 자세; (g) 앉아 얼굴 아래로 향한 개 자세; (h) 척추 전방 신전; (i) 앉아 전방 굴곡; (j) 팔 위로 뻗기; (k) 기도 자세.

전사 자세 2
Warrior 2 (Virabhadrasana 2)

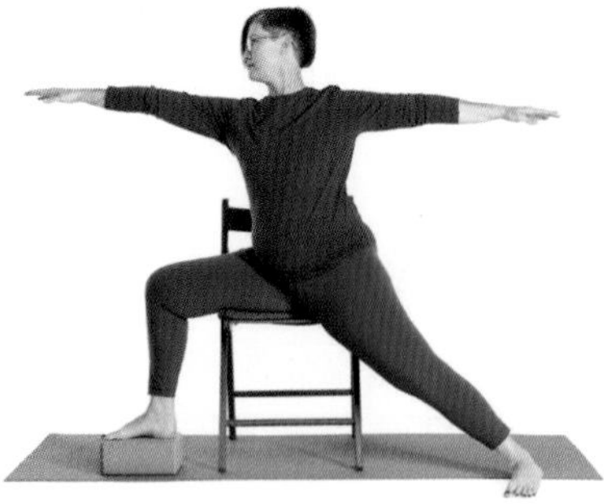
그림 9-55. 전사 자세 2

전신을 오른쪽으로 돌려 신체의 좌측이 전면으로 향하게 한 채 의자에 옆으로 앉도록 한다. 오른쪽 무릎을 구부린 상태를 유지하고 왼쪽 다리를 몸의 뒤쪽으로 펴며, 자세를 조정해 왼발을 바닥에 단단히 디딜 수 있도록 한다. 여기서 수행자는 팔을 몸의 양옆으로 내어 들어 올려 대략 어깨 높이로 두면서 오른손을 주시하거나(그림 9-55) 양손을 엉덩이에 얹는 대안이 있다. 호흡을 몇 차례 한 후, 천천히 양 발뒤꿈치를 회전축으로 해서 몸을 돌려 왼쪽을 향하고 반대 측에서 자세를 반복하며, 왼쪽 다리를 구부리고 오른쪽 다리를 편다.

나무 자세
Tree Pose (Vrikshasana)

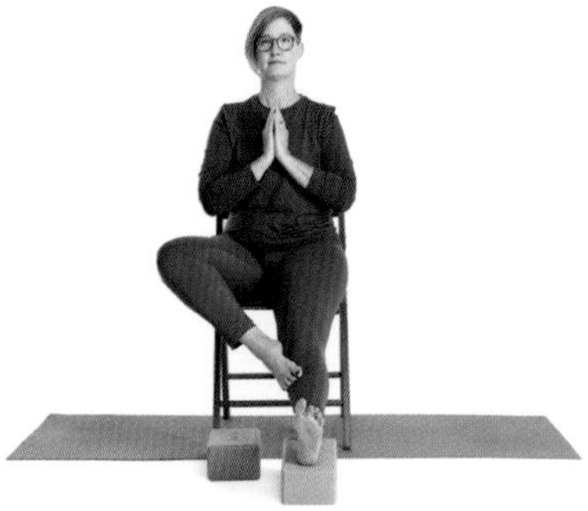
그림 9-56. 나무 자세

정상적인 앉은 자세로 되돌아가 의자의 앞쪽으로 약간 더 가까이 이동한다. 왼쪽 다리를 펴고 오른발을 왼쪽 다리의 길이를 따라 어딘가에 둔다. 왼쪽 다리와 오른발을 서로 상대 쪽으로 가볍게 민다(그림 9-56). 수행자는 양손을 엉덩이에 얹거나, 가슴의 앞쪽에 모아 기도 자세를 취하거나, 혹은 양팔을 위의 천장 쪽으로 뻗는 대안이 있다. 또한 올려다보거나 눈을 감는 도전을 해볼 수도 있다. 호흡을 몇 차례 한 후 천천히 중립의 앉은 자세로 되돌아가 이상과 같은 과정을 좌측으로 반복한다.

독수리 자세
Eagle Pose (Garudasana)

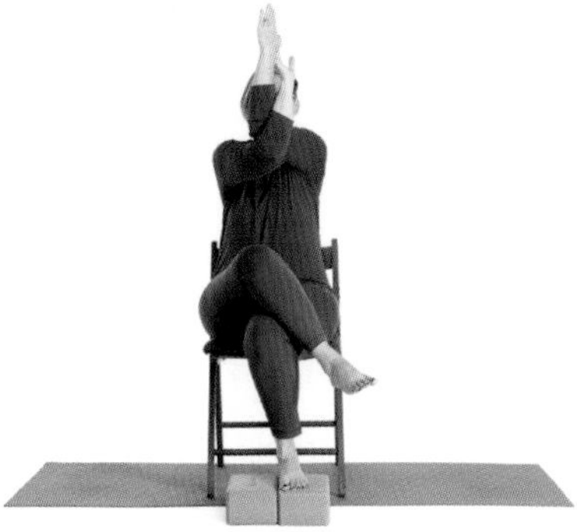

그림 9-57. 독수리 자세

양팔을 측면으로 뻗어 낸 다음 왼팔을 오른팔의 위로 포갠 채 가슴의 앞쪽에서 교차시킨다. 수행자는 양손을 반대쪽 어깨에 두거나, 손바닥을 돌려 자신을 향하게 하거나, 엄지손가락을 깍지끼거나, 혹은 손바닥을 모아 기도 자세를 취하는 대안이 있다. 팔꿈치를 편안한 한도에서 높이 들어 올리고, 자신이 양팔을 서로 가볍게 당겨 내려 한다고 상상한다. 체중을 왼쪽 엉덩이로 옮기고 오른쪽 다리를 왼쪽 다리 위로 교차시킨다(그림 9-57). 여기서 수행자는 오른발의 바깥쪽을 왼쪽 다리에 대고 가볍게 밀거나 오른발을 왼쪽 종아리 뒤로 걸치는 대안이 있다. 시선을 앞쪽으로 유지하거나, 올려다보거나, 혹은 눈을 감는다. 호흡을 몇 차례 한 후 팔과 다리의 교차를 풀고 이러한 과정을 반대 측에서 반복한다.

아기 자세
Child's Pose (Balasana)

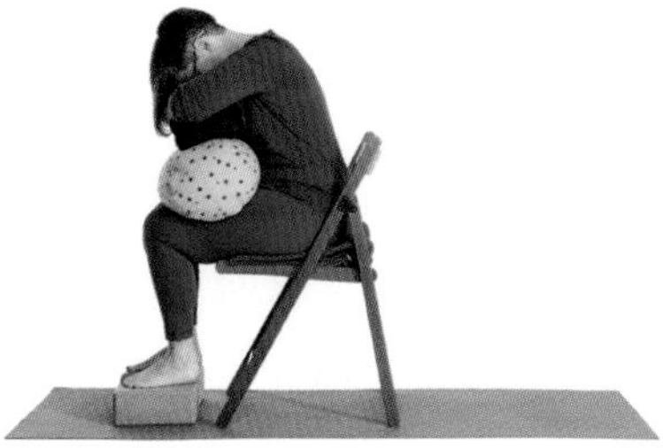

그림 9-58. 아기 자세

베개 혹은 쿠션 더미를 넓적다리 위에 둔다. 충분한 높이를 만들어 몸통을 편안히 앞쪽으로 기울이고 이러한 소품이 팔과 머리의 하중을 지지할 수 있도록 한다(그림 9-58). 좋게 느껴진다면 머리를 좌우로 가볍게 기울인 다음 몇 분간 휴식해도 되며, 숨을 들이쉬고 내쉬면서 흉곽의 뒤쪽이 부드럽게 확장하고 수축하는 것을 관찰한다. 천천히 몸통을 지지해 수직 자세로 되돌아간다.

앉아 몸통비틀기

Seated Twist (Matsyendrasana)

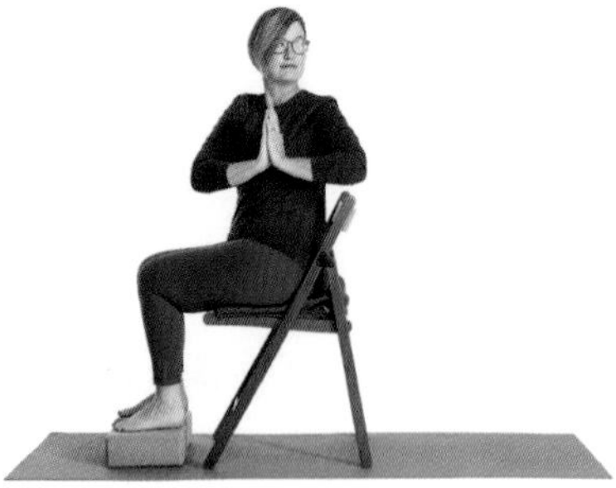

그림 9-59. 앉아 몸통비틀기

천천히 몸통을 왼쪽으로 비틀되 흉골로 주도한다(그림 9-59). 오른쪽 무릎이 왼쪽 무릎보다 2.5cm나 5cm 더 앞쪽으로 이동할 수 있다. 편안하게 느껴진다면 천천히 왼쪽 어깨를 내려다본다. 수행자는 등받이의 지지로 잠시 자세의 유지를 돕거나 팔을 몸의 양옆에 두는 대안이 있다. 천천히 몸통을 다시 중앙으로 돌린 다음 반대 방향으로 비튼다.

송장 자세

Corpse Pose (Savasana)

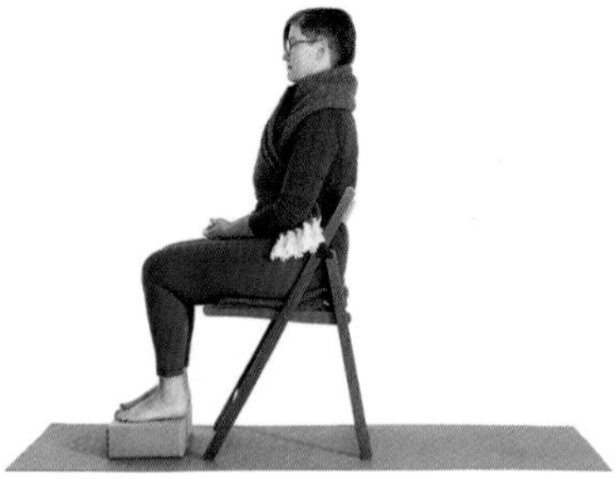

그림 9-60. 송장 자세

얇은 담요를 목의 뒤쪽에 살짝 두르고 가슴에서 교차시키며 팔꿈치를 허리의 양옆으로 밀어 넣어 담요의 양 끝을 고정시킨다(그림 9-60). 일단 편안하면, 눈을 감거나 그저 시선을 부드럽게 하고 몸의 앞쪽으로 바닥에 있는 뭔가에 주의를 집중한다. 턱을 이완시키고 입술과 이를 살짝 벌어지게 한다. 혀가 입천장에서 떨어지도록 한다. 호흡으로부터 어떠한 노력도 놓아준다. 잠시 시간을 내어 마음으로 몸을 훑어보며, 수행 후 어떠한 느낌이 드는지를 관찰한다. 마음이 산만해질 때마다 주의를 호흡으로 되돌려 들숨과 날숨에 따른 복부의 부드러운 오르내림에 집중한다. 몇 분 후 천천히 호흡을 심화시키고 손가락과 발가락을 다시 가볍게 움직이기 시작한다. 가슴의 앞쪽에 손을 모아 기도 자세를 취한다. 이런 시간을 남은 하루를 위해 각오하는 기회로 삼는다. 깊고 충만한 들숨을 쉬고, 숨을 내쉬면서 머리를 기도하는 손으로 숙여 요가 수행에 경의를 표한다. 눈을 감았다면 부드럽게 깜박거려 다시 뜬다.

회복 요가 수행

회복 요가(restorative yoga)는 본질적으로 바닥을 이용하는 수행으로 전통적인 수행에서보다 더 오래 아사나를 유지하고 흔히 접은 담요와 쿠션 혹은 베개 같은 소품의 완전한 지지를 받는다. 회복 요가 수행의 주요 목표는 몸과 마음을 이완시켜, 부교감신경계가 지배하도록 해서 우리가 살펴본 모든 관련 효과를 제공하게 하는 것이다. 이를 성취하려면 각각의 자세에서 편안하게 느끼기 위해 필요한 조정이라면 무엇이든 하는 것이 중요하다.

이와 같은 특별한 요가 수행을 위해서는 요가 매트, 견고한 의자, 베개, 담요, 수건, 2개의 폼 브릭, 안대와 요가 스트랩이 필요할 것이다. 다시 말하지만 요가용 소품에 관한 한 늘 머리를 써서 대체품으로 생활용품을 사용해도 된다.

회복 요가 수행은 짧은 명상과 호흡 운동으로 시작하고, 일부 가벼운 움직임으로 이어진 다음, 좀 더 길게 유지하는 일련의 아사나로 종료한다.

편안한 휴식 자세
Effortless Rest Pose

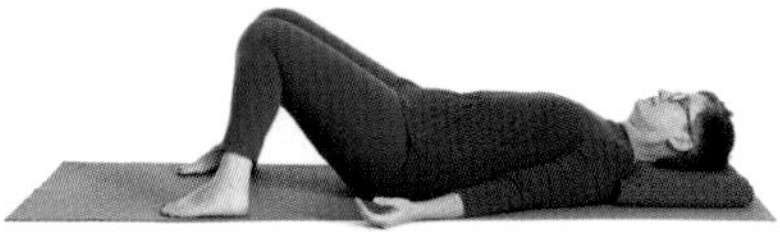

그림 9-61. 편안한 휴식 자세

이 수행은 바로 누운 자세로 시작한다. 편안하게 느껴진다면 등을 대고 평평하게 눕는다. 무릎을 구부리고 발을 무릎 아래에 두며, 발을 대략 엉덩이 너비로 벌린 상태를 유지하거나 발을 더 넓게 벌리고 내측 무릎을 서로 기대도록 한다(그림 9-61). 머리와 목 밑에 접은 담요 혹은 얇은 쿠션을 괴도 된다. 평평하게 눕는 것이 편안하게 느껴지지 않는다면 베개 혹은 쿠션으로 몸을 받쳐도 된다. 팔은 가장 편안하게 느껴지는 곳이라면 어디든지 두어도 된다. 일단 편안한 자세를 찾았다면, 눈을 감거나 그저 시선을 부드럽게 하고 천장의 고정 지점에 가볍게 초점을 맞춘다. 턱을 이완시키고 입술과 이를 살짝 벌어지게 한다. 혀가 입천장에서 떨어지도록 한다. 잠시 시간을 내어 마음으로 몸을 훑어보며, 오늘 육체적으로, 정신적으로, 그리고 정서적으로 어떠한 느낌이 드는지를 관찰한다. 자신이 인식하는 감각을 판단하지 말고 그저 관찰하도록 한다. 잠시 자신의 호흡을 관찰하며, 호흡의 질에 주목한다. 잠시 시간을 내어 마음을 관찰하며, 오늘 마음속에 가장 먼저 떠오르는 특별한 생각이 있는지에 주목한다.

호흡 운동
Breath Work

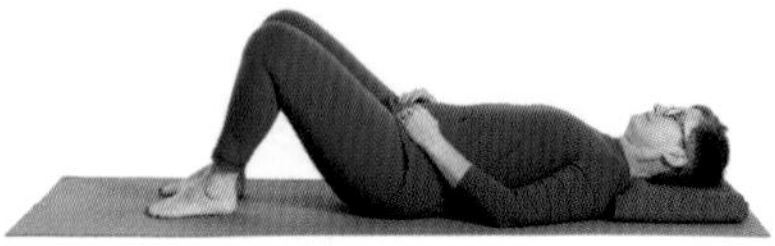
그림 9-62. 호흡 운동

양손을 하복부에 얹어 새끼손가락이 사타구니 주름에 놓이도록 한다(그림 9-62). 복부가 숨을 들이쉬면서 부드럽게 불룩해지고 숨을 내쉬면서 부드럽게 가라앉는 것에 주목하기 시작한다. 마음이 산만해진 것을 인식하면, 주의를 호흡으로 되돌려 복부의 부드러운 오르내림에 집중한다. 이제 날숨에 주의를 집중하기 시작한다. 안간힘을 쓰지 않은 채, 각각의 날숨이 살짝 길어지게 한 다음 날숨의 종료 시에 잠시 숨을 멈춘다. 각각의 들숨이 아무 노력을 기울이지 않은 채 자연스럽게 일어나도록 한 다음 다시 날숨에 집중한다. 이와 같은 수행을 몇 분간 반복한다.

이제 교대 코 호흡(alternative nostril breathing; nadishodhana pranayama)의 시각화(visualization) 수행을 하게 된다.

완전히 숨을 내쉰 다음 왼쪽 콧구멍으로만 숨을 들이쉬는 모습을 마음속에 그려본다. 이제 오른쪽 콧구멍으로만 숨을 내쉬는 모습을 그려본다. 오른쪽 콧구멍으로만 숨을 들이쉰 다음 왼쪽 콧구멍으로 숨을 내쉬는 모습을 그려본다. 여기까지 하면 교대 코 호흡을 한 차례 마치는 셈이다.

이와 같은 수행을 최대 5분간 지속하고 왼쪽 콧구멍으로 숨을 내쉬어 종료함으로써 수행을 완료한다.

누워 척추 비틀기

Supine Spinal Twist (Supta Matsyendrasana)

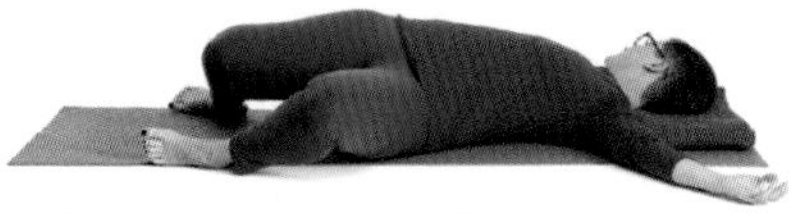
그림 9-63. 누워 척추 비틀기

편안한 휴식 자세로부터, 발을 엉덩이 너비보다 더 넓게 벌려 매트의 가장자리 가까이 둔다. 팔을 몸을 양옆으로 뻗어 내거나 손을 배에 얹어도 된다. 충만한 들숨을 쉬고, 숨을 내쉬면서 천천히 다리를 왼쪽으로 기울이도록 하되 발가락을 펼쳐 발이 활성화된 상태를 유지한다(그림 9-63). 숨을 들이쉬면서 발의 모서리를 밀어 내리고 천천히 다리를 다시 중앙으로 당긴다. 숨을 내쉬면서 천천히 다리를 오른쪽으로 기울이도록 한다. 숨을 들이쉬면서 활발히 다리를 다시 중앙으로 당긴다. 이와 같은 연속 동작을 몇 라운드 더 반복하되, 다리가 움직이는 방향과 반대쪽으로 머리를 돌려 바라보는 대안이 있다.

누워 손으로 엄지발가락 잡기 자세

Reclining Hand-to-Big-Toe Pose (Supta Padangusthasana)

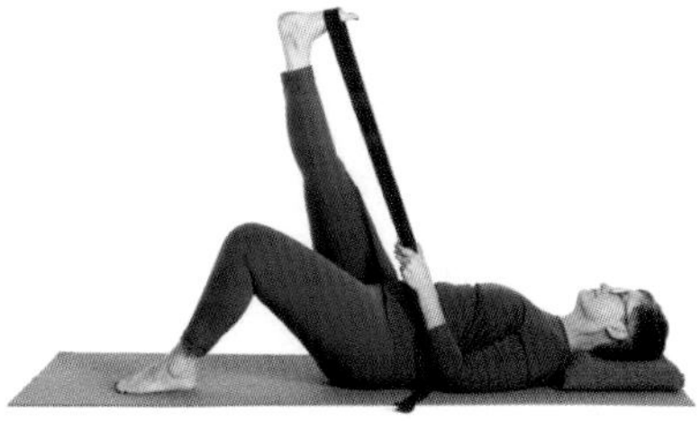
a

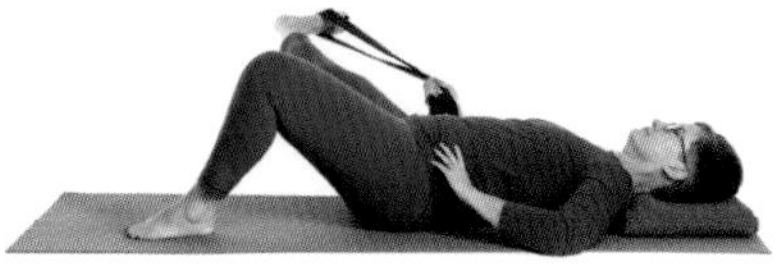
b

그림 9-64. 누워 손으로 엄지발가락 잡기 자세: (a) 자세 A와 (b) 자세 B.

힘들이지 않는 휴식 자세를 유지하면서, 양발을 대략 엉덩이 너비로 벌린다. 오른쪽 무릎을 가슴으로 가져가고 요가 스트랩의 중간을 오른발의 족궁에 두른다. 스트랩의 양 끝을 각각의 손으로 붙잡고 천천히 발을 가슴으로부터 멀리 이동시켜 다리를 편다(선호한다면 무릎에서 약간의 굴곡을 유지한다). 스트랩을 따라 손을 밀어내려 팔꿈치가 바닥에 편안히 닿을 수 있도록 한다. 오른발의 발뒤꿈치를 몸의 반대쪽으로 가볍게 밀면서 오른발의 꼭대기를 몸 쪽으로 당겨 내린다(그림 9-64a). 여기서 수행자는 왼발을 바닥에 평평하게 댄 상태를 유지하거나 왼쪽 다리를 매트에서 펴내어 매트로 밀어내려 몸이 고정된 상태를 유지하는 대안이 있다. 호흡을 5차례 하면서 이러한 자세를 유지한다.

이제 요가 스트랩의 양 끝을 오른손으로 붙잡고 왼손을 왼쪽 엉덩이에 얹는다. 골반의 좌측을 지면에 댄 상태를 유지하면서, 천천히 오른쪽 고관절을 외회전시키고 발가락을 약간 오른쪽으로 돌린다. 골반의 좌측을 지면에 댄 상태를 유지하면서, 움직임을 제어해 천천히 오른쪽 다리를 오른쪽으로 내린다(그림 9-64b). 움직임이 한계에 이르면 멈추어 호흡을 몇 차례 한 다음 활발히 오른쪽 다리를 중앙으로 당겨 올리고 천천히 매트로 내려 휴식한다. 양쪽 다리를 매트에서 잠시 스트레칭 하고 다리가 어떻게 느껴지는지에 주목한다. 준비가 되면 이러한 연속 동작을 반대 측으로 반복하며, 왼쪽 다리 및 엉덩이가 오른쪽에 비해 어떻게 느껴지는지에 주목한다.

의자에 다리 올린 자세

Legs-Up-Chair Pose (Viparita Karani [전도 자세] 응용자세)

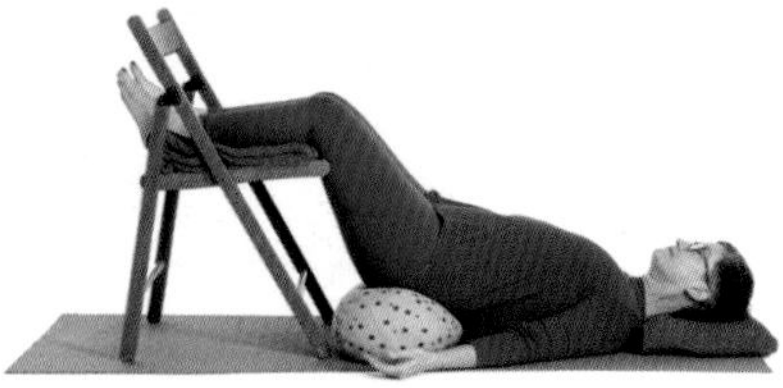

그림 9-65. 의자에 다리 올린 자세

매트에서 의자의 모서리 가까이 몸의 측면으로 눕는다. 천천히 몸을 등으로 굴리고 양 무릎을 가슴으로 가까이 가져간 다음 두 다리를 의자에 얹는다(그림 9-65). 여기서 수행자는 자신에게 더 효과적이라면 의자 대신 소파를 사용하는 대안이 있다. 또한 베개 혹은 접은 담요를 골반 밑에 괴어 골반을 올려도 된다. 양팔을 몸의 양옆에 두거나 양손을 복부에 얹는다. 추위를 느낄 경우에 대비해 담요를 가까이 두며, 이 자세에서 안대를 사용해도 무방하다. 최대 5분간 이러한 자세를 유지한 다음 천천히 발을 다시 바닥으로 옮긴다.

몸통 비틀어 기대어 눕기

Incline Twist (Supta Matsyendrasana 응용자세)

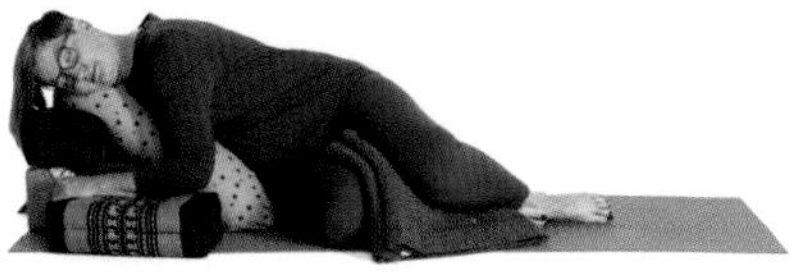

그림 9-66. 몸통 비틀어 기대어 눕기

이 아사나를 위해서는 소품으로 기대어 누운 자세를 만들어야 한다. 폼 브릭들을 요령 있게 사용하여 기대어 누울 경사면을 만든다. 이 경사면을 따라 베개를 놓고 오른쪽 볼기뼈를 베개의 하단 가까이 둔 채 우측면으로 앉는다. 두 다리를 구부린 상태를 유지하고 편안한 자세를 찾을 때까지 다리의 위치를 조정한다. 좀 더 지지를 받으려면 두 다리 사이에 담요를 두어도 된다. 천천히 몸통을 오른쪽으로 비틀어 가슴이 베개를 향하도록 한 다음, 자신이 만든 경사면으로 몸통을 기울여 내린다(그림 9-66). 머리는 무릎이 가리키는 방향을 향하게 하거나 돌려 그 반대 방향을 보게 하는 대안이 있다. 일단 편안하면 눈을 감거나 그저 시선을 부드럽게 한다. 최대 5분간 이러한 자세를 유지한 다음 아주 천천히 몸통을 원래의 자세로 되돌리고 반대 측으로 움직일 준비를 한다.

누워 잠근 각 자세

Reclining Bound Angle Pose (Supta Baddha Konasana)

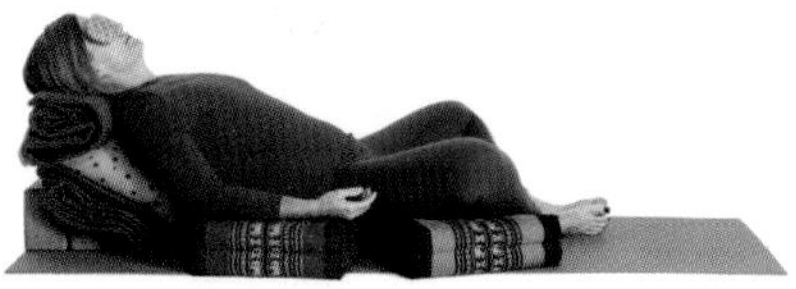

그림 9-67. 누워 잠근 각 자세

위에서 소품으로 만든 경사면을 유지하면서, 베개의 하단에서 그저 몇 센티미터 떨어져 등이 경사면으로 향하게 한 채 앉는다. 양 무릎을 구부리고 발을 바닥에 평평하게 댄 채, 천천히 몸통을 내려 소품이 몸을 완전히 지지하도록 한다. 경사면이 너무 평평하거나 너무 가파르다고 느껴지면 조정한다. 양발을 더 가까이 모은 다음 양 무릎을 벌린다(그림 9-67). 긴 담요를 말아 양발의 꼭대기와 외측 대퇴 아래에 걸치고 팔꿈치를 허리의 양옆으로 밀어 넣어 담요의 양 끝을 고정시키는 것을 고려해본다. 편안하게 느껴진다면 안대를 사용하고 최대 10분간 이러한 자세를 유지한다. 천천히 양 무릎을 당겨 모으고 서서히 몸을 측면으로 굴린다. 소품을 옆으로 이동시키고 몸을 굴려 등을 대고는 잠시 멈춘다. 어떠한 느낌이 드는지에 주목한다.

엎드려 누운 송장 자세
Prone Savasana

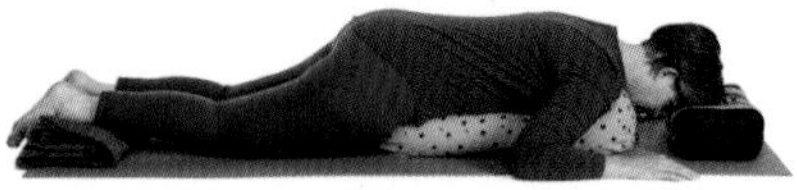

그림 9-68. 엎드려 누운 송장 자세

마무리는 엎드려 누운 송장 자세로 한다(그림 9-68). 이 자세가 모든 사람에게 편안하게만 느껴지는 것은 아니므로, 수행자는 가장 편안하게 느껴지는 자세라면 무엇이든 취하는 대안이 있다. 베개를 매트의 중앙을 따라 종으로 놓고 베개 상단의 앞쪽에 폼 브릭을 두며, 그 위에 접은 얇은 담요 혹은 수건을 얹는다. 매트의 아래쪽 끝부분에는 또 다른 담요를 두고 그 하단을 살짝 말아 올린다. 엎드려 눕되 사타구니 주름이 베개의 하단 모서리에 놓이도록 한다. 폼 브릭의 위치를 조정해 이마가 아래로 편안하게 얹히고 나머지 얼굴 부위에 트인 공간이 생길 수 있도록 한다. 말아 올린 담요 하단으로 발목의 앞쪽을 지지한다. 최대 10분간 이러한 자세를 유지한다.

종료하기 위해 천천히 몸을 이완시켜 편안히 앉은 자세를 취한다. 잠시 시간을 내어 수행 후 어떠한 기분이 드는지를 되돌아본다. 잠시 호흡을 관찰한다. 그런 다음 가슴의 앞쪽에 손을 모아 기도 자세를 취한다. 이 시간을 하루의 나머지를 위해 각오를 하는 기회로 삼는다. 깊고 충만한 들숨을 쉬고, 숨을 내쉬면서 머리를 기도하는 손으로 숙여 요가 수행에 경의를 표한다. 눈을 감았다면 부드럽게 깜박거려 다시 뜬다.

결론

아사나와 프라나야마를 포함하는 라자 요가(Raja yoga)는 고대 문헌인 《우파니샤드(Upanishad)》와 《바가바드 기타(Bhagavad Gita)》에 따르면 해탈에 이르는 하나의 길에 불과하다. 또한 이들 문헌은 즈나나 요가(Jnana[jñāna] yoga; 지식의 추구)를 또 다른 길로 기술한다. 즈나나 요가의 중심적인 사명은 자신을 아는 것, 자신의 본성을 이해하는 것이다.

인체의 생리학을 배우는 것은 자신의 본성을 아는 일의 한 부분이다. 이생에서 거주하도록 대단한 축복을 받은 우리의 몸을 이해함으로써, 우리는 몸을 더 잘 보살피는 방법을 배우게 된다. 요가의 생리학적 효과에 대한 역사적 주장의 일부는 꽤 요원할 수도 있지만, 그럼에도 불구하고 요가의 많은 효과는 아주 현실적이고 수행자 개개인은 아마도 요가가 어떻게 자신의 삶에 긍정적 영향을 미쳤는지와 관련해 나름의 할 이야기가 있을 것이다. 우리는 이 책이 자아 성찰, 즉 즈나나 요가를 통해 당신 자신의 수행을 심화시키는 데 도움을 주었으리라고 기대해보며, 요가는 참으로 모든 사람을 위한 것이므로 당신이 요가의 효과를 다른 사람들과 공유하려는 영감을 받았으리라고 희망해본다.

참고 문헌

Introduction

Paul, R., and L. Elder. 2019. *The Miniature Guide to Critical Thinking Concepts & Tools.* Washington, DC: Rowman & Littlefield.

Russell, B. 1929. *Marriage and Morals.* London: George Allen and Unwin; New York: Horace Liveright.

Sackett, D., S. Straus, W. Richardson, W. Rosenberg, and R. Haynes. 2000. *Evidence-Based Medicine.* Philadelphia: Churchill Livingstone.

Chapter 1

Adstrum, S., G. Hedley, R. Schleip, C. Stecco, and C.A. Yucesoy. 2017. "Defining the Fascial System." *Journal of Bodywork and Movement Therapies* 21 (1): 173-177.

Airaksinen, O., J. Brox, C. Cedraschi, J. Hildebrandt, J. Klaber-Moffett, F. Kovacs, et al. 2006. "Chapter 4. European Guidelines for the Management of Chronic Non-specific Low Back Pain." *European Spine Journal* 15 (Suppl. 2): S192-S300.

Ajimsha, M.S., N.R. Al-Mudahka, and J.A. Al-Madzhar. 2015. "Effectiveness of Myofascial Release: Systematic Review of Randomized Controlled Trials." *Journal of Bodywork and Movement Therapies* 19 (1): 102-112. https://doi.org/10.1016/j.jbmt.2014.06.001.

Baars, J.H., R. Mager, K. Dankert, M. Hackbarth, F. von Dincklage, and B. Rehberg. 2009. "Effects of Sevoflurane and Propofol on the Nociceptive Withdrawal Reflex and on the H Reflex." *Anesthesiology* 111:72-81. https://doi.org/10.1097/ALN.0b013e3181a4c706.

Beales, D., A. Smith, P. O'Sullivan, et al. 2015. "Back Pain Beliefs Are Related to the Impact of Low Back Pain in Baby Boomers in the Busselton Healthy Aging Study."

Physical Therapy 95:180-189. https://doi.org/10.2522/ptj.20140064.

Beardsley, C. 2020. "What Causes Delayed Onset Muscle Soreness (DOMS)?" *Medium,* June 8, 2020. https://medium.com/@SandCResearch/what-causes-delayed-onset-muscle-soreness-doms-d126d04bbb3a.

Behm, D.G., A.J. Blazevich, A.D. Kay, and M. McHugh. 2016. "Acute Effects of Muscle Stretching on Physical Performance, Range of Motion, and Injury Incidence in Healthy Active Individuals: A Systematic Review." *Applied Physiology, Nutrition, and Metabolism* 41 (1): 1-11.

Behm, D.G., and J. Wilke. 2019. "Do Self-Myofascial Release Devices Release Myofascia? Rolling Mechanisms: A Narrative Review." *Sports Medicine* 49:1173-1181. https://doi.org/10.1007/s40279-019-01149-y.

Benedetti, F., M. Lanotte, L. Lopiano, and L. Colloca. 2007. "When Words Are Painful: Unraveling the Mechanisms of the Nocebo Effect." *Neuroscience* 147 (2): 260-271. https://doi.org/10.1016/j. neuroscience.2007.02.020.

Biswas, A., P.I. Oh, G.E. Faulkner, et al. 2015. "Sedentary Time and Its Association With Risk for Disease Incidence, Mortality, and Hospitalization in Adults: A Systematic Review and Meta-Analysis" [published correction appears in *Annals of Internal Medicine* 163 (5): 400]. *Annals of Internal Medicine* 162 (2): 123-132. https://doi.org/10.7326/M14-1651.

Chalmers, G. 2004. "Strength Training: Re-examination of the Possible Role of Golgi Tendon Organ and Muscle Spindle Reflexes in Proprioceptive Neuromuscular Facilitation Muscle Stretching." *Sports Biomechanics* 3 (1): 159-183.

Chan, S.C.W., S.J. Ferguson, and B. Gantenbein-Ritter. 2011. "The Effects of Dynamic Loading on the Intervertebral Disc." *European Spine Journal* 20 (11): 1796-1812.

Clark, B. 2012. *The Complete Guide to Yin Yoga: The Philosophy and Practice of Yin Yoga.* Vancouver: Wild Strawberry Productions.

Clinch, J., K. Deere, A. Sayers, S. Palmer, C. Riddoch, J.H. Tobias, and E.M. Clark. 2011. "Epidemiology of Generalized Joint Laxity (Hypermobility) in Fourteen-Year-Old Children From the UK: A Population-Based Evaluation." *Arthritis &*

Rheumatism 63 (9): 2819-2827.

Cooper, C., G. Campion, and L.J. Melton, 3rd. 1992. "Hip Fractures in the Elderly: A World-Wide Projection." *Osteoporosis International: A Journal Established as Result of Cooperation Between the European Foundation for Osteoporosis and the National Osteoporosis Foundation of the USA* 2 (6): 285-289. https://doi.org/10.1007/BF01623184.

Cramer, H., C. Krucoff, and G. Dobos. 2013. "Adverse Events Associated With Yoga: A Systematic Review of Published Case Reports and Case Series." *PLOS ONE* 8 (10): e75515.

Cramer, H., T. Ostermann, and G. Dobos. 2018. "Injuries and Other Adverse Events Associated With Yoga Practice: A Systematic Review of Epidemiological Studies." *Journal of Science and Medicine in Sport* 21 (2): 147-154.

Cramer, H., L. Ward, R. Saper, D. Fishbein, G. Dobos, and R. Lauche. 2015. "The Safety of Yoga: A Systematic Review and Meta-Analysis of Randomized Controlled Trials." *American Journal of Epidemiology* 182 (4): 281-293. https://doi.org/10.1093/aje/kwv071.

Data-Franco, J., and M. Berk. 2013. "The Nocebo Effect: A Clinician's Guide." *Australian and New Zealand Journal of Psychiatry* 47:617-623.

Davis, D.S., P.E. Ashby, K.L. McCale, J.A. McQuain, and J.M. Wine. 2005. "The Effectiveness of 3 Stretching Techniques on Hamstring Flexibility Using Consistent Stretching Parameters." *The Journal of Strength and Conditioning Research* 19 (1): 27-32. https://doi.org/10.1519/14273.1.

Diamond, T.H., S.W. Thornley, R. Sekel, and P. Smerdely. 1997. "Hip Fracture in Elderly Men: Prognostic Factors and Outcomes." *The Medical Journal of Australia* 167 (8): 412-415. https://doi.org/10.5694/j.1326-5377.1997.tb126646.x.

DiGiovanna, E.L., S. Schiowitz, and D.J. Dowling, eds. 2005. *An Osteopathic Approach to Diagnosis and Treatment.* Philadelphia: Lippincott Williams & Wilkins.

Drici, M-D., F. Raybaud, C. Lunardo, P. Iacono, and P. Gustovic. 1995. "Influence of the Behaviour Pattern on the Nocebo Response of Healthy Volunteers." *British*

Journal of Clinical Pharmacology 39:204-206.

Dupuy, O., W. Douzi, D. Theurot, L. Bosquet, and B. Dugué. 2018. "An Evidence-Based Approach for Choosing Post-Exercise Recovery Techniques to Reduce Markers of Muscle Damage, Soreness, Fatigue, and Inflammation: A Systematic Review With Meta-Analysis." *Frontiers in Physiology* 9 (April 26): 403. https://doi.org/10.3389/fphys.2018.00403.

Freitas, S.R., B. Mendes, G. Le Sant, et al. 2018. "Can Chronic Stretching Change the Muscle-Tendon Mechanical Properties? A Review." *Scandinavian Journal of Medicine & Science in Sports* 28 (3): 794-806.

Frost, H.M. 1964. *The Laws of Bone Structure.* Springfield, IL: Thomas.

Garcia-Campayo, J., E. Asso, and M. Alda. 2011. "Joint Hypermobility and Anxiety: The State of the Art." *Current Psychiatry Reports* 13 (1): 18-25. https://doi.org/10.1007/s11920-010-0164-0.

Genant, H.K., C. Cooper, G. Poor, I. Reid, G. Ehrlich, J. Kanis, B.E.C. Nordin, et al. 1999. "Interim Report and Recommendations of the World Health Organization Task-Force for Osteoporosis." *Osteoporosis International* 10 (4): 259.

Giesser, B.S. 2015. "Exercise in the Management of Persons With Multiple Sclerosis." *Therapeutic Advances in Neurological Disorders* 8 (3): 123-130. https://doi.org/10.1177/1756285615576663.

Gmada, N., E. Bouhlel, I. Mrizak, H. Debabi, M. Ben Jabrallah, Z. Tabka, Y. Feki, and M. Amri. 2005. "Effect of Combined Active Recovery From Supramaximal Exercise on Blood Lactate Disappearance in Trained and Untrained Man." *International Journal of Sports Medicine* 26 (10): 874-879.

Guilak, F. 2005. "The Slippery Slope of Arthritis." *Arthritis & Rheumatology* 52 (6): 1632-1633. https://doi.org/10.1002/art.21051.

Haigh, R.C., C. McCabe, P.W. Halligan, and D.R. Blake. 2003. "Joint Stiffness in a Phantom Limb: Evidence of Central Nervous System Involvement in Rheumatoid Arthritis." *Rheumatology (Oxford)* 42 (7): 888-892.
https://doi.org/10.1093/rheumatology/keg243.

Hartvigsen, J., M.J. Hancock, A. Kongsted, Q. Louw, M.L. Ferreira, S. Genevay, D. Hoy, J. Karppinen, G. Pransky, J. Sieper, R.J. Smeets, and M. Underwood. 2018. Lancet Low Back Pain Series Working Group. "What Low Back Pain Is and Why We Need to Pay Attention." *Lancet* 391 (10137): 2356-2367. https://doi.org/10.1016/S0140-6736(18)30480-X.

Hessel, A.L.C. 2018. "The Role of Titin in Contraction of Skeletal Muscle." PhD diss., Northern Arizona University.

Hongo, M., E. Itoi, M. Sinaki, N. Miyakoshi, Y. Shimada, S. Maekawa, K. Okada, and Y. Mizutani. 2007. "Effect of Low-intensity Back Exercise on Quality of Life and Back Extensor Strength in Patients With Osteoporosis: A Randomized Controlled Trial." *Osteoporosis International* 18 (10): 1389-1395.

Howick, J., R. Webster, N. Kirby, and K. Hood. 2018. "Rapid Overview of Systematic Reviews of Nocebo Effects Reported by Patients Taking Placebos in Clinical Trials." *Trials* 19 (1): 674. https://doi.org/10.1186/s13063-018-3042-4.

Hsueh, M.F., P. Önnerfjord, M.P. Bolognesi, M.E. Easley, and V.B. Kraus. 2019. "Analysis of 'Old' Proteins Unmasks Dynamic Gradient of Cartilage Turnover in Human Limbs." *Science Advances* 5 (10): eaax3203. https://doi.org/10.1126/sciadv.aax3203.

Institute of Medicine (U.S.) Committee to Review Dietary Reference Intakes for Vitamin D and Calcium; A.C. Ross, C.L. Taylor, A.L. Yaktine, et al., eds. 2011. "Overview of Calcium." *Dietary Reference Intakes for Calcium and Vitamin D.* Washington, DC: National Academies Press.

Itoi, E., and M. Sinaki. 1994. "Effect of Back-Strengthening Exercise on Posture in Healthy Women 49 to 65 Years of Age." *Mayo Clinic Proceedings* 69 (11): 1054-1059.

Kelly, S., with M. Lazarus Dean. 2017. *Endurance: A Year in Space, a Lifetime of Discovery.* New York: Alfred A. Knopf.

Kidd, R. 2009. "Why Myofascial Release Will Never Be Evidence-Based." *International Musculoskeletal Medicine* 31 (2): 55-56. https://doi.org/10.1179/175361409X412575.

Kluitenberg, B., S.W. Bredeweg, S. Zijlstra, et al. 2012. "Comparison of Vertical Ground Reaction Forces During Overground and Treadmill Running. A Validation Study." *BMC Musculoskeletal Disorders* 13:235. https://doi.org/10.1186/1471-2474-13-235.

Krabak, B.J., E.R. Laskowski, J. Smith, M.J. Stuart, and G.Y. Wong. 2001. "Neurophysiologic Influences on Hamstring Flexibility: A Pilot Study." *Clinical Journal of Sport Medicine* 11 (4): 241-246.

Krans, J.L. 2010. "The Sliding Filament Theory of Muscle Contraction." *Nature Education* 3 (9): 66.

Krause, F., J. Wilke, L. Vogt, and W. Banzer. 2016. "Intermuscular Force Transmission Along Myofascial Chains: A Systematic Review." *Journal of Anatomy* 228 (6): 910-918. https://doi.org/10.1111/joa.12464.

Laimi, K., A. Mäkilä, E. Bärlund, N. Katajapuu, A. Oksanen, V. Seikkula, J. Karppinen, and M. Saltychev. 2018. "Effectiveness of Myofascial Release in Treatment of Chronic Musculoskeletal Pain: A Systematic Review." *Clinical Rehabilitation* 32 (4): 440-450. https://doi.org/10.1177/0269215517732820.

Langevin, H.M., J.R. Fox, C. Koptiuch, et al. 2011. "Reduced Thoracolumbar Fascia Shear Strain in Human Chronic Low Back Pain." *BMC Musculoskeletal Disorders* 12 (September 19): 203. https://doi.org/10.1186/1471-2474-12-203.

Langevin, H.M., D. Stevens-Tuttle, J.R. Fox, et al. 2009. "Ultrasound Evidence of Altered Lumbar Connective Tissue Structure in Human Subjects With Chronic Low Back Pain." *BMC Musculoskeletal Disorders* 10 (December 3): 151. https://doi.org/10.1186/1471-2474-10-151.

Levin, S.M. 2002. "The Tensegrity-Truss as a Model for Spine Mechanics: Biotensegrity." *Journal of Mechanics in Medicine and Biology* 2 (3n04 (September 1): 375-388.

Lu, Y.-H., B. Rosner, G. Chang, and L.M. Fishman. 2016. "Twelve-Minute Daily Yoga Regimen Reverses Osteoporotic Bone Loss." *Topics in Geriatric Rehabilitation* 32 (2): 81-87. https://doi.org/10.1097/TGR.0000000000000085.

Magnusson, S.P., E.B. Simonsen, P. Aagaard, H. Sørensen, and M. Kjaer. 1996. "A Mechanism for Altered Flexibility in Human Skeletal Muscle." *The Journal of Physiology* 497 (1): 291-298.

Main, C.J., N. Foster, and R. Buchbinder. 2010. "How Important Are Back Pain Beliefs and Expectations for Satisfactory Recovery From Back Pain?" *Best Practice & Research Clinical Rheumatology* 24 (2): 205-217.

Mana Yoga. 2011. "Body Not Stiff, Mind Stiff." *Yoga Insights and Excites* (blog). http://manayoga.blogspot.com/2011/09/body-not-stiff-mind-stiff.html.

Manheim, C.J. 2008. *The Myofascial Release Manual.* 4th ed. Charleston, SC: Slack Incorporated.

Manolagas, S.C. 2000. "Birth and Death of Bone Cells: Basic Regulatory Mechanisms and Implications for the Pathogenesis and Treatment of Osteoporosis." *Endocrine Reviews* 21 (2): 115-137. https://doi.org/10.1210/edrv.21.2.0395.

McKenney, K., A.S. Elder, C. Elder, and A. Hutchins. 2013. "Myofascial Release as a Treatment for Orthopaedic Conditions: A Systematic Review. *Journal of Athletic Training* 48 (4): 522-527. https://doi.org/10.4085/1062-6050-48.3.17.

Mow, V.C., and G.A. Ateshian. 1997. "Lubrication and Wear of Diarthrodial Joints." In *Basic Orthopaedic Biomechanics,* 2nd ed., edited by V.C. Mow and W.C. Hayes, 275-315. Philadelphia: Lippincott-Raven.

Muscular Dystrophy UK. 2015. "Exercise Advice for Adults With Muscle-Wasting Conditions." Updated June 2015. Adult Neuromuscular Physiotherapy Special Interest Group. www.musculardystrophyuk.org/wp-content/uploads/2015/05/Exercise-advice-for-adults.pdf.

Myers, T.W. 2014. *Anatomy Trains: Myofascial Meridians for Manual and Movement Therapists.* 3rd ed. Amsterdam: Elsevier.

NASA. 2001. "Space Bones." NASA Science. https://science.nasa.gov/science-news/science-at-nasa/2001/ast01oct_1.

NCCIH (National Center for Complementary and Integrated Health). 2016. "Fibromyalgia: In Depth." www.nccih.nih.gov/health/fibromyalgia-in-depth.

O'Sullivan, P.B., J.P. Caneiro, K. O'Sullivan, I. Lin, S. Bunzli, K. Wernli, and M. O'Keeffe. 2020. Back to Basics: 10 Facts Every Person Should Know about Back Pain. *British Journal of Sports Medicine* 54 (12): 698-699. https://doi.org/10.1136/

bjsports-2019-101611.

Pacey, V., L.L. Nicholson, R.D. Adams, J. Munn, and C.F. Munns. 2010. "Generalized Joint Hypermobility and Risk of Lower Limb Joint Injury During Sport: A Systematic Review With Meta-Analysis." *The American Journal of Sports Medicine* 38 (7): 1487-1497. https://doi.org/10.1177/0363546510364838.

Parker, D.T., T.W. Weitzenberg, A.L. Amey, and R.J. Nied. 2011. "Group Training Programs and Self-Reported Injury Risk in Female Marathoners." *Clinical Journal of Sport Medicine* 21 (6): 499-507.

Penman, S., M. Cohen, P. Stevens, and S. Jackson. 2012. "Yoga in Australia: Results of a National Survey." *International Journal of Yoga* 5 (2): 92.

Planès, S., C. Villier, and M. Mallaret. 2016. "The Nocebo Effect of Drugs." *Pharmaceutical Research and Perspectives* 4 (2): e00208. https://doi.org/10.1002/prp2.208.

Pratelli, E., I. Cinotti, and P. Pasquetti. 2010. "Rehabilitation in Osteoporotic Vertebral Fractures." *Clinical Cases in Mineral and Bone Metabolism* 7 (1): 45.

Quintner, J.L., and M.L. Cohen. 1994. "Referred Pain of Peripheral Nerve Origin: An Alternative to the 'Myofascial Pain' Construct." *Clinical Journal of Pain* 10 (3): 243-251. https://doi.org/10.1097/00002508-199409000-00012.

Reeves, N.D. 2006. "Adaptation of the Tendon to Mechanical Usage." *Journal of Musculoskeletal & Neuronal Interactions* 6 (2): 174-180.

Robling, A.G., A.B. Castillo, and C.H. Turner. 2006. "Biomechanical and Molecular Regulation of Bone Remodeling. *Annual Review of Biomedical Engineering* 8:455-498. https://doi.org/10.1146/annurev.bioeng.8.061505.095721.

Russo, C.R. 2009. "The Effects of Exercise on Bone. Basic Concepts and Implications for the Prevention of Fractures." *Clinical Cases in Mineral and Bone Metabolism* 6 (3): 223-228.

Ryan, E.D., T.J. Herda, P.B. Costa, A.A. Walter, K.M. Hoge, J.R. Stout, and J.T. Cramer. 2010. "Viscoelastic Creep in the Human Skeletal Muscle-Tendon Unit." *European Journal of Applied Physiology* 108 (1): 207-211.

Scheper, M.C., J.E. de Vries, J. Verbunt, and R.H. Engelbert. 2015. "Chronic Pain in

Hypermobility Syndrome and Ehlers-Danlos Syndrome (Hypermobility Type): It Is a Challenge." *Journal of Pain Research* 20 (8): 591-601. https://doi.org/10.2147/JPR.S64251.

Schleip, R., W. Klingler, and F. Lehmann-Horn. 2005. "Active Fascial Contractility: Fascia May Be Able to Contract in a Smooth Muscle-Like Manner and Thereby Influence Musculoskeletal Dynamics." *Medical Hypotheses* 65:273-277.

Sharman, M.J., A.G. Cresswell, and S. Riek. 2006. "Proprioceptive Neuromuscular Facilitation Stretching: Mechanisms and Clinical Implications. *Sports Medicine* 36 (11): 929-939. https://doi.org/10.2165/00007256-200636110-00002.

Shields, B.J., and G.A. Smith. 2009. "Cheerleading-Related Injuries in the United States: A Prospective Surveillance Study." *Journal of Athletic Training* 44 (6): 567-577.

Sinaki, M. 2007. "The Role of Physical Activity in Bone Health: A New Hypothesis to Reduce Risk of Vertebral Fracture." *Physical Medicine and Rehabilitation Clinics of North America* 18 (3): 593-608.

Sinaki, M. 2013. "Yoga Spinal Flexion Positions and Vertebral Compression Fracture in Osteopenia or Osteoporosis of Spine: Case Series." *Pain Practice* 13 (1): 68-75.

Sinaki, M., E. Itoi, H.W. Wahner, P. Wollan, R. Gelzcer, B.P. Mullan, D.A. Collins, and S.F. Hodgson. 2002. "Stronger Back Muscles Reduce the Incidence of Vertebral Fractures: A Prospective 10 Year Follow-Up of Postmenopausal Women." *Bone* 30 (6): 836-841.

Sinaki, M., and B.A. Mikkelsen. 1984. "Postmenopausal Spinal Osteoporosis: Flexion Versus Extension Exercises." *Archives of Physical Medicine and Rehabilitation* 65 (10): 593-596.

Smith, E.N., and A. Boser. 2013. "Yoga, Vertebral Fractures, and Osteoporosis: Research and Recommendations." *International Journal of Yoga Therapy* 23 (1): 17-23.

Souza, T.R., S.T. Fonseca, G.G. Gonçalves, J.M. Ocarino, and M.C. Mancini. 2009. "Prestress Revealed by Passive Co-Tension at the Ankle Joint." *Journal of Biomechanics* 42 (14): 2374-2380. https://doi.org/10.1016/j.jbiomech.2009.06.033.

Standring, S., ed. 2004. *Gray's Anatomy.* 39th ed. London: Churchill Livingstone.

Stanton, T.R., G.L. Moseley, A.Y.L. Wong, and G.N. Kawchuk. 2017. "Feeling Stiffness in the Back: A Protective Perceptual Inference in Chronic Back Pain." *Scientific Reports* 7 (1): 9681. https://doi.org/10.1038/s41598-017-09429-1.

Taleb, N.N. 2012. *Antifragile: Things That Gain From Disorder.* Vol. 3. New York: Random House Incorporated.

Tinkle, B., M. Castori, B. Berglund, H. Cohen, R. Grahame, H. Kazkaz, and H. Levy. 2017. "Hypermobile Ehlers-Danlos Syndrome (a.k.a. Ehlers-Danlos Syndrome Type III and Ehlers-Danlos Syndrome Hypermobility Type): Clinical Description and Natural History." *American Journal of Medical Genetics C Seminars in Medical Genetics* 175 (1): 48-69. https://doi.org/10.1002/ajmg.c.31538.

Travell, J.G., and D.G. Simons. 1983. *Myofascial Pain and Dysfunction: The Trigger Point Manual.* Baltimore: Williams & Willkins.

Turner, C.H., and F.M. Pavalko. 1998. "Mechanotransduction and Functional Response of the Skeleton to Physical Stress: The Mechanisms and Mechanics of Bone Adaptation." *Journal of Orthopaedic Science: Official Journal of the Japanese Orthopaedic Association* 3 (6): 346-355. https://doi.org/10.1007/s007760050064.

U.S. Department of Health and Human Services. 2004. *Bone Health and Osteoporosis: A Report of the Surgeon General.* Rockville, MD: U.S. Department of Health and Human Services, Office of the Surgeon General.

Våben, C., K.M. Heinemeier, P. Schjerling, J. Olsen, M.M. Petersen, M. Kjaer, and M.R. Krogsgaard. 2020. "No Detectable Remodelling in Adult Human Menisci: An Analysis Based on the C14 Bomb Pulse." *British Journal of Sports Medicine* 54 (23): 1433-1437. https://doi.org/10.1136/bjsports-2019-101360.

Vogt, M., and H.H. Hoppeler. 2014. "Eccentric Exercise: Mechanisms and Effects When Used as Training Regime or Training Adjunct." *Journal of Applied Physiology (1985)* 116 (11): 1446-1454.

Waddell, G. 1987. "1987 Volvo Award in Clinical Sciences. A New Clinical Model for the Treatment of Low-Back Pain." *Spine* 12 (7): 632-644.

Wells, R.E., and T.J. Kaptchuk. 2012. "To Tell the Truth, the Whole Truth, May Do Patients Harm: The Problem of the Nocebo Effect for Informed Consent." *American Journal of Bioethics* 12:22-29.

Weppler, C.H., and S.P. Magnusson. 2010. "Increasing Muscle Extensibility: A Matter of Increasing Length or Modifying Sensation?" *Physical Therapy* 90 (3): 438-449. https://doi.org/10.2522/ptj.20090012.

Wiese, C., D. Keil, A.S. Rasmussen, and R. Olesen. 2019. "Injury in Yoga Asana Practice: Assessment of the Risks." *Journal of Bodywork and Movement Therapies* 23 (3): 479-488.

Wiewelhove, T., A. Döweling, C. Schneider, L. Hottenrott, T. Meyer, M. Kellmann, M. Pfeiffer, and A. Ferrauti. 2019. "A Meta-Analysis of the Effects of Foam Rolling on Performance and Recovery." *Frontiers in Physiology* 9 (10): 376. https://doi.org/10.3389/fphys.2019.00376.

Wolfe, F. 2013. "Travell, Simons and Cargo Cult Science." *The Fibromyalgia Perplex* (blog), February 19, 2013. www.fmperplex.com/2013/02.

Wolfe, F., D.G. Simons, J. Fricton, R.M. Bennett, D.L. Goldenberg, R. Gerwin, D. Hathaway, G.A. McCain, I.J. Russell, H.O. Sanders, et al. 1992. "The Fibromyalgia and Myofascial Pain Syndromes: A Preliminary Study of Tender Points and Trigger Points in Persons With Fibromyalgia, Myofascial Pain Syndrome and No Disease." *Journal of Rheumatology* 19 (6): 944-951.

Wolff, J., trans. 1986. *The Law of Bone Remodeling* (translated from the 1892 original, *Das Gesetz der Transformation der Knochen,* by P. Maquet and R. Furlong). Berlin: Springer Verlag.

Yoga Alliance. 2016. "Highlights From the 2016 Yoga in America Study." www.yogaalliance.org/Learn/About_Yoga/2016_Yoga_in_America_Study/Highlights.

Chapter 2

Almeida, D., S. Charles, J. Mogle, J. Drewelies, C. Aldwin, A. Spiro III, and D. Gerstorf. 2020. "Charting Adult Development Through (Historically Changing) Daily Stress Processes." *American Psychologist* 75 (4): 511-524.

American Psychiatric Association. 2013. *The Diagnostic and Statistical Manual of Mental Disorders, Fifth Edition (DSM–5).* Washington, DC: American Psychiatric Publishing.

Applegate, C., B. Kapp, M. Underwood, and C. McNall. 1983. "Autonomic and Somatomotor Effects of Amygdala Central N. Stimulation in Awake Rabbits." *Physiology and Behavior* 31 (3): 353-630.

Barlow, D. 2002. *Anxiety and Its Disorders: The Nature and Treatment of Anxiety and Panic.* New York: Guilford Press.

Berger, M., J. Gray, and B. Roth. 2009. "The Expanded Biology of Serotonin." *Annual Review of Medicine* 60:355-366.

Bernardi, L., P. Sleight, G. Bandinelli, S. Cencetti, L. Fattorini, J. Wdowczyc-Szulc, and A. Lagi. 2001. "Effect of Rosary Prayer and Yoga Mantras on Autonomic Cardiovascular Rhythms: Comparative Study." *British Medical Journal (Clinical Research Edition)* 323 (7327): 1446-1449.

Biggs, E., A. Meulders, and J. Vlaeyen. 2016. "The Neuroscience of Pain and Fear." In *Neuroscience of Pain, Stress, and Emotion,* edited by M. al'Absi and M. Arve Flaten. 148-162. Cambridge, MA: Academic Press.

Borrell-Carrió, F., A. Suchman, and R. Epstein. 2004. "The Biopsychosocial Model 25 Years Later: Principles, Practice, and Scientific Inquiry." *Annals of Family Medicine* 2 (6): 576-582.

Bougea, A. 2020. "An Evaluation of the Studies on the Therapeutic Effects of Yoga in People With Dementia." *EMJ Neurology* 8 (1): 64-66.

Brenes, G., S. Sohl, R. Wells, D. Befus, C. Campos, and S. Danhauer. 2019. "The Effects of Yoga on Patients With Mild Cognitive Impairment and Dementia: A Scoping Review." *American Journal of Geriatric Psychiatry* 27 (2): 188-197.

Brinsley, J., F. Schuch, O. Lederman, D. Girard, M. Smout, M. Immink, B. Stubb, J. Firth, K. Davison, and S. Rosenbaum. 2020. "Effects of Yoga on Depressive Symptoms in People With Mental Disorders: A Systematic Review and Meta-Analysis." *British Journal of Sports Medicine* 55 (17): 992-1000.

Cadegiani, F., and C. Kater. 2016. "Adrenal Fatigue Does Not Exist: A Systematic Review." *BMC Endocrine Disorders* 16 (1): 48.

Cannon, W. 1915. *Bodily Changes in Pain, Hunger, Fear and Rage: An Account of Recent Researches Into the Function of Emotional Excitement.* New York: Appleton and Company.

Carabotti, M., A. Scirocco, M. Maselli, and C. Severi. 2015. "The Gut-Brain Axis: Interactions Between Enteric Microbiota, Central and Enteric Nervous Systems." *Annals of Gastroenterology* 28 (2): 203-209.

Charney, D., and H. Manji. 2004. "Life Stress, Genes, and Depression: Multiple Pathways Lead to Increased Risk and New Opportunities for Intervention." *Science STKE* 225 (re5).

Cherup, N., K. Strand, L. Lucchi, S. Wooten, C. Luca, and J. Signorile. 2020. "Yoga Meditation Enhances Proprioception and Balance in Individuals Diagnosed With Parkinson's Disease." *Perceptual and Motor Skills* 128 (1): 304-323.

Chrousos, G. 2009. "Stress and Disorders of the Stress System." *Nature Reviews. Endocrinology* 5 (7): 374-381.

Cramer, H., D. Anheyer, F. Saha, and G. Dobos. 2018. "Yoga for Posttraumatic Stress Disorder—A Systematic Review and Meta-Analysis." *BMC Psychiatry* 18 (1): 72.

Cramer, H., R. Lauche, H. Haller, and G. Dobos. 2013. "A Systematic Review and Meta-Analysis of Yoga for Low Back Pain." *The Clinical Journal of Pain* 29 (5): 450-460.

Cramer, H., R. Lauche, J. Langhorst, and G. Dobos. 2013. "Yoga for Depression: A Systematic Review and Meta-Analysis." *Depression Anxiety* 30:1068-1083.

Crofford, L. 2015. "Chronic Pain: Where the Body Meets the Brain." *Transactions of the American Clinical and Climatological Association* 126:167-183.

Daneman, R., and A. Prat. 2015. "The Blood–Brain Barrier." *Cold Spring Harbor Perspectives in Biology* 7 (1): a020412.

Desai, R., A. Tailor, and T. Bhatt. 2015. "Effects of Yoga on Brain Waves and Structural Activation: A Review." *Complementary Therapies in Clinical Practice* 21

(2): 112-118.

De Zeeuw, C., and M. Ten Brinke. 2015. "Motor Learning and the Cerebellum." *Cold Spring Harbor Perspectives in Biology* 7 (9): a021683.

Du, Q., and Z. Wei. 2017. "The Therapeutic Effects of Yoga in People With Dementia: A Systematic Review." *International Journal of Geriatric Psychiatry* 32 (1): 118.

Eagleman, D. 2020. *Livewired: The Inside Story of the Ever-Changing Brain.* New York: Pantheon.

Engel, G. 1977. "The Need for a New Medical Model: A Challenge for Biomedicine." *Science* 196 (4286): 129-136.

Fayad, F., M. Lefevre-Colau, S. Poiraudeau, and J. Fermanian. 2004. "Chronicity, Recurrence, and Return to Work in Low Back Pain: Common Prognostic Factors." *Annales de Réadaptation et de Médecine Physique* 47:179-189.

Gothe, N., I. Khan, J. Hayes, E. Erlenbach, and J. Damoiseaux. 2019. "Yoga Effects on Brain Health: A Systematic Review of the Current Literature." *Brain Plasticity* 5 (1): 105-122.

Gothe, N., and E. McAuley. 2015. "Yoga and Cognition: A Meta-Analysis of Chronic and Acute Effects." *Psychosomatic Medicine* 77 (7): 784-797.

Gotink, R., M. Vernooij, M. Ikram, W. Niessen, G. Krestin, A. Hofman, H. Tiemeier, and M. Hunink. 2018. "Meditation and Yoga Practice Are Associated With Smaller Right Amygdala Volume: The Rotterdam Study." *Brain Imaging and Behavior* 12 (6): 1631-1639.

Greden, J. 2001. "The Burden of Recurrent Depression: Causes, Consequences, and Future Prospects." *Journal of Clinical Psychiatry* 62 (Suppl. 22): 5-9.

Green, E., A. Huynh, L. Broussard, B. Zunker, J. Matthews, C. Hilton, and K. Aranha. 2019. "Systematic Review of Yoga and Balance: Effect on Adults With Neuromuscular Impairment." *The American Journal of Occupational Therapy: Official Publication of the American Occupational Therapy Association* 73 (1): 7301205150p1-7301205150p11.

He, W., X. Wang, H. Shi, H. Shang, L. Li, X. Jing, and B. Zhu. 2012. "Auricular Acupuncture and Vagal Regulation." *Evidence-Based Complementary and Alternative Medicine: eCAM* 2012: 786839.

Hilton, L., S. Hempel, B.A. Ewing, E. Apaydin, L. Xenakis, S. Newberry, B. Colaiaco, A. Ruelaz Maher, R.M. Shanman, M.E. Sorbero, and M.A. Maglione. 2017. "Mindfulness Meditation for Chronic Pain: Systematic Review and Meta-Analysis." *Annals of Behavioral Medicine* 51 (2): 199-213.

Hilton, L., A. Ruelaz Maher, B. Colaiaco, E. Apaydin, M. Sorbero, M. Booth, R. Shanman, and S. Hempel. 2017. "Meditation for Posttraumatic Stress: Systematic Review and Meta-Analysis." *Psychological Trauma: Theory, Research, Practice, and Policy* 9 (4): 453-460.

Holzel, B., J. Carmody, K. Evans, E. Hoge, J. Dusek, L. Morgan, R. Pitman, and S. Lazar. 2010. "Stress Reduction Correlates With Structural Changes in the Amygdala." *Social Cognitive and Affective Neuroscience* 5 (1): 11-17.

Interagency Pain Research Coordinating Committee. 2016. *National Pain Strategy: A Comprehensive Population Health-Level Strategy for Pain.* Washington, DC: U.S. Department of Health and Human Services, National Institutes of Health.

Iwata, J., K. Chida, and J. LeDoux. 1987. "Cardiovascular Responses Elicited by Stimulation of Neurons in the Central Amygdaloid Nucleus in Awake but Not Anesthetized Rats Resemble Conditioned Emotional Responses." *Brain Research* 418 (1): 183-188.

Janak, P., and K. Tye. 2015. "From Circuits to Behaviour in the Amygdala." *Nature* 517 (7534): 284-292.

Jans-Beken, L., N. Jacobs, M. Janssens, S. Peeters, J. Reijnders, L. Lechner, and J. Lataster. 2019. "Gratitude and Health: An Updated Review." *Journal of Positive Psychology* 15 (6): 743-782.

Jeter, P., A. Nkodo, S. Moonaz, and G. Dagnelie. 2014. "A Systematic Review of Yoga for Balance in a Healthy Population." *Journal of Alternative and Complementary Medicine* 20 (4): 221-232.

Jin, X., L. Wang, S. Liu, L. Zhu, P. Loprinzi, and X. Fan. 2019. "The Impact of Mind–Body Exercises on Motor Function, Depressive Symptoms, and Quality of Life in

Parkinson's Disease: A Systematic Review and Meta-Analysis." *International Journal of Environmental Research and Public Health* 17 (1): 31.

Kalyani, B., G. Venkatasubramanian, R. Arasappa, N. Rao, S. Kalmady, R. Behere, H. Rao, M. Vasudev, and B. Gangadhar. 2011. "Neurohemodynamic Correlates of 'OM' Chanting: A Pilot Functional Magnetic Resonance Imaging Study." *International Journal of Yoga* 4 (1): 3-6.

Kim, S. 2016. "Effects of Yoga on Chronic Neck Pain: A Systematic Review of Randomized Controlled Trials." *Journal of Physical Therapy Science* 28 (7): 2171-2174.

Ko, J., and A. Strafella. 2012. "Dopaminergic Neurotransmission in the Human Brain: New Lessons From Perturbation and Imaging." *Neuroscientist* 18 (2): 149-168.

Kok, B., K. Coffey, M. Cohn, L. Catalino, T. Vacharkulksemsuk, S. Algoe, M. Brantley, and B. Fredrickson 2013. "How Positive Emotions Build Physical Health: Perceived Positive Social Connections Account for the Upward Spiral Between Positive Emotions and Vagal Tone." *Psychological Science* 24 (7): 1123-1132.

Lewis, T., F. Amini, and R. Lannon. 2007. *A General Theory of Love.* New York: Knopf Doubleday Publishing Group.

Ley, R., D. Peterson, and J. Gordon. 2006. "Ecological and Evolutionary Forces Shaping Microbial Diversity in the Human Intestine." *Cell* 124:837-848.

Li, A., and C. Goldsmith. 2012. "The Effects of Yoga on Anxiety and Stress." *Alternative Medicine Review* 17:21-35.

Lindahl, J., N. Fisher, D. Cooper, R. Rosen, and W. Britton. 2017. "The Varieties of Contemplative Experience: A Mixed-Methods Study of Meditation-Related Challenges in Western Buddhists." *PLOS ONE* 12 (5): e0176239.

Liu, D., C. Caldji, S. Sharma, P. Plotsky, and M. Meaney. 2000. "Influence of Neonatal Rearing Conditions on Stress-Induced Adrenocorticotropin Responses and Norepinepherine Release in the Hypothalamic Paraventricular Nucleus." *Journal of Neuroendocrinology* 12 (1): 5-12.

London, A., I. Benhar, and M. Schwartz. 2013. "The Retina as a Window to the Brain—From Eye Research to CNS Disorders." *Nature Reviews Neurology* 9:44-53.

Lu, W., G. Chen, and C. Kuo. 2011. "Foot Reflexology Can Increase Vagal Modulation, Decrease Sympathetic Modulation, and Lower Blood Pressure in Healthy Subjects and Patients With Coronary Artery Disease." *Alternative Therapies in Health and Medicine* 17 (4): 8-14.

Lurie, I., Y. Yang, K. Haynes, R. Mamtani, and B. Boursi. 2015. "Antibiotic Exposure and the Risk for Depression, Anxiety, or Psychosis: A Nested Case-Control Study." *Journal of Clinical Psychiatry* 76 (11): 1522-1528.

Mäkinen, T., M. Mäntysaari, T. Pääkkönen, J. Jokelainen, L. Palinkas, J. Hassi, J. Leppäluoto, K. Tahvanainen, and H. Rintamäki. 2008. "Autonomic Nervous Function During Whole-Body Cold Exposure Before and After Cold Acclimation." *Aviation, Space, and Environmental Medicine* 79 (9): 875-882.

Maniam, J., C. Antoniadis, and M. Morris. 2014. "Early-Life Stress, HPA Axis Adaptation, and Mechanisms Contributing to Later Health Outcomes." *Frontiers in Endocrinology* 5:73.

McCorry, L. 2007. "Physiology of the Autonomic Nervous System." *American Journal of Pharmaceutical Education* 71 (4): 78.

Merskey, H., and N. Bogduk. 1994. *Classification of Chronic Pain: Descriptions of Chronic Pain Syndromes and Definitions of Pain Terms.* 2nd ed. Seattle: International Association for the Study of Pain (IASP) Press.

Moylan, S., M. Maes, N. Wray, and M. Berk. 2013. "The Neuroprogressive Nature of Major Depressive Disorder: Pathways to Disease Evolution and Resistance, and Therapeutic Implications." *Molecular Psychiatry* 18 (5): 595-606.

Neugebauer, V. 2015. "Amygdala Pain Mechanisms." *Handbook of Experimental Pharmacology* 227:261-284.

Neugebauer, V., W. Li, G. Bird, and J. Han. 2004. "The Amygdala and Persistent Pain." *The Neuroscientist* 10 (3): 221-234.

Newcomer, J., G. Selke, A. Melson, T. Hershey, S. Craft, K. Richards, and A. Alderson. 1999. "Decreased Memory Performance in Healthy Humans Induced by Stress-Level Cortisol Treatment." *Archives of General Psychiatry* 56 (6): 527-533.

Nichols, D. 2018. "N,N-dimethyltryptamine and the Pineal Gland: Separating Fact From Myth." *Journal of Psychopharmacology* 32 (1): 30-36.

O'Keefe, J., H. Abuissa, A. Sastre, D. Steinhaus, and W. Harris. 2006. "Effects of Omega-3 Fatty Acids on Resting Heart Rate, Heart Rate Recovery After Exercise, and Heart Rate Variability in Men With Healed Myocardial Infarctions and Depressed Ejection Fractions." *American Journal of Cardiology* 97 (8): 1127-1130.

Pascoe, M., and I. Bauer. 2015. "A Systematic Review of Randomized Control Trials on the Effects of Yoga on Stress Measures and Mood." *Journal of Psychiatric Research* 68:270-282.

Passani, M., P. Panula, and J. Lin. 2014. "Histamine in the Brain." *Frontiers in Systems Neuroscience* 8:64.

Paulson, O., S. Strandgaard, and L. Edvinsson. 1990. "Cerebral Autoregulation." *Cerebrovascular and Brain Metabolism Reviews* 2 (2): 161-192.

Polatin, P., R. Kinney, R. Gatchel, E. Lillo, and T. Mayer. 1993. "Psychiatric Illness and Chronic Low-Back Pain. The Mind and Spine: Which Goes First?" *Spine* 18:66-71.

Porges, S. 2011. *The Polyvagal Theory: Neurophysiological Foundations of Emotions, Attachment, Communication, and Self-Regulation.* New York: Norton.

Prince, M., A. Wimo, M. Guerchet, G. Ali, Y. Wu, and M. Prina. 2015. *World Alzheimer Report 2015—The Global Impact of Dementia: An Analysis of Prevalence, Incidence, Cost and Trends.* London: Alzheimer's Disease International (ADI).

Rao, M., and M. Gershon. 2016. "The Bowel and Beyond: The Enteric Nervous System in Neurological Disorders." *Nature Reviews Gastroenterology & Hepatology* 13:517-528.

Sakka, L., G. Coll, and J. Chazal. 2011. "Anatomy and Physiology of Cerebrospinal Fluid." *European Annals of Otorhinolaryngology, Head and Neck Diseases* 128 (6): 309-316.

Sarhad Hasan, M., M. Haydary, and F. Gandomi. 2020. "The Effect of Eight Weeks Yoga Training on the Mental Fatigue Control and Changed Balance and Knee Proprioception in Amateur Athletes: A Semi-Experimental Study." *Journal of Sport*

Biomechanics 5 (4): 228-239.

Schmidt, N., J. Richey, J. Zvolensky, and J. Maner. 2008. "Exploring Human Freeze Responses to a Threat Stressor." *Journal of Behavior Therapy and Experimental Psychiatry* 39 (3): 292-304.

Seres, J. 2003. "Evaluating the Complex Chronic Pain Patient." *Neurosurgery Clinics of North America* 14:339-352.

Sharma, M., and T. Haider. 2013. "Yoga as an Alternative and Complementary Therapy for Patients Suffering From Anxiety: A Systematic Review." *Journal of Evidence-Based Complementary & Alternative Medicine* 18 (1): 15-22.

Sherrington, C. 1906. *The Integrative Action of the Nervous System.* New York: C. Scribner's Sons.

Sherwood, C., C. Stimpson, M. Raghanti, D. Wildman, M. Uddin, L. Grossman, M. Goodman, J. Redmond, C. Bonar, J. Erwin, and P. Hof. 2006. "Evolution of Increased Glia–Neuron Ratios in the Human Frontal Cortex." *Proceedings of the National Academy of Sciences of the United States of America* 103:13606-13611.

Spector, R., R. Snodgrass, and C. Johanson. 2015. "A Balanced View of the Cerebrospinal Fluid Composition and Functions: Focus on Adult Humans." *Experimental Neurology* 273:57-68.

Streeter, C., T. Whitfield, L. Owen, et al. 2010. "Effects of Yoga Versus Walking on Mood, Anxiety, and Brain GABA Levels: A Randomized Controlled MRS Study." *Journal of Alternative and Complementary Medicine* 16 (11): 1145-1152.

Sujan, M., K. Deepika, S. Mulakur, A. John, and T. Sathyaprabha. 2015. "Effect of Bhramari Pranayama (Humming Bee Breath) on Heart Rate Variability and Hemodynamic—A Pilot Study." *Autonomic Neuroscience* 192 (82): 1.

Tan, D., B. Xu, X. Zhou, and R. Reiter. 2018. "Pineal Calcification, Melatonin Production, Aging, Associated Health Consequences and Rejuvenation of the Pineal Gland." *Molecules* 23 (2): 301.

Tolahunase, M., R. Sagar, M. Faiq, and R. Dada. 2018. "Yoga- and Meditation-Based Lifestyle Intervention Increases Neuroplasticity and Reduces Severity of Major

Depressive Disorder: A Randomized Controlled Trial." *Restorative Neurology and Neuroscience* 36 (3): 423-442.

Tysnes, O., and A. Storstein. 2017. "Epidemiology of Parkinson's Disease." *Journal of Neural Transmission* 124:901-905.

Walker, M., and R. Stickgold. 2004. "Sleep-Dependent Learning and Memory Consolidation." *Neuron* 4 (1): 121-133.

Watkins, P., K. Woodward, T. Stone, and R. Kolts. 2003. "Gratitude and Happiness: Development of a Measure of Gratitude and Relationships With Subjective Well-Being." *Social Behavior and Personality: An International Journal* 31 (5): 431-452.

Wood, A., J. Froh, and A. Geraghty. 2010. "Gratitude and Well-Being: A Review and Theoretical Integration." *Clinical Psychology Review* 30 (7): 890-905.

World Health Organization. 2012. "Depression: A Global Crisis." www.who.int/mental_health/management/depression/wfmh_paper_depression_wmhd_2012.pdf?Ua=1.

World Health Organization. 2016. *International Statistical Classification of Diseases and Related Health Problems.* 10th rev. Geneva, Switzerland: WHO.

Zhou, Y., and N. Danbolt. 2014. "Glutamate as a Neurotransmitter in the Healthy Brain." *Journal of Neural Transmission* 121 (8): 799-817.

Chapter 3

Aliverti, A. 2016. "The Respiratory Muscles During Exercise." *Breathe (Sheff)* 12 (2): 165-168. https://doi.org/10.1183/20734735.008116.

Ball, M.J., and J. Rahilly. 2003. *Phonetics: The Science of Speech.* London: Arnold.

Barker, N., and M.L. Everard. 2015. "Getting to Grips With 'Dysfunctional Breathing'." *Paediatric Respiratory Reviews* 16 (1): 53-61.

Barker, N.J., M. Jones, N.E. O'Connell, and M.L. Everard. 2013. "Breathing Exercises for Dysfunctional Breathing/Hyperventilation Syndrome in Children." *Cochrane Database of Systematic Reviews* 12.

Barr, K.P., M. Griggs, and T. Cadby. 2005. Lumbar Stabilization: Core Concepts and

Current Literature, Part 1. *American Journal of Physical Medicine and Rehabilitation* 84:473-480.

Bellemare, F., A. Jeanneret, and J. Couture. 2003. "Sex Differences in Thoracic Dimensions and Configuration." *American Journal of Respiratory and Critical Care Medicine* 168 (3): 305-312. https://doi.org/10.1164/rccm.200208-876OC.

Bordoni, B., and E. Zanier. 2013. Anatomic Connections of the Diaphragm: Influence of Respiration on the Body System. *Journal of Multidisciplinary Healthcare* 6 (July 25): 281-291. https://doi.org/10.2147/JMDH.S45443.

Cacioppo, J.T., G.G. Bernston, J.T. Larsen, K.M. Poehlmann, and T. Ito. 2000. *The Psychophysiology of Emotion.* 2nd ed. New York: Guilford Press.

Carim-Todd, L., S.H. Mitchell, and B.S. Oken. 2013. "Mind–Body Practices: An Alternative, Drug-Free Treatment for Smoking Cessation? A Systematic Review of the Literature." *Drug and Alcohol Dependence* 132 (3): 399-410. https://doi.org/10.1016/j.drugalcdep.2013.04.014.

Clark, B. 2018. *Your Spine, Your Yoga: Developing Stability and Mobility for Your Spine.* Vancouver: Wild Strawberry Productions.

Cottle, M.H., R.M. Loring, G.G. Fischer, and I.E. Gaynon. 1958. "The Maxilla-Premaxilla Approach to Extensive Nasal Septum Surgery." *AMA Archives of Otolaryngology* 68 (3): 301-313.

Cramer, H., P. Posadzki, G. Dobos, and J. Langhorst. 2014. "Yoga for Asthma: A Systematic Review and Meta-Analysis." *Annals of Allergy, Asthma, & Immunology* 112 (6): 503-510.e5. https://doi.org/10.1016/j.anai.2014.03.014.

Cresswell, A.G., L. Oddsson, and A. Thorstensson. 1994. "The Influence of Sudden Perturbations on Trunk Muscle Activity and Intraabdominal Pressure While Standing." *Experimental Brain Research* 98:336-341.

De Couck, M., R. Caers, L. Musch, J. Fliegauf, A. Giangreco, and Y. Gidron. 2019. "How Breathing Can Help You Make Better Decisions: Two Studies on the Effects of Breathing Patterns on Heart Rate Variability and Decision-Making in Business Cases." *International Journal of Psychophysiology* 139:1-9.

Dimitriadis, Z., E. Kapreli, N. Strimpakos, and J. Oldham. 2014. "Pulmonary Function of Patients With Chronic Neck Pain: A Spirometry Study." *Respiratory Care* 59 (4): 543-549.

Ebenbichler, G.R., L.I. Oddsson, J. Kollmitzer, et al. 2001. "Sensory-Motor Control of the Lower Back: Implications for Rehabilitation." *Medicine and Science in Sports and Exercise* 33:1889-1898.

Estenne, M., C. Pinet, and A. De Troyer. 2000. "Abdominal Muscle Strength in Patients With Tetraplegia." *American Journal of Respiratory and Critical Care Medicine* 161 (3): 707-712.

Femina. 2020. "Health Benefits of Kapalbhati Pranayam in Yoga." Femina. www.femina.in/wellness/fitness/health-benefits-of-kapalbhati-pranayam-in-yoga-142649.html.

Flenady, T., T. Dwyer, and J. Applegarth. 2017. "Accurate Respiratory Rates Count: So Should You!" *Australasian Emergency Nursing Journal* 20 (1): 45-47.

Gardner, W.N. 1996. "The Pathophysiology of Hyperventilation Disorders." *Chest* 109 (2): 516-534.

Gerritsen, R.J.S., and G.P.H. Band. 2018. "Breath of Life: The Respiratory Vagal Stimulation Model of Contemplative Activity." *Frontiers in Human Neuroscience* 12:397.

Han, J.N., G. Gayan-Ramirez, R. Dekhuijzen, and M. Decramer. 1993. "Respiratory Function of the Rib Cage Muscles." *European Respiratory Journal* 6 (5): 722-728.

Hodges, P. 2004. "Abdominal Mechanism and Support of the Lumbar Spine and Pelvis." In *Therapeutic Exercise for Lumbopelvic Stabilization,* 2nd ed., edited by C. Richardson, 31-58. Edinburgh, Churchill Livingstone.

Holmes, S.W., R. Morris, P.R. Clance, and R.T. Putney. 1996. "Holotropic Breathwork: An Experiential Approach to Psychotherapy." *Psychotherapy: Theory, Research, Practice, Training* 33 (1): 114-120.

Jones, M., A. Harvey, L. Marston, and N.E. O'Connell. 2013. "Breathing Exercises for Dysfunctional Breathing/Hyperventilation Syndrome in Adults." *Cochrane Database of Systematic Reviews* 5.

Jung, S.I., N.K. Lee, K.W. Kang, K. Kim, and D.Y. Lee. 2016. The Effect of Smartphone Usage Time on Posture and Respiratory Function. *Journal of Physical Therapy Science* 28 (1): 186-189. https://doi.org/10.1589/jpts.28.186.

Kaminoff, L., and A. Matthews. 2007. *Yoga Anatomy.* Champaign, IL: Human Kinetics.

Kreibig, S.D. 2010. "Autonomic Nervous System Activity in Emotion: A Review." *Biological Psychology* 84 (3): 394-421. https://doi.org/10.1016/j.biopsycho.2010.03.010.

Leung, Richard ST, John S. Floras, and T. Douglas Bradley. "Respiratory modulation of the autonomic nervous system during Cheyne–Stokes respiration." *Canadian Journal of Physiology and Pharmacology* 84, no. 1 (2006): 61-66.

McKeown, P., C. O'Connor-Reina, and G. Plaza. 2021. "Breathing Re-Education and Phenotypes of Sleep Apnea: A Review." *Journal of Clinical Medicine* 10 (3): 471.

Milanesi, R., and R.C. Caregnato. 2016. "Intra-Abdominal Pressure: An Integrative Review." *Einstein (São Paulo)* 14 (3): 423-430. https://doi.org/10.1590/S1679-45082016RW3088.

Nestor, J. 2020. *Breath: The New Science of a Lost Art.* London: Penguin UK.

Paschall, J. 2013. "5 Reasons to Practice Breath of Fire Yoga Gaia." Gaia. www.gaia.com/article/5-reasons-practice-breath-fire-yoga.

Pradhan, B. 2015. "Yoga Can Spur 10% Growth and 'Cure' Homosexuals, Says Baba Ramdev." *Mint.* www.livemint.com/Politics/BjkzSSfs9SwbMxyBblkJLP/Yoga-can-spur-10-growth-and-cure-homosexuals-says-Baba-R.html.

Santino, T.A., G.S. Chaves, D.A. Freitas, G.A. Fregonezi, and K.M. Mendonça. 2020. "Breathing Exercises for Adults With Asthma." *Cochrane Database Syst Reviews* 3 (3): CD001277. https://doi.org/10.1002/14651858.CD001277.pub4.

Seals, D.R., N.O. Suwarno, and J.A. Dempsey. 1990. "Influence of Lung Volume on Sympathetic Nerve Discharge in Normal Humans." *Circulation Research* 67 (1): 130-141.

Sikter, A., E. Frecska, I.M. Braun, X. Gonda, and Z. Rihmer. 2007. "The Role of Hyperventilation: Hypocapnia in the Pathomechanism of Panic Disorder." *Brazilian Journal of Psychiatry* 29 (4): 375-379.

Singleton, M. 2010. *Yoga Body: The Origins of Modern Posture Practice.* Oxford: Oxford University Press.

Sovik, R. (n.d.). *Learn Kapalabhati (Skull Shining Breath).* Yoga International. https://yogainternational.com/article/view/learn-kapalabhati-skull-shining-breath.

Strøm-Tejsen, P., D. Zukowska, P. Wargocki, and D.P. Wyon. 2016. "The Effects of Bedroom Air Quality on Sleep and Next-Day Performance." *Indoor Air* 26:679-686. https://doi.org/10.1111/ina.12254.

Szczygieł, E., K. Węglarz, K. Piotrowski, T. Mazur, S. Mętel, and J. Golec. 2015. Biomechanical Influences on Head Posture and the Respiratory Movements of the Chest. *Acta of Bioengineering and Biomechanics* 17 (2): 143-148.

Talasz, H., C. Kremser, M. Kofler, E. Kalchschmid, M. Lechleitner, and A. Rudisch. 2011. "Phase-Locked Parallel Movement of Diaphragm and Pelvic Floor During Breathing and Coughing—A Dynamic MRI Investigation in Healthy Females." *International Urogynecology Journal* 22 (1): 61-68. https://doi.org/10.1007/s00192-010-1240-z.

Vidotto, L.S., C.R.F. Carvalho, A. Harvey, and M. Jones. 2019. "Dysfunctional Breathing: What Do We Know?" *Journal of Brazilian Pneumology* 45 (1): e20170347. https://doi.org/10.1590/1806-3713/e20170347.

Vostatek, P., D. Novák, T. Rychnovský, and S. Rychnovská. 2013. "Diaphragm Postural Function Analysis Using Magnetic Resonance Imaging." *PLOS ONE* 8 (3): e56724. https://doi.org/10.1371/journal.pone.0056724.

Wikipedia. 2020. "Ujjayi Breath." https://en.wikipedia.org/wiki/Ujjayi_breath.

Wilson, J. 2009. "Hindu Guru Claims Homosexuality Can Be 'Cured' by Yoga." *The Telegraph.* www.telegraph.co.uk/news/worldnews/asia/india/5780028/Hindu-guru-claims-homosexuality-can-be-cured-by-yoga.html.

Wim Hof Method. 2020. *The Benefits of Breathing Exercises Wim Hof Method.* www.wimhofmethod.com/breathing-exercises.

Wu, L.L., Z.K. Lin, H.D. Weng, Q.F. Qi, J. Lu, and K.X. Liu. 2018. "Effectiveness of Meditative Movement on COPD: A Systematic Review and Meta-Analysis." *Inter-*

national Journal of Chronic Obstructive Pulmonary Disease 13 (April 17): 1239-1250. https://doi.org/10.2147/COPD.S159042.

Yang, Z.Y., H.B. Zhong, C. Mao, et al. 2016. Yoga for Asthma. *Sao Paulo Medical Journal* 134 (4): 368. https://doi.org/10.1590/1516-3180.20161344T2.

Zaccaro, A., A. Piarulli, M. Laurino, et al. 2018. "How Breath-Control Can Change Your Life: A Systematic Review on Psycho-Physiological Correlates of Slow Breathing." *Frontiers in Human Neuroscience* 12 (September 7): 353. https://doi.org/10.3389/fnhum.2018.00353.

Chapter 4

Aird, W. 2011. "Discovery of the Cardiovascular System: From Galen to William Harvey." *Journal of Thrombosis and Haemostasis* 9 (Suppl. 1): 118-129.

Al-Khazraji, B., and J. Shoemaker. 2018. "The Human Cortical Autonomic Network and Volitional Exercise in Health and Disease." *Applied Physiology, Nutrition, and Metabolism* 43 (11): 1122-1130.

Baker, L. 2019. "Physiology of Sweat Gland Function: The Roles of Sweating and Sweat Composition in Human Health." *Temperature (Austin)* 6 (3): 211-259.

Bates, S., and J. Ginsberg. 2001. "Pregnancy and Deep Vein Thrombosis." *Seminars in Vascular Medicine* 1 (1): 97-104.

Bernardia, L., A. Gabuttia, C. Portaa, and L. Spicuzza. 2001. "Slow Breathing Reduces Chemoreflex Response to Hypoxia and Hypercapnia and Increases Baroreflex Sensitivity." *Journal of Hypertension* 19:2221-2229.

Bhavanani, A. 2016. "Yoga and Cardiovascular Health: Exploring Possible Benefits and Postulated Mechanisms." *SM Journal of Cardiovascular Diseases* 1 (1): 1003.

Boyett, M., A. D'Souza, H. Zhang, G. Morris, H. Dobrzynski, and O. Monfredi. 2013. "Viewpoint: Is the Resting Bradycardia in Athletes the Result of Remodeling of the Sinoatrial Node Rather Than High Vagal Tone?" *Journal of Applied Physiology* 114 (9): 1351-1355.

Buccelletti, E., E. Gilardi, E. Scaini, L. Galiuto, R. Persiani, A. Biondi, F. Basile, and N.

Silveri. 2009. "Heart Rate Variability and Myocardial Infarction: Systematic Literature Review and Meta-Analysis." *European Review for Medical Pharmacological Sciences* 13 (4): 299-307.

Byeon, K., J. Choi, J. Yang, J. Sung, S. Park, J. Oh, and K. Hong. 2012. "The Response of the Vena Cava to Abdominal Breathing." *Journal of Alternative and Complementary Medicine* 18 (2): 153-157.

Cannon, W. 1932. *The Wisdom of the Body.* New York: W.W. Norton & Company.

Cole, R. 1989. "Postural Baroreflex Stimuli May Affect EEG Arousal and Sleep in Humans." *Journal of Applied Physiology* 67 (6): 2369-2375.

Cooney, M., E. Vartiainen, T. Laatikainen, A. Juolevi, A. Dudina, and I. Graham. 2010. "Elevated Resting Heart Rate Is an Independent Risk Factor for Cardiovascular Disease in Healthy Men and Women." *American Heart Journal* 159 (4): 612-619.

Cramer, H., R. Lauche, H. Haller, N. Steckhan, A. Michalsen, and G. Dobos. 2014. "Effects of Yoga on Cardiovascular Disease Risk Factors: A Systematic Review and Meta-Analysis." *International Journal of Cardiology* 173 (2): 170-183.

Dick, T., J. Mims, Y. Hsieh, K. Morris, and E. Wehrwein. 2014. "Increased Cardio-Respiratory Coupling Evoked by Slow Deep Breathing Can Persist in Normal Humans." *Respiratory Physiology and Neurobiology* 204:99-111.

Etulain, J. 2018. "Platelets in Wound Healing and Regenerative Medicine." *Platelets* 29 (6): 556-568.

Evans, C., F. Fowkes, C. Ruckley, and A. Lee. 1999. "Prevalence of Varicose Veins and Chronic Venous Insufficiency in Men and Women in the General Population: Edinburgh Vein Study." *Journal of Epidemiology and Community Health* 53:149-153.

Fagard, R. 2003. "Athlete's Heart." *Heart* 89 (12): 1455-1461.

Fryar, C., T-C. Chen, and X. Li. 2012. *Prevalence of Uncontrolled Risk Factors for Cardiovascular Disease: United States, 1999-2010.* Hyattsville, MD: National Center for Health Statistics. www.cdc.gov/nchs/data/databriefs/db103.pdf.

Gavish, I., and B. Brenner. 2011. "Air Travel and the Risk of Thromboembolism." *Internal and Emergency Medicine* 6 (2): 113-116.

Gillespie, C., E. Kuklina, P. Briss, N. Blair, and Y. Hong. 2011. "Vital Signs: Prevalence, Treatment, and Control of Hypertension, United States, 1999-2002 and 2005-2008." *Morbidity and Mortality Weekly Report* 60 (4): 103-108.

Haennel, R., K. Teo, G. Snydmiller, H. Quinney, and C. Kappagoda. 1988. "Short-Term Cardiovascular Adaptations to Vertical Head-Down Suspension." *Archives of Physical Medicine and Rehabilitation* 69 (5): 352-357.

Hagins, M., R. States, T. Selfe, and K. Innes. 2013. "Effectiveness of Yoga for Hypertension: Systematic Review and Meta-Analysis." *Evidence-Based Complementary and Alternative Medicine* 2013: 649836.

Hall, J. 2015. *Guyton and Hall Textbook of Medical Physiology.* 13th ed. Philadelphia: Saunders.

Heron, M. 2019. "Deaths: Leading Causes for 2017." *National Vital Statistics Reports* 68 (6): 1-77.

Higgins, J. 2015. "Red Blood Cell Population Dynamics." *Clinics in Laboratory Medicine* 35 (1): 43-57.

Jensen-Urstad, K., B. Saltin, M. Ericson, N. Storck, and M. Jensen-Urstad. 1997. "Pronounced Resting Bradycardia in Male Elite Runners Is Associated With High Heart Rate Variability." *Scandinavian Journal of Medicine and Science in Sports* 7:274-278.

Joseph, C., C. Porta, G. Casucci, N. Casiraghi, M. Maffeis, M. Rossi, and L. Bernardi. 2005. "Slow Breathing Improves Arterial Baroreflex Sensitivity and Decreases Blood Pressure in Essential Hypertension." *Hypertension* 46 (4): 714-718.

Kearney, P., M. Whelton, K. Reynolds, P. Muntner, P. Whelton, and J. He. 2005. "Global Burden of Hypertension: Analysis of Worldwide Data." *Lancet* 365 (9455): 217-223.

Keenan, C., and R. White. 2007. "The Effects of Race/Ethnicity and Sex on the Risk of Venous Thromboembolism." *Current Opinion in Pulmonary Medicine* 13 (5): 377-383.

Kravtsov, P., S. Katorkin, V. Volkovoy, and Y. Sizonenko. 2016. "The Influence of the Training of the Muscular Component of the Musculo-Venous Pump in the Lower Extremities on the Clinical Course of Varicose Vein Disease." *Vopr Kurortol*

Fizioter Lech Fiz Kult 93 (60): 33-36.

Lasater, J. 2017. "Compassionate Dying." *Yoga Journal.* Last modified April 5, 2017. www.yogajournal.com/yoga-101/compassionate-dying

Lubitz, S. 2004. "Early Reactions to Harvey's Circulation Theory: The Impact on Medicine." *Mount Sinai Journal of Medicine* 71:274-280.

Masterson, M., A. Morgan, C. Multer, and D. Cipriani. 2006. "The Role of Lower Leg Muscle Activity in Blood Pressure Maintenance of Older Adults." *Clinical Kinesiology* 60 (2): 8-17.

McEwen, B., and E. Stellar. 1993. "Stress and the Individual. Mechanisms Leading to Disease." *Archives of Internal Medicine* 153 (18): 2093-2101.

Meneton, P., X. Jeunemaitre, H. de Wardener, and G. MacGregor. 2005. "Links Between Dietary Salt Intake, Renal Salt Handling, Blood Pressure, and Cardiovascular Diseases." *Physiology Reviews* 85 (2): 679-715.

Messerli, F., B. Williams, and E. Ritz. 2007. "Essential Hypertension." *Lancet* 370 (9587): 591-603.

Miller, J., D. Pegelow, A. Jacques, and J. Dempsey. 2005. "Skeletal Muscle Pump Versus Respiratory Muscle Pump: Modulation of Venous Return From the Locomotor Limb in Humans." *Journal of Physiology* 563: 925-943.

Norcliffe-Kaufmann, L., H. Kaufmann, J. Martinez, S. Katz, L. Tully, and H. Reynolds. 2016. "Autonomic Findings in Takotsubo Cardiomyopathy." *American Journal of Cardiology* 117 (2): 206-213.

Palatini, P. 2011. "Role of Elevated Heart Rate in the Development of Cardiovascular Disease in Hypertension." *Hypertension* 58:745-750.

Parshad, O., A. Richards, and M. Asnani. 2011. "Impact of Yoga on Haemodynamic Function in Healthy Medical Students." *West Indian Medical Journal* 60 (2): 148-152.

Pearce, J. 2007. "Malpighi and the Discovery of Capillaries." *European Neurology* 58 (4): 253-255.

Posadzki, P., A. Kuzdzal, M. Lee, and E. Ernst 2015. "Yoga for Heart Rate Variability: A Systematic Review and Meta-Analysis of Randomized Clinical Trials." *Applied*

Psychophysiology and Biofeedback 40:239-249.

Posner, M., and S. Petersen. 1990. "The Attention System of the Human Brain." *Annual Review of Neuroscience* 13:25-42.

Quer, G., P. Gouda, M. Galarnyk, E. Topol, and S. Steinhubl. 2020. "Inter- and Intra-individual Variability in Daily Resting Heart Rate and Its Associations With Age, Sex, Sleep, BMI, and Time of Year: Retrospective, Longitudinal Cohort Study of 92,457 Adults." *PLOS ONE* 15 (2): e0227709.

Racinais, S., J. Alonso, A. Coutts, A. Flouris, O. Girard, J. González-Alonso, C. Hausswirth, et al. 2015. "Consensus Recommendations on Training and Competing in the Heat." *British Journal of Sports Medicine* 49:1164-1173.

Razin, A. 1977. "Upside-Down Position to Terminate Tachycardia of Wolff-Parkinson-White Syndrome." *New England Journal of Medicine* 296 (26): 1535-1536.

Reimers, A., G. Knapp, and C. Reimers. 2018. "Effects of Exercise on the Resting Heart Rate: A Systematic Review and Meta-Analysis of Interventional Studies." *Journal of Clinical Medicine* 7 (12): 503.

Roger, V., A. Go, D. Lloyd-Jones, E. Benjamin, J. Berry, W. Borden, D. Bravata, S. Dai, E. Ford, C. Fox, et al. 2012. "Executive Summary: Heart Disease and Stroke Statistics—2012 Update: A Report From the American Heart Association." *Circulation* 125 (1): 188-197.

Rosengren, A., S. Hawken, S. Ounpuu, K. Sliwa, M. Zubaid, W. Almahmeed, K. Blackett, C. Sitthiamorn, H. Sato, and S. Yusuf. 2004. "Association of Psychosocial Risk Factors With Risk of Acute Myocardial Infarction in 11119 Cases and 13648 Controls From 52 Countries (the INTERHEART Study): Case-Control Study." *Lancet* 364:953-962.

Schiweck, C., D. Piette, D. Berckmans, S. Claes, and E. Vrieze. 2019. "Heart Rate and High Frequency Heart Rate Variability During Stress as Biomarker for Clinical Depression. A Systematic Review." *Psychological Medicine* 49 (2): 200-211.

Schneider, R., F. Staggers, C. Alexander, W. Sheppard, M. Rainforth, K. Kondwani, S. Smith, and C. King. 1995. "A Randomised Controlled Trial of Stress Reduction for

Hypertension in Older African Americans." *Hypertension* 26 (5): 820-857.

Schröder, J., and J. Harder. 2006. "Antimicrobial Skin Peptides and Proteins." *Cellular and Molecular Life Sciences* 63 (4): 469-486.

Selvamurthy, W., K. Sridharan, U. Ray, R. Tiwary, K. Hegde, U. Radhakrishan, and K. Sinha. 1998. "A New Physiological Approach to Control Essential Hypertension." *Indian Journal of Physiology and Pharmacology* 42 (2): 205-213.

Sharma, K., P. Thirumaleshwara, K. Udayakumar, and B. Savitha. 2014. "A Study on the Effect of Yoga Therapy on Anaemia in Women." *European Scientific Journal* 10 (21): 283-290.

Silverstein, M., J. Heit, D. Mohr, T. Petterson, W. O'Fallon, and L. Melton. 1998. "Trends in the Incidence of Deep Vein Thrombosis and Pulmonary Embolism: A 25-Year Population-Based Study." *Archives of Internal Medicine* 158 (6): 585-593.

Spreeuw, J., and I. Owadally. 2013. "Investigating the Broken-Heart Effect: A Model for Short-Term Dependence Between the Remaining Lifetimes of Joint Lives." *Annals of Actuarial Science* 7 (2): 236-257.

Summers, C., S. Rankin, A. Condliffe, N. Singh, A. Peters, and E. Chilvers. 2010. "Neutrophil Kinetics in Health and Disease." *Trends in Immunology* 31 (8): 318-324.

Tai, Y., and C. Colaco. 1981. "Upside-Down Position for Paroxysmal Supraventricular Tachycardia." *Lancet* 2 (8258): 1289.

Takahashi, H., M. Yoshika, Y. Komiyama, and M. Nishimura. 2011. "The Central Mechanism Underlying Hypertension: A Review of the Roles of Sodium Ions, Epithelial Sodium Channels, the Renin-Angiotensin-Aldosterone System, Oxidative Stress and Endogenous Digitalis in the Brain." *Hypertension Research* 34 (11): 1147-1160.

Tanner, J. 1951. "The Relationships Between the Frequency of the Heart, Oral Temperature and Rectal Temperature in Man at Rest." *Journal of Physiology* 115 (4): 391-409.

Tsuji, H., F. Venditti, E. Manders, J. Evans, M. Larson, C. Feldman, and D. Levy. 1994. "Reduced Heart Rate Variability and Mortality Risk in an Elderly Cohort. The

Framingham Heart Study." *Circulation* 90 (2): 878-883.

Tyagi, A., and M. Cohen. 2016. "Yoga and Heart Rate Variability: A Comprehensive Review of the Literature." *International Journal of Yoga* 9 (2): 97-113.

Vijayalakshmi, P., Madanmohan, A.B. Bhavanani, A. Patil, and K. Babu. 2004. "Modulation of Stress Induced by Isometric Handgrip Test in Hypertensive Patients Following Yogic Relaxation Training." *Indian Journal of Physiology and Pharmacology* 48:59-64.

Watabe, A., T. Sugawara, K. Kikuchi, K. Yamasaki, S. Sakai, and S. Aiba. 2013. "Sweat Constitutes Several Natural Moisturizing Factors, Lactate, Urea, Sodium, and Potassium." *Journal of Dermatological Science* 72 (2): 177-182.

Whelton, P., R. Carey, W. Aronow, D. Casey, K. Collins, C. Dennison Himmelfarb, S. DePalma, S. Gidding, K. Jamerson, D. Jones, et al. 2018. "2017 ACC/AHA/AAPA/ABC/ACPM/AGS/APhA/ASH/ASPC/NMA/PCNA Guideline for the Prevention, Detection, Evaluation, and Management of High Blood Pressure in Adults." *Journal of the American College of Cardiology* 71 (19): e127-e248.

Williamson, J., R. McColl, and D. Mathews. 2004. "Changes in Regional Cerebral Blood Flow Distribution During Postexercise Hypotension in Humans." *Journal of Applied Physiology* 96 (2): 719-724.

Yoshizumi, M., J. Abe, K. Tsuchiya, B. Berk, and T. Tamaki. 2003. "Stress and Vascular Responses: Athero-Protective Effect of Laminar Fluid Shear Stress in Endothelial Cells: Possible and Mitogen-Activated Protein Kinases." *Journal of Pharmacological Sciences* 9:172-176.

Chapter 5

Adair, T., D. Moffatt, A. Paulsen, and A. Guyton. 1982. "Quantitation of Changes in Lymph Protein Concentration During Lymph Node Transit." *American Journal of Physiology* 243:H351-H359.

Ader, R., and N. Cohen. 1975. "Behaviorally Conditioned Immunosuppression." *Psychosomatic Medicine* 37 (4): 333-340.

Aspelund, A., M. Robciuc, S. Karaman, T. Makinen, and K. Alitalo. 2016. "Lymphatic System in Cardiovascular Medicine." *Circulation Research* 118 (3): 515-530.

Auckland, K. 2005. "Arnold Heller and the Lymph Pump." *Acta Physiologica Scandinavica* 185:171-180.

Balasubramaniam, M., S. Telles, and P. Doraiswamy. 2013. "Yoga on Our Minds: A Systematic Review of Yoga for Neuropsychiatric Disorders." *Frontiers in Psychiatry* 3:117.

Balloux, F., and L. van Dorp. 2017. "Q&A: What Are Pathogens, and What Have They Done to and for Us?" *BMC Biology* 15 (1): 91.

Bodey, B., S. Siegel, and H. Kaiser. 2006. *Immunological Aspects of Neoplasia—The Role of the Thymus.* Berlin: Springer Science & Business Media.

Buffart, L., J. van Uffelen, I. Riphage, J. Brug, W. van Mechelen, W. Brown, and M. Chinapaw. 2012. "Physical and Psychosocial Benefits of Yoga in Cancer Patients and Survivors: A Systematic Review and Meta-Analysis of Randomized Controlled Trials." *BMC Cancer* 12: 559.

Cappuccio, F., L. D'Elia, P. Strazzullo, and M. Miller. 2010. "Sleep Duration and All-Cause Mortality: A Systematic Review and Meta-Analysis of Prospective Studies." *Sleep* 33:585-592.

Castellani, J., I. Brenner, and S. Rhind. 2003. "Cold Exposure: Human Immune Responses and Intracellular Cytokine Expression." *Medicine and Science in Sports and Exercise* 34:2013-2020.

Castelo-Branco, C., and I. Soveral. 2014. "The Immune System and Aging: A Review." *Gynecological Endocrinology* 30 (1): 16-22.

Cemal, Y., A. Pusic, and B. Mehrara. 2011. "Preventative Measures for Lymphedema: Separating Fact From Fiction." *Journal of the American College of Surgeons* 213 (4): 543-551.

Cheville, A., C. McGarvey, J. Petrek, S. Russo, M. Taylor, and S. Thiadens. 2003. "Lymphedema Management." *Seminars in Radiation Oncology* 13:290-301.

Choe, K., J. Jang, I. Park, Y. Kim, S. Ahn, D. Park, Y. Hong, K. Alitalo, G. Koh, and

P. Kim. 2015. "Intravital Imaging of Intestinal Lacteals Unveils Lipid Drainage Through Contractility." *Journal of Clinical Investigation* 125:4042-4052.

Choi, I., S. Lee, and Y. Hong. 2012. "The New Era of the Lymphatic System: No Longer Secondary to the Blood Vascular System." *Cold Spring Harbor Perspectives in Medicine* 2 (4): a006445.

Cohen, L., C. Warneke, R. Fouladi, M. Rodriguez, and A. Chaoul-Reich. 2004. "Psychological Adjustment and Sleep Quality in a Randomized Trial of the Effects of a Tibetan Yoga Intervention in Patients With Lymphoma." *Cancer* 100 (10): 2253-2260.

Deshmukh, S., F. Verde, P. Johnson, E. Fishman, and K. Macura. 2014. "Anatomical Variants and Pathologies of the Vermix." *Emergency Radiology* 21 (5): 543-552.

Dongaonkar, R., R. Stewart, H. Geissler, and G. Laine. 2010. "Myocardial Microvascular Permeability, Interstitial Oedema, and Compromised Cardiac Function." *Cardiovascular Research* 87 (2): 331-339.

Douglass, J., M. Immink, N. Piller, and S. Ullah. 2012. "Yoga for Women With Breast Cancer-Related Lymphoedema: A Preliminary 6-Month Study." *Journal of Lymphoedema* 7:30-38.

Dunne, E., B. Balletto, M. Donahue, M. Feulner, J. DeCosta, D. Cruess, E. Salmoirago-Blotcher, R. Wing, M. Carey, and L. Scott-Sheldon. 2019. "The Benefits of Yoga for People Living With HIV/AIDS: A Systematic Review and Meta-Analysis." *Complementary Therapies in Clinical Practice* 34:157-164.

Edwards, J., K. Williams, L. Kindblom, J. Meis-Kindblom, P. Hogendoorn, D. Hughes, R. Forsyth, D. Jackson, and N. Athanasou. 2008. "Lymphatics and Bone." *Human Pathology* 39:49-55.

El-Kadiki, A., and A. Sutton. 2005. "Role of Multivitamins and Mineral Supplements in Preventing Infections in Elderly People: Systematic Review and Meta-Analysis of Randomised Controlled Trials." *BMJ (Clinical Research ed.)* 330 (7496): 871.

Engeset, A., W. Olszewski, P. Jaeger, J. Sokolowski, and L. Theodorsen. 1977. "Twenty-Four Hour Variation in Flow and Composition of Leg Lymph in Normal Men." *Acta Physiologica Scandinavica* 99:140-148.

Falkenberg, R., C. Eising, and M. Peters. 2018. "Yoga and Immune System Functioning: A Systematic Review of Randomized Controlled Trials." *Journal of Behavioral Medicine* 41:467-482.

Gashev, A. 2002. "Physiologic Aspects of Lymphatic Contractile Function." *Annals of the New York Academy of Sciences* 979:178-187.

Gashev, A., and D. Zawieja, 2001. "Physiology of Human Lymphatic Contractility: A Historical Perspective." *Lymphology* 34 (3): 124-134.

Haaland, D., T. Sabljic, D. Baribeau, I. Mukovozov, and L. Hart. 2008. "Is Regular Exercise a Friend or Foe of the Aging Immune System? A Systematic Review." *Clinical Journal of Sport Medicine* 18:539-548.

Haapakoski, R., K.P. Ebmeier, H. Alenius, and M. Kivimäki. 2016. "Innate and Adaptive Immunity in the Development of Depression: An Update on Current Knowledge and Technological Advances." *Progress in Neuro-Psychopharmacology & Biological Psychiatry* 66:63-72.

Hess, P., D. Rawnsley, Z. Jakus, Y. Yang, D. Sweet, J. Fu, B. Herzog, et al. 2014. "Platelets Mediate Lymphovenous Hemostasis to Maintain Blood-Lymphatic Separation Throughout Life." *Journal of Clinical Investigation* 124:273-284.

Huang, T., S. Tseng, C. Lin, C. Bai, C. Chen, C. Hung, C. Wu, and K. Tam. 2013. "Effects of Manual Lymphatic Drainage on Breast Cancer-Related Lymphedema: A Systematic Review and Meta-Analysis of Randomized Controlled Trials." *World Journal of Surgical Oncology* 11:15.

Ironson, G., C. O'Cleirigh, M. Kumar, L. Kaplan, E. Balbin, C. Kelsch, M. Fletcher, and N. Schneiderman. 2015. "Psychosocial and Neurohormonal Predictors of HIV Disease Progression (CD4 Cells and Viral Load): A 4 Year Prospective Study." *AIDS and Behavior* 19 (8): 1388-1397.

Irwin, M., R. Olmstead, and J. Carroll. 2016. "Sleep Disturbance, Sleep Duration, and Inflammation: A Systematic Review and Meta-Analysis of Cohort Studies and Experimental Sleep Deprivation." *Biological Psychiatry* 80 (1): 40-52.

Klotz, L., S. Norman, J. Vieira, M. Masters, M. Rohling, K. Dubé, S. Bollini, F. Matsuzaki, C. Carr, and P. Riley. 2015. "Cardiac Lymphatics Are Heterogeneous in Origin and Respond to Injury." *Nature* 522 (7554): 62-67.

Levick, J., and C. Michel. 2010. "Microvascular Fluid Exchange and the Revised Starling Principle." *Cardiovascular Research* 87:198-210.

Lim, H., C. Thiam, K. Yeo, R. Bisoendial, C. Hii, K. McGrath, K. Tan, A. Heather, J. Alexander, and V. Angeli. 2013. "Lymphatic Vessels Are Essential for the Removal of Cholesterol From Peripheral Tissues by SR-BI-Mediated Transport of HDL." *Cell Metabolism* 17 (5): 671-684.

Margaris, K., and R. Black. 2012. "Modelling the Lymphatic System: Challenges and Opportunities." *Journal of Royal Society Interface* 9:601-612.

Martin, S., B. Pence, and J. Woods. 2009. "Exercise and Respiratory Tract Viral Infections." *Exercise and Sport Sciences Reviews* 37 (4): 157-164.

McNeely, M., C. Peddle, J. Yurick, I. Dayes, and J. Mackey. 2011. "Conservative and Dietary Interventions for Cancer-Related Lymphedema: A Systematic Review and Meta-Analysis." *Cancer* 117:1136-1148.

Mislin, H. 1961. "Zur Funktionsanalyse der Lymphgefässmotorik." *Revue Suisse Zoologie* 68:228-238.

Mitchell, R., S. Archer, S. Ishman, R. Rosenfeld, S. Coles, S. Finestone, N. Friedman, T. Giordano, et al. 2019. "Clinical Practice Guideline: Tonsillectomy in Children (Update)." *Otolaryngology—Head and Neck Surgery* 160 (1): S1-S42.

Morgan, N., M. Irwin, M. Chung, and C. Wang. 2014. "The Effects of Mind–Body Therapies on the Immune System: Meta-Analysis." *PLOS ONE* 9 (7): e100903.

Palmer, S., L. Albergante, C. Blackburn, and T. Newman 2018. "Thymic Involution and Disease Incidence." *Proceedings of the National Academy of Sciences of the United States of America* 115 (8): 1883-1888.

Petersen, A., and B. Pedersen. 2005. "The Anti-Inflammatory Effect of Exercise." *Journal of Applied Physiology* 98:1154-1162.

Petrek, J., and M. Heelan. 1998. "Incidence of Breast Carcinoma-Related Lymphedema." *Cancer* 83:2776-2781.

Pflicke, H., and M. Sixt. 2009. "Preformed Portals Facilitate Dendritic Cell Entry Into Afferent Lymphatic Vessels." *Journal of Experimental Medicine* 206:2925-2935.

Piller, N., G. Craig, A. Leduc, and T. Ryan. 2006. "Does Breathing Have an Influence on Lymphatic Drainage?" *Journal of Lymphoedema* 1 (1): 86-88.

Ploeger, H., T. Takken, M. de Greef, and B. Timmons. 2009. "The Effects of Acute and Chronic Exercise on Inflammatory Markers in Children and Adults With a Chronic Inflammatory Disease: A Systematic Review." *Exercise Immunology Review* 15:6-41.

Randal Bollinger, R., A. Barbas, E. Bush, S. Lin, and W. Parker. 2007. "Biofilms in the Large Bowel Suggest an Apparent Function of the Human Vermiform Appendix." *Journal of Theoretical Biology* 249 (4): 826-831.

Roblin, X., C. Neut, A. Darfeuille-Michaud, and J. Colombel. 2012. "Local Appendiceal Dysbiosis: The Missing Link Between the Appendix and Ulcerative Colitis?" *Gut* 61:635-636.

Rytter, M., L. Kolte, A. Briend, H. Friis, and V. Christensen. 2014. "The Immune System in Children With Malnutrition—A Systematic Review." *PLOS ONE* 9 (8): e105017.

Sanders, N., R. Bollinger, R. Lee, S. Thomas, and W. Parker. 2013. "Appendectomy and *Clostridium Difficile* Colitis: Relationships Revealed by Clinical Observations and Immunology." *World Journal of Gastroenterology* 19 (34): 5607-5614.

Schwager, S., and M. Detmar. 2019. "Inflammation and Lymphatic Function." *Frontiers in Immunology* 10:308.

Seki, H. 1979. "Lymph Flow in Human Leg." *Lymphology* 12:2-3.

Sender, R., S. Fuchs, and R. Milo. 2016. "Revised Estimates for the Number of Human and Bacteria Cells in the Body." *PLOS Biology* 14 (8): e1002533.

Sharma, M., T. Haider, and A. Knowlden. 2013. "Yoga as an Alternative and Complementary Treatment for Cancer: A Systematic Review." *The Journal of Alternative and Complementary Medicine* 19 (11): 870-875.

Shurin, M. 2012. "Cancer as an Immune-Mediated Disease." *ImmunoTargets and*

Therapy 1:1-6.

Song, H., F. Fang, G. Tomasson, F. Arnberg, D. Mataix-Cols, L. Fernández de la Cruz, C. Almqvist, K. Fall, and U. Valdimarsdóttir. 2018. "Association of Stress-Related Disorders With Subsequent Autoimmune Disease." *JAMA* 319 (23): 2388-2400.

Summers, C., S. Rankin, A. Condliffe, N. Singh, A. Peters, and E. Chilvers. 2010. "Neutrophil Kinetics in Health and Disease." *Trends in Immunology* 31 (8): 318-324.

Tzeng, Y., L. Kao, S. Kao, H. Lin, M. Tsai, and C. Lee. 2015. "An Appendectomy Increases the Risk of Rheumatoid Arthritis: A Five-Year Follow-Up Study." *PLOS ONE* 10 (5): e0126816.

Wanchai, A., and J. Armer. 2020. "The Effects of Yoga on Breast-Cancer-Related Lymphedema: A Systematic Review." *Journal of Health Research* (April). 409-418.

Wang, F., O. Lee, F. Feng, M. Vitiello, W. Wang, H. Benson, G. Fricchione, and J. Denninger. 2015. "The Effect of Meditative Movement on Sleep Quality: A Systematic Review." *Sleep Medicine Reviews* 30:43-52.

Wang, W., K. Chen, Y. Pan, S. Yang, and Y. Chan. 2020. "The Effect of Yoga on Sleep Quality and Insomnia in Women With Sleep Problems: A Systematic Review and Meta-Analysis." *BMC Psychiatry* 20 (1): 195.

Wang, X., P. Li, C. Pan, L. Dai, Y. Wu, and Y. Deng. 2019. "The Effect of Mind–Body Therapies on Insomnia: A Systematic Review and Meta-Analysis." *Evidence-Based Complementary and Alternative Medicine* 2019: 9359807.

Watson, N., D. Buchwald, J. Delrow, W. Altemeier, M. Vitiello, A. Pack, M. Bamshad, C. Noonan, and S. Gharib. 2017. "Transcriptional Signatures of Sleep Duration Discordance in Monozygotic Twins." *Sleep* 40 (1): zsw019.

WHO. n.d. "HIV/AIDS Data and Statistics." Accessed June 19, 2020. www.who.int/hiv/data/en/.

Wu, S., W. Chen, C. Muo, T. Ke, C. Fang, and F. Sung. 2015. "Association Between Appendectomy and Subsequent Colorectal Cancer Development: An Asian Population Study." *PLOS ONE* 10 (2): e0118411.

Xu, R., H. Rahmandad, M. Gupta, C. Digennaro, N. Ghaffarzadegan, H. Amini, and S.

Jalali. 2020. "The Modest Impact of Weather and Air Pollution on COVID-19 Transmission." *Available at SSRN 3593879.*

Chapter 6

Akil, H., S.J. Watson, E. Young, M.E. Lewis, H. Khachaturian, and J.M. Walker. 1984. "Endogenous Opioids: Biology and Function." *Annual Review of Neuroscience* 7:223-255.

Altaye, K.Z., S. Mondal, K. Legesse, et al. 2019. "Effects of Aerobic Exercise on Thyroid Hormonal Change Responses Among Adolescents With Intellectual Disabilities." *BM Journal of Open Sport & Exercise Medicine* 5:e000524. https://doi.org/10.1136/bmjsem-2019-000524.

American Psychological Association. 2018. "Stress Effects on the Body." www.apa.org/topics/stress/body.

Ayano, G. 2016. "Dopamine: Receptors, Functions, Synthesis, Pathways, Locations and Mental Disorders: Review of Literatures." *Journal of Mental Disorders and Treatment* 2 (2). https://doi.org/10.4172/2471-271X.1000120.

Bansal, A., A. Kaushik, C.M. Singh, V. Sharma, and H. Singh. 2015. "The Effect of Regular Physical Exercise on the Thyroid Function of Treated Hypothyroid Patients: An Interventional Study at a Tertiary Care Center in Bastar Region of India." *Archives of Medicine and Health Sciences* 3 (2): 244.

Benvenutti, M.J., E. da Sliva Alves, S. Michael, D. Ding, E. Stamatakis, and K.M. Edwards. 2017. "A Single Session of Hatha Yoga Improves Stress Reactivity and Recovery After an Acute Psychological Stress Task—A Counterbalanced, Randomized-Crossover Trial in Healthy Individuals." *Complementary Therapies in Medicine* 35:120-126.

Bird, S.R., and J.A. Hawley. 2017. "Update on the Effects of Physical Activity on Insulin Sensitivity in Humans." *BMJ Open Sport & Exercise Medicine* 2 (1): e000143.

Brinsley, J., F. Schuch, O. Lederman, D. Girard, M. Smout, M.A. Immink, B. Stubbs, J. Firth, K. Davison, and S. Rosenbaum. 2020. "Effects of Yoga on Depressive Symptoms in People With Mental Disorders: A Systematic Review and Meta-Analysis." *British Journal of Sports Medicine* 55 (17): 992-1000.

Cahill, C.A. 1989. "Beta-Endorphin Levels During Pregnancy and Labor: A Role in Pain Modulation?" *Nursing Research* 38 (4): 200-203.

Chaudhry, S.R., and W. Gossman. 2020. "Biochemistry, Endorphin." *StatPearls* [Internet https://www.ncbi.nlm.nih.gov/books/NBK470306/].

Chu, B., K. Marwaha, and D. Ayers. 2020. "Physiology, Stress Reaction." *StatPearls* [Internet https://www.ncbi.nlm.nih.gov/books/NBK541120/].

Ciloglu, F., I. Peker, A. Pehlivan, et al. 2005. "Exercise Intensity and Its Effects on Thyroid Hormones" [published correction appears in 2006 *Neuroendocrinology Letters* 27 (3): 292]. *Neuroendocrinology Letters* 26 (6): 830-834.

Cui, J., J-H. Yan, L-M. Yan, L. Pan, J-J. Le, and Y-Z. Guo. 2017. "Effects of Yoga in Adults With Type 2 Diabetes Mellitus: A Meta-Analysis." *Journal of Diabetes Investigation* 8 (2): 201-209.

Dfarhud, D., M. Malmir, and M. Khanahmadi. 2014. "Happiness & Health: The Biological Factors—Systematic Review Article." *Iran Journal of Public Health* 43 (11): 1468-1477.

Enevoldson, T. P. 2004. "Recreational drugs and their neurological consequences." *Journal of Neurology, Neurosurgery & Psychiatry* 75, no. suppl 3: iii9-iii15.

Fisher, B.E., Q. Li, A. Nacca, et al. 2013. "Treadmill Exercise Elevates Striatal Dopamine D2 Receptor Binding Potential in Patients With Early Parkinson's Disease." *Neuroreport* 24 (10): 509-514. https://doi.org/10.1097/WNR.0b013e328361dc13.

Gordon, L.A., E.Y. Morrison, D.A. McGrowder, R. Young, Y.T. Pena Fraser, E. Martorell Zamora, R.L. Alexander-Lindo, and R.R. Irving. 2008. "Effect of Exercise Therapy on Lipid Profile and Oxidative Stress Indicators in Patients With Type 2 Diabetes." *BMC Complementary and Alternative Medicine* 8 (1): 1-10.

Harvard Health Publishing. 2021. "The Lowdown on Thyroid Slowdown—Harvard Health." Harvard Health. www.health.harvard.edu/diseases-and-conditions/the-lowdown-on-thyroid-slowdown.

Herman, J.P., J.M. McKlveen, S. Ghosal, B. Kopp, A. Wulsin, R. Makinson, J. Scheimann, and B. Myers. 2011. "Regulation of the Hypothalamic-Pituitary-Adrenocortical Stress Response." *Comprehensive Physiology* 6 (2): 603-621.

International Diabetes Federation. 2019. *IDF Diabetes Atlas.* 9th ed. Brussels, Belgium: International Diabetes Federation.

Kjaer, T.W., C. Bertelsen, P. Piccini, D. Brooks, J. Alving, and H.C. Lou. 2002. "Increased Dopamine Tone During Meditation-Induced Change of Consciousness." *Brain Research. Cognitive Brain Research* 13 (2): 255-259. https://doi.org/10.1016/s0926-6410(01)00106-9.

Machin, A.J., and R.I.M. Dunbar. 2011. "The Brain Opioid Theory of Social Attachment: A Review of the Evidence." *Behaviour* 148 (9/10): 985-1025. www.jstor.org/stable/23034206.

Mak, M.K.Y., and I.S.K. Wong-Yu. 2019. "Exercise for Parkinson's Disease." *International Review of Neurobiology* 147:1-44.

Neave, N. 2008. *Hormones and Behaviour: A Psychological Approach.* Cambridge, UK: Cambridge University Press.

Pal, R., S.N. Singh, A. Chatterjee, and M. Saha. 2014. "Age-Related Changes in Cardiovascular System, Autonomic Functions, and Levels of BDNF of Healthy Active Males: Role of Yogic Practice." *Age* 36 (4): 1-17.

Pascoe, M.C., D.R. Thompson, and C.F. Ski. 2017. "Yoga, Mindfulness-Based Stress Reduction and Stress-Related Physiological Measures: A Meta-Analysis." *Psychoneuroendocrinology* 86:152-168.

Peters, R. 2006. "Ageing and the Brain." *Postgraduate Medical Journal* 82 (964): 84-88.

Petzinger, G.M., D.P. Holschneider, B.E. Fisher, S. McEwen, N. Kintz, M. Halliday, W. Toy, J.W. Walsh, J. Beeler, and M.W. Jakowec. 2015. "The Effects of Exercise on Dopamine Neurotransmission in Parkinson's Disease: Targeting Neuroplasticity to Modulate Basal Ganglia Circuitry." *Brain Plasticity* 1 (1): 29-39.

Pierce, S. 2011. "Integrative Treatment of Hypothyroidism." *Pearls for Clinicians.* University of Wisconsin Integrative Medicine. www.fammed.wisc.edu/files/

webfm-uploads/documents/outreach/im/module_thyroid_clinician.pdf.

Pouwer, F., N. Kupper, and M.C. Adriaanse. 2010. "Does Emotional Stress Cause Type 2 Diabetes Mellitus? A Review From the European Depression in Diabetes (EDID) Research Consortium." *Discovery Medicine* 9 (45): 112-118.

Ryff, C.D., B.H. Singer, and G. Dienberg Love. 2004. "Positive Health: Connecting Well-Being With Biology." *Philosophical Transactions of the Royal Society of London. Series B: Biological Sciences* 359 (1449): 1383-1394.

Selye, H. 1956. *The Stress of Life.* New York, NY: McGraw-Hill.

Shaw, J.E., R.A. Sicree, and P.Z. Zimmet. 2010. "Global Estimates of the Prevalence of Diabetes for 2010 and 2030." *Diabetes Research and Clinical Practice* 87 (1): 4-14.

Shuster, M. 2014. *Biology for a Changing World, With Physiology.* 2nd ed. New York: WH Freeman.

Siebers, M., S.V. Biedermann, L. Bindila, B. Lutz, and J. Fuss. 2021. "Exercise-Induced Euphoria and Anxiolysis Do Not Depend on Endogenous Opioids in Humans." *Psychoneuroendocrinology* 126:105173.

Singh, P., B. Singh, R. Dave, and R. Udainiya. 2011. "The Impact of Yoga Upon Female Patients Suffering From Hypothyroidism." *Complementary Therapies in Clinical Practice* 17 (3): 132-134.

Sprouse-Blum, A.S., G. Smith, D. Sugai, and F.D. Parsa. 2010. "Understanding Endorphins and Their Importance in Pain Management." *Hawaii Medical Journal* 69 (3): 70-71.

Vancampfort, D., J. Firth, F.B. Schuch, S. Rosenbaum, J. Mugisha, M. Hallgren, M. Probst, et al. 2017. "Sedentary Behavior and Physical Activity Levels in People With Schizophrenia, Bipolar Disorder and Major Depressive Disorder: A Global Systematic Review and Meta-Analysis." *World Psychiatry* 16 (3): 308-315.

van Galen, K.A., K.W. Ter Horst, J. Booij, S.E. la Fleur, and M.J. Serlie. 2018. "The Role of Central Dopamine and Serotonin in Human Obesity: Lessons Learned From Molecular Neuroimaging Studies." *Metabolism* 85:325-339. https://doi.org/10.1016/j.metabol.2017.09.007.

Wenzel, J.M., N.A. Rauscher, J.F. Cheer, and E.B. Oleson. 2015. "A Role for Phasic Dopamine Release Within the Nucleus Accumbens in Encoding Aversion: A Review of the Neurochemical Literature." *ACS Chemical Neuroscience* 6 (1): 16-26. https://doi.org/10.1021/cn500255p.

Chapter 7

Aldabe, D., D. Ribeiro, S. Milosavljevic, and M. Dawn Bussey. 2012. "Pregnancy-Related Pelvic Girdle Pain and Its Relationship With Relaxin Levels During Pregnancy: A Systematic Review." *European Spine Journal* 21 (9): 1769-1776.

American Academy of Pediatrics. 2012. "Breastfeeding and the Use of Human Milk." *Pediatrics* 129 (3): e827-e884.

Ashtanga Yoga Center. n.d. Web site. www.ashtangayogacenter.com/moon-days.

Baber, R. 2014. "East Is East and West Is West: Perspectives on the Menopause in Asia and the West." *Climacteric* 17 (1): 23-28.

Beddoe, A., K. Lee, S. Weiss, H. Kennedy, and C. Yang. 2010. "Effects of Mindful Yoga on Sleep in Pregnant Women: A Pilot Study." *Biological Research for Nursing* 11 (4): 363-370.

Binkley, S. 1992. "Wrist Activity in a Woman: Daily, Weekly, Menstrual, Lunar, Annual Cycles?" *Physiology and Behavior* 52:411-421.

Bulletti, C., D. de Ziegler, V. Polli, L. Diotallevi, E. Del Ferro, and C. Flamigni. 2000. "Uterine Contractility During the Menstrual Cycle." *Human Reproduction* 15 (S1): 81-89.

Buttner, M., R. Brock, M. O'Hara, and S. Stuart. 2015. "Efficacy of Yoga for Depressed Postpartum Women: A Randomized Controlled Trial." *Complementary Therapies in Clinical Practice* 21 (2): 94-100.

Cajochen, C., S. Altanay-Ekici, M. Münch, S. Frey, V. Knoblauch, and A. Wirz-Justice. 2013. "Evidence That the Lunar Cycle Influences Human Sleep." *Current Biology* 23 (15): 1485-1488.

Carvalho, M., L. Lima, C. de Lira Terceiro, D. Pinto, M. Silva, G. Cozer, and T. Couceiro. 2017. "Low Back Pain During Pregnancy." *Revista Brasileira de Anestesiologia* 67 (3): 266-270.

Cherni, Y., D. Desseauve, A. Decatoire, N. Veit-Rubinc, M. Begon, F. Pierre, and L. Fradet. 2019. "Evaluation of Ligament Laxity During Pregnancy." *Journal of Gynecology Obstetrics and Human Reproduction* 48 (5): 351-357.

Chumlea, W., C. Schubert, A. Roche, H. Kulin, P. Lee, J. Himes, and S. Sun. 2003. "Age at Menarche and Racial Comparisons in U.S. Girls." *Pediatrics* 111 (1): 110-113.

Clue. 2019. "The Myth of Moon Phases and Menstruation." Updated April 16, 2019. https://helloclue.com/articles/cycle-a-z/myth-moon-phases-menstruation.

Cramer, H., R. Lauche, J. Langhorst, and G. Dobos. 2012. "Effectiveness of Yoga for Menopausal Symptoms: A Systematic Review and Meta-Analysis of Randomized Controlled Trials." *Evidence-Based Complementary and Alternative Medicine* 2012: 863905.

Cramer, H., W. Peng, and R. Lauche. 2018. "Yoga for Menopausal Symptoms—A Systematic Review and Meta-Analysis." *Maturitas* 109:13-25.

Culver, R., J. Rotton, and I. Kelly. 1988. "Moon Mechanisms and Myths: A Critical Appraisal of Explanations of Purported Lunar Effects on Human Behavior." *Psychological Reports* 62:683-710.

Curtis, K., A. Weinrib, and J. Katz. 2012. "Systematic Review of Yoga for Pregnant Women: Current Status and Future Directions." *Evidence-Based Complementary and Alternative Medicine* 2012: 715942.

Davenport, M., A. Kathol, M. Mottola, R. Skow, V. Meah, V. Poitras, A. Garcia, et al. 2019. "Prenatal Exercise Is Not Associated With Fetal Mortality: A Systematic Review and Meta-Analysis." *British Journal of Sports Medicine* 53:108-115.

Dawood, M. 2006. "Primary Dysmenorrhea: Advances in Pathogenesis and Management." *Obstetrics & Gynecology* 108 (2): 428-441.

Dehghan, F., B. Haerian, S. Muniandy, A. Yusof, J. Dragoo, and N. Salleh. 2014. "The Effect of Relaxin on the Musculoskeletal System." *Scandinavian Journal of Medicine and Science in Sports* 24 (4): e220-e229.

Dhawan, V., M. Kumar, P. Chaurasia, and R. Dada. 2019. “Mind–Body Interventions Significantly Decrease Oxidative DNA Damage in Sperm Genome: Clinical Implications.” *Reactive Oxygen Species* 7 (19): 1-9.

Dhawan, V., M. Kumar, D. Deka, N. Malhotra, V. Dadhwal, N. Singh, and R. Dada. 2018. “Meditation & Yoga: Impact on Oxidative DNA Damage & Dysregulated Sperm Transcripts in Male Partners of Couples With Recurrent Pregnancy Loss.” *The Indian Journal of Medical Research* 148:S134-S139.

Diamond, J. 2004. *The Irritable Male Syndrome: Understanding and Managing the 4 Key Causes of Depression and Aggression.* Berkeley, CA: Potter/Ten Speed/Harmony/Rodale.

Duong, H., S. Shahrukh Hashmi, T. Ramadhani, M. Canfield, A. Scheuerle, and D. Waller. 2011. National Birth Defects Prevention Study. “Maternal Use of Hot Tub and Major Structural Birth Defects.” *Birth Defects Research Part A: Clinical and Molecular Teratology* 91:836-841.

Foster, R., and T. Roenneberg. 2008. “Human Responses to the Geophysical Daily, Annual and Lunar Cycles.” *Current Biology* 18:R784-R794.

Gadsby, R., A. Barnie-Adshead, and C. Jagger. 1993. “A Prospective Study of Nausea and Vomiting During Pregnancy.” *British Journal of General Practice* 43:245-248.

Gaitzsch, H., J. Benard, J. Hugon-Rodin, L. Benzakour, and I. Streuli. 2020. “The Effect of Mind–Body Interventions on Psychological and Pregnancy Outcomes in Infertile Women: A Systematic Review.” *Archives of Women’s Mental Health* 23:479-491.

Gautam, S., B. Chawla, S. Bisht, M. Tolahunase, and R. Dada. 2018. “Impact of Mindfulness Based Stress Reduction on Sperm DNA Damage.” *Journal of The Anatomical Society of India* 67:124-129.

Gavin, N., K. Gaynes, B. Lohr, S. Meltzer-Brody, G. Gartlehner, and T. Swinson. 2005. “Perinatal Depression: A Systematic Review of Prevalence and Incidence.” *Obstetrics & Gynecology* 106:1071-1083.

Ghaffarilaleh, G., V. Ghaffarilaleh, Z. Sanamno, and M. Kamalifard. 2019. “Yoga

Positively Affected Depression and Blood Pressure in Women With Premenstrual Syndrome in a Randomized Controlled Clinical Trial." *Complementary Therapies in Clinical Practice* 34:87-92.

Ghaffarilaleh, G., V. Ghaffarilaleh, Z. Sanamno, M. Kamalifard, and L. Alibaf. 2019. "Effects of Yoga on Quality of Sleep of Women With Premenstrual Syndrome." *Alternative Therapies in Health and Medicine* 25 (5): 40-47.

Goldsmith, L., and G. Weiss. 2009. "Relaxin in Human Pregnancy." *Annals of the New York Academy of Sciences* 1160:130-135.

Gong, H., C. Ni, X. Shen, T. Wu, and C. Jiang. 2015. "Yoga for Prenatal Depression: A Systematic Review and Meta-Analysis." *BMC Psychiatry* 15:14.

Gracia, C., M. Sammel, E. Freeman, H. Lin, E. Langan, S. Kapoor, and D. Nelson. 2005. "Defining Menopause Status: Creation of a New Definition to Identify the Early Changes of the Menopausal Transition." *Menopause* 12 (2): 128-135.

Iacovides, S., I. Avidon, and F. Baker. 2015. "What We Know About Primary Dysmenorrhea Today: A Critical Review." *Human Reproduction Update* 21 (6): 762-778.

Innes, K., T. Selfe, and A. Vishnu. 2010. "Mind–Body Therapies for Menopausal Symptoms: A Systematic Review." *Maturitas* 66 (2): 135-149.

Ji, M., and Q. Yu. 2015. "Primary Osteoporosis in Postmenopausal Women." *Chronic Diseases and Translational Medicine* 1 (1): 9-13.

Ju, H., M. Jones, and G. Mishra. 2014. "The Prevalence and Risk Factors of Dysmenorrhea." *Epidemiologic Reviews* 36:104-113.

Kamalifard, M., A. Yavari, M. Asghari-Jafarabadi, G. Ghaffarilaleh, and A. Kasb-Khah. 2017. "The Effect of Yoga on Women's Premenstrual Syndrome: A Randomized Controlled Clinical Trial." *International Journal of Women's Health and Reproduction Sciences* 5:205-211.

Kanojia, S., V. Sharma, A. Gandhi, R. Kapoor, A. Kukreja, and S. Subramanian. 2013. "Effect of Yoga on Autonomic Functions and Psychological Status During Both Phases of Menstrual Cycle in Young Healthy Females." *Journal of Clinical and Diagnostic Research* 7 (10): 2133-2139.

Kim, S-D. 2019. "Yoga for Menstrual Pain in Primary Dysmenorrhea: A Meta-Analysis of Randomized Controlled Trials." *Complementary Therapies in Clinical Practice* 36:94-99.

Kinser, P., J. Pauli, N. Jallo, M. Shall, K. Karst, M. Hoekstra, and A. Starkweather. 2017. "Physical Activity and Yoga-Based Approaches for Pregnancy-Related Low Back and Pelvic Pain." *Journal of Obstetric, Gynecologic & Neonatal Nursing* 46 (3): 334-346.

Ko, H., S. Le, and S. Kim. 2016. "Effects of Yoga on Dysmenorrhea: A Systematic Review of Randomized Controlled Trials." *Alternative and Integrative Medicine* 5 (4): 1-5.

Lee, M., J. Kim, J. Ha, K. Boddy, and E. Ernst. 2009. "Yoga for Menopausal Symptoms: A Systematic Review." *Menopause* 16 (3): 602-608.

Lincoln, G. 2002. "The Irritable Male Syndrome." *Reproduction, Fertility and Development* 13 (8): 567-576.

Marnach, M., K. Ramin, P. Ramsey, S. Song, J. Stensland, and K. An. 2003. "Characterization of the Relationship Between Joint Laxity and Maternal Hormones in Pregnancy." *Obstetrics and Gynecology* 101 (2): 331-335.

Matsumoto, T., T. Ushiroyama, T. Kimura, T. Hayashi, and T. Moritani. 2007. "Altered Autonomic Nervous System Activity as a Potential Etiological Factor of Premenstrual Syndrome and Premenstrual Dysphoric Disorder." *Biopsychosocial Medicine* 1:24.

McGovern, C., and C. Cheung. 2018. "Yoga and Quality of Life in Women With Primary Dysmenorrhea: A Systematic Review." *Journal of Midwifery & Women's Health* 63:470-482.

Miner, S., S. Robins, Y. Zhu, K. Keeren, V. Gu, S. Read, and P. Zelkowitz. 2018. "Evidence for the Use of Complementary and Alternative Medicines During Fertility Treatment: A Scoping Review." *BMC Complementary and Alternative Medicine* 18(1): 158.

Narendran, S., R. Nagarathna, V. Narendran, S. Gunasheela, and H. Nagendra. 2005. "Efficacy of Yoga on Pregnancy Outcome." *Journal of Alternative and Comple-*

mentary Medicine 11 (2): 237-244.

National Center for Health Statistics. 2019. "Infertility." Last modified December 2, 2019. www.cdc.gov/nchs/fastats/infertility.htm

Nygaard, I., C. Saltzman, M. Whitehouse, and F. Hankin. 1989. "Hand Problems in Pregnancy." *American Family Physician* 39:123-126.

Olive, D., and L. Schwartz. 1993. "Endometriosis." *New England Journal of Medicine* 328:1759-1769.

Oron, G., E. Allnutt, T. Lackman, T. Sokal-Arnon, H. Holzer, and J. Takefman. 2015. "A Prospective Study Using Hatha Yoga for Stress Reduction Among Women Waiting for IVF Treatment." *Reproductive Biomedicine Online* 30 (5): 542-548.

Quinlan, J., and D. Ashley Hill. 2003. "Nausea and Vomiting of Pregnancy." *American Family Physician* 68 (1): 121-128.

Riley, K., and E. Drake. 2013. "The Effects of Prenatal Yoga on Birth Outcomes: A Systematic Review of the Literature." *Journal of Prenatal & Perinatal Psychology & Health* 28 (1): 3-19.

Rosano, G., C. Vitale, G. Marazzi, and M. Volterrani. 2007. "Menopause and Cardiovascular Disease: The Evidence." *Climacteric* 10 (Suppl. 1): 19-24.

Sampson, J. 1927. "Peritoneal Endometriosis Due to the Menstrual Dissemination of Endometrial Tissue Into the Peritoneal Cavity." *American Journal of Obstetrics and Gynecology* 14:422-469.

Sasson, I., and H. Taylor. 2008. "Stem Cells and the Pathogenesis of Endometriosis." *Annals of the New York Academy of Sciences* 1127:106-115.

Sherman, S. 2005. "Defining the Menopausal Transition." *American Journal of Medicine* 118 (Suppl. 12): 3-7.

Stein, A., R. Pearson, S. Goodman, E. Rapa, A. Rahman, M. McCallum, L. Howard, and C. Pariante. 2014. "Effects of Perinatal Mental Disorders on the Fetus and Child." *Lancet* 384 (9956): 1800-1819.

U.S. Department of Health and Human Services. 2004. *Bone Health and Osteoporosis: A Report of the Surgeon General.* Rockville, MD: DHHS.

Wotring, V. 2012. *Space Pharmacology.* New York: Springer-Verlag.

Wu, W., O. Meijer, K. Uegaki, J. Mens, J. van Dieën, P. Wuisman, and H. Ostgaard. 2004. "Pregnancy-Related Pelvic Girdle Pain (PGP), I: Terminology, Clinical Presentation, and Prevalence." *European Spine Journal* 13:575-589.

Zaafrane, F., R. Faleh, W. Melki, M. Sakouhi, and L. Gaha. 2007. "An Overview of Premenstrual Syndrome." *Journal of Gynecology, Obstetrics and Biology of Reproduction* 36 (7): 642-652.

Chapter 8

Alirezaei, M., C.C. Kemball, C.T. Flynn, M.R. Wood, J.L. Whitton, and W.B. Kiosses. 2010. "Short-Term Fasting Induces Profound Neuronal Autophagy." *Autophagy* 6 (6): 702-710. https://doi.org/10.4161/auto.6.6.12376.

Brandhorst, S., I.Y. Choi, M. Wei, et al. 2015. "A Periodic Diet That Mimics Fasting Promotes Multi-System Regeneration, Enhanced Cognitive Performance, and Healthspan." *Cell Metabolism* 22 (1): 86-99. https://doi.org/10.1016/j.cmet.2015.05.012.

Bressa, C., M. Bailén-Andrino, J. Pérez-Santiago, et al. 2017. "Differences in Gut Microbiota Profile Between Women With Active Lifestyle and Sedentary Women." *PLOS ONE* 12 (2): e0171352. https://doi.org/10.1371/journal.pone.0171352 .

Caccialanza, R., E. Cereda, F. De Lorenzo, et al. 2018. "To Fast, or Not to Fast Before Chemotherapy, That Is the Question." *BMC Cancer* 18:337. https://doi.org/10.1186/s12885-018-4245-5.

Camilleri, M. 2009. "Serotonin in the Gastrointestinal Tract." *Current Opinion in Endocrinology, Diabetes, and Obesity* 16 (1): 53-59. https://doi.org/10.1097/med.0b013e32831e9c8e.

Clemente, J., E. Pehrsson, M. Blaser, K. Sandhu, et al. 2015. "The Microbiome of Uncontacted Amerindians." *Science Advances,* April 17: E1500183.

Dalen, J., B.W. Smith, B.M. Shelley, A.L. Sloan, L. Leahigh, and D. Begay. 2010. "Pilot Study: Mindful Eating and Living (MEAL): Weight, Eating Behavior, and Psychological Outcomes Associated With a Mindfulness-Based Intervention for People With Obesity." *Complementary Therapies in Medicine* 18 (6): 260-264. https://doi.org/10.1016/j.ctim.2010.09.008.

Drake, J.C., R.J. Wilson, and Z. Yan. 2016. "Molecular Mechanisms for Mitochondrial Adaptation to Exercise Training in Skeletal Muscle." *The FASEB Journal* 30 (1): 13-22. https://doi.org/10.1096/fj.15-276337.

Flynn, M.G., B.K. McFarlin, and M.M. Markofski. 2007. "The Anti-Inflammatory Actions of Exercise Training." *American Journal of Lifestyle Medicine* 1 (3): 220-235. https://doi.org/10.1177/1559827607300283.

Glick, D., S. Barth, and K.F. Macleod. 2010. "Autophagy: Cellular and Molecular Mechanisms." *Journal of Pathology* 221 (1): 3-12. https://doi.org/10.1002/path.2697.

Goodpaster, B.H., and L.M. Sparks. 2017. "Metabolic Flexibility in Health and Disease." *Cell Metabolism* 25 (5): 1027-1036. https://doi.org/10.1016/j.cmet.2017.04.015.

Grundmann, O., and S.L. Yoon. 2010. "Irritable Bowel Syndrome: Epidemiology, Diagnosis and Treatment: An Update for Health-Care Practitioners." *Journal of Gastroenterol Hepatology* 25 (4): 691-699. https://doi.org/10.1111/j.1440-1746.2009.06120.x.

Hagen, A. 2019. "It's The End of an Era for NYC Yoga." *Yoga Journal.* www.yogajournal.com/yoga-101/its-the-end-of-an-era-for-nyc-yoga/.

Helander, H.F., and L. Fändriks. 2014. "Surface Area of the Digestive Tract—Revisited." *Scandinavian Journal of Gastroenterology* 49 (6): 681-689.

Hoffman, H.J., E.K. Ishii, and R.H. MacTurk. 1998. "Age-Related Changes in the Prevalence of Smell/Taste Problems Among the United States Adult Population. Results of the 1994 Disability Supplement to the National Health Interview Survey (NHIS)." *Annals of the New York Academy of Sciences* 855:716-722. https://doi.org/10.1111/j.1749-6632.1998.tb10650.x.

Hold, G.L., M. Smith, C. Grange, E.R. Watt, E.M. El-Omar, and I. Mukhopadhya. 2014. "Role of the Gut Microbiota in Inflammatory Bowel Diseases Pathogenesis: What Have We Learnt in the Past 10 Years?" *World Journal of Gastroenterology* 20, no. 5 (February): 1192-1210.

Jaiswal, Y.S., and L.L. Williams. 2016. "A Glimpse of Ayurveda—The Forgotten History and Principles of Indian Traditional Medicine." *Journal of Traditional and Complementary Medicine* 7 (1): 50-53. https://doi.org/10.1016/j.jtcme.2016.02.002.

Jordan, C.H., W. Wang, L. Donatoni, and B.P. Meier. 2014. "Mindful Eating: Trait and State Mindfulness Predict Healthier Eating Behavior." *Personality and Individual Differences* 68:107-111.

Kaur, A. n.d. The Egg and the Orange ~ The Natural Wisdom of the Body. Kundalini Yoga Teachers' Association. https://www.kundaliniyoga.org.uk/the-egg-and-the-orange/.

Karbowska J., and Z. Kochan. 2012. "Intermittent Fasting Up-Regulates Fsp27/Cidec Gene Expression in White Adipose Tissue." *Nutrition* 28:294-299. https://doi.org/10.1016/j.nut.2011.06.009.

Klein, A.V., and H. Kiat. 2015. "Detox Diets for Toxin Elimination and Weight Management: A Critical Review of the Evidence." *Journal of Human Nutrition and Dietetics* 28 (6): 675-686. https://doi.org/10.1111/jhn.12286.

Kristeller, J.L., and K.D. Jordan. 2018. "Mindful Eating: Connecting With the Wise Self, the Spiritual Self." *Frontiers in Psychology* 9 (August 14): 1271. https://doi.org/10.3389/fpsyg.2018.01271.

Li, Y., and C. Owyang. 2003. "Musings on the Wanderer: What's New in Our Understanding of Vago-Vagal Reflexes? V. Remodeling of Vagus and Enteric Neural Circuitry After Vagal Injury." *American Journal of Physiology-Gastrointestinal and Liver Physiology* 285 (3): G461-G469.

Macy, D. 2017. "Eat Like a Yogi: A Yoga Diet Based in Ayurvedic Principles." *Yoga Journal.* Updated June 1, 2017. www.yogajournal.com/lifestyle/eat-like-a-yogi.

Matsumoto, M., R. Inoue, T. Tsukahara, K. Ushida, H. Chiji, N. Matsubara, and H. Hara. 2008. "Voluntary Running Exercise Alters Microbiota Composition and Increases n-Butyrate Concentration in the Rat Cecum." *Bioscience, Biotechnology, and Biochemistry* 72 (2): 572-576.

Mohr, A.E., R. Jäger, K.C. Carpenter, C.M. Kerksick, M. Purpura, J.R. Townsend, N.P.

West, et al. 2020. "The Athletic Gut Microbiota." *Journal of the International Society of Sports Nutrition* 17:1-33.

Muoio, D.M. 2014. "Metabolic Inflexibility: When Mitochondrial Indecision Leads to Metabolic Gridlock." *Cell* 159 (6): 1253-1262.

Ng, T.K.S., J. Fam, L. Feng, I.K-M. Cheah, C.T-Y. Tan, F. Nur, S.T. Wee, et al. 2020 "Mindfulness Improves Inflammatory Biomarker Levels in Older Adults With Mild Cognitive Impairment: A Randomized Controlled Trial." *Translational Psychiatry* 10 (1): 1-14.

Pietrocola, F., J.M. Bravo-San Pedro, L. Galluzzi, and G. Kroemer. 2017. "Autophagy in Natural and Therapy-Driven Anticancer Immunosurveillance." *Autophagy* 13 (12): 2163-2170. https://doi.org/10.1080/15548627.2017.1310356.

Pinto, J.M. 2011. "Olfaction." *Proceedings of the American Thoracic Society* 8 (1): 46-52. https://doi.org/10.1513/pats.201005-035RN.

Pullen, P.R., S.H. Nagamia, P.K. Mehta, et al. 2008. "Effects of Yoga on Inflammation and Exercise Capacity in Patients With Chronic Heart Failure." *Journal of Cardiac Failure* 14 (5): 407-413. https://doi.org/10.1016/j.cardfail.2007.12.007.

Pullen, P.R., W.R. Thompson, D. Benardot, et al. 2010. "Benefits of Yoga for African American Heart Failure Patients." *Medicine & Science in Sports & Exercise* 42 (4): 651-657. https://doi.org/10.1249/MSS.0b013e3181bf24c4.

Qin, H-Y., C-W. Cheng, X-D. Tang, and Z-X. Bian. 2014. "Impact of Psychological Stress on Irritable Bowel Syndrome." *World Journal of Gastroenterology* 20 (39): 14126.

Rioux, J., C. Thomson, and A. Howerter. 2014. "A Pilot Feasibility Study of Whole-Systems Ayurvedic Medicine and Yoga Therapy for Weight Loss." *Global Advances in Health and Medicine* 3 (1): 28-35. https://doi.org/10.7453/gahmj.2013.084.

Rizopoulos, N. 2017. "Get Twisted." *Yoga Journal.* Updated April 12, 2017. www.yogajournal.com/lifestyle/get-twisted.

Saltzman, J.A., S. Musaad, K.K. Bost, B.A. McBride, and B.H. Fiese. 2019. "Associations Between Father Availability, Mealtime Distractions and Routines, and Maternal Feeding Responsiveness: An Observational Study." *Journal of Family Psychology*

33 (4): 465.

Schnabel, L., E. Kesse-Guyot, B. Allès, et al. 2019. "Association Between Ultraprocessed Food Consumption and Risk of Mortality Among Middle-Aged Adults in France." *JAMA Internal Medicine* 179 (4): 490-498. https://doi.org/10.1001/jamainternmed.2018.7289.

Schumann, D., D. Anheyer, R. Lauche, G. Dobos, J. Langhorst, and H. Cramer. 2016. "Effect of Yoga in the Therapy of Irritable Bowel Syndrome: A Systematic Review." *Clinical Gastroenterology and Hepatology* 14 (12): 1720-1731. https://doi.org/10.1016/j.cgh.2016.04.026.

Sears, M., and S. Genuis. 2012. "Environmental Determinants of Chronic Disease and Medical Approaches: Recognition, Avoidance, Supportive Therapy, and Detoxification." *Journal of Environmental and Public Health,* Article ID 356798. https://doi.org/10.1155/2012/356798 .

Sears, S., and S. Kraus. 2009. "I Think Therefore I Om: Cognitive Distortions and Coping Style as Mediators for the Effects of Mindfulness Meditation on Anxiety, Positive and Negative Affect, and Hope." *Journal of Clinical Psychology* 65 (6): 561-573.

Sender, R., S. Fuchs, and R. Milo. 2016. "Revised Estimates for the Number of Human and Bacteria Cells in the Body." *PLOS Biology* 14 (8): e1002533. https://doi.org/10.1371/journal.pbio.1002533.

Shao, Y., S.C. Forster, E. Tsaliki, et al. 2019. "Stunted Microbiota and Opportunistic Pathogen Colonization in Caesarean-Section Birth." *Nature* 574:117-121. https://doi.org/10.1038/s41586-019-1560-1.

Sharma, S., S. Puri, T. Agarwal, and V. Sharma. 2009. "Diets Based on Ayurvedic Constitution—Potential for Weight Management." *Alternative Therapies in Health and Medicine* 15 (1): 44-47.

Sivananda Yoga Europe. n.d. "Vegetarianism." Accessed August 1, 2020. www.sivananda.eu/en/diet/vegetarianism.html.

Srour, B., L.K. Fezeu, E. Kesse-Guyot, et al. 2019. "Ultra-Processed Food Intake and Risk of Cardiovascular Disease: Prospective Cohort Study (NutriNet-Santé)." *BMJ*

365:l1451. https://doi.org/10.1136/bmj.l1451.

Tabas, I., and C.K. Glass. 2013. "Anti-Inflammatory Therapy in Chronic Disease: Challenges and Opportunities." *Science* 339 (6116): 166-172. https://doi.org/10.1126/science.1230720.

Torres, J., P. Ellul, J. Langhorst, A. Mikocka-Walus, M. Barreiro-de Acosta, C. Basnayake, N.J. Sheng Ding, D. Gilardi, K. Katsanos, G. Moser, R. Opheim, C. Palmela, G. Pellino, S. Van der Marel, and S.R. Vavricka. 2019. "European Crohn's and Colitis Organisation Topical Review on Complementary Medicine and Psychotherapy in Inflammatory Bowel Disease." *Journal of Crohn's and Colitis* 13, no. 6 (June): 673e-685e. https://doi.org/10.1093/ecco-jcc/jjz051.

Vennemann, M.M., T. Hummel, and K. Berger. 2008. "The Association Between Smoking and Smell and Taste Impairment in the General Population." *Journal of Neurology* 255 (8): 1121-1126. https://doi.org/10.1007/s00415-008-0807-9.

Yatsunenko, T., F.E. Rey, M.J. Manary, et al. 2012. "Human Gut Microbiome Viewed Across Age and Geography." *Nature* 486 (7402): 222-227. https://doi.org/10.1038/nature11053.

Younge, N., J.R. McCann, J. Ballard, C. Plunkett, S. Akhtar, F. Araújo-Pérez, A. Murtha, D. Brandon, and P.C. Seed. 2019. "Fetal Exposure to the Maternal Microbiota in Humans and Mice." *JCI Insight* 4 (19): https://doi.org/10.1172/jci.insight.127806.

Yun, C.W., and S.H. Lee. 2018. "The Roles of Autophagy in Cancer." *International Journal of Molecular Science* 19 (11): 3466. https://doi.org/10.3390/ijms19113466.

Zeballos, E., and B. Restrepo. 2018. *Adult Eating and Health Patterns: Evidence From the 2014-16 Eating & Health Module of the American Time Use Survey.* No. 1476-2019-2776. https://www.ers.usda.gov/publications/pub-details/?pubid=90465.

Chapter 9

Birch, J. 2011. "The Meaning of Hatha in Early Hathayoga." *Journal of the American Oriental Society* 131 (4): 527-554.

Cramer, H., R. Lauche, J. Langhorst, and G. Dobos. 2016. "Is One Yoga Style Better Than Another? A Systematic Review of Associations of Yoga Style and Conclusions in Randomized Yoga Trials." *Complementary Therapies in Medicine* 25:178-187.

Mallinson, J. 2011. "Haṭha Yoga" In Vol. 3 of *The Brill Encyclopedia of Hinduism.* www.academia.edu/1317005/Ha%E1%B9%ADha_Yoga_entry_in_Vol_3_of_the_Brill_Encyclopedia_of_Hinduism.

색인

ㄱ

ㄴ

ㅂ

ㅅ

ㅇ

ㅈ

ㅊ

ㅋ

ㅌ

영문